Donde No Hay Doctor Para Animales

por

Maureen Birmingham y Peter Quesenberry

Misión Veterinaria Cristiana

Una publicación del la Misión Veterinaria Cristiana

Información Sobre Publicaciones Actuales Disponible en
www.cvm.org
vetbooks@cvm.org

Library of Congress Cataloging-in-Publication Data

Birmingham, Maureen.
[Where there is no animal doctor. Spanish]
Donde no hay doctor para animales / por Maureen Birmingham y Peter Quesenberry. -- Spanish ed.
p. ; cm.
Includes bibliographical references and index.
ISBN 978-1-886532-29-8 (pbk.)
1. Veterinary medicine--Developing countries. 2. Animal health--Developing countries. 3. Domestic animals--Diseases--Developing countries. 4. Care of sick animals--Developing countries. I. Quesenberry, Peter N. II. Christian Veterinary Mission. III. Title.

[DNLM: 1. Animal Diseases. 2. Animals, Domestic. 3. Developing Countries. 4. Veterinary Medicine--methods. SF 755]

SF755.B5718 2011
636.089'6--dc22

2011011973

Dedicación

Se dedica este libro a dos grupos de personas:
los productores agropecuarios alrededor del mundo y nuestras familias.

1. A las mujeres, hombres y familias de todo el mundo quines son productores agropecuarios, queremos decirles, muchas gracias por todo lo que nos han enseñado durante estos años. Su trabajo arduo día tras día para proveer las necesidades de sus familias, y de las personas que no producen sus propios alimentos. Ustedes viven con las incertidumbres de la naturaleza; y aún cuando la producción es buena son afectados por la creciente incertidumbre de los mercados mundiales. Sin embargo, siguen adelante con diligencia y dedicación. Les agradecemos, y pedimos a Dios que este libro sea útil para muchos de ustedes.

2. A nuestras familias también, decimos gracias y les dedicamos este libro.

De Pete a Mary, Nat, Cheri y Wynn – gracias. Su aliento, oraciones y paciencia a través de los años han contribuído no sólo a este libro sino también a la preparación de otros materiales que están siendo utilizados en muchos lugares.

De Maureen a Dan, Erika y Evelyn quienes me han dado ánimo e inspiración, mientras tuvieron que soportar mis ausencias y mi presencia distraída durante el tiempo que trabajaba en este libro.

Agradecimientos

Primeramente, agradecemos a nuestros editores principales:

Dr. David Ramse (BS Agricultura, MS Entomología, DEd) quien ha trabajado 24 años en el desarrollo internacional. Tiene experiencia en Tanzania y Guyana Británica como agrónomo, y en Nepal como director de proyecto y profesor de educación vocacional. David no sólo ayudó en editar el manuscrito sino también quenos animó a seguir trabajando a través de los años. Actualmente, David es miembro de la facultad del Seminario Teológico en Wartbur, donde enseña principios de desarrollo a alumnos de post grado.

Dr. Paul Coe, DVM, MPVM quien pasó los primeros 8 años después de graduarse como veterinario, en una práctica privada para animales productores de alimentos. Luego se unió al Departamento de Ciencias Clínicas de Animales Mayores en la Universidad de Michigan State en 1981. Enseña materias tanto teóricas como clínicas y dedica una porción significante de su tiempo a trabajar principalmente con productores de bovinos de carne. El Dr. Coe revisa manuscritos para varias revistas científicas incluyendo J.A.V.M.A., The Compendium and Theriogenology. Nos ha ayudado contínuamente con el trabajo de edición de este documento.

Adicionalmente, queremos agradecer al Dr. Leroy Dorminy de la Misión Veterinaria Cristiana y el señor Paul Kennel de World Concern por su motivación continua y apoyo a través de los años que ha durado este proyecto.

Un agradecimiento especial para el Dr. David Hadrill, Cirujano Veterinario, por su ayuda al inicio en la organización de este libro, y con sus ideas que ayudaron a que el proyecto arranque.

Gracias también al Dr. Paul Brand quien motivó a Peter, comenzar a dedicarse en serio al proyecto.

El Dr. Marion Hammerland editó el contenido técnico de la Sección de Aves; y el Dr. Edward L. Roberson (profesor jubilado de la Universidad de Georgia) editó las secciones relacionadas con parásitos externos.

Agradecemos a las siguientes personas por darnos el permiso de usar sus dibujos: Mrs. Ashta Uprety de DCP in Nepal, Dr. Todd Cooney (quein también diseño la tapa del libro), Dr. Wade Bradshaw, Mrs. Margreet Korstanje, Mr. Harish Chand Sapkota, Mr. Chaiyun Panthsen, varias artistas de la RDC en Nepal, y Mr. Max Arratia. También agradecemos a Ms. Sunida Sorwiset por su ayuda con el trabajo de escribir a máquina.

Finalmente, agradecemos en forma especial a t Mary, Nat and Cheri Quesenberry por editar, escribir a máquina, re-hacer los dibujos, y su ayuda en completar el índice. Sin su aporte, no hubiéramos podido terminar el libro.

Aclaración

Se preparó este libro basado en la literatura veterinaria disponible en la actualidad. Es desarrollado por personas trabajando en el campo misionero veterinario, como un servicio a productores agropecuarios, técnicos y veterinarios trabajando en áreas donde los animales aún juegan un papel importante en la vida comunitaria. Los editores, autores, co-autores, y otros contribuyentes a este volumen, como también la Misión Veterinaria Cristiana y World Concern, no asumen la responsabilidad, ni garantizan los resultados que pueden obtenerse de las recomendaciones, procedimientos, periodos de retención, o las dosis indicadas y no necesariamente los avala.

Además, los editores, autores, co-autores, y otros contribuyentes a este volumen, como también la Misión Veterinaria Cristiana y World Concern, no serán responsables legalmente ante nadie por cualquier daño resultando de basarse en información contenida en este libro. Esto refiere a los medicamentos y su uso y a cualquier procedimiento veterinario descrito.

Dado que este libro gozará de distribución a nivel mundial, los procedimientos veterinarios, los medicamentos, las dosis, indicaciones y periodos de retención descrito en el trabajo no cumplen y no pueden cumplir con todas las normas de cada país soberano. Antes de utilizar cualquier procedimiento, dar consejos veterinarios, o utilizar cualquier medicamento, el lector debe informarse de las leyes y regulaciones que aplican a la práctica de medicina veterinaria y al uso de drogas en animales y luego seguir estrictamente estas leyes. En la misma forma, no es la intención de este libro sustituir las indicaciones completas que los fabricantes preparan para cada medicamento. El usuario debe leer la información que acompaña a cada medicamento, asegurar que la entiende, y luego seguirla en su aplicación o prescripción.

La Serie de Criar Animales Sanos

Cada año, miles de personas alrededor del mundo luchan para sobre vivir y no cuentan con los conocimientos, destrezas y recursos adecuados para cuidar a sus animales. La Misión Veterinaria Cristina (CVM) envía profesionales veterinarios a vivir y trabajar al lado de muchas de estas personas para motivarles y proveerles no sólo con conocimientos veterinarios necesarios, sino también a compartir que la esperanza se encuentra solo en Cristo. Los veterinarios del CVM construyen relaciones a largo plazo con individuos y comunidades, ayudándoles a ser transformado por medio del amor de Cristo.

CVM, por medio de su esfuerzo de involucrarse de una manera impactante en el trabajo en países en vías de desarrollo, se dio cuenta que había muy poco material educativo apropiado disponible. Por lo tanto, el CVM se ha dedicado a desarrollar materiales básicos en el manejo animal para productores y técnicos agropecuarios. Aparentemente, este esfuerzo llenó una necesidad sentida, dado que sus libros han sido aceptados en muchas naciones en vías de desarrollo alrededor del mundo.

La serie de libros publicado por la Misión Veterinaria Cristiana incluye los siguientes en el orden de su publicación:

La Crianza de Cerdos Sanos *
La Crianza de Conejos Sanos *
La Crianza de Peces Sanos
La Crianza de Vacunos Sanos
La Crianza de Aves Sanos * +
La Crianza de Cabras Sanos *
La Crianza de Ovejas Sanos
Medicamentos y Su Uso
Donde No Hay Doctor Para Animales
La Crianza de Caballos Sanos
Zoonosis: Enfermedades Animales Que Afectan Humanos
La Crianza de Abejas Sanas
El Sacrificio y Preservación de Carne
La Prevención de Enfermedades y Parásitos en Animales de Granja

[También Disponible en: * Español + Francés]

Los trabajadores del CVM han desarrollado también materiales didácticos específicos para apoyar a la capacitación en los países donde ellos trabajan.

Todos estos libros han sido preparados por hombres y mujeres cristianas; en una labor de amor y servicio hacia las personas necesitadas alrededor del mundo. Demuestran su dedicación a su profesión, al servicio de la humanidad y además como un testimonio de su fe. Esperamos que estos libros sean de utilidad para usted en el desafío de armar programas de desarrollo pecuario adecuados a las necesidades locales. Pedimos a Dios que bendiga estos materiales en su utilización.

Leroy Dorminy
CVM Founder

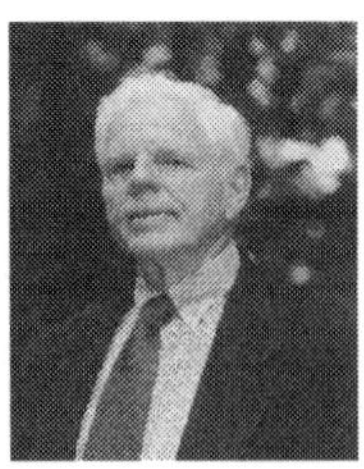

La Misión Veterinaria Cristiana (Editor de Este Libro)

Nuestra visión es ver

El amor de Cristo expresado por medio de la medicina veterinaria.

Nuestra mision es

desafiar, capacitar y facilitar que veterinarios sirvan a la humanidad por medio de su profesión, dando testimonio de su fe cristiana.

CVM también provee entrenamiento y apoyo a las personas que desean ministrar por medio del servicio, la oración, la construcción de relaciones y la demostración del amor de Cristo.

Sobre CVM

La Misión Veterinaria Cristiana (CVM) es un ministerio, que es una organización sin fines de lucro de tipo 501(c)(3) basado en Washington, U.S.A.

El Dr. Leroy Dorminy fundó el CVM en 1976 al darse cuenta del impacto que los veterinarios podrían tener, integrando su fe con la práctica de su profesión, tanto a nivel local como alrededor del mundo. En el 2008, casi 30 profesionales veterinarios están sirviendo a tiempo completo afuera de los EEUU y más de 200 profesionales y alumnos veterinarios participan en viajes misioneros transculturales de corto plazo, anualmente. CVM auspicia desayunos de oración en por lo menos 20 encuentros profesionales de veterinarios cada año y hace contacto con alumnos veterinarios por medio de Grupos Estudiantiles Cristianos en todas las facultades veterinarias en los EEUU, motivándoles en su crecimiento espiritual y su desarrollo profesional.

Más de 3,500 veterinarios se han afiliado con la CVM en los EEUU. CVM tiene alianzas con otras organizaciones y redes en otros países que se dedican a apoyar a veterinarios cristianos. Cuenta con un directorio compuesto de voluntarios que guían su visión y programación.

Tanto los libros editados por CVM y el circular gratuita Salud Animal Internacional (International Animal Health Newsletter) son escritos pensando en los productores pequeños, veterinarios y trabajadores de desarrollo agropecuario. Es nuestro deseo que ayuden a individuos y a grupos, a desarrollar un programa de promoción agropecuario apropiado para resolver problemas de la comunidad. El CVM cuenta con un fondo "Endowment" desde los primeros años de su existencia. El fondo existe para proveer recursos a programas o actividades valiosas que no pueden ser financiadas por medio del proceso presupuestario normal de la misión.

Donde No Hay Doctor Para Animales – CONTENIDO

Introducción
¿POR QUÉ SE ESCRIBE ESTE LIBRO?

La idea de escribir este libro nació hace varios años. El trabajo comenzó oficialmente en 1985 con el trabajo del Dr. Veterinario Bill Baker quien había trabajado como veterinario en Haití por 8 años. El Dr. Baker reconoció la importancia de las especies pecuarias en las vidas de la mayoría de la gente de las zonas rurales en el mundo. Quiso desarrollar un libro de utilidad para las personas viviendo en áreas "donde no había veterinario". Este libro expande esa visión inicial y fue escrito para *cualquier persona interesado en la salud animal, sin importar si son dueños de animales o no.* En este libro se refiere a estos trabajadores como "Agentes de Salud Animal" (ASAs).

Muchos componentes del manejo y salud animal son necesarios para lograr una producción pecuaria aceptable y rentable. Entre ellos se encuentran los siguientes:

Buena higiene & aseo (limpieza)

Protección adecuada & ambiente

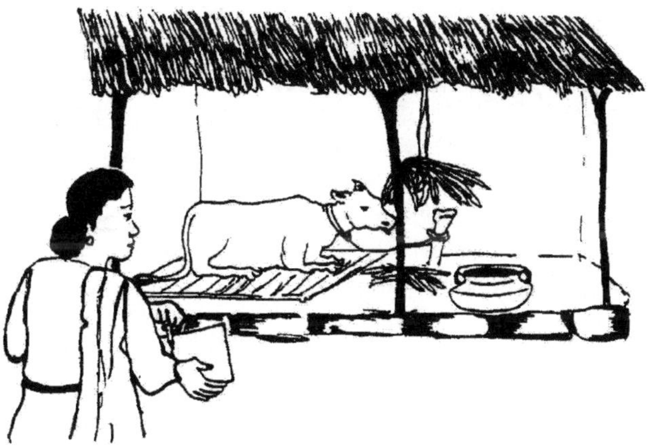

Cantidades adecuadas de agua potable

Nutrición adecuada

Selección adecuada de los reproductores

Prevención, control & tratamiento de enfermedades

Buenos registros con fechas de montas etc.

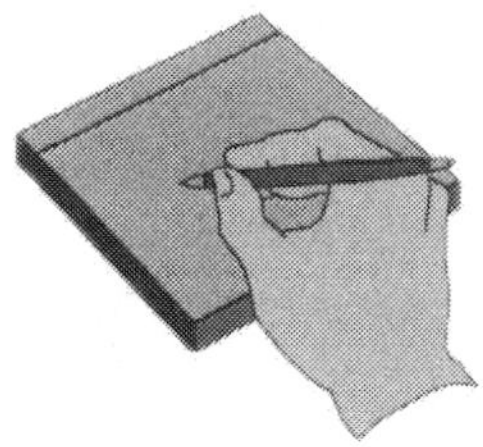

Buena vigilancia, manejo y toma de decisiones todos los días

La posibilidad de vender los animales y los productos pecuarios

Este libro se dedica principalmente a temas de salud animal o "medicina veterinaria".

Nuestra definición de **Medicina Veterinaria:**

La medicina veterinaria es la ciencia y práctica de:

- ***la prevención, control, & tratamiento de** enfermedades*
- *la **promoción de** una buena nutrición y salud animal*

¿QUIEN ES UN AGENTE DE SALUD ANIMAL (ASA)?

Este libro fue escrito para trabajadores, hombres y mujeres, a quienes llamamos **ASA**s (**A**gentes de **S**alud **A**nimal). Un **ASA** es cualquier persona que trabaja para mejorar la salud pecuaria. Normalmente se ubica dentro de uno de estas tres categorías:

1. **Productores capacitados:** Estos son productores quienes han recibido alguna capacitación sea formal o informal y están activamente atendiendo problemas de salud animal en su comunidades. Más importante aún, estos productores también pueden participar en actividades de prevención como ser vacunaciones y el control de parásitos.

2. **Técnicos:** Estos son personas que generalmente han estudiado hasta octavo grado y han recibido uno o dos años más de capacitación específica en el área de la producción agrícola o pecuaria. Los técnicos de salud animal pueden ser empleados del gobierno, organizaciones no-gubernamentales, una asociación de productores o que trabaja en forma particular.

3. **Líderes comunitarios /trabajadores de desarrollo:** Estos son trabajadores de desarrollo comunitario o líderes trabajando con comunidades interesados en mejorar la salud animal.

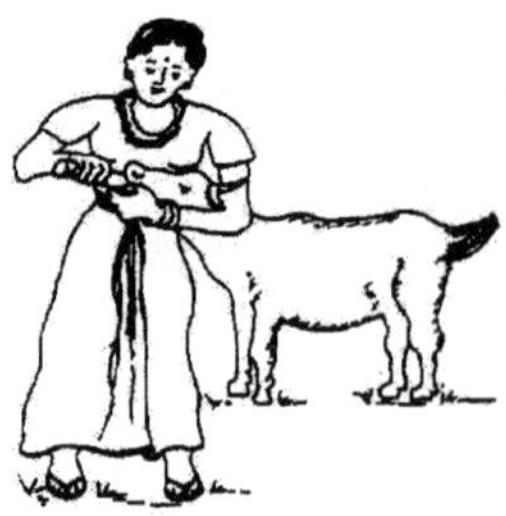

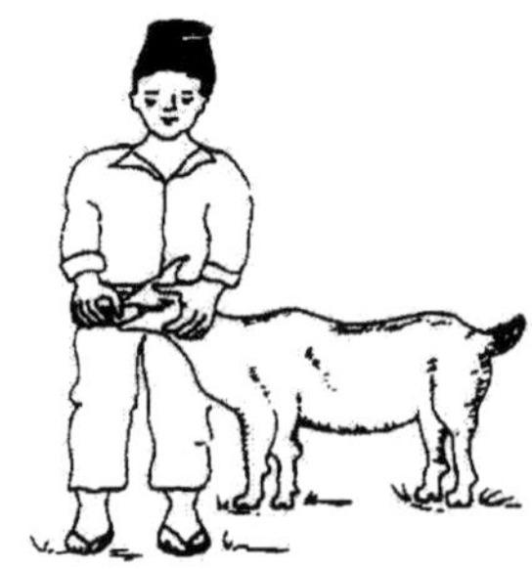

¿QUE NECESITA PARA UTILIZAR ESTE LIBRO?

No se precisa de equipo ni de vocabulario especial para mejorar la salud de los animales. Dado que los animales no pueden hablar para indicar cuando, donde y por cuanto tiempo le duele, nosotros tenemos que utilizar nuestros sentidos e información disponible para identificar y tratar al problema. Se precisa del siguiente "equipo" y habilidades.

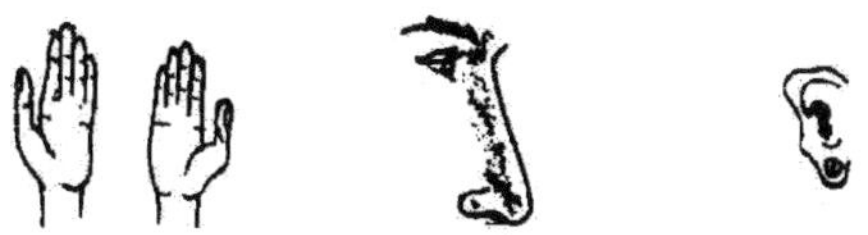

buenas **manos, ojos, orejas,** y **nariz** para examinar al animal y su ambiente;

respeto para los productores, y la **capacidad de escuchar** a sus criterios y observaciones relacionadas con sus animales;

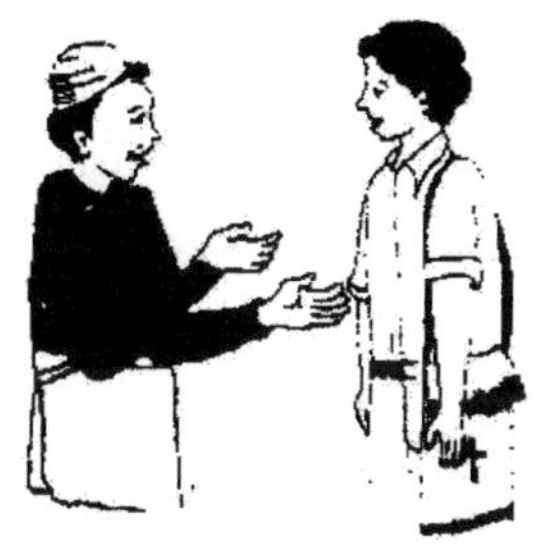

sentido común, paciencia, y **aprecio** para los animales y la producción animal;

un deseo genuino para **aprender** y **mejorar la calidad de vida** en la comunidad.

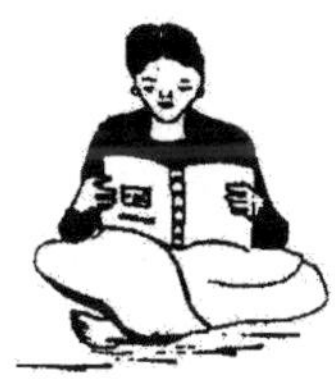

Específicamente, este libro se dedicará a tratar los siguientes temas:

* **Historia clínica:**	Hacer la preguntas correctas para diagnosticar el problema.
* **Examen Físico:**	Utilizar la observación, sonido, tacto, y olfato para examinar los animales.
* **Diagnosis:**	Determinar que enfermedad está atacando al animal.
* **Tratamiento:**	Curar al animal y usar, cuando sea posible, equipo y medicinas locales
* **Prevención/Control:**	Prevenir los problemas potenciales.

COMO UTILIZAR ESTE LIBRO

Se ha organizado este libro en el mismo orden que una ASA debe abordar el diagnostico y curación de un animal enfermo;

- conocer lo básico acerca de las enfermedades (por Ej. infecciosa/no-infecciosa, crónica vs. aguda);
- conocer lo básico de los sistemas corporales;
- la forma correcta de sujetar y manejar a los animales;
- tomar la historia clínica y examinar al animal y su ambiente;
- determinar si el animal está enfermo;
- identificar el o los sistemas del cuerpo afectado(s);
- identificar la enfermedad afectando al sistema;
- tratar, controlar y/o prevenir la enfermedad

Entonces, el libro se organiza básicamente por sistemas y las enfermedades afectando estos sistemas. Si se utiliza la Tabla de Contenido al comienzo del libro, el lector puede encontrar el sistema afectado o la enfermedad dentro de este sistema.

Un índice al final indica todos los temas cubiertos en el libro.

El último capítulo del libro describe las medicinas específicas y sus dosis. Las marcas comerciales están anotadas en imprenta *"italica"*.

Se trató de escribir en un lenguaje sencillo. Sin embargo, algunos términos técnicos son utilizados y están incluidos en una lista de definiciones ubicada inmediatamente antes del índice. Adicionalmente, se usan los pronombres el y ella en forma alternativa de un capítulo a otro. En la introducción se utiliza el pronombre "ella". En el primer capítulo se usa "el" y así sucesivamente en todo el libro.

Tal vez sea imposible tratar de proveer información útil para la mayoría de las especies animales en el mundo. Es importante que la información en este libro sea adaptada a las situaciones locales por las personas que entienden las costumbres, lenguaje, creencias, y necesidades locales sentidas como también a los conocimientos, prácticas, y medicinas tradicionales relacionadas con la salud animal.

Queremos aprender de todos ustedes y aceptaremos con mucho entusiasmo cualquier sugerencia en cuanto a cómo podríamos mejorar este libro.

¿DE QUIEN ES LA RESPONSABILIDAD PARA TENER ANIMALES SANOS Y PRODUCTIVOS?

> **¡Conocer su límite!**
>
> Cada persona que trabaja con animales, especialmente en áreas remotas, debe aprender cuando tratar un animal solo y cuando solicitar apoyo.

Los dueños de los animales y los Agentes de salud Animal (ASAs) basados en las comunidades tienen que tomar la responsabilidad por la salud de sus propios animales. Ningún gobierno puede asumir esta responsabilidad. Sin embargo, los ASAs solos no pueden solucionar todos los problemas de los animales. Algunos problemas requieren la ayuda de gente con capacitación especial, como ser los agentes de extensión del gobierno, técnicos veterinarios o doctores veterinarios. Productores y agentes de salud animal exitosos saben cuando pueden tratar a un animal enfermo ellos solos y cuando tienen que solicitar apoyo.

SERVICIOS DE SALUD EXISTENTES

Los dueños de animales en algunas áreas no tienen acceso a servicios de salud animal o insumos adecuados, haciendo que la producción animal sea difícil y riesgosa. Otros factores afectando la producción animal incluyen la inestabilidad política y ambiental, como también la infraestructura inadecuada. Estos factores escapan del control de la mayoría de los productores locales.

Factores Afectando la Producción Animal

Insumos inadecuados
- Alimento
- Tierra para pastoreo
- Equipos, Medicinas y Vacunas
- Agua sana
- Semillas

Infraestructura inadecuada
- Caminos y transporte
- Camales
- Capacidad del procesamiento de carne
- Lugar para almacenaje de alimentos etc.
- Lugares de venta

Inestabilidad / Inseguridad
- Política
- Leyes y derechos de agua y pastoreo
- Ambiental
- Precios en el mercado

Apoyo técnico inadecuado
- Nutricionistas
- Especialistas de forraje
- Científicos en ramos pecuarios
- Veterinarios

Sin embargo, la mayoría de los países ofrecen algún nivel de servicios en salud animal a los productores. Cada país también debe contar con normas aplicadas relacionadas con la producción animal, el control de enfermedades y la seguridad de los productos pecuarios como la carne y leche para el consumidor.

Los animales requieren de dos tipos de atención en salud

1. **Atención curativa** que se relaciona con el tratamiento de animales enfermos. Esto normalmente ocurre al nivel local.

2. **Atención preventiva** que consiste de actividades de control y prevención de enfermedades como ser vacunas, control de parásitos, y la provisión de suplementos vitamínicos y minerales. Esto debe darese tanto al nivel local como nacional.

Las ASAs y los productores debe tratar de entender el sistema de salud animal en su propio país y como acceder a los servicios existentes.

Los servicios incluyen la **atención curativa** por medio de la cual se trata a los animales enfermos y la **atención preventiva** que abarca la prevención o control de enfermedades. La atención preventiva incluye vacunas, control de parásitos, y la provisión de suplementos vitamínicos y minerales.

Los servicios pueden ser privados o públicos (i.e. provisto por el gobierno). A veces los productores se organizan en cooperativas para juntar sus recursos y tener una voz más fuerte en el mercado y delante del gobierno. Aún en zonas remotas, se puede desarrollar servicios para atender las enfermedades más comunes, especialmente si estos servicios son integrados a las actividades comunitarias y a los programas de desarrollo existentes. **El desafío real es para hacer los servicios disponibles a todos los agricultores.**

Los Productores Pequeños y Remotos Muchas Veces Son Olvidados

Aún con recursos adecuados, buenos planes y ASAs dedicadas a su trabajo, los productores a pequeña escala o los productores en zonas remotas muchas veces no reciben la ayuda que precisan por varios factores:

1. Los productores cuenten con capital limitado que dificulta la compra de medicinas u otros insumos o para apoyar a los agentes de salud animal.

2. Los servicios no llegan a las zonas remotas debido a la pobre comunicación, hatos migrantes, transporte deficiente, la inestabilidad política/económica y desastres naturales.

3. Los profesionales del rubro prefieren trabajar en o cerca de los centros poblados donde ganan más dinero y la vida es más cómoda.

4. Los productores ricos o de gran escala controlan varios sectores de la cadena productiva como ser la producción de alimentos, venta de remedios, los puestos de venta en el mercado, o establecen los precios. Esto hace difícil que los pequeños productores pueden competir.

5. La importación de ayuda alimenticia, productos animales de consumo o los sub-productos pueden alterar significativamente los precios en el mercado local.

6. La comunidad o líderes claves de la comunidad no están suficientemente involucrado en la planificación del desarrollo pecuario. Se preparan los planes a niveles centrales sin participación local. Esto resulta en niveles bajos de motivación y participación de los productores pequeños.

1.0 Salud y Enfermedades

1.1 DEFINICIONES DE SALUD Y ENFERMEDADES

¿Qué es mejor?
¿Una vaca que produce leche, crías y estiércol, o una vaca que solo produce estiércol?

¡La mayoría de las personas prefieren estiércol, leche y crías! Se puede utilizar el estiércol para combustible o para repartir en los campos, para enriquecer el suelo, y la leche se utiliza para el consumo en la casa o para vender por dinero. Se puede vender las crías o criarlos para tirar un arado, llevar carga, aumentar el hato o para vender cuando se necesita plata. Un animal más fuerte y sano producirá más trabajo o más dinero.

¡La mayoría de la gente quiere que sus animales provean la mayor cantidad de beneficios posible!

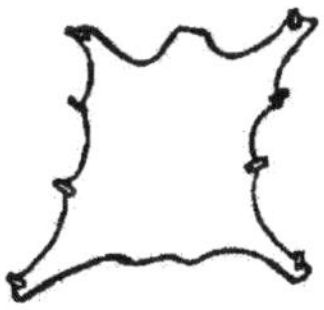

Cuero

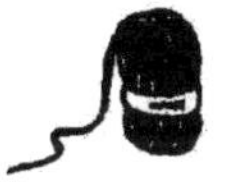

Lana

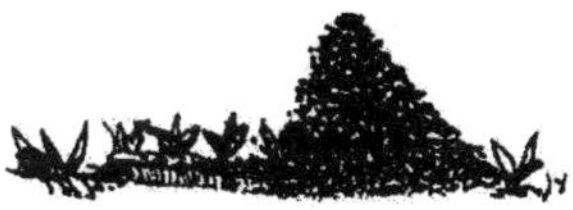

Estiércol para abono y combustible

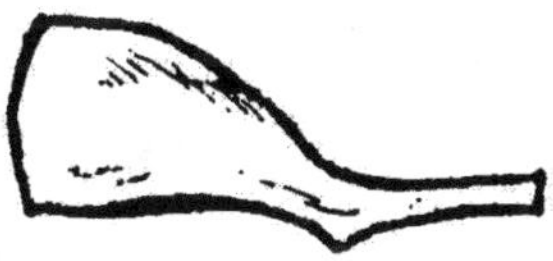

Carne

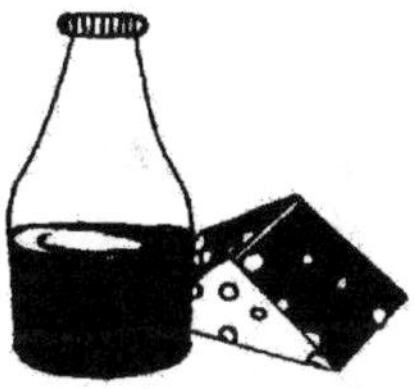

Leche y queso

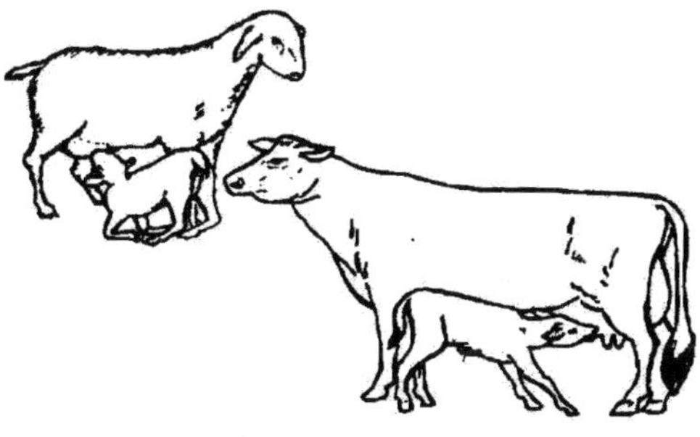

Crías

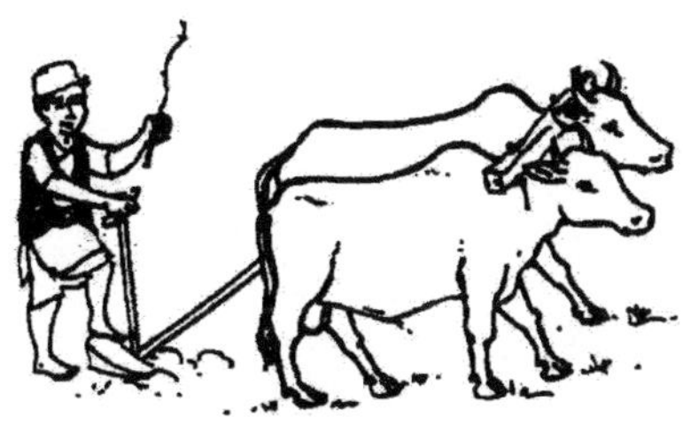

Trabajo

¿QUE ES UN ANIMAL SANO???

Un animal sano es uno que no está enfermo y provee el mayor beneficio posible a su dueño.

¿QUE ES UN ANIMAL ENFERMO???

Un animal enfermo es un animal que no provee los beneficios normales a su dueño.

Un agente de salud animal se preocupa por:

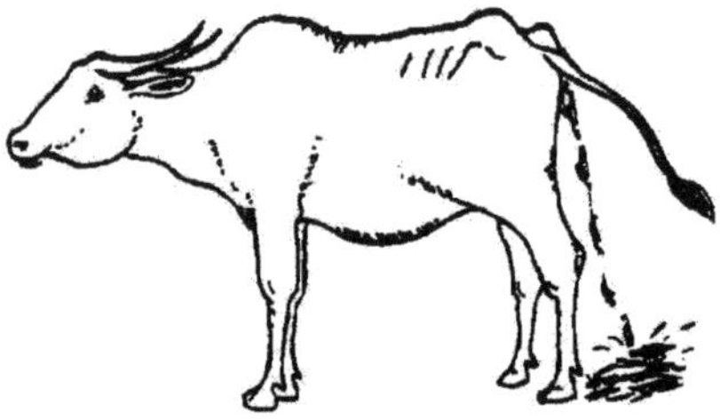

TRATAR A LOS ANIMALES ENFERMOS

PRMOVER LA SALUD ANIMAL

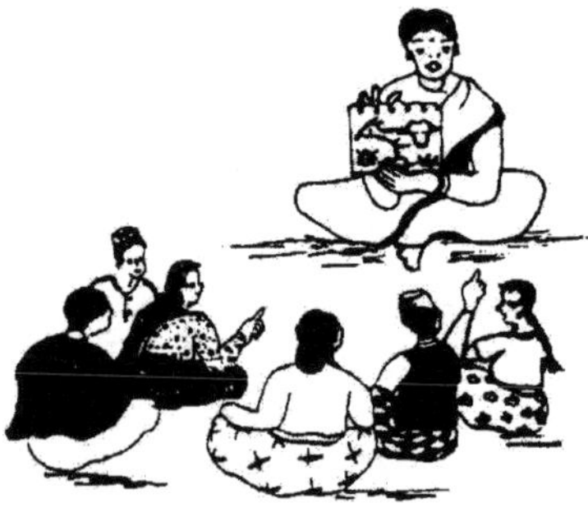

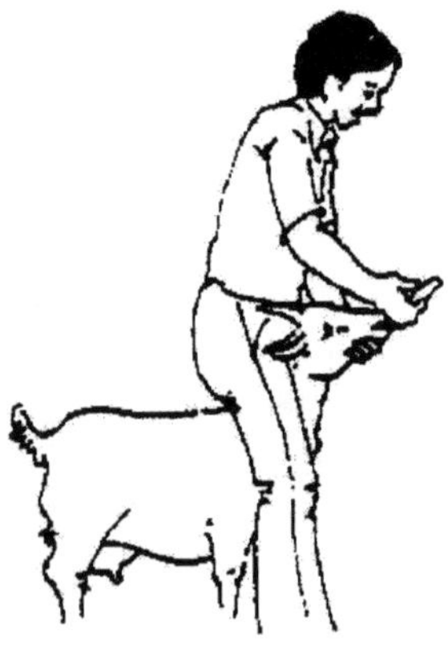

PREVENIR ENFERMEDADES

1.2 ¡PREVENIR ES MEJOR QUE CURAR!

¿Por qué?
Un animal enfermo no puede producir la misma cantidad de carne, leche, estiércol o fuerza de tiro. La producción perdida más el costo del tratamiento cuesta mucho más que prevenir la enfermedad.

Muchas veces las enfermedades reducen el crecimiento y la producción de leche aún después de que el animal esté sano.

Las enfermedades pueden dejar daños permanentes.

Las enfermedades pueden causar la muerte del animal y así causar una perdida total.

Algunas enfermedades en animales pueden contagiar a los humanos.

Sin embargo, aún con los mejores programas de control de enfermedades, **siempre habrá algunos animales enfermos.** Por esto, es importante lograr de tratar y prevenir las enfermedades más comunes.

Comience con el tratamiento: Al empezar un programa de salud animal, las comunidades normalmente tienen más interés en el tratamiento que en la prevención. ¡Si un ASA puede curar a animales enfermos, el establece credibilidad y la comunidad se vuelve más receptiva a los temas relacionados con la prevención de enfermedades! Este proceso toma tiempo. Mientras que la comunidad aprende de a poco acerca de la salud animal, ellos llegan a comprender que la prevención es lo más importante.

Aproveche la oportunidad para promover la prevención: Un buen agente de salud animal sabe cuando debe tratar a un animal calladamente y cuando hablar de la prevención. Por ejemplo, mientras esta tratando a un ternero de búfalo para los parásitos, es bueno hablar con el dueño sobre el control de parásitos en sus otros animales. Al tratar a un caballo para el tétano, un buen ASA puede mencionar que se debe vacunar a los otros caballos contra el tétano. Inclusive, un buen ASA puede explicar a un productor que sus hijos deben recibir remedios para controlar los parásitos y enviar al productor y su familia al centro de salud más cercano.

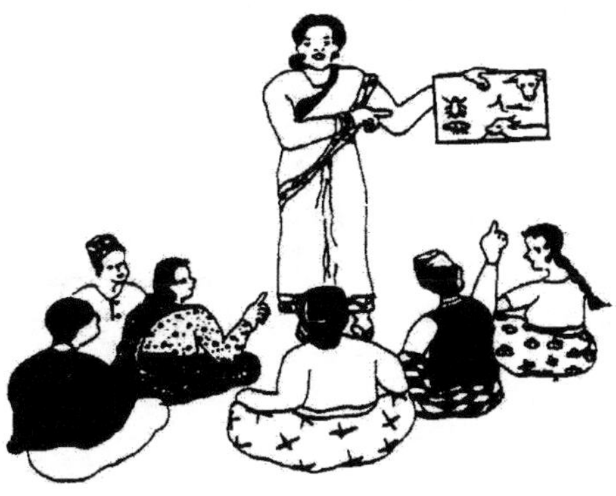

1.3 LAS CAUSAS DE ENFERMEDADES

Una enfermedad es cualquier condición por la cual un animal produce menos.

¿Pero que causa una enfermedad?

Un ternero comienza a respirar con dificultad y no puede pararse. ¿Por qué ocurre esto?

La gente local dice que ésto se debe a que el dueño ha hecho algo malo, y que el curandero local debe expulsar el espíritu maligno del ternero.

El **consejero pecuario** dice que se debe a que se cría al ternero en un ambiente oscuro, y húmedo y no tiene aire fresco para respirar.

El **doctor veterinario** indica que se debe al hecho que el ternero tiene una infección pulmonar.

Un trabajador de desarrollo comunitario dice que está enfermo porque no hay lugares de pastaje comunitario y por lo tanto el ternero no come suficiente.

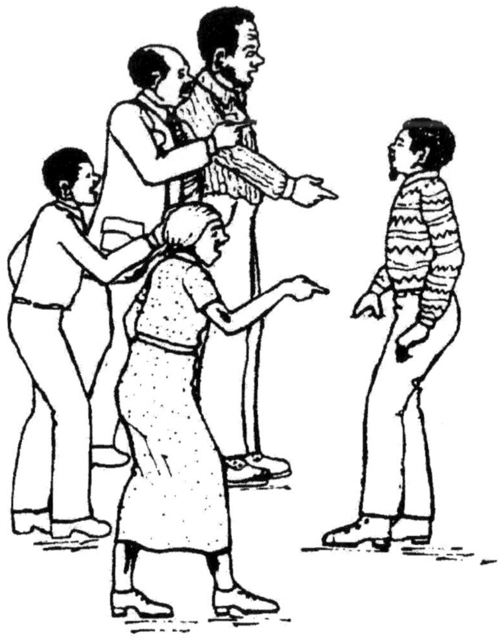

Las personas con diferentes experiencias en la vida y diferentes niveles o tipos de capacitación pueden tener perspectivas distintas.

¿Entonces quien tiene la razón? Es cierto que varios factores provocaron la enfermedad en este ternero. El tenero se enfermó porque tenía una infección pulmonar. Probablemente, el ternero era más susceptible por estar en un ambiente oscuro y húmedo sin nada de aire fresco y no tener suficiente para comer.

Acuérdese: Las enfermedades muchas veces surgen de una combinación de factores.

Para hacer un uso bueno y seguro de este libro, lea lo siguiente....

Para hacer un buen uso de este libro, y para utilizar las medicinas recomendados con seguridad, por favor lea este capítulo para ayudarle a entender algunos principios básicos de las enfermedades y sus causas.

> Se puede dividir las enfermedades en grupos según:
>
> La **DURACIÓN** de la enfermedad,
>
> El **SISTEMA** corporal que afecta la enfermedad,
>
> Y la **CAUSA.**

1.3.1 Distinguir entre Enfermedades Basado En Su Duración

Duración se refiere a la rapidez con que se enferma el animal y cuánto dura la enfermedad.

Enfermedades Agudas

Una enfermedad aguda es una que comienza rápido y generalmente no dura mucho. Animales con enfermedades agudas deben recuperar su salud rápidamente cuando sea posible para evitar que la enfermedad se vuelva crónica.

Ejemplos de enfermedades agudas son Septicemia hemorrágica, Erisipelas, Ántrax, y Aftosa. La Aftosa puede volverse una enfermedad crónica si no se trata al animal correctamente y si los pies se infectan puede tomar más de un año que sanan los pies.

Enfermedades crónicas

Las enfermedades crónicas duran un largo tiempo. Un animal con una enfermedad crónica no puede producir o crecer como debe. A lo contrario, su estado deteriora lentamente hasta que muere o recupera lentamente debido al tratamiento que recibe o por si solo a veces. Animales con enfermedades crónicas son debilitados y más expuestos a otras enfermedades. Ejemplos de enfermedades crónicas son, mal nutrición y parásitos internos.

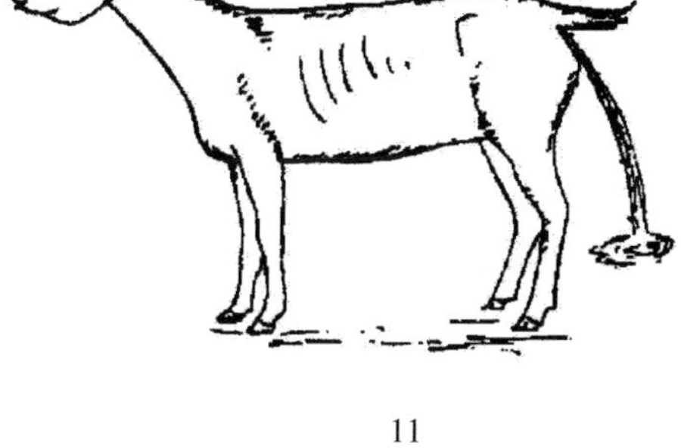

¡Tanto de las enfermedades agudas como crónicas pueden resultar pérdidas económicas significativas!

Enfermedades agudas causan pérdidas económicas por la muerte de animales, abortos y la perdida de carne y leche.

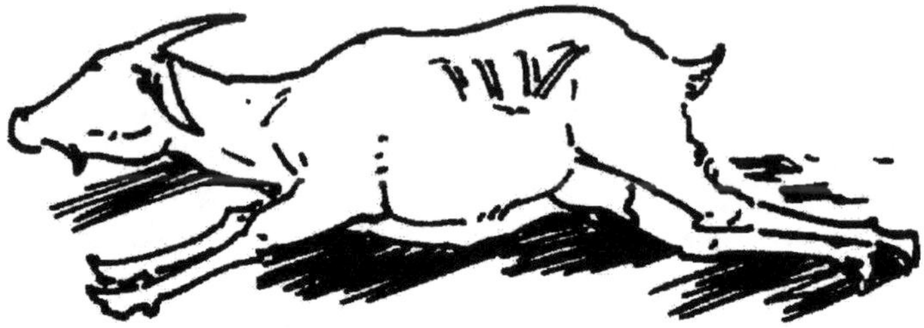

Enfermedades crónicas causan pérdidas económicas por un proceso más lento y "escondido" de productividad reducida. Los animales producen menos leche y carne, muchos animales no pueden reproducir, los animales de tiro son demasiado débiles para trabajar bien, y no viven tantos años como un animal sano.

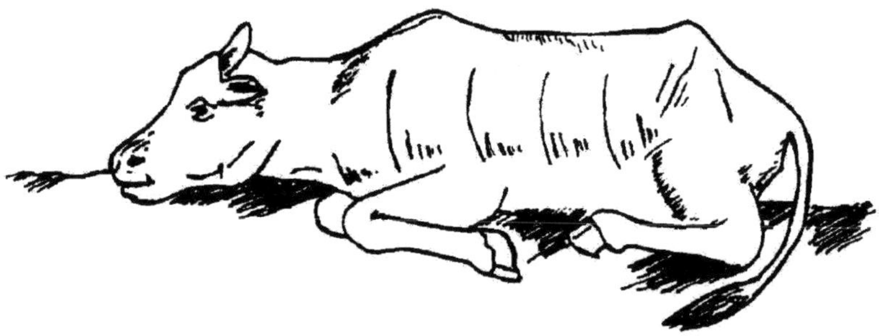

En general, la recuperación de una enfermedad crónica toma más tiempo que recuperar de una enfermedad aguda una vez iniciad el tratamiento.

1.3.2. Distinguir entre Enfermedades, Basados En El Sistema Corporal que Afectan

Un paso inicial importante parar curar a un animal es identificar el o los sistemas corporales afectados. Por ejemplo;

El animal tiene diarrea. La diarrea usualmente es causada por enfermedades que afectan el sistema digestivo. Por lo tanto, el ASA debe concentrar el tratamiento en enfermedades que atacan el sistema digestivo.

El animal está moqueando por la nariz y su respiración es anormal. Probablemente está afectado su sistema respiratorio. Entonces el ASA debe concentrarse en las enfermedades que atacan el sistema respiratorio.

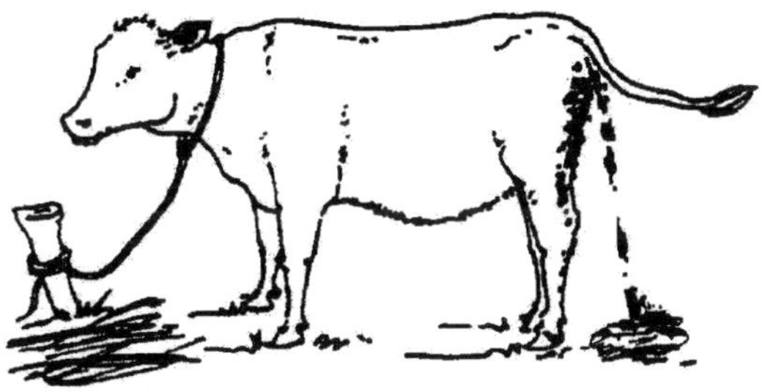

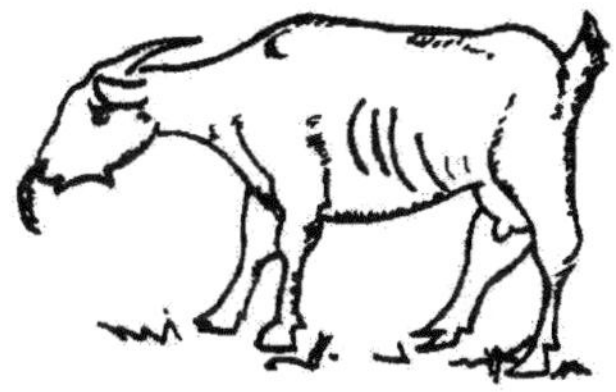

Pero recuerde:

¡Algunas enfermedades afectan a más que un sistema al mismo tiempo!

¡Algunos animales padecen de más de una enfermedad al mismo tiempo!

Por ejemplo, un buey está flaco y tiene diarrea. Puede estar sufriendo tanto de mal nutrición como de parásitos internos. Tiene que ser tratado por las dos.

¡Por esta razón, es importante examinar <u>cuidadosamente</u> al animal para intentar detectar y tratar <u>todas</u> sus afecciones!

1.3.3 Distinguir Entre Enfermedades, Basados En Las Causas

Se pueden dividir las enfermedades en dos grupos principales según en las causas, las infecciosas y las no-infecciosas. Las enfermedades infecciosas pueden ser sub-divididas en enfermedades contagiosas y no-contagiosas.

- Enfermedad aguda o crónica
  - Infecciosa
    - Contagiosa
    - No-contagiosa
  - No-infecciosa

Enfermedades infecciosas

Las enfermedades infecciosas son causadas por organismos vivos como ser: bacterias, virus, y parásitos. Estos organismos entran al cuerpo por la piel o una abertura corporal y provocan daño. Se dice que un animal con una enfermedad infecciosa tiene una infección.

Algunas enfermedades infecciosas se difunden directamente de un animal a otro. Estas son las enfermedades **"contagiosas".** Otras enfermedades infecciosas no pueden difundirse directamente de un animal a otro y por lo tanto son **"no-contagiosas".**

Ejemplos de enfermedades infecciosas - contagiosas

La peste bovina se difunde directamente de un animal a otro por medio de la saliva.
La Septicemia Hemorrágica se difunde por la saliva y una descarga nasal.
Los ácaros de la sarna muchas veces pasan a otro animal por el contacto físico.

Ejemplo de enfermedades no contagiosas:

El organismo causante del **tétano** se encuentra en el suelo y en el estiércol. Si tierra o estiércol que contiene el organismo entra en una herida, el tétano puede presentarse.
El **trematodo del hígado** primero tiene que pasar por un caracol antes de infectar a otro animal.

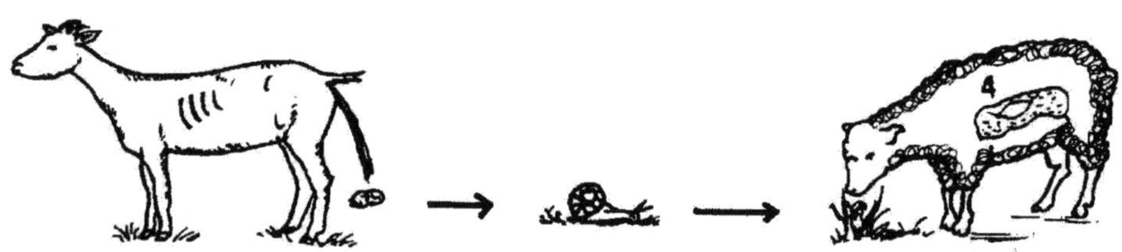

Las enfermedades zoonóticas son enfermedades infecciosas (contagiosas o no-contagiosas) que afectan tanto a los hombres como a los animales (por Ej. la rabia)

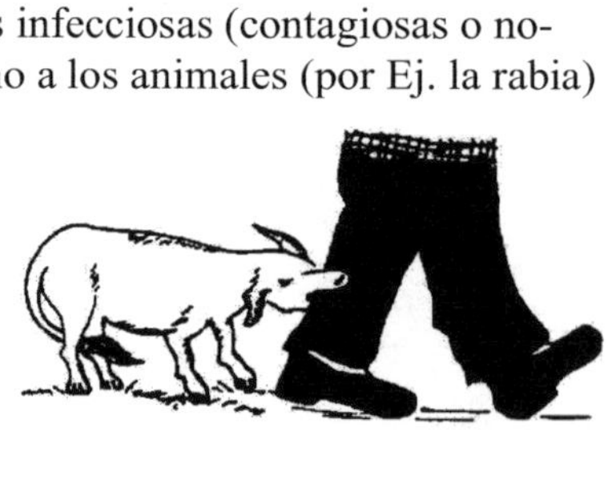

Enfermedades no infecciosas

Las enfermedades no infecciosas no son provocadas por agentes u organismos vivos y no pasan de un animal a otro.

Ejemplos de Enfermedades No-infecciosas:
La malanutrición
Fallas de partes del cuerpo (como problemas del corazón, cáncer, ulceras)
Heridas o inflamaciones (fracturas de huesos, heridas, ulceras, artritis)
Alergias
Toxinas (venenos)

¿Por qué es importante distinguir entre enfermedades infecciosas y no-infecciosas?
Muchos productores insisten en aplicar una inyección a su animal enfermo, sin importar la causa. Sin embargo, es inútil tratar a una enfermedad no-infecciosa como ser la mal nutrición con una inyección cara que se fabrica para combatir una enfermedad infecciosa. Con mucha paciencia, un ASA tiene que explicar y convencer a los productores que es una pérdida de tiempo y dinero aplicar medicamentos no adecuados.

> ¡Un ASA tiene que saber la diferencia entre enfermedades infecciosas y no infecciosas para curar correctamente a animales enfermos!!

Resumen de Este Capítulo

La Clasificación de las Enfermedades

Hay que decidir si una enfermedad es *crónica o aguda*

Recuerde:
Enfermedades crónicas duran mucho tiempo y muchas veces requieren bastante tiempo para sanar.
Enfermedades agudas comiencen rápidamente y resultan en una recuperación o muerte rápida o se convierten en una enfermedad crónica.

Decida *qué sistema del cuerpo está afectado*

Recuerde:
Que un sistema del cuerpo puede estar involucrado simultáneamente con otro sistema por lo tanto hay que hacer un examen físico completo.

Determine si la enfermedad es infecciosa o no-*infecciosa*

Recuerde:
Tanto una enfermedad crónica como aguda puede ser infecciosa o no-infecciosa.
Una enfermedad infecciosa puede ser contagiosa o no-contagiosa.
Una enfermedad zoonótica es una enfermedad infecciosa (contagiosa o no) que puede afectar tanto a los animales como a los humanos.

2.0 Técnicas de Sujeción y Estimación de Edad y Peso

2.1 TECNICAS DE SUJECIÓN DE ANIMALES

Trabajar con animales puede ser peligroso. Sin embargo, los animales que son tratados con delicadeza, tocados y manejados frecuentemente desde su nacimiento normalmente son más dóciles.

> ¡PRECAUCIÓN!
> **Todo animal puede ser peligroso cuando se encuentra asustado, nervioso, hambriento o dolorido.**
>
> **Tenga especial cuidado alrededor de madres con sus crías y machos adultos durante la época de monta.**

Existen muchos métodos de sujetar y atar a los animales. Este capítulo explica algunos de los métodos más comunes.

Como Hacer un Nudo Fijo:

Hacer nudos en los cuellos de los animales puede ser peligroso. Si el nudo se aprieta y el animal comience a luchar, tal vez sea imposible deshacer el nudo a tiempo, y el animal puede morir ahorcado. El siguiente nudo, puede hacerse muy rápidamente y es un nudo fijo que implica que no se aprieta cuando se lo tira.

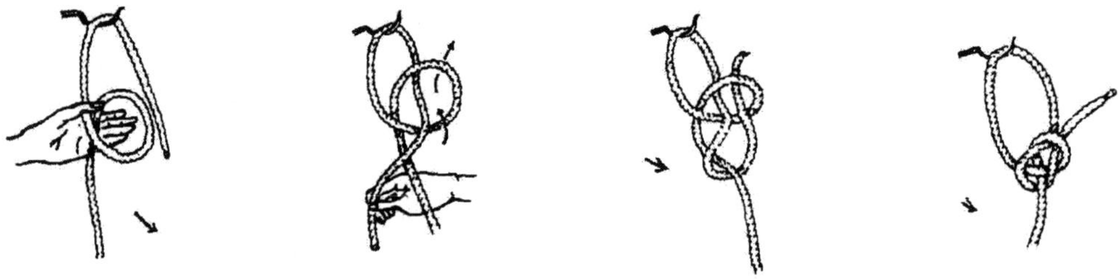

Como Hacer Un Nudo de Desate Ligero:

Un nudo de desate ligero es un nudo que puede ser desatado rápidamente si un animal lucha nerviosamente o se enreda.

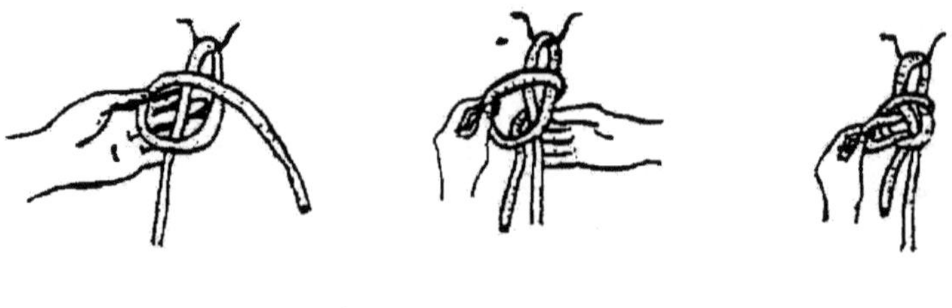

GANADO VACUNO Y BUFALOS

Es muy probable que una persona se lastime cuando está trabajando con un animal grande y fuerte en un espacio reducido. Es mejor tratar a los animales en áreas abiertas bien iluminados y donde hay suficiente espacio para evitar que le pateen o embistan a uno.

Como Hacer Una Jáquima/Dogal

- Haga un nudo fijo en el cuello del animal.
- Haga un lazo en la punta libre de la soga, pase este lazo por el lado inferior del lazo alrededor del cuello y colóquelo sobre el hocico del animal.

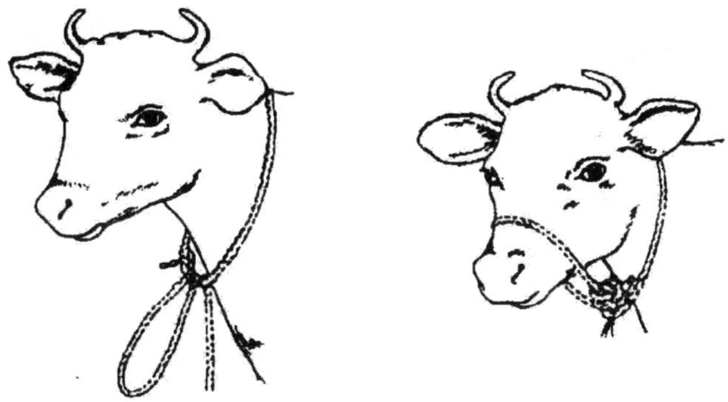

Como Sujetar La Cola

Sujetar la cola es especialmente útil cuando uno está trabajando solo para evitar que el movimiento de la cola moleste el trabajo que se está haciendo.

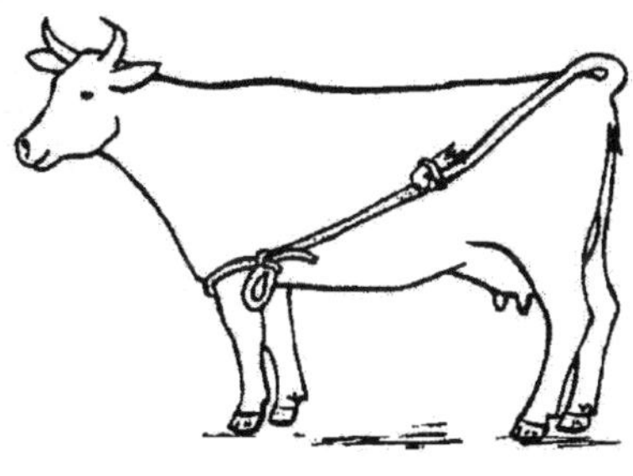

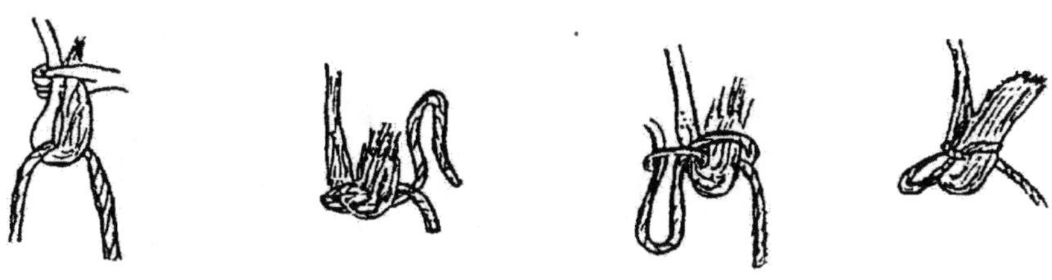

Sujeción por la Nariz

Dado que la nariz de los bovinos y búfalos es muy sensible, se puede sujetar a estos animales ejerciendo presión sobre la nariz.

Anillos Nasales

Cando se hace un hueco en el cartílago de la nariz y se traspasa un anillo de soga o de fierro por el hueco, se puede sujetar al animal agarrando el anillo con la mano o ejerciendo presión sobre la nariz con una soga, cadena o palo conectado al anillo.

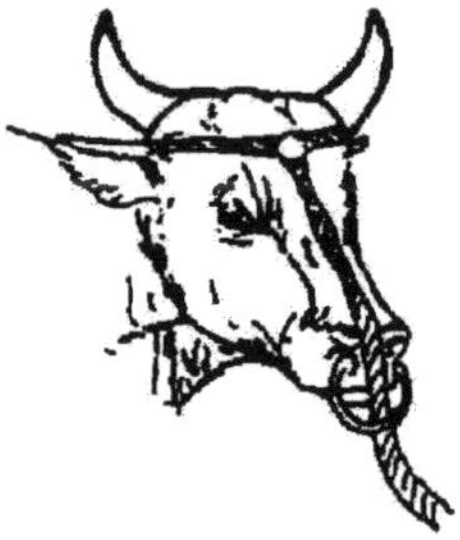

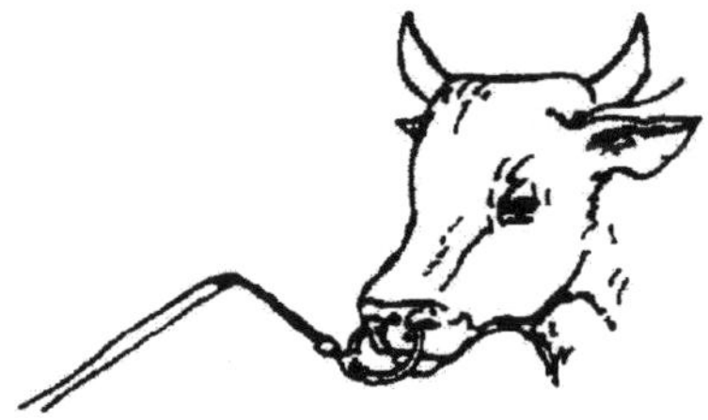

Agarrar la nariz con las manos o con una mocheta

Se puede agarrar la nariz con la mano o con una mocheta especial. Se puede obtener una sujeción adicional levantando la cola.

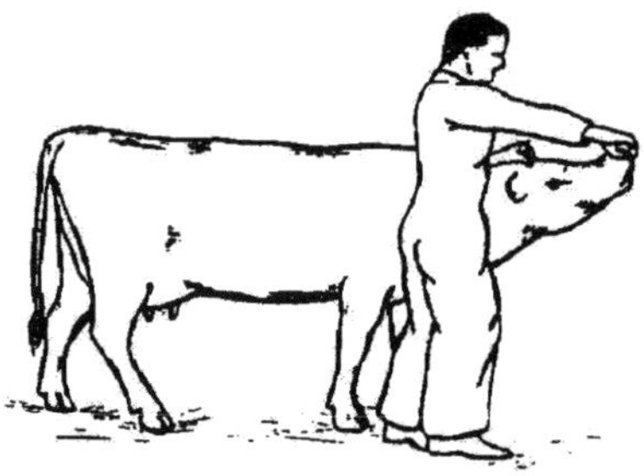

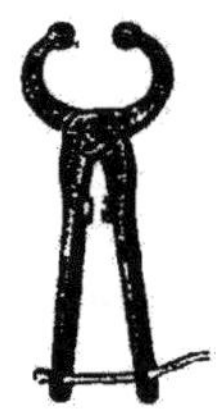

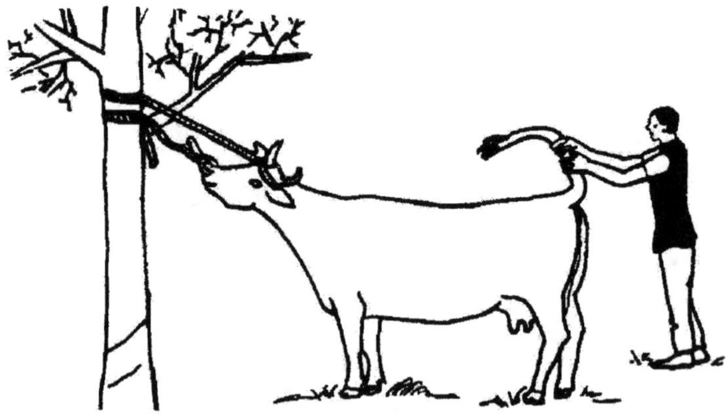

La Construcción de un Brete

Si se va a examinar, curar o vacunar a los animales regularmente en un sitio, es recomendable construir un brete sencillo. El brete debe construirse en un terreno plano utilizando materiales locales como el bambú o madera. Si existe un declive, los animales deben entrar al brete en subida. Debe haber suficiente espacio en todo el contorno del brete para poder examinar todo el animal.

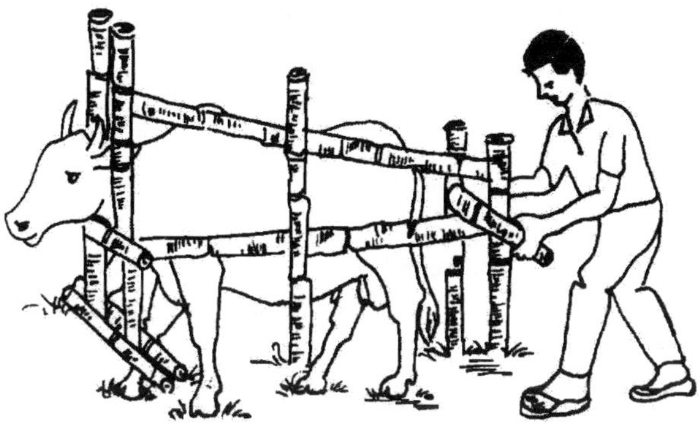

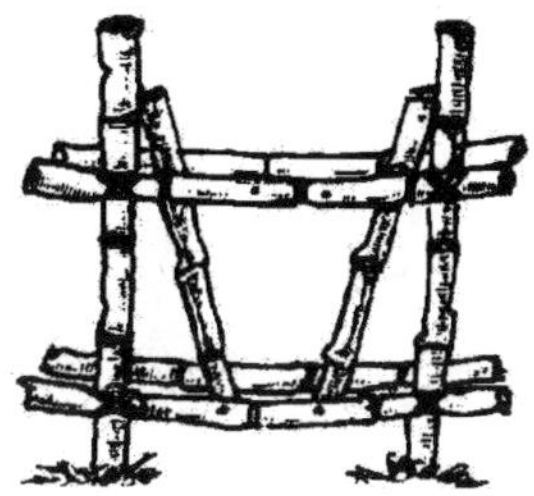

Nota: Los postes deben enterrarse <u>por lo menos</u> 60 cm y preferiblemente hasta un metro para aguantar los esfuerzos de un animal grande y forzudo. Si el brete es solo para vacas y bueyes, puede ser de un tamaño menor. Si es solo para búfalos debe ser más grande.

Si no hay brete disponible, se puede atar las vacas o búfalos entre dos postes o árboles fuertes ubicados a tres pies de estancia. Ate las sogas lo más bajo posible.

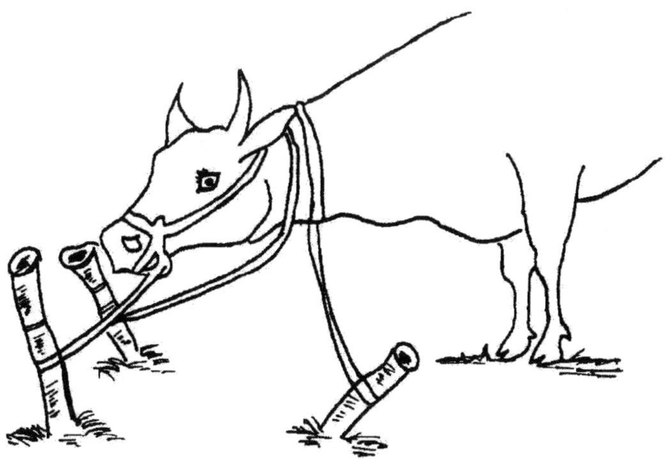

Para evitar las patadas

El ganado bovino tiende a embestir con su cabeza y a patear, especialmente a los lados, mientras que los búfalos golpean solo con la cabeza. Hay muchos métodos para atar las piernas y patas, para evitar que el animal patee.

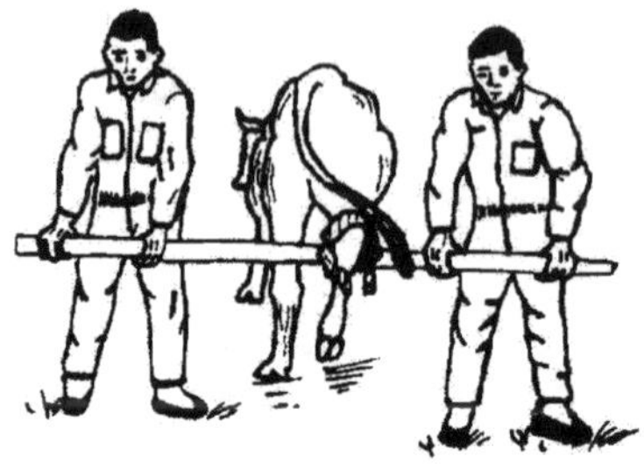

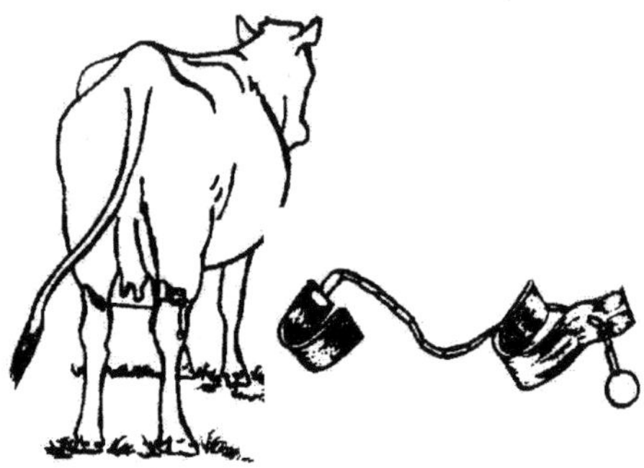

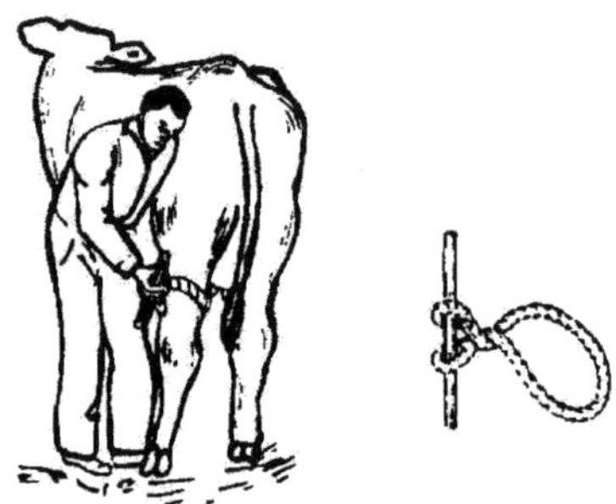

Para levantar la pata

Hay varias maneras ingeniosas para levantar las patas delanteras y traseras evitando patadas.

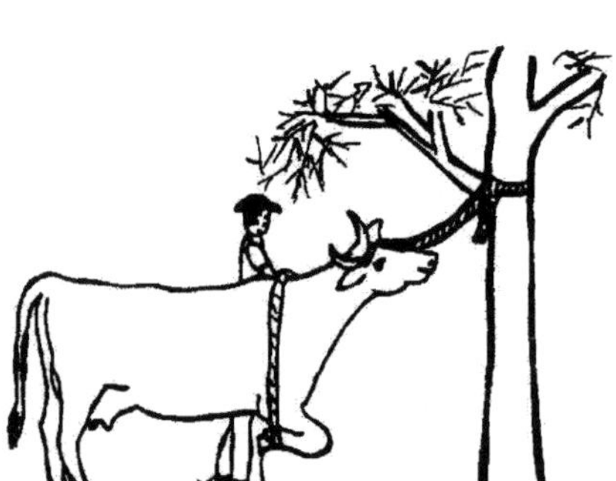

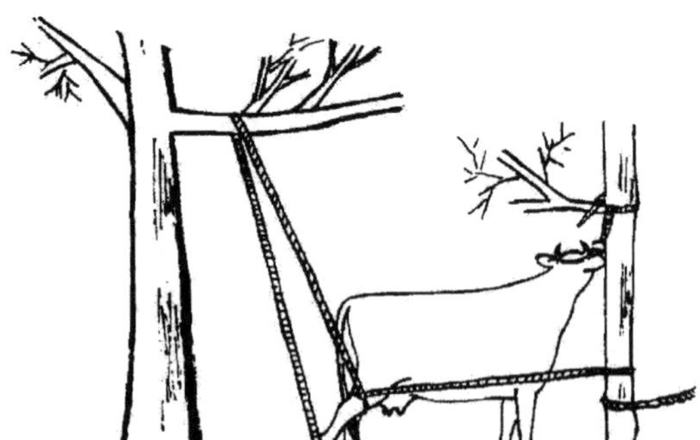

Como tumbar a un animal

Si no hay un brete disponible y/o el animal es demasiado difícil controlar, se debe obligar al animal a echarse utilizando sogas. Cualquier a sea el método, se precisa lo siguiente:

- El suelo debe ser bastante llano y blando – sin piedras y palos que podrían lastimar al animal cuando cae.
- Se necesita una soga corta o jáquima para sujetar la cabeza.
- También se requiere una soga blanda de 12 a 15 metros de largo. Debe tener por lo menos el grosor de su dedo. Una soga de nylon – aun que sea fuerte- no es lo más ideal por el hecho que puede dañar la piel. Una soga de algodón es lo ideal.
- Es mejor contar con 2 o 3 personas. Una persona tiene que saltar encima del animal, tras que caiga, para mantener la cabeza en el suelo. Se necesita por lo menos una persona fuerte (mejor 2 o 3) para tirar la soga.

El Método de Doble Lazo Para Bovinos y Búfalos Adultos

1. Utilizando una soga corta y un nudo fijo, ate la cabeza o los cuernos del animal a un poste fuerte o a un árbol. Se debe atar la soga en la base del poste, árbol – o sea, cerca a la tierra – para no correr el riesgo de colgar al animal.

2. Pase la soga larga alrededor del cuello del animal y haga un nudo fijo – se necesita un nudo que no apriete más, una vez hecho

3. Una persona parada al lado izquierdo del animal debe pasar la soga por encima de la espalda del animal, a otra persona parada al lado derecho del animal. Esta al recibir la soga debe pasar la soga de nuevo por debajo del animal a la persona al lado izquierdo; completando así un lazo alrededor del pecho del animal (justo atrás de las patas delanteras.

4. Pase las soga alrededor del animal otra vez para hacer otro lazo adelante del los huesos de la cadera.

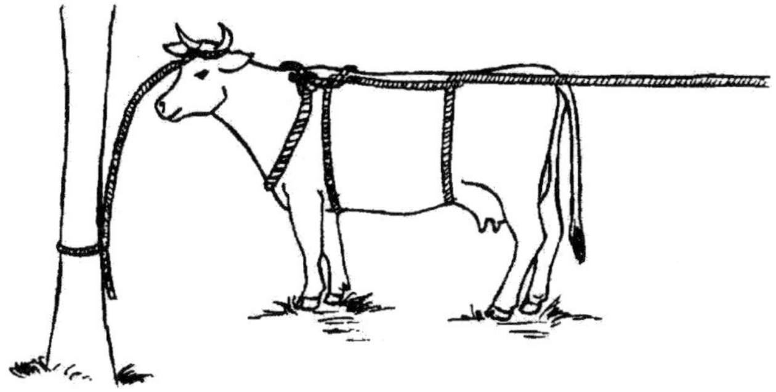

5. Una o dos personas deben tirar con la punta libre de la soga hacia atrás y así obligar al animal a echarse.

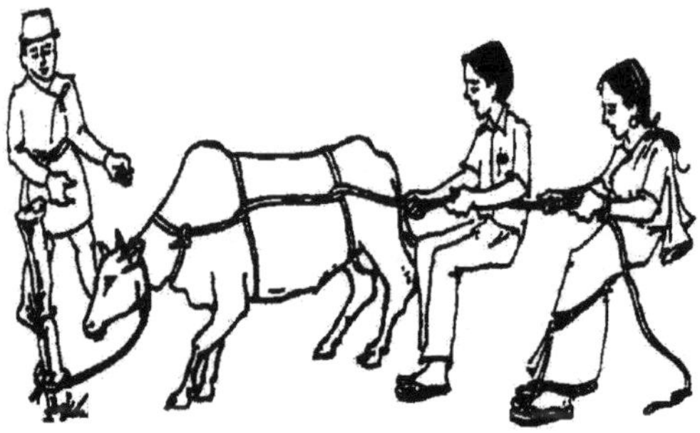

6. Una vez en el suelo, se debe apretar la cabeza y cuello del animal firmemente al suelo. Si se sujeta la cabeza, el animal no puede pararse y normalmente deja de luchar.

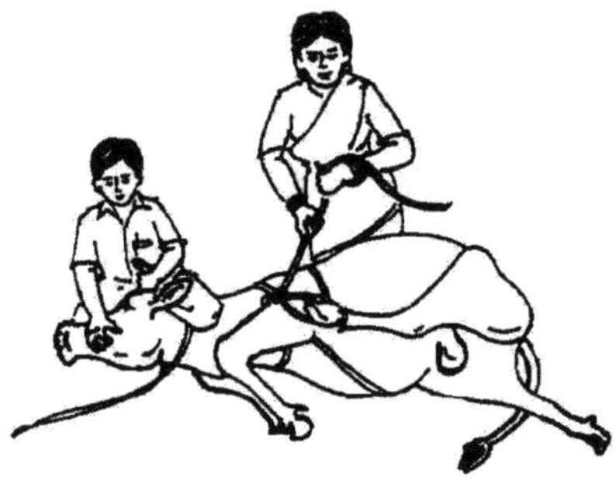

7. Una vez echado el animal, se pueden atar las piernas. Esto evita que el animal patee y facilita la castración o examen de la ubre.

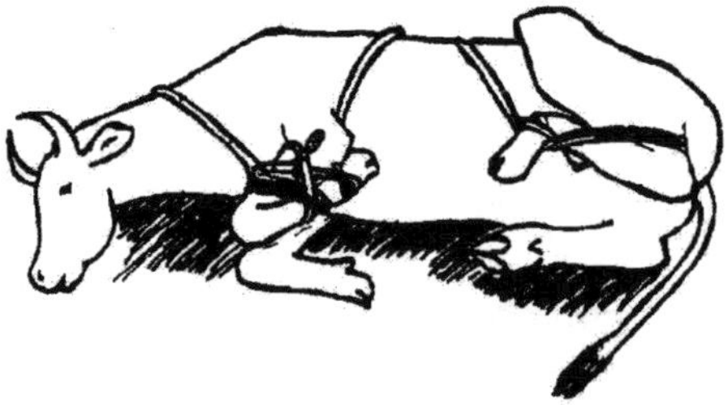

Método para atar animales grandes

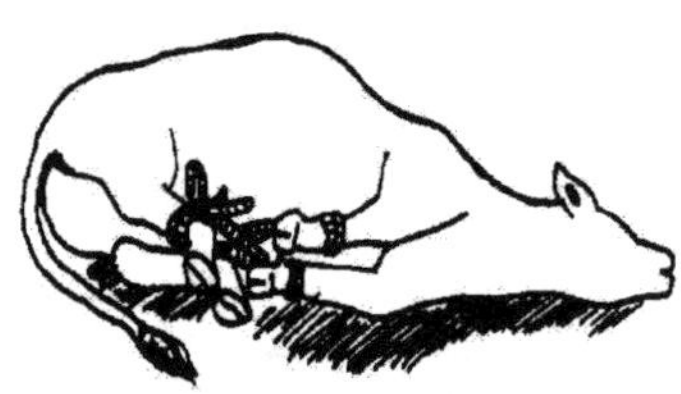

Como atar un ternero

El Método Cruzado para Tumbar Bovinos y Búfalos Adultos

Para algunos animales este método es mejor por que no aprieta la ubre o el pene. Usando la soga corta, ate la cabeza como está descrita arriba.

1. Doble la soga larga por la mitad.
2. Coloque el centro de la soga sobre el cuello.
3. Cruce las puntas de la soga debajo del cuello.
4. Pase las puntas de la soga hacia atrás por debajo de las piernas delanteras, súbalas por la espalda, y crúcelas de nuevo.
5. Pase ambas puntas de la soga por los costados del animal y por el lado de adentro de las piernas traseras.
6. Tire las dos puntas de la soga hacia atrás, para obligar al animal a echarse.

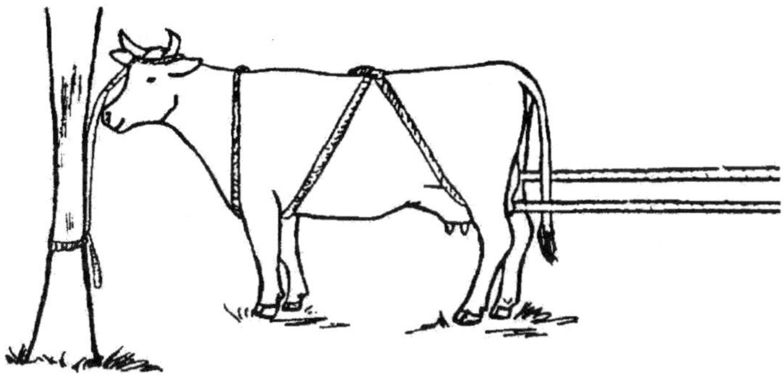

7. De nuevo es importante recalcar la importancia de atar las piernas para evitar que el animal patee o intente pararse.

TERNEROS

Los terneros son lo suficientemente livianos para poder alzarlos y fácilmente pueden ser echados.

1. Párese al lado izquierda del ternero.
2. Coloque el brazo izquierdo por debajo de la garganta.
3. Agarre la piel delante de la pierna trasera con su mano derecha.
4. Levante al ternero usando su rodilla y su brazo derecho.
5. Deslice el ternero al suelo sobre su pata derecha.
6. Arrodíllese sobre el cuello con su rodilla izquierda atrás de la oreja.

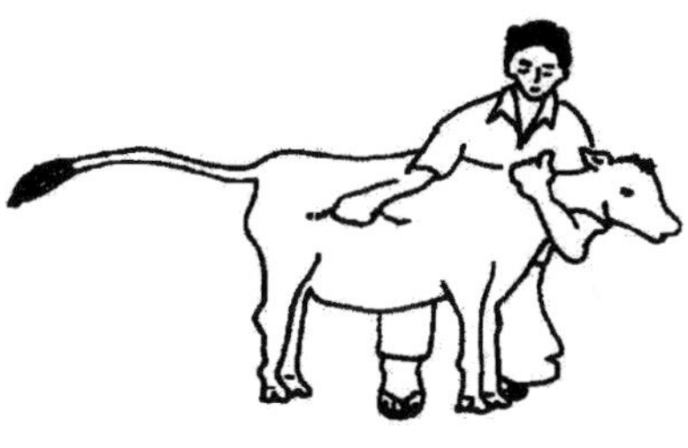

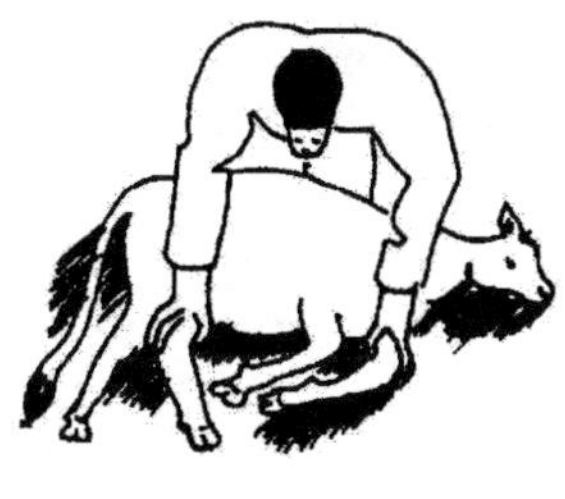

CABALLOS, MULAS Y BURROS

Los caballos, mulas y burros pueden lastimar seriamente a la gente que no tiene costumbre de manejarlos o que no tiene cuidado. A diferencia de los bovinos **pueden golpear tanto con las piernas traseras como delanteras.** Mientras que las vacas normalmente patean a un lado, los caballos usualmente patean directamente atrás con sus patas traseras.

Es mejor manejar los caballos, mulas y burros, en un espacio abierto y no en un brete, dado que son más propensos a entrar en pánico y luchar. La clave en manejar los caballos, es hacer movimientos lentos y cautos alrededor de ellos para evitar sorprenderlos con ruidos o gestos repentinos o por acercarse o tocarlos rápidamente. Los caballos no tienen una buena vista, especialmente directamente al frente. Por lo tanto, acérquese a ellos de un lado. Hable despacio continuamente al estar trabajando con ellos para que sepan donde está uno en cada momento.

La Jáquima

Los caballos, mulas y burros mansos pueden ser sujetados utilizando una jáquima con una soga atada a ella para controlar la cabeza del animal.

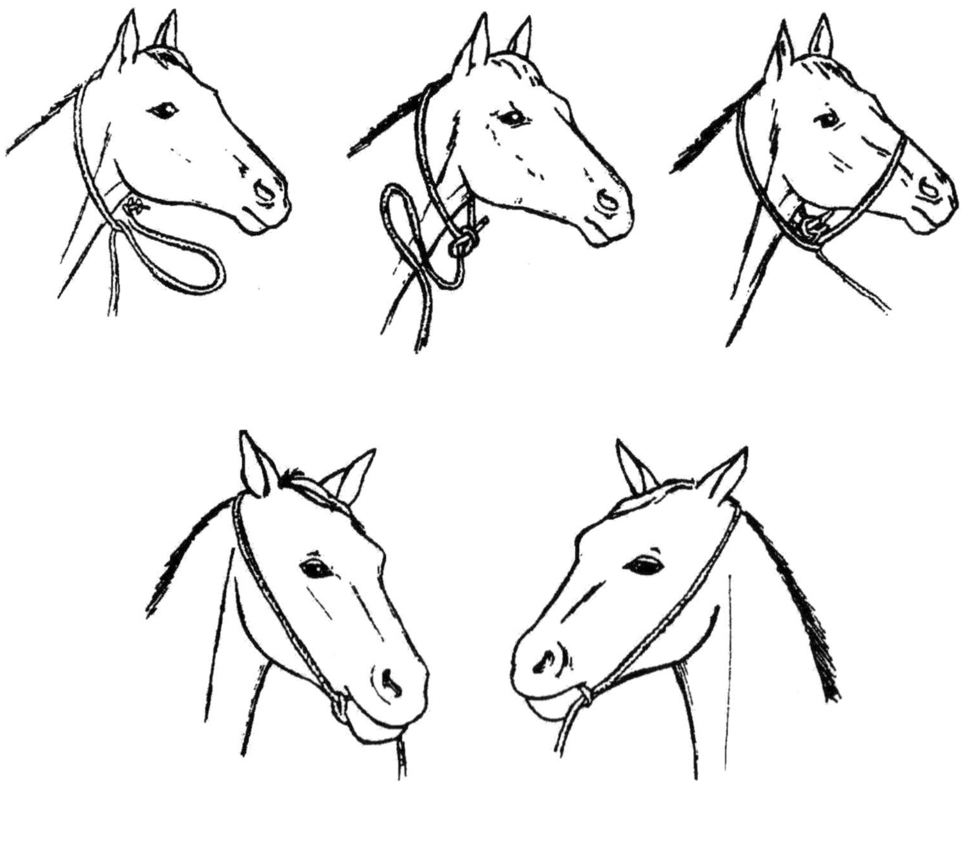

Hacer un axial

Los caballos, mulas o burros que no se quedan quietos o son propensos a reaccionar durante un procedimiento o tratamiento, pueden ser sujetados utilizando un axial. Se hace el axial con un pequeño lazo hecho de soga o cadena, ligada al extremo de un palo. Al colocar el axial a un caballo, mula o burro, siempre párese a un lado de la cabeza del animal y nunca directamente al frente de la cabeza para evitar ser golpeado por las patas delanteras. Coloque el lazo alrededor del labio superior y gire el palo hasta que aprieta el labio. Haga esto lentamente y con cautela para evitar una reacción violenta. Una vez bien apretada, el caballo, mula o burro normalmente está bien sujetado.

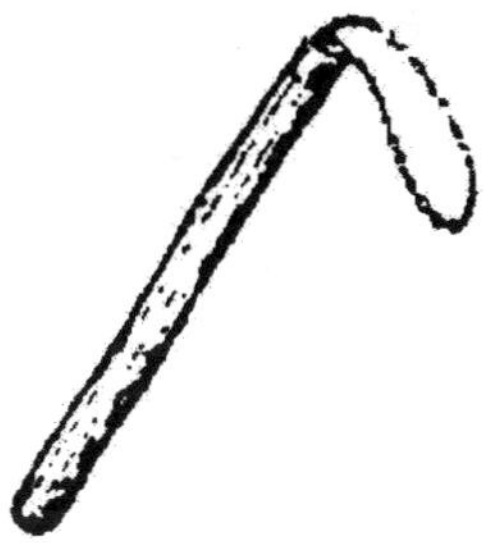

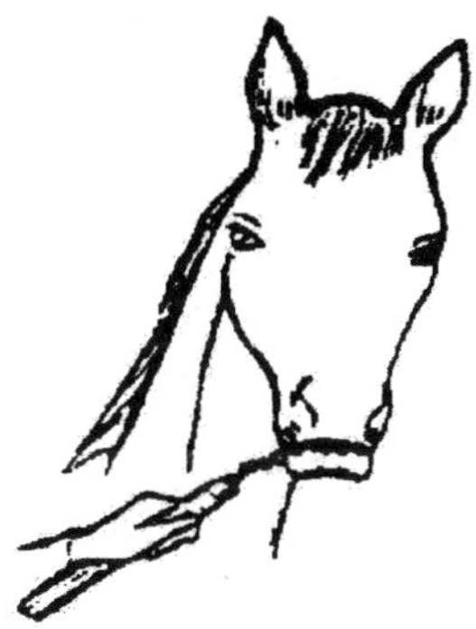

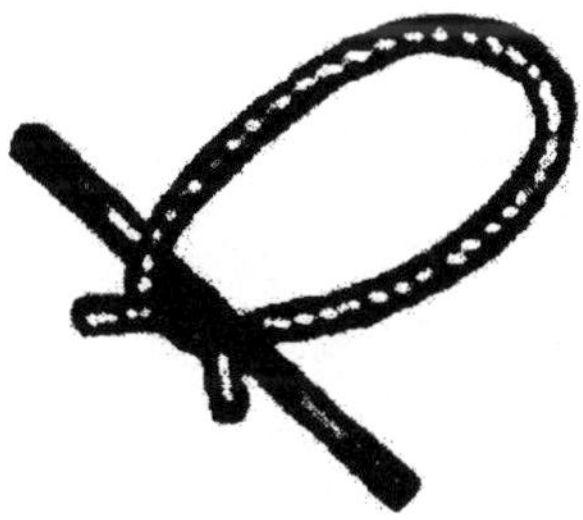

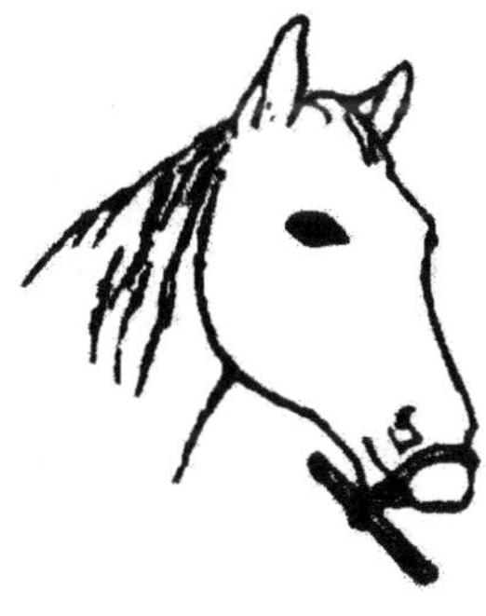

Otra forma de sujetar el caballar es pasar una soga atrás de las orejas del animal y por encima de la encia superior.

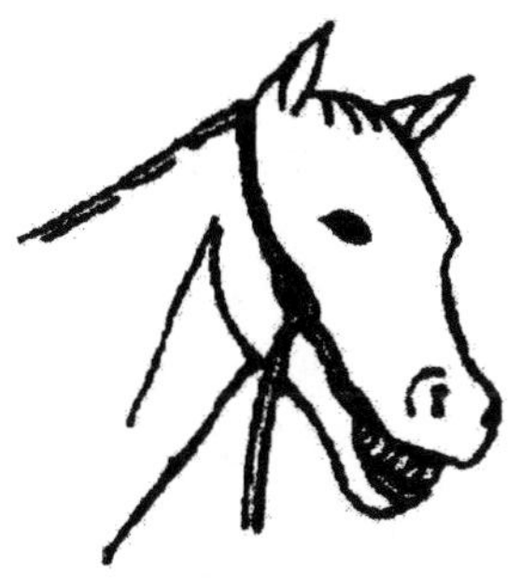

Como Tumbar a Un Caballo

Para algunos procedimientos, como la castración, es necesario tumbar al caballo e inmovilizar sus piernas. Utilice una soga blanda de algodón (si está disponible) que tenga por lo menos 15 metros de largo y que sea del grosor de un dedo.

1. Ate el caballo a un poste fuerte con una soga corta liada a una jáquima o alrededor del cuello utilizando un nudo fijo. Ate la soga al poste cerca de la tierra.

2. Tome la soga larga y ponga la parte del medio alrededor del cuello del caballo, asegurándola con un nudo fijo. La soga debe ubicarse bastante apegado al pecho.

3. Pase cada uno de las puntas libres de la soga por los laterales del cuerpo del caballo.

4. Debe pasar las puntas hacia atrás hasta poder hacer un lazo alrededor de cada pierna justo encima del casco. Algunos dueños prefieren colocar un trapo o toalla alrededor de las piernas para evitar que la soga provoque quemaduras.

5. Pase las puntas de la soga de nuevo hacia adelante paralelo al cuerpo y luego mételas por debajo de la soga que está alrededor del cuello.

6. Vuelva a pasar las puntas de la soga hacia el lado trasero del animal.

7. Dos o más personas deben jalar la soga hacia atrás hasta que el caballo "se siente". En seguida vuelque el caballo a un lado.

8. Inmediatamente, una persona fuerte debe agarrar la cabeza y apretarla firmemente al piso. El caballo no puede pararse con su cabeza sujetada en el piso

9. Se debe atar las piernas traseras, liando las sogas completamente alrededor del corvejón (rodilla) y el espolón (tobillo). Si puede tirar las piernas hacia adelante a los lados del cuerpo o atarlos a las piernas delanteras.

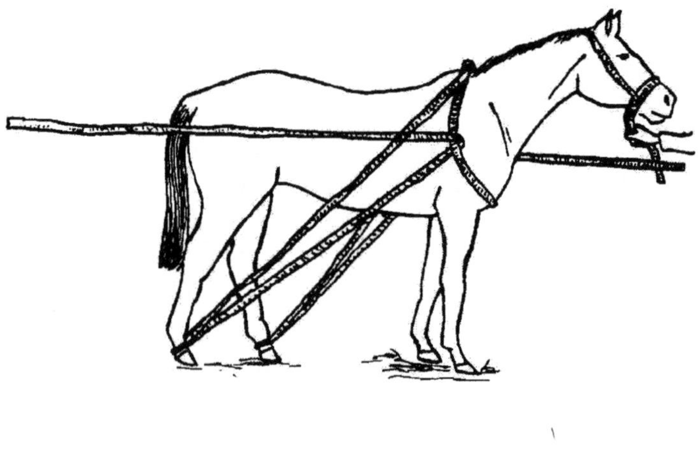

SUJECION DE OVEJAS Y CABRAS

Es más fácil manejar a las ovejas y cabras por su menor tamaño; pero igual que otras especies, se debe manejar a las ovejas y cabras lo más gentilmente posible Una cabra u oveja puede morir del estrés causado por ser manejado en forma demasiado brusca.

Para dar medicamentos por vía oral a ovejas, cabras y terneros

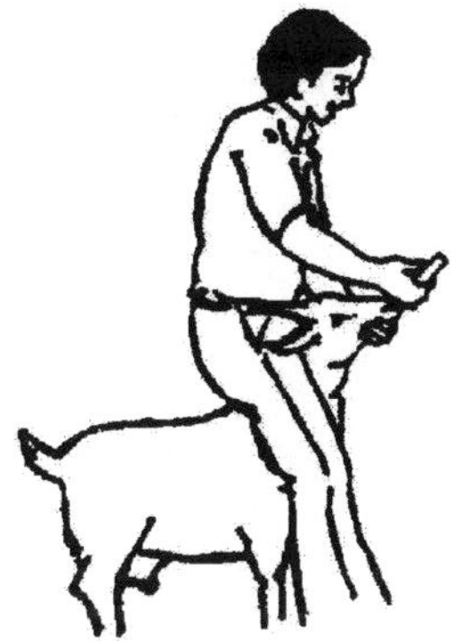

1. Agarre la cabeza, y retrocede la oveja, cabra o ternero a una esquina.

2. Sigua sujetando la cabeza y luego pongase a horcajadas encima del cuello de forma que la parte posterior de sus rodillas estén delante de los hombros del animal. Una vez que estén bloqueandos los hombros del animal (que no puede moverse por adelante), sus manos estáran libres para trabajar.

Otro método para sujetar ovejas y cabras pequeñas
(Este método no sirve para cabras grandes).

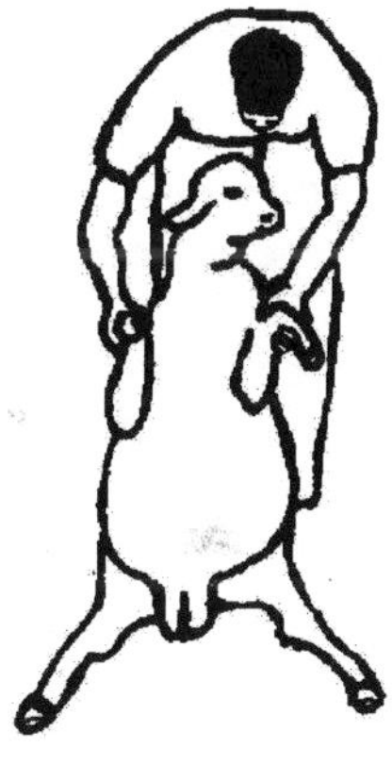

1. Parado al lado izquierdo de la oveja, ponga su mano izquierda debajo de la mandíbula del animal y su mano derecha atrás de la oveja para no dejarla moverse hacia atrás.

2. Con la mano derecha agarre el pliego de piel directamente delante de la pierna trasera.

3. Levante la delantera del animal, principalmente con el brazo izquierdo y con la ayuda del brazo derecho, coloque la nalga de la oveja en la tierra como si estuviera sentada.

4. Sujete la oveja entres su piernas en está posición sentada. Mientras no pueda pisar firmemente la tierra con sus pies, no puede pararse y normalmente no lucha para pararse.

Nota: Con ovejas de colas gruesas, inclínelas a un lado.

Para cabras grandes y mansas
Las cabras grandes, especialmente las lecheras que tienen costumbre de ser manipuladas, muchas veces pueden ser sujetadas simplemente agarrando firmemente su cabeza. A veces, levantar una de las piernas delanteras ayuda la sujeción.

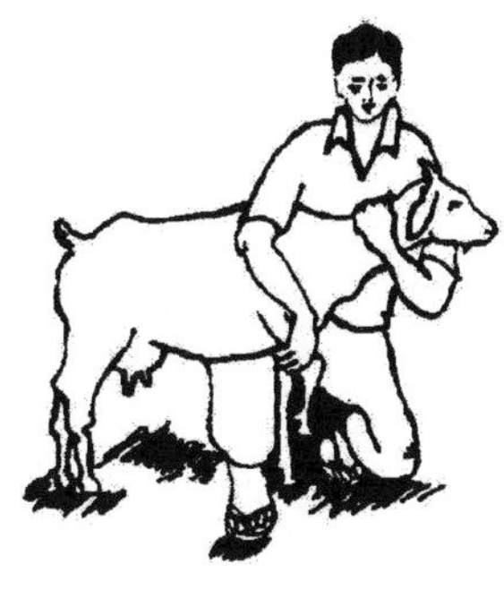

COMO SUJETAR CERDOS

No se puede predecir las acciones de las madres (marranas con crías) y los machos adultos y muchas veces son peligrosas, dado que pueden atacar y morder cuando están molestas o protegiendo sus crías.

Maneje los cerdos en la forma más calmada posible, especialmente cuando hace calor. Los cerdos de toda edad pueden sobrecalentarse si luchan, y pueden hasta morir del estrés calorífico. Si los verracos se calienten demasiado pueden volverse estéril por varios meses. Las marranas pueden sobrecalentarse fácilmente durante el parto. En un clima caliente se debe manejar a los cerdos en las horas más frescas del día; es decir temprano en la mañana o en el atardecer.

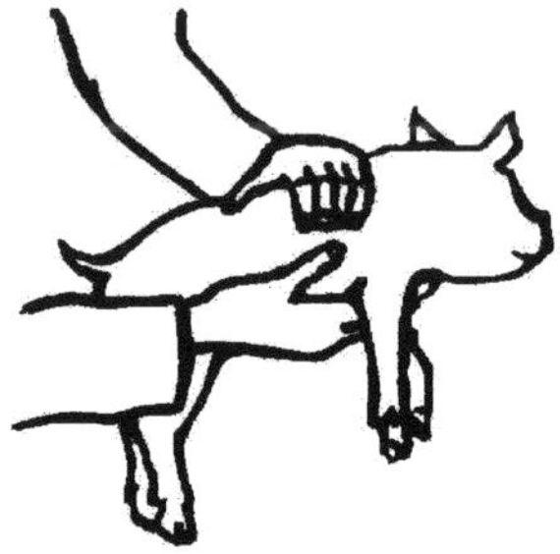

Cerdos pequeños y medianos: (para castración)

1. Parándose atrás del cerdito, agarre una o las dos piernas traseras o con las dos manos agarre al cerdo justo atrás de los hombros.
2. Sujete el animal con las piernas traseras para que cuelgue hacia abajo con la barriga apuntando hacia adelante.
3. Mantenga el animal quieto apretando sus hombros del cerdo entres sus rodillas. Ver castración, página 173.

Como Sujetar Cerdos Grandes Utilizando una Soga o Lazo Fijo

Se utilizan sogas o lazos fijos para credos más grandes. Un lazo fijo mantiene al animal a una distancia mayor. Cuando se utiliza una soga, tiene que tener por lo menos 3 metros y el diámetro de su dedo. La soga debe tener un "ojo" en un extremo, y la otra punta libre debe pasar por este "ojete" para formar un lazo. Acérquese al cerdo desde atrás y coloque el lazo sobre el hocico y que entre a su boca. Mueva la soga hasta que pase los dientes caninos grandes y apriete el lazo. Ate la soga, firmemente a un árbol o poste. Para máxima seguridad, ate la soga a la raíz del árbol o lo más bajo posible para que el hocico esté tocando la tierra. Se puede utilizar un lazo fijo en la misma manera pero no puede atar el animal a un árbol o poste.

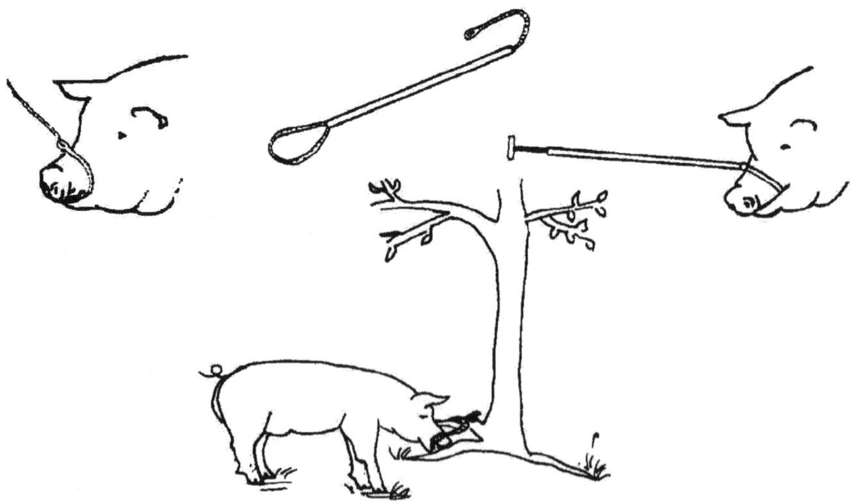

Como mover un cerdo grande usando un balde:
Los cerdos normalmente andan para atrás si no pueden ver adelante. Meta su cabeza del cerdo en un balde y guíelo jalando su cola.

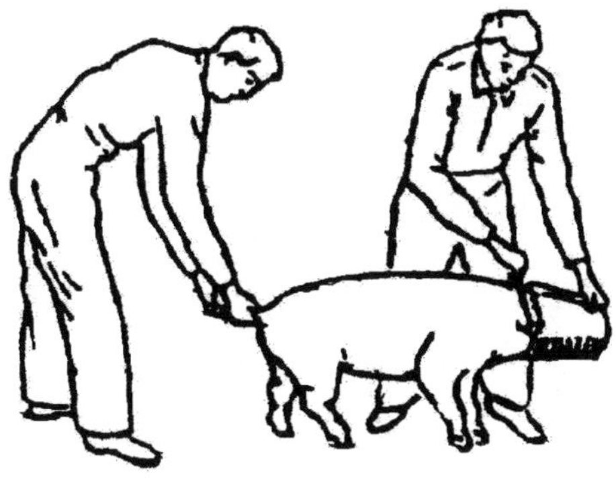

Métodos seguros para atar cerdos y evitar que puedan escapar de la soga o que se asfixien por estar luchando.

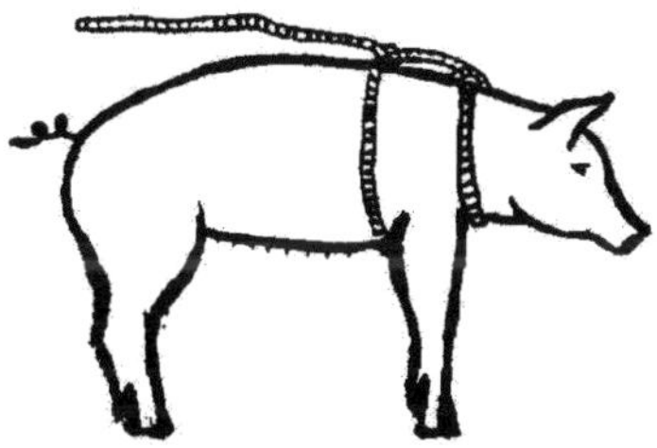

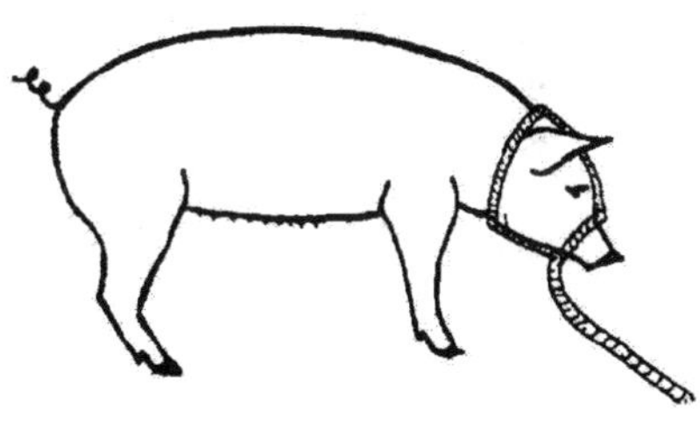

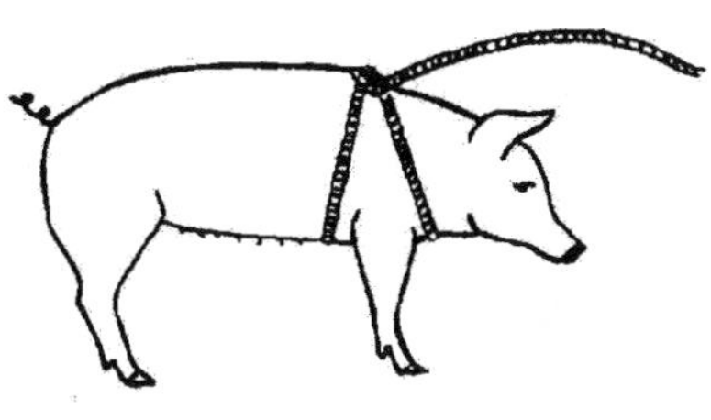

CONEJOS

- Agarre el conejo cuidadosamente por la piel suelta en el dorso de su cuello.
- Levántelo e inmediatamente sujete sus piernas traseras para evitar que le arañe a usted y para apoyarle al lado trasero del animal para que se siente seguro.

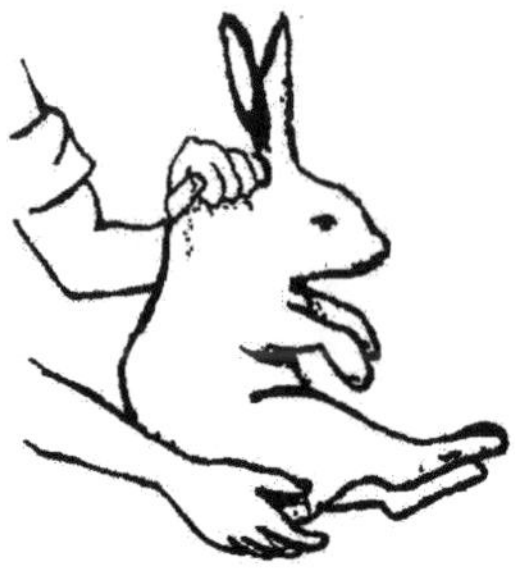

- Después de agarrar un conejo, puede meterlo bajo su brazo para sujetarlo. Este método es común para determinar el sexo.

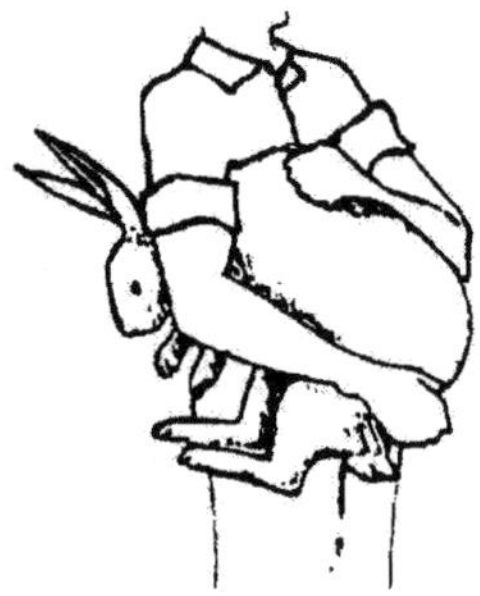

No se debe alzar un conejo por sus orejas por el hecho, que al luchar puede fracturar su espalda.

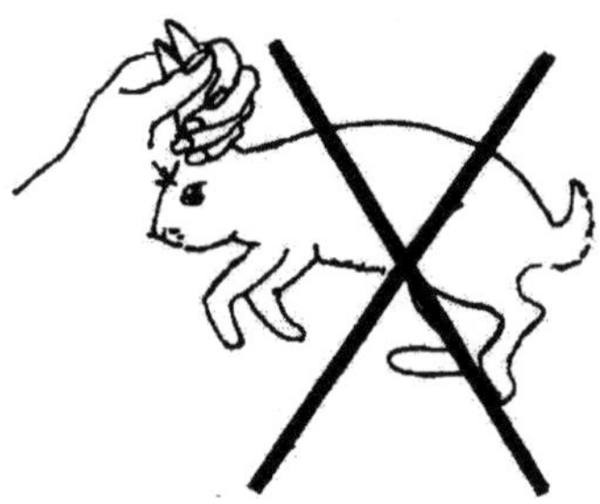

GALLINAS

Para observar su cabeza, asiente el pecho del ave en la palma de su mano y sujete las patas entre sus dedos.

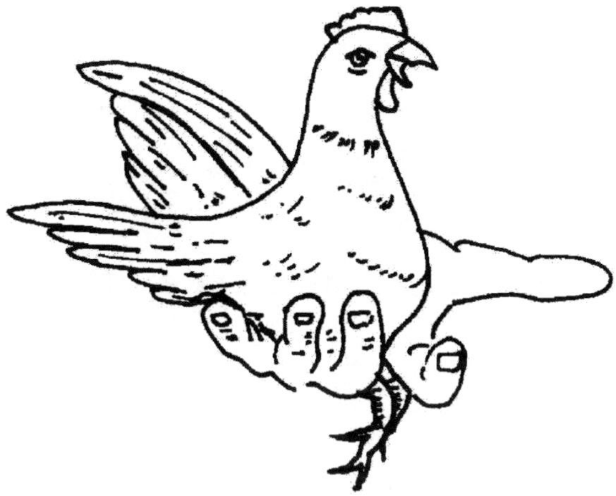

Para aplicar inyecciones en el músculo del pecho, vuelque el ave y sujete sus alas entre sus dedos.

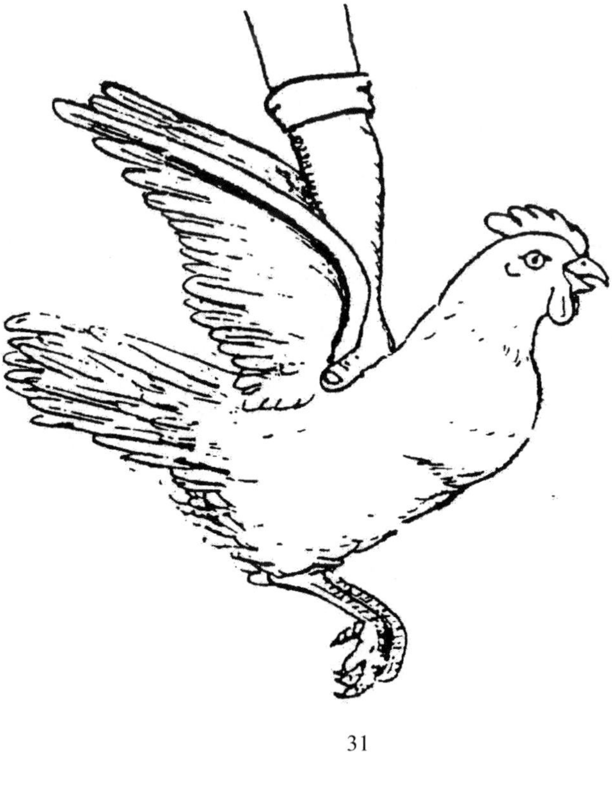

2.2 COMO ESTIMAR LA EDAD

¿Cuándo es importante saber la edad de un animal?
Al diagnosticar una enfermedad: Algunas enfermedades se relacionan con la edad.

Al comprar un animal: Un dueño de animales que no puede estimar la edad puede, sin querer, comprar un animal demasiado viejo e improductivo.

Cuando se está tratando de determinar cómo un animal responderá a un tratamiento: Los animales más jóvenes recuperan de heridas, especialmente fracturas, más rápido que los animales mayores. Los animales mayores son más resistentes a algunas enfermedades infecciosas que los animales de menor edad.

Como Estimar la Edad de un CABALLO, MULA O BURRO

8 diás: Primer par de dientes de leche inferior aparecen.

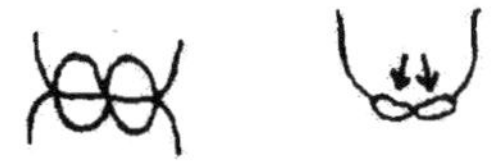

8 semanas: Segundo par de dientes de leche inferior aparece.

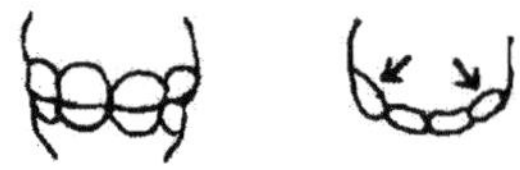

8 meses: Aparece el tercer par de dientes de leche inferior

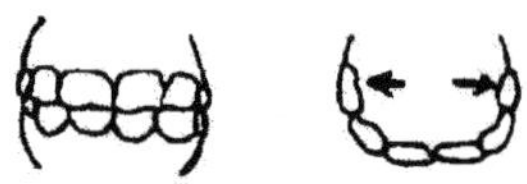

2.5 años: El primer par de dientes permanentes inferiores reemplaza los dientes de leche.

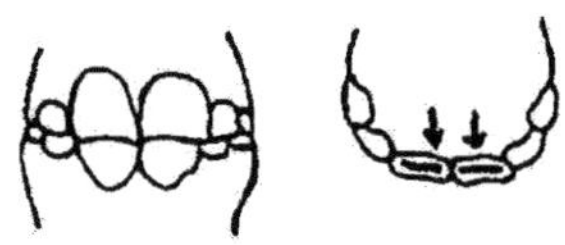

3.5 años: El Segundo par de dientes permanentes inferiores reemplaza a los dientes de leche

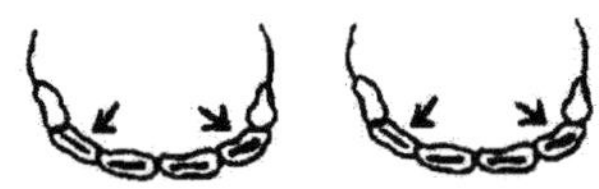

4.5 años: El tercer par de dientes permanentes inferiores reemplaza a los dientes de leche.

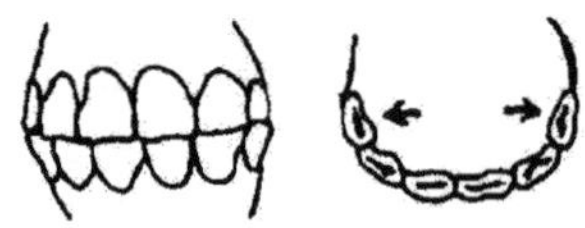

5años: El diente canino aparece. (Sin embargo, no todos los caballos, mulas o burros desarrollan dientes caninos.)

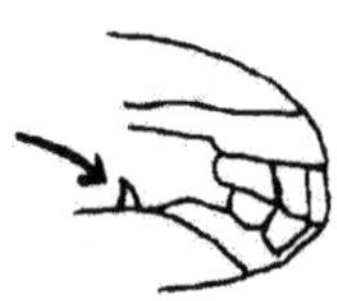

Nota: Despúes de 5 años, la estimación de la edad es menos exacto.

6 años: Comienza a aplanarse la superficie del primer par de dientes inferiores- la cavidad en el diente desaparece

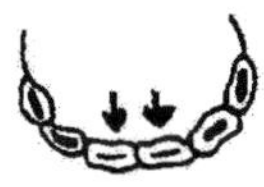

7 años: Comienza a aplanarse la superficie del segundo par de dientes inferiores.

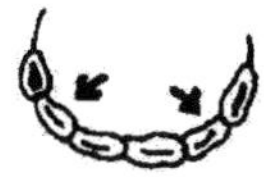

En algunos caballos se desarrolla un "gancho" en el tercer par de dientes supriores.

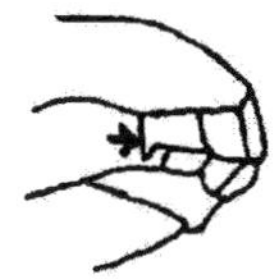

8 años: Se aplana la superficie del tercer par de dientes inferiores.

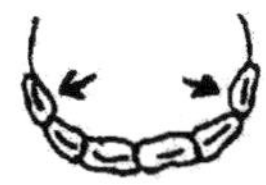

10 años: En algunos caballos, aparece una línea marcando el lado superior del tercer par de dientes superiores

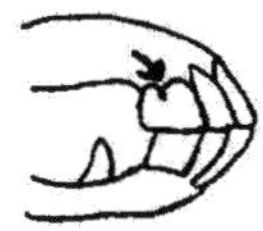

15 años: En caballos que desarrollan la línea en el tercer par de dientes superiores, la línea de extiende hasta la mitad del diente.

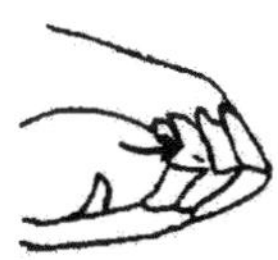

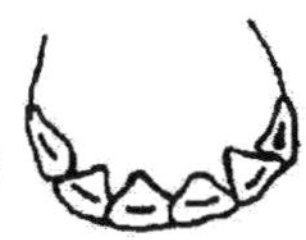

También, los dientes comiencen a cambiar de forma ovalada a forma triangular.

20 años: En caballos con la línea, la línea se extiende por todo el diente

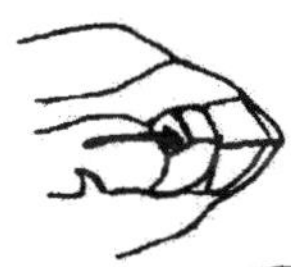

25 años: En caballos con la línea, la mitad superior de la línea desparece,.

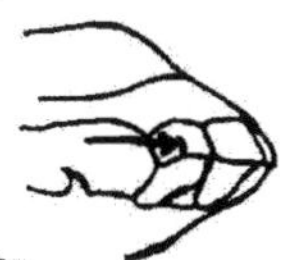

En general:
En caballos jóvenes, los dientes son verticales y tienen forma ovalada.

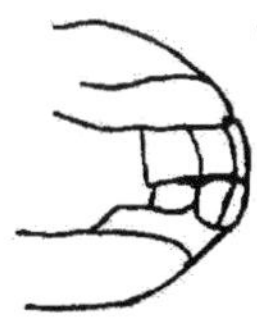

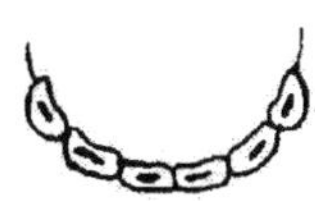

En caballos de mediana edad los dientes comiensan a inclinarse y cambian de forma

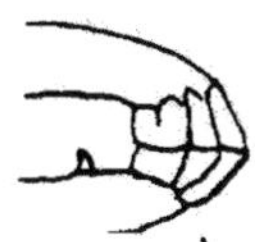

En animales viejos, los dientes son bastante inclinados y son triangulares.

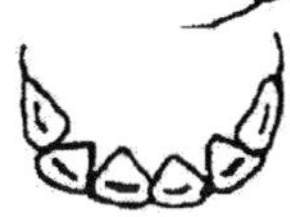

COMO ESTIMAR LA EDAD EN BOVINOS

30 días: Cuatro pares de dientes de leche salen.

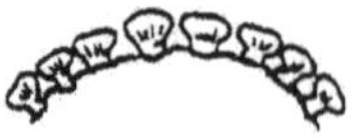

1.5 años: Primer par de dientes permanentes salen para reemplazar a los dientes de leche.

2.0 años: Primer par de dientes permanentes completamente desarrollados.

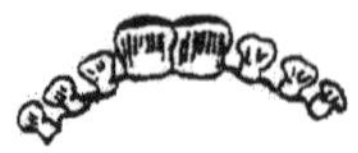

2.5 años: Segundo par de dientes permanentes salen para reemplazar a los dientes de leche.

3.0 años: Segundo par completamente desarrollados.

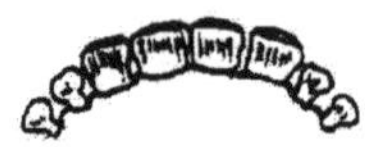

3.5 años: Tercer par de dientes permanentes salen para reemplazar a los dientes de leche.

4.0 años: Tercer par completamente desarrollados.

4.5 años: Cuarto par de dientes permanentes salen para reemplazar a los dientes de leche.

5.0 años: Cuarto par completamente desarrollados.

Nota: Después de los 5 años, la estimación de la edad en bovinos es menos exacto.

Aproximadamente 8 años: La superficie del primer par de dientes se aplana.

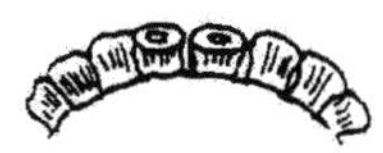

Aproximadamente 9 años: La superficie del segundo y tercer par de dientes se aplana.

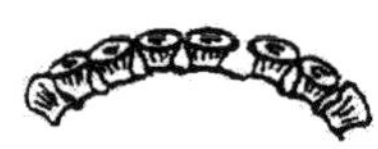

Aproximadamente 10 años: La superficie del cuarto par de dientes se aplana

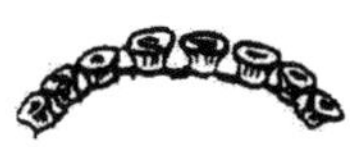

En general:
En bovinos jóvenes, los dientes son ovalados.

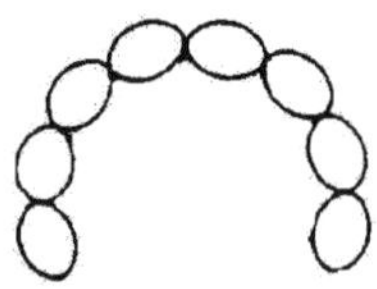

En bovinos mayores, sus dientes son de forma triangulada

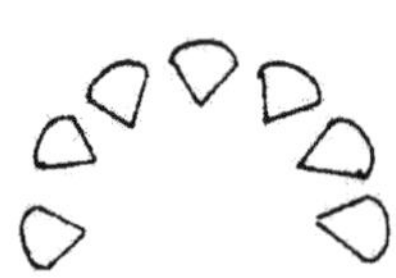

ESTIMACION DE EDAD EN OVINOS Y CAPRINOS

Menor de un año de edad: Cuatro pares de dientes de leche.

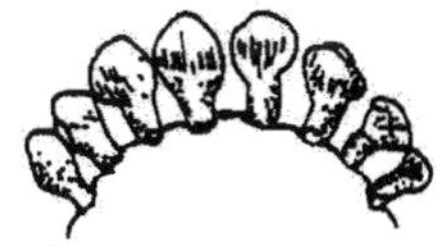

1 año de edad: Sale el primer par de dientes permanentes para reemplazar a los dientes de leche.

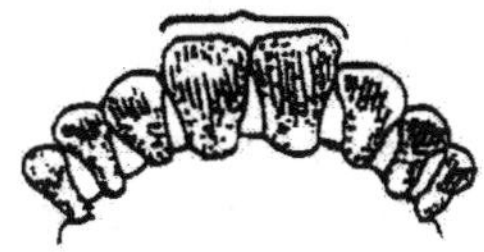

2 años de edad: Sale el segundo par de dientes permanentes

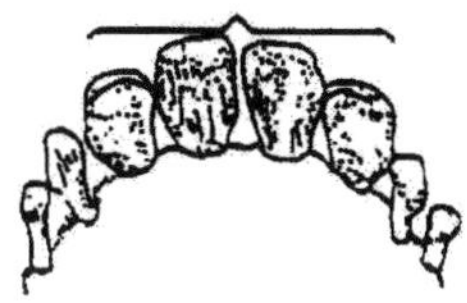

3 años de edad: Sale el tercer par de dientes permanentes

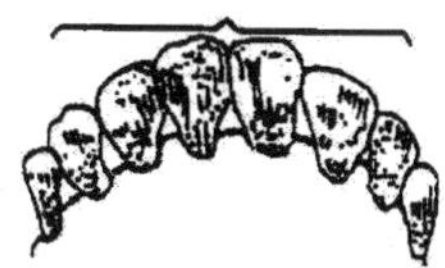

4 años de edad: Sale el cuarto par de dientes permanentes

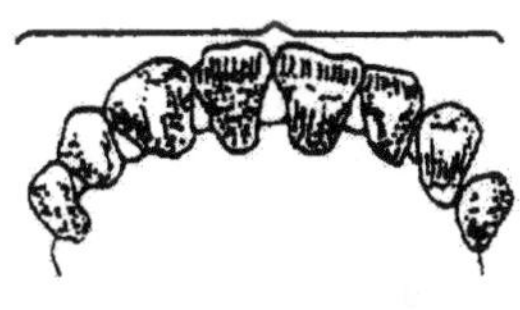

Acuérdese, una cabra u oveja con cuatro pares de dientes permanentes tiene cuatro o más años

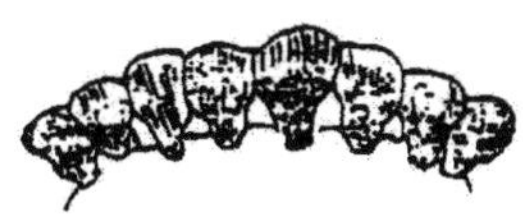

Los dientes comienzan a separarse, en ovejas o cabras viejas.

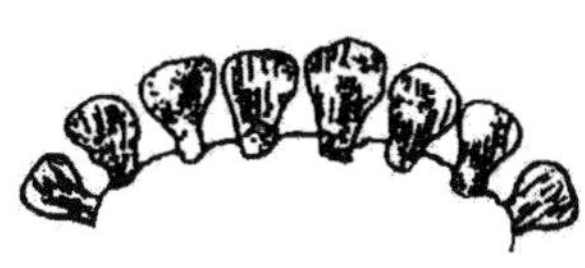

2.3 LA ESTIMACIÓN DEL PESO

¿CUANDO ES IMPORTANTE ESTIMAR EL PESO?

Cuando se calcula la dosis de una medicina: La dosis muchas veces se basa en el peso del animal.
Cuando se vende un animal: En algunos lugares, el animal se vende en base a su peso
Para controlar la ganancia de peso: Posiblemente el dueño desea monitorear la ganancia o pérdida del peso de su animal.

Algunas Maneras Para Pesar Animales

Usar una balanza: Es el mejor método si la balanza es buena (bien calibrada).
Utilizar una Cinta Métrica: Este método solo requiere de una cinta métrica y puede ser utilizada en casi cualquier lugar. Una vez que se haya medido el animal, se puede usar uno de estos dos pasos:

- se utiliza una **tabla** para saber el peso del animal, o
- se hace un **cálculo** basado en las medidas tomadas.

Centímetros vs. Pulgadas
Algunas Cintas están marcadas en pulgadas en vez de centímetros. A veces es necesario convertir las medidas en pulgadas a centímetros. No es difícil hacerlo. Use esta formula sencilla: ___No.___ pulgadas X 2.54 = centímetros.

Por ejemplo: 12 pulgadas = ?? centímetros ----> 12 pulgadas X 2.54 = 30.5 centímetros.

La estimación del peso de bovinos – Método Uno

Para estimar el peso de bovinos, déle la vuelta a todo el tórax (pecho) del animal con una cinta métrica (que mide en centímetros). Esta medida es conocida como la circunferencia torácica. Use la tabla en la siguiente página para encontrar el peso correspondiente.

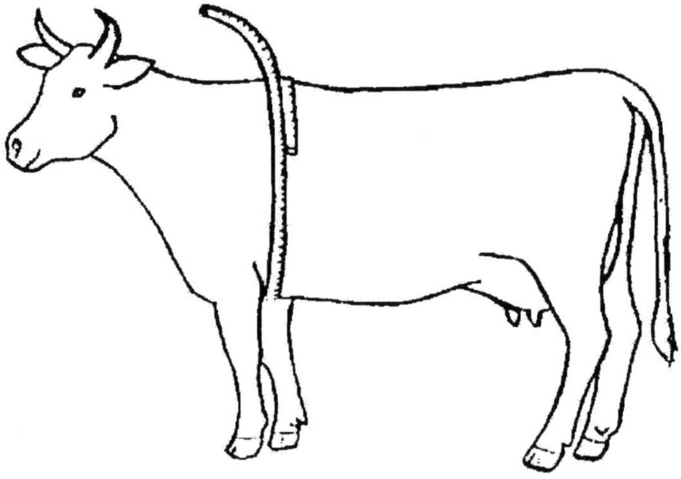

Tabla para Estimar el Peso de Bovinos[1]

Pecho Medido en Centímetros	Peso en Kilogramos (Bovinos grandes o importados)	Peso en Kilogramos (Bovinos chicos o locales)
66 cm	37 kg	27 kg
69 cm	38 kg	30 kg
71 cm	41 kg	33 kg
74 cm	44 kg	37 kg
76 cm	46 kg	40 kg
79 cm	49 kg	44 kg
81 cm	54 kg	47 kg
84 cm	58 kg	52 kg
86 cm	63 kg	57 kg
89 cm	67 kg	62 kg
91 cm	72 kg	67 kg
94 cm	77 kg	72 kg
96 cm	82 kg	78 kg
99 cm	87 kg	84 kg
102 cm	95 kg	91 kg
104 cm	102 kg	97 kg
107 cm	109 kg	103 kg
109 cm	117 kg	110 kg
112 cm	125 kg	118 kg
114 cm	134 kg	125 kg
117 cm	143 kg	134 kg
119 cm	152 kg	143 kg
122 cm	161 kg	152 kg
124 cm	170 kg	160 kg
127 cm	179 kg	170 kg

Pecho Medido en Centímetros	Peso en Kilogramos (Bovinos grandes o importados)	Peso en Kilogramos (Bovinos chicos o locales)
130 cm	189 kg	179 kg
132 cm	197 kg	189 kg
135 cm	207 kg	200 kg
137 cm	217 kg	210 kg
140 cm	227 kg	222 kg
142 cm	239 kg	234 kg
145 cm	251 kg	246 kg
147 cm	263 kg	258 kg
150 cm	276 kg	271 kg
152 cm	289 kg	284 kg
155 cm	303 kg	298 kg
157 cm	318 kg	312 kg
160 cm	332 kg	327 kg
163 cm	348 kg	341 kg
165 cm	363 kg	357 kg
168 cm	379 kg	372 kg
170 cm	395 kg	389 kg
173 cm	412 kg	405 kg
175 cm	430 kg	421 kg
180 cm	466 kg	457 kg
183 cm	485 kg	476 kg
185 cm	504 kg	496 kg
191 cm	543 kg	535 kg
193 cm	563 kg	555 kg
196 cm	583 kg	576 kg

[1] En muchos países el ganado local es más pequeño, resistente y mejor adaptado a las condiciones locales. Al contrario, los animales importados muchas veces son más grandes y requieren más alimento. Estudios serios demuestran que el peso de estos animales varia, aún si tienen la misma medida del tórax. Por lo tanto, esta tabla contiene los pesos estimados para ambos tipos de animal.

La estimación del peso de bovinos – Método Dos

Pase una cinta métrica flexible (que mide en pulgadas) alrededor del pecho del animal para medir la circunferencia torácica del animal. Tome la medida justo atrás de las piernas delanteras.

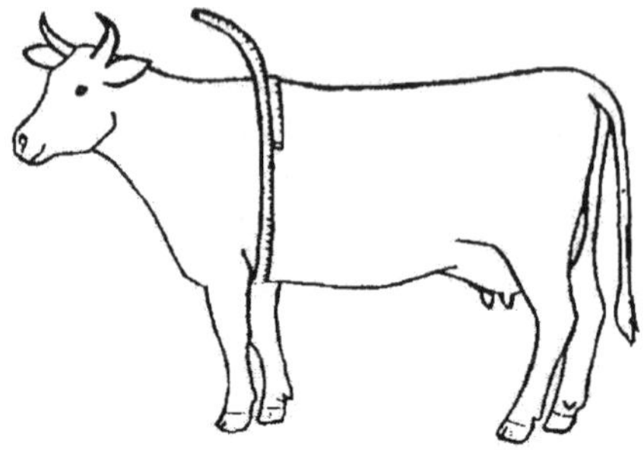

Mida la "**longitud o largura**" del animal desde el punto del hombro hasta el punto mas posterior de la anca.

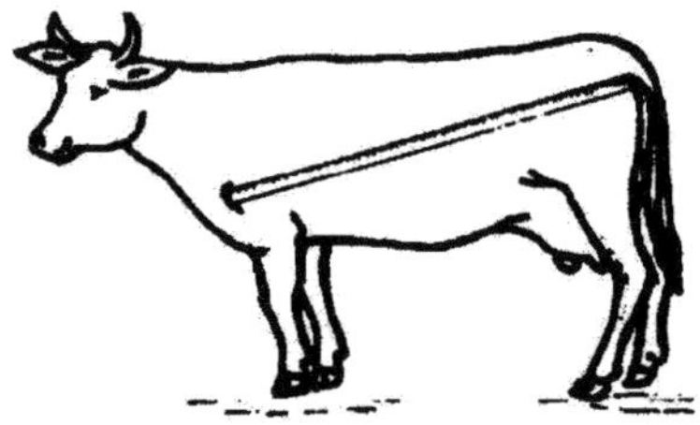

Cálculo: (pecho x pecho x longitud) / 10,840 = peso (en kilogramos).

Conversión (a libras): peso en kilogramos X 2.2 = peso (en libras).

Por ejemplo, una vaca tiene las siguientes medidas

Circunferencia Torácica = 140 cm Largura = 124 cm

Cálculo: (140 x 140 x 124) / 10840 = 224 kilogramos

Conversión: 224 x 2.2 = 492 libras

La Estimación de Peso en Cerdos

Para estimar el peso de un cerdo: Mida la “longitud” y “pecho” del cerdo. Después refiera a la siguiente tabla.

Mida la “longitud” entre las orejas del cerdo hasta la base de la cola.

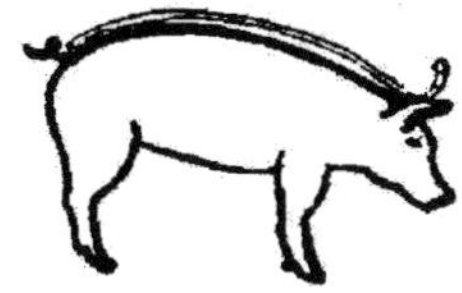

longitud

Mida el pecho dando la vuelta al tórax del cerdo con una cinta métrica flexible inmediatamente atrás de las piernas delanteras.

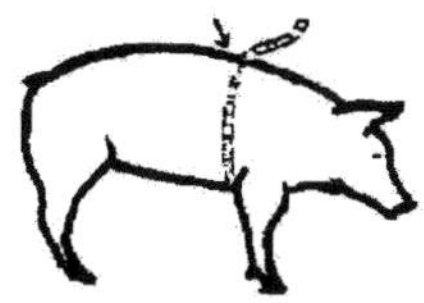

tórax

Calculo: $\frac{\text{pecho (cm) x pecho (cm)}}{\text{120. g}}$ = peso (en kilogramos)

Tabla de Peso Para Cerdos

En la **fila horizontal** en la parte superior de la tabla, encuentre el número más cercano a la **“longitud”** y ponga un dedo de su mano derecha en ese número. En la **columna vertical** al lado izquierdo, encuentre el número más cercano al **“tórax”**, y ponga un dedo de su mano izquierda encima de ese número. Deslice el dedo derecho hacia abajo **y el dedo izquierdo** horizontalmente hasta que sus dedos se encuentren. El número donde se encuentren los dedos es el peso estimado del cerdo en kilogramos.

Longitud (cm)

Pecho (cm)	80	90	100	110	120	130	140	150	160	170
80	36	42	50	58	69	80	93	107	121	137
90	40	47	54	65	74	86	98	111	126	143
100	48	55	63	72	82	94	106	120	135	151
110	60	67	75	84	94	105	118	132	146	162
120	75	82	90	99	109	120	133	147	161	177
130	94	101	108	117	120	139	161	165	180	196
140	118	123	130	139	150	161	173	187	202	218
150	141	148	156	165	175	186	189	212	227	243
160	170	177	184	193	203	215	227	241	256	272

Kilogramos

La Estimación de Peso en Caballos

Mida el diámetro del caballo colocando una cinta métrica alrededor de su tórax (su pecho) justo atrás de las piernas delanteras. Utilice la siguiente tabla para encontrar el peso correspondiente.

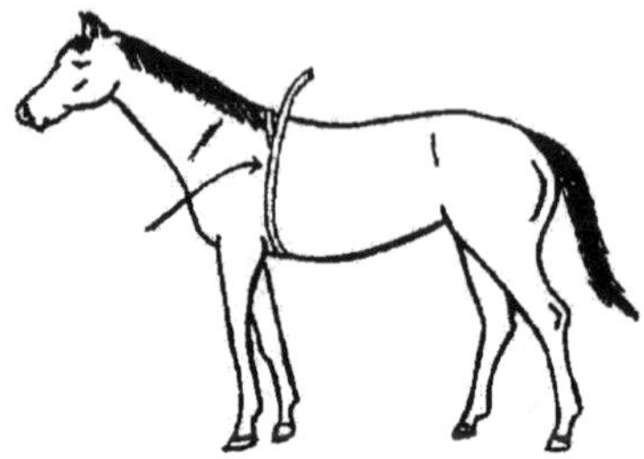

Tabla de Peso Para Caballos

Medida en Centímetros	Peso en Kilogramos	Medida en Centímetros	Peso en Kilogramos
66 cm	36 kg.	129 cm	188 kg.
68 cm	38 kg.	132 cm	197 kg.
71 cm	40 kg.	134 cm	207 kg.
74 cm	43 kg.	137 cm	217 kg.
76 cm	46 kg.	139 cm	228 kg.
79 cm	49 kg.	142 cm	239 kg.
81 cm	54 kg.	145 cm	251 kg.
84 cm	58 kg.	147 cm	263 kg.
86 cm	63 kg.	150 cm	276 kg.
89 cm	67 kg.	152 cm	290 kg.
91 cm	72 kg.	155 cm	304 kg.
94 cm	76 kg.	157 cm	318 kg.
96 cm	82 kg.	160 cm	333 kg.
99 cm	87 kg.	162 cm	348 kg.
101 cm	94 kg.	165 cm	364 kg.
104 cm	102 kg.	167 cm	380 kg.
106 cm	109 kg.	170 cm	396 kg.
109 cm	117 kg.	172 cm	413 kg.
111 cm	125 kg.	175 cm	430 kg.
114 cm	134 kg.	177 cm	450 kg.
116 cm	143 kg.	180 cm	470 kg.
119 cm	152 kg.	182 cm	490 kg.
122 cm	161 kg.	185 cm	505 kg.
124 cm	170 kg.	187 cm	525 kg.
127 cm	179 kg.	190 cm	545 kg.

La Estimación de Pesos de Ovejas y Cabras

Mida el tórax o pecho de la oveja o cabra colocando una cinta métrica alrededor del pecho justo atrás de las piernas delanteras. Use la siguiente tabla para encontrar el peso correspondiente

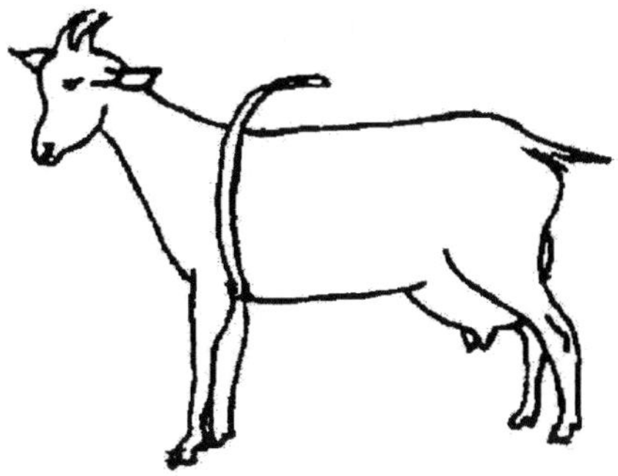

Tabla de Pesos para Cabras y Ovejas

Medidas en Centímetros	Peso en Kilogramos	Medidas en Centímetros	Peso en Kilogramos
25 cm	2 kg.	68 cm	34.5 kg.
28 cm	2.5 kg.	71 cm	37.5 kg.
30 cm	3 kg.	73 cm	40.5 kg.
33 cm	4 kg.	76 cm	43.5 kg.
36 cm	5 kg.	79 cm	46.5 kg.
38 cm	6 kg.	81 cm	50.5 kg.
41 cm	7.5 kg.	84 cm	55 kg.
43 cm	9.5 kg.	86 cm	60 kg.
46 cm	11.5 kg.	89 cm	65 kg.
48 cm	13.5 kg.	91 cm	70 kg.
51 cm	15.5 kg.	94 cm	75 kg.
53 cm	17.5 kg.	96 cm	80 kg.
56 cm	19.5 kg.	99 cm	85 kg.
58 cm	22.5 kg.	102 cm	90 kg.
61 cm	25 kg.	104 cm	95 kg.
63 cm	28.5 kg.	107 cm	100 kg.
66 cm	31.5 kg.		

Nota: En cabras u ovejas flacas, esta tabla tiende a sobreestimar el peso.

3.0 EL EXAMEN CLINICO Y EL DIAGNOSIS

Una destreza fundamental de un buen ASA es saber manejar y examinar correctamente a un animal. Un examen clínico correcto consiste de cuatro elementos y luego el diagnosis.

1) HISTORIA CLINICA (Hacer las preguntas correctas acerca de la situación)
2) OBSERVACION DEL ANIMAL
3) EXAMEN DEL ANIMAL (EXAMEN FISICO)
4) EVALUACION DEL AMBIENTE (Alimento, agua y área de vida.)
5) DIAGNOSIS

Nota Importante: ANIMALES SALUDABLES, ENFERMOS, MORIBUNDOS Y MUERTOS

Se debe examinar animales sanos ANTES de los enfermos, moribundos o muertos para evitar exponer a los animales sanos a enfermedades.

Se debe aislar a los animales enfermos inmediatamente de los animales sanos. Los animales enfermos se recuperarán mejor si los separan, si les dan un cuidado especial y si no tienen que competir con los animales sanos para el alimento.

El examen de un animal muerto se llama necropsia o autopsia. Una necropsia puede ayudar a determinar si la enfermedad fue causada por un veneno, una deficiencia, o una enfermedad infecciosa. Se precisa capacitación y práctica para reconocer algunas enfermedades dentro de un animal muerto. Otras enfermedades como parásitos pueden ser reconocidos fácilmente en un animal muerto

3. 1 HISTORIA CLINICA

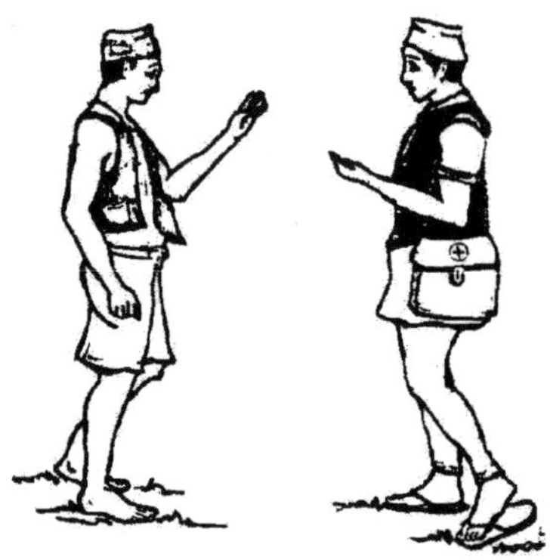

Haga preguntas al dueño del animal y <u>escuche con atención</u> a sus respuestas antes de mirar al animal. Esto es fundamental dado que el dueño "conoce" al animal y puede reconocer síntomas sutiles. Haga preguntas que requieren explicaciones que un simple "si" o "no". Para verificar algunas respuestas, haga la misma pregunta más de una vez pero de diferentes formas.

Algunas preguntas importantes para hacer:

¿"Por qué me llamó? ¿Qué piensa usted que le pasa a su animal?

¿"Por cuánto tiempo ha estado enfermo? ¿Está mejorando o empeorando?"

"Describa las síntomas."

¿"Ha hecho algún tratamiento? ¿Con qué? ¿Por cuánto tiempo? ¿Hay mejoría?

¿"Qué medicamentos o inyecciones ha dado a sus animales en el pasado?"

HISTORIA CLINICA (continuada)

¿"Está dando leche el animal? ¿Cuándo nació la cría? ¿Está dando la cantidad de leche normal?

¿"Está preñada o ha sido cubierto? ¿Cuándo?

¿Es posible que haya sido cubierto sin que usted sepa? ¿Hay animales sueltos que hubieron podido cubrirla, su animal anda suelta?

¿"Es un animal de trabajo? ¿Qué trabajo hace? ¿Está trabajando actualmente?"

¿"Qué edad tiene el animal enfermo?" Sino se sabe la edad:

- Consulte: *¿"Por cuantos años ha estado arando? o ¿"Cuántas veces ha parido?*
  (Normalmente cada "anillo" en el cuerno representa un parto)
- O: Examine los dientes del animal.

¿"Tiene otros animales? ¿Están sanos? ¿Algunos de ellos se han enfermado como este animal? ¿Otros animales en la comunidad están enfermos? ¿Cómo los curaron? ¿Se mejoraron?"

¿"Cuánto comió el animal hoy? ¿Cuánto come normalmente? ¿Está comiendo bien? ¿Cuándo dejó de comer?"

¿"Cuánto de agua toma su animal? ¿Dónde consigue el agua que toma? ¿Está tomando bien? ¿Cuándo dejó de tomar?"

¿"Vio si orinó hoy día? ¿La cantidad normal? ¿De qué color era el orín?"

¿"Cómo son sus heces? ¿Duras? ¿Blandas? ¿Líquido? ¿Sangriento? ¿Algo anormal?

¿"Quién cuida al animal? ¿Otras personas han cuidado al animal últimamente?" ¿"Has cambiado algo en el manejo últimamente??"

¿"Dónde se queda el animal? ¿En una jaula, en estaca, suelto?"

¿"Desde cuándo tiene al animal en su poder? ¿Lo compró recién? ¿De dónde? ¿De una persona? ¿En un mercado? ¿Había otros animales enfermos en el mercado?

¿"Se transportó al animal una larga distancia? ¿Estaban muy apretados los animales durante el traslado? ¿Cuánto había en el camión? ¿Ha sido expuesto recientemente el animal a mal tiempo o algún otro estrés?"

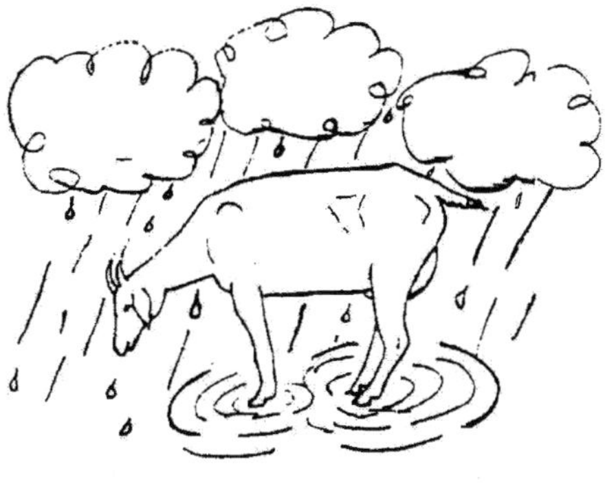

3.2 OBSERVACION DEL ANIMAL

Observe el animal de lejos evitando molestarlo por acercarse demasiado o por tocarlo. Si el animal se pone nervioso, respirará más rápidamente y actuará diferente.

3.2.1 Su Condición

¿En que condición se encuentra el animal? ¿Flaco? ¿Débil? ¿Preñada? ¿Dando leche? ¿Hinchado? ¿Está bien desarrollado? ¿Demuestra un pobre desarrollo físico?

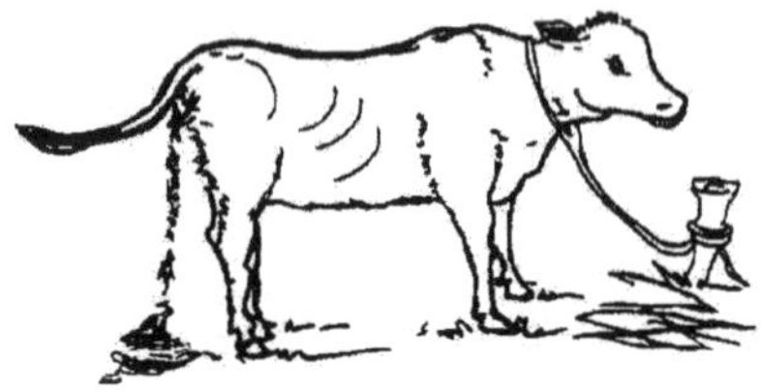

Este ternero es flaco y tiene pelaje pobre.

3.2.2 Su Comportamiento

¿El animal se comporta normal? ¿Demuestra demasiado nerviosismo, locura, o excitado? ¿Se mueve muy lento o con flojera? ¿Está separado de los demás? ¿Al andar choca con las cosas? ¿Se rasca? ¿Mira o patea a su abdomen? ¿Se revuelca en el piso o se auto-lastima como si estuviera con dolor? ¿Se amontonan los animales (especialmente lechoncitos o pillitos) por que sienten frío?

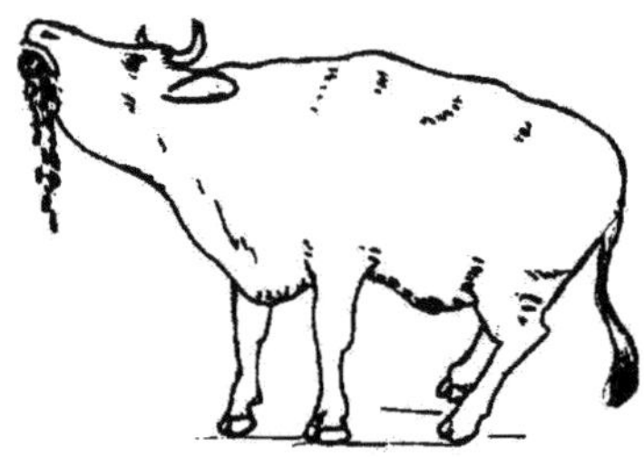

Esta vaca está nerviosa, tiene las piernas traseras débiles y no puede tragar. Sufre de rabia.

3.2.3 Su Manera de Mover

¿Puede andar el animal? ¿Tambalea o se siente inseguro de sus piernas? ¿Parecen más débiles las piernas traseras que las delanteras? ¿Anda en círculos? ¿La cabeza se inclina hacia un lado? ¿Cojea? ¿Está débil? ¿Hace movimientos o ruidos raros? ¿Puede manenterse a la par de los demás animales?

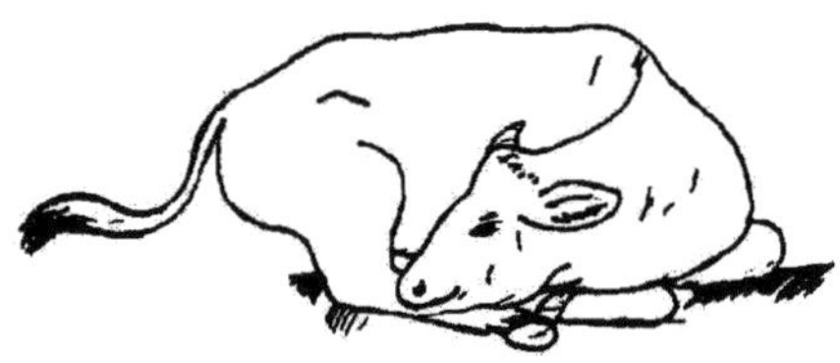

Este animal no puede pararse.

3.2.4 Tiene Supuraciones

¿Existen supuraciones (como pus o sangre) de cualquier de los orificios corporales (los ojos, oídos, nariz, vulva, recto o pene)? ¿La superación huele fuerte o putrefacto? ¿Se ven normales las heces y orín del animal?

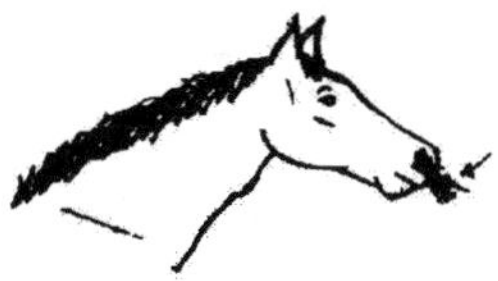

Este caballo tiene una supuración nasal.

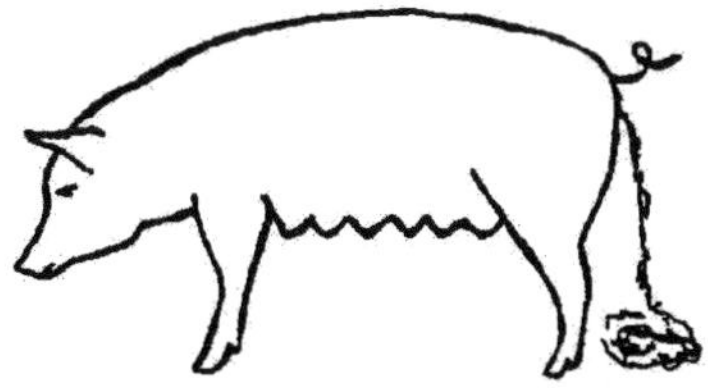

Esta cerda tiene una supuración de la vulva.

3.2.5 La Respiración

Normalmente, un animal respira con movimientos parejos y sin esfuerzo de las costillas. ¿Qué es *la frecuencia respiratoria?* Ver página 200. Los siguientes síntomas pueden señalar problemas en el sistema respiratorio.

- la respiración irregular o repentina
- tos y estornudos
- la respiración rápida
- respiración con dificultad o esfuerzo extra
- fosas nasales muy abiertas en un animal en reposo (especialmente en caballos)
- respiración con la boca abierta

Note: La respiración con la boca abierta también puede ser producto del calor excesivo.

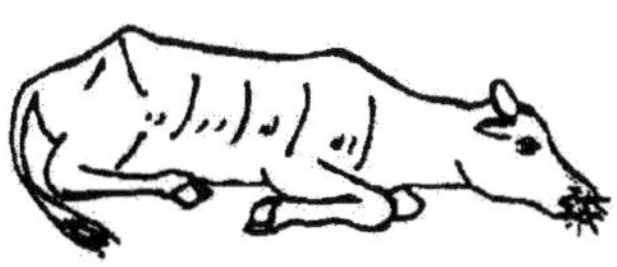

Este ternero está tosiendo y tiene dificultad en respirar y tiene una supuración nasal.

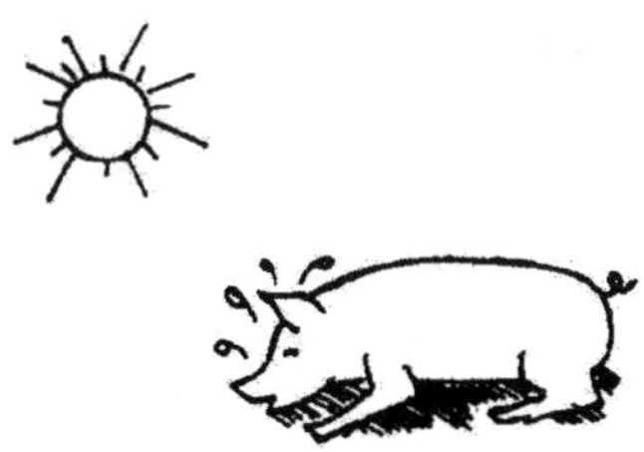

Esta cerda está acalorada y está respirando con su boca abierta.

3.3 EL EXAMEN FISICO

Se debe realizar el examen físico tan lo más **silencioso y calmado** posible. Tal vez precisará **sujetar** al animal si no es manso. Se debe hacer lo más calmado posible. Si el animal se pone nervioso, su temperatura, respiración y pulso pueden incrementar.

¿Dónde comenzar? Si es posible, el examen debe hacerse con el animal parado. Preferimos comenzar el examen desde la parte de atrás de los bovinos, búfalos, ovinos, cabras y cerdos y trabajar hacia la parte delantera del cuerpo. Para caballos, recomendamos comenzar el examen con la cabeza y trabajar hacia la cola. Lo que sea menos molestoso para el animal, es el mejor lugar para comenzar.

Sea Consistente: Trate de seguir el mismo orden todas las veces que está examinando a un animal enfermo. Así se reduce la posibilidad de saltar una parte del examen.

3.3.1 La Temperatura Corporal

"La fiebre" quiere decir una temperatura mayor que lo normal. Una de las razones más comunes para la fiebre es una infección por el hecho que la temperatura del cuerpo sube cuando combate a la infección.

Las temperaturas elevadas también ocurren:

- Con el ejercicio, el miedo y por rayos solares directos (más en animales oscuros).
- En las madres dando a luz y en los recién nacidos que no pueden controlar bien su temperatura (por ejemplo, en climas cálidos a las puercas muchas veces les da fiebre durante el parto).
- En animales jóvenes (normalmente tienen temperaturas un poco más elevadas).

Las temperaturas más bajas que normal pueden ocurrir:

- En vacas con "fiebre de la leche."
- En animales bebés que son pequeños, débiles, mal nutridos, o tienen diarrea.
- En casos de envenenamiento.
- Antes de la muerte.

COMO TOMAR LA TEMPERATURA

-Agarre el termómetro firmemente en la punta de los números mas elevados. Sacude el termómetro para que el líquido baje al extremo de los números más bajos.

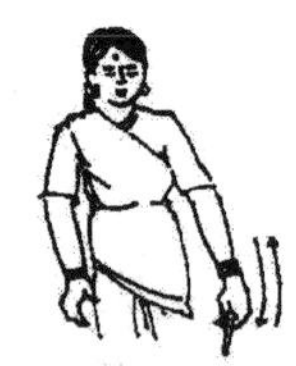

-Moje el termómetro con agua, saliva, aceite o jabón. Insértelo suavemente en el recto y sosténgalo contra la pared del recto. ¡No haga fuerza! No lo deje en medio de una masa de heces.

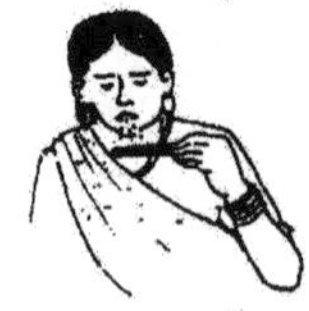

-Hay que agarrar el termómetro firmemente con su mano cuando está tomando la temperatura, o atar una pita a la punta del termómetro y sujetar una grapa en la punta libre de la pita. Cuando el termómetro está en el recto, fije la grapa a un mechón de pelo o lana en la cola. Si no se hace esto, el animal puede empujar el termómetro hacia afuera y romperlo. Deje el termómetro en el recto por 2 a 3 minutos.

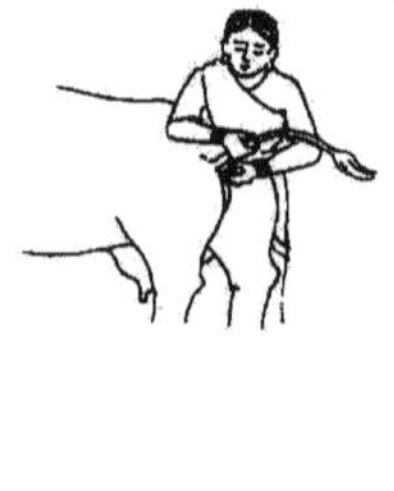

-Saque el termómetro y límpielo con una hoja, un pedazo de paja, o un trapo.

-Para leer el termómetro, agarre el extremo con los números más altos. Gírelo lentamente hasta que se distingue una línea clara del líquido. En el punto done la línea del liquido termina, lea el número señalado en el termómetro. Esta es la temperatura del animal.

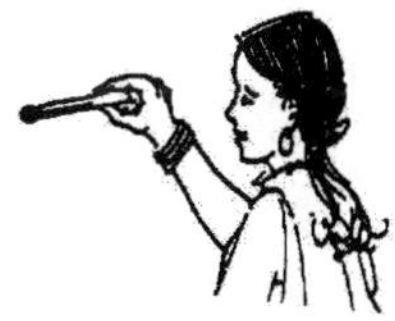

-Limpie el termómetro con jabón y agua; guárdelo en su estuche para evitar que se rompa.

Tabla 1: Temperaturas Corporales Normales Medida por Termómetro en el Recto

Animal	**Temperatura Rectal Fahrenheit (F)**	**Temperatura Rectal Celsius (C)**
Hombre / Mujer	98.6	37
Bovinos de menos de un año	102.5	39.2
Búfalos de menos de un año	102.0	38.9
Bovinos de más de un año	101.5	38.6
Búfalos de más de un año	100.5	38.1
Caballos	100.5	38.1
Caprinos maduras (varia con el clima)	104	40
Ovinos /caprino jóvenes	103.1	39.5
Ovejas mayores	103	39.5
Lechones	103.6	39.8
Cerdos mayores	102.2	39
Conejo	102.7	39.3
Gallina	107.6	42
Perro	102	39
Gato	101.5	38.5

3.3.2 El Pulso

"El pulso" es el número de latidos del corazón por minuto. "El pulso" también refiera a la calidad del latido. ¿Es fuerte o débil? ¿Regular o irregular? Para medir el pulso, coloque su dedo sobre una arteria y cuenta el número de pulsaciones por minuto. Con práctica, puede determinar si el pulso es fuerte o débil. **Trate de medir el pulso cuando el animal está calmado y descansando.**

Un pulso rápido puede resultar de miedo, ejercicio, dolor, sobre calentamiento y de una temperatura corporal elevada.

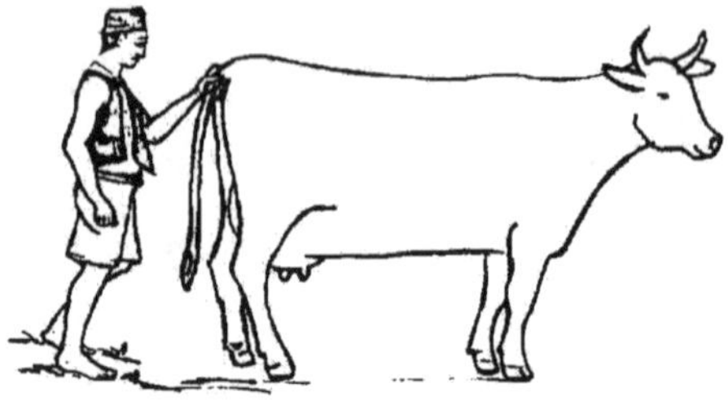

Un pulso débil e irregular es una mala señal indicando que el corazón no está bombeando la sangre por el cuerpo efectivamente, o que el animal está con un choque nervioso o cerca a morir.

En bovinos, búfalos y yaks, agarre la cola cerca al recto, colocando las yemas de los dedos en la ranura en el lado inferior para sentir el pulso.

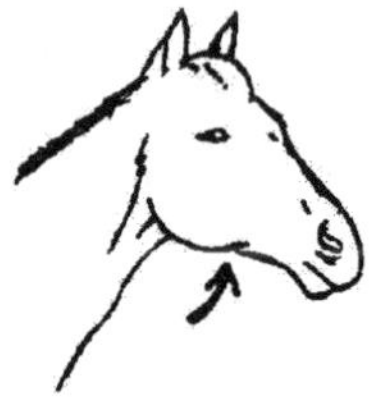

Para caballos, burros, mulas, ovejas y cabras, se puede tomar el pulso sintiendo la arteria facial en el lado interior de la quijada inferior.

Tabla 2: Promedios del Pulso y la Frecuencia Respiratoria en Clima Templado

Animal	Frecuencia Respiratoria	Pulso - Latidos/ Minuto
Hombre / Mujer	12	70
Ternero (pocos días de edad)	56	125
Ternera (6 meses de edad)	30	96
Bovinos hasta un año de edad)	27	91
Bovinos (adultos)	16	50
Búfalo (ternero hasta 6 meses de edad)	28	-
Búfalo (adulto)	12	45
Caballo	10-12	44
Cabra / Oveja (adulto)	15	75
Cabra /Oveja (joven)	20	110
Cerdo (2 semanas)	25	138
Cerdo (12-14 semanas)	18	112
Cerdo (Adulto)	15	65-85
Conejo	55	130
Aves (varia considerablemente)	12-40	100-200

3.3.3 La Piel

Si el pelaje no es suave, brilloso y liso, algo anda mal....

¿Está rasgándose constantemente el animal? ¿Tiene piel seca, dañada, escamoso o rojizo? ¿Tiene llagas, pérdida de pelo o lana? Si la respuesta es si, considere la parasitosis como diagnostico.

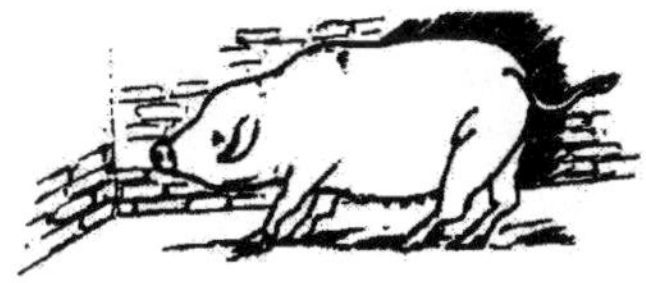

Este cerdo se rasga constantemente

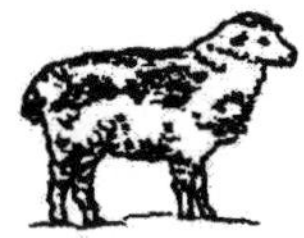

Esta oveja tiene manchas de pérdida de lana debido a la sarna.

¿Existen parásitos en la piel como ser garrapatas, pulgas o piojos?

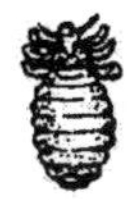

piojo

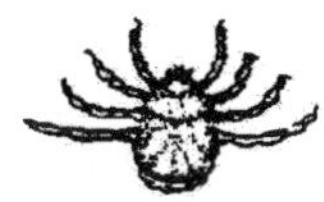

garrapata

¿Está seca la piel o el pelo, y está áspero, empañado o erizado el pelo? Considere a los parásitos internos y/o la mal nutrición.

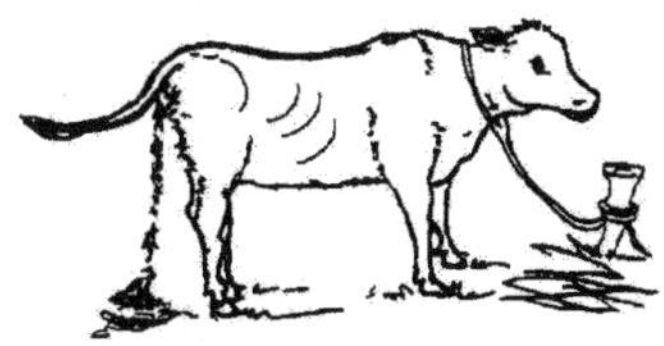

Este ternero tiene el pelo áspero y empañado

¿Hay ampollas en la ubre, cerca a la boca o en las uñas? Tal vez la uñeta o aftosa. En las ovejas puede ser la ectimia contagiosa.

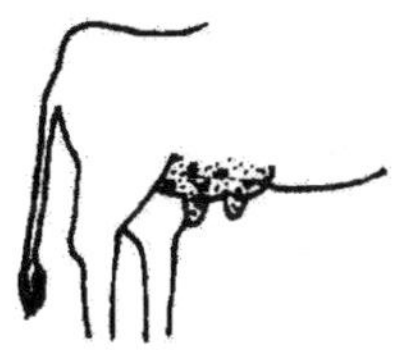

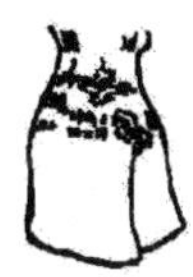

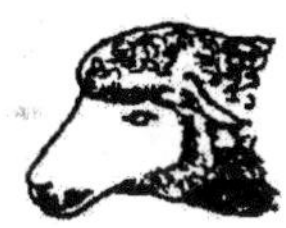

¿Cuando estire un pliego de piel, vuelve a su lugar como resorte cuando lo larga o queda suspendido? Si se mantiene suspendido, el animal no tiene suficiente líquidos en su cuerpo. Esta "deshidratado."

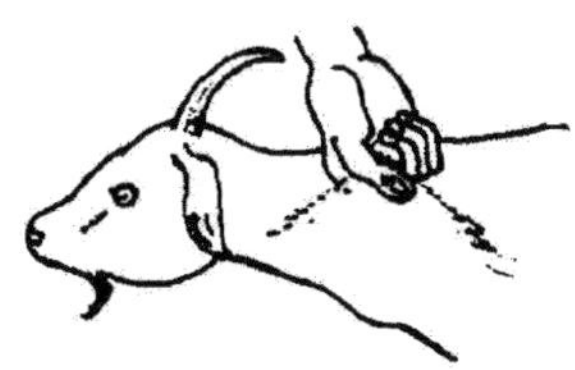

¿Hay pequeños huecos perforados en la piel o heridas? Existen gusanos blancos meneándose en los huecos? Estos son gusanos tornillos.

¿Existen verrugas, hinchazones, o chinchones? ¿Hay señales de heridas en la piel? ¿Hay quemadura del sol? (Especialmente en cerdos blancos o en las manchas blancas de bovinos o caballos).

3.3.4 Los Ojos

¿Hay pus o lágrimas excesivas saliendo de los ojos?

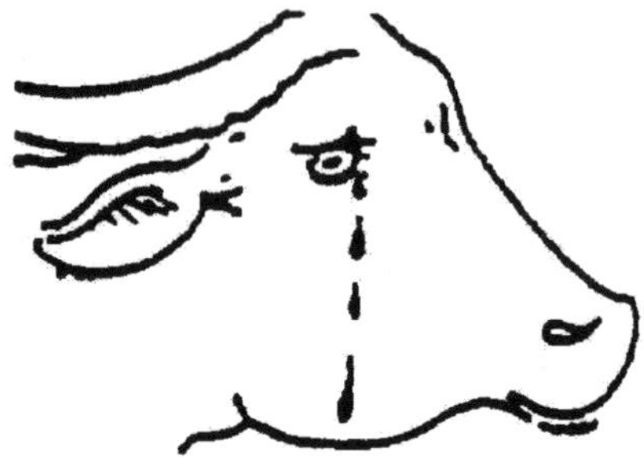

¿Está manchada la piel de los laterales de la cara?

¿Está pestañeando mucho el animal como si le doliera sus ojos o como si le molestara la luz?

¿Existen áreas nublosas en la superficie de los ojos (debido a infección o heridas)? ¿Se ven hundidos los ojos? Esto puede ser el resultado de una deshidratación seria.

¿Qué color tiene el tejido alrededor del globo del ojo normalmente, debe ser rosado:

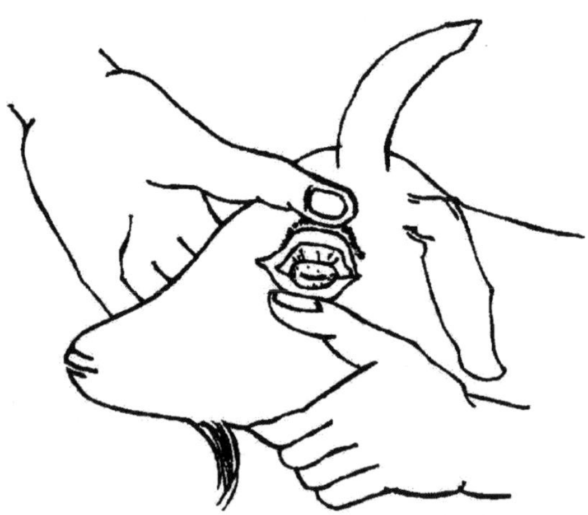

- *Si el tejido se encuentra rojo* indica inflamación por causa de irritación o infección. También puede indicar fiebre.
- *Un color rojo oscuro, púrpura o café* indica una toxemia severa (sangre intoxicada) y es una señal muy mala.
- *Un color blanco o pálido* indica la conmoción, o anemia debido normalmente a los parásitos. Ver página 125.
- *Un color amarillo* indica un problema del hígado (por Ej. trematodo del hígado) o que las células sanguíneas están siendo destruidas (por Ej. Anaplasmosis o babesiosis), y se llama "ictericia". El color amarillo se distingue mejor en la parte blanca del ojo llamada la esclerótica

3.3.5 Los Oídos

¿Existen señas que el animal ha estado rasgando sus orejas por tener parásitos?

¿Por ejemplo, la piel es rojiza atrás de las orejas? ¿Hay áreas con carachas, heridas o supuraciones atrás de las orejas? ¿El animal menea su cabeza frecuentemente? ¿Hay garrapatas adentro de su oreja?

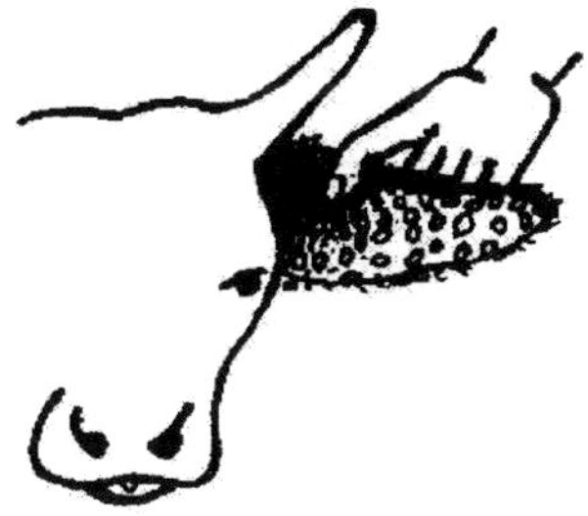

Esta oreja está infestada con garrapatas.

3.3.6 La Nariz

La nar La nariz de un animal sano es húmeda y fresca al toque. ¿Existe pus que puede estar señalando una infección en la nariz, garganta o pulmones?

¿Sale un mal olor de la boca del animal que indica una infección en la nariz o boca?

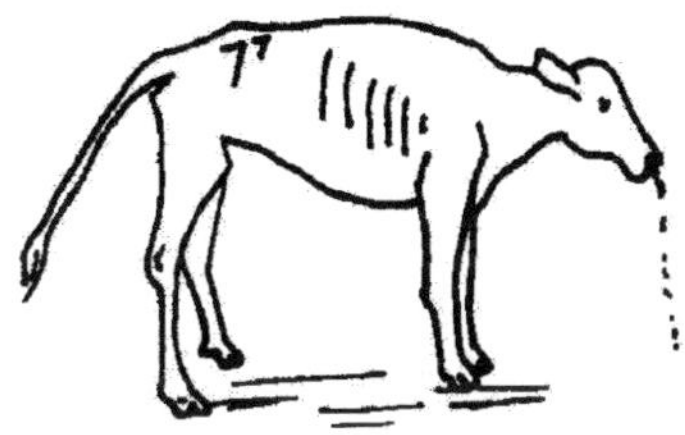

Este ternero está perdiendo pus por la nariz.

3.3.7 La Boca y La Garganta

¿Se ven normal los dientes y aptos para masticar alimento? Un animal al cual le falten dientes o tiene dientes deformados o que está con la quijada mal alineado puede tener problemas para comer y por lo tanto estar flaco. ¿Hay exceso de liquido acumulado debajo de la quijada? (Esto es una seña de parásitos internos).

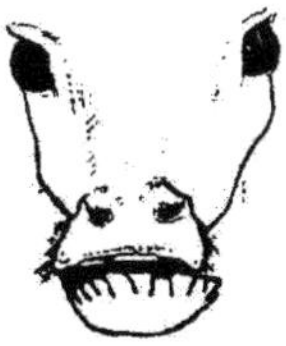

Una vaca con la boca torcida

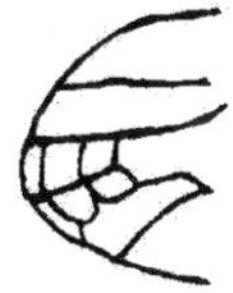

Un caballo con dientes normales

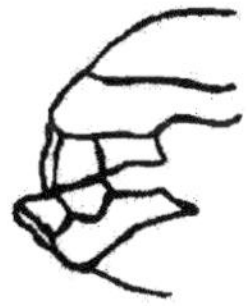

Un caballo con underbite o "boca de mono"

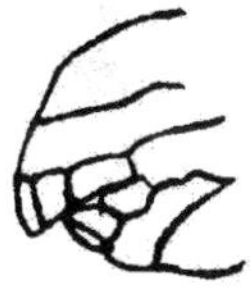

Un caballo con over-bite o "boca de loro"

¿Se puede estimar la edad? Ver páginas 32-35.

¿Qué color tienen las encías? El color de las encías puede indicar ciertos tipos de intoxicación. ¿Hay llagas o ampollas en las encías o en la lengua? Varias enfermedades pueden ser la causa, por ejemplo la fiebre aftosa.

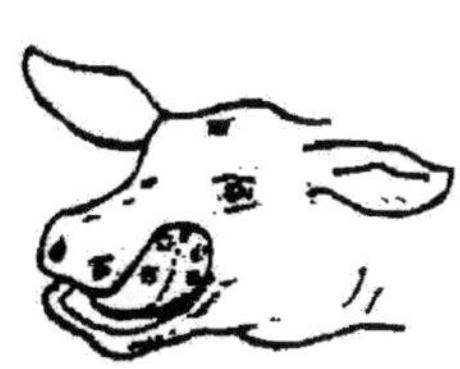

¿El animal puede tragar? Un animal que no puede tragar a menudo babea excesivamente.

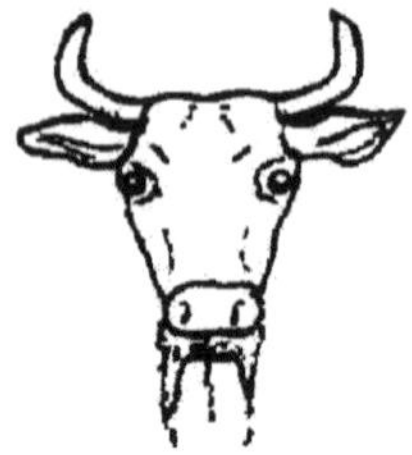

Este animal está babeando por no poder tragar

<u>¡ADVERTENCIA!!!</u> Un animal que no puede tragar puede tener algo atorado en su garganta o podría estar infectado con la **RABIA.**

SI EXISTE LA POSIBILIDAD DE RABIA, NO EXAMINE LA BOCA SIN GUANTES. Todo contacto con la saliva de un animal con rabia puede infectar a la persona. Ver páginas 251-253, 281.

Luego examine el área debajo de la quijada. Esta área se llena con líquido cuando un animal tiene la sangre aguada (anemia) debido a parásitos y otros parásitos internos.

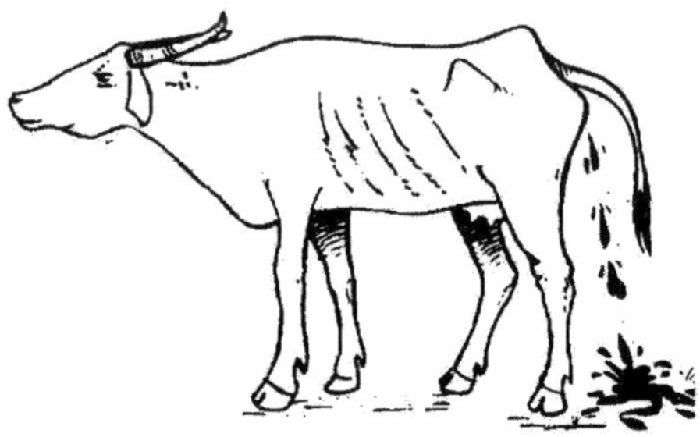

Un búfalo con exceso de liquido debajo de su garganta

La garganta puede hincharse si hay problemas con la tráquea o el esófago, como un absceso en formación (especialmente en caballos y cerdos) o ántrax (especialmente en cerdos).

3.3.8 PEZUÑAS/PIES

¿Cojea el animal o tiene llagas, heridas o hinchazones encima de la pezuña o entre los dedos (por fiebre aftosa o podredumbre del pie)?

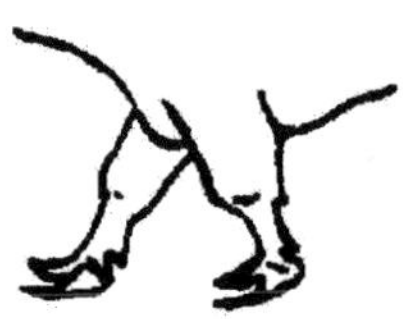

¿Son largas las uñas y debido a la podredumbre, defectos genéticos, o mala alimentación?

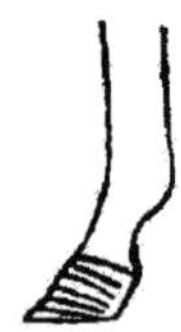

¿Hay líneas horizontales onduladas en las pezuñas debido a fiebre en el pasado, un cambio de alimentación o por estar lactando?

¿Existen rajaduras en las pezuñas? Muchas veces esto se resuelve podando o limando las uñas.

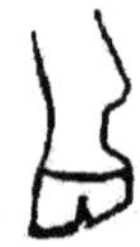

¿Hay llagas o drenaje (como ser sangre o pus) de algún lugar? ¿Están calientes los pies indicando una inflamación, heridas, o alguna infección como un absceso?

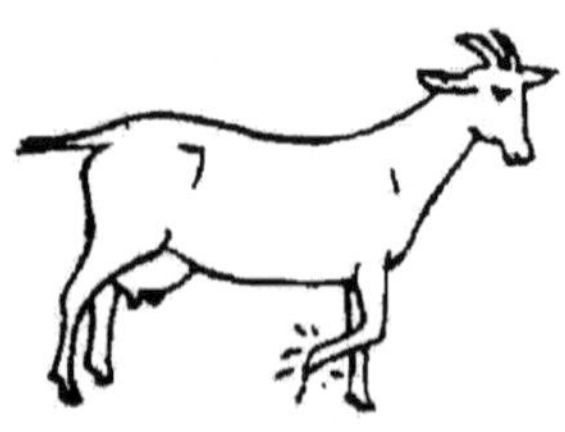

3.3.9 Las Piernas

¿Existen deformidades? Pueden ser debido a defectos de nacimiento, una herida o una mala alimentación. ¿Hay heridas o cicatrices que indican heridas anteriores? ¿Existen hinchazones o áreas que parecen anormalmente calientes? Esto puede ser una inflamación debido a una herida o una infección.

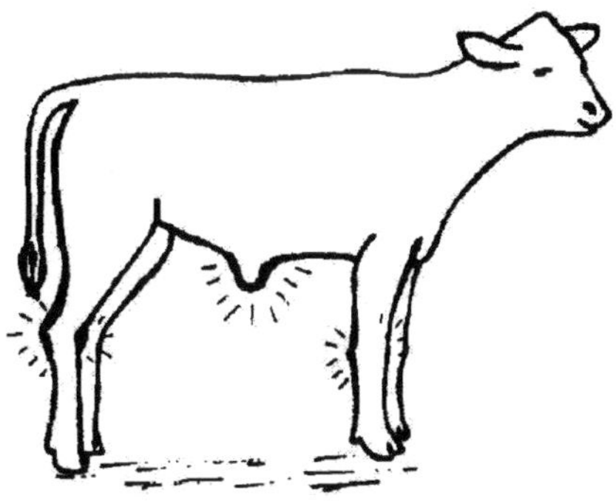

Un ternero con una infección en el ombligo y las coyunturas.

3.3.10 El Ombligo

¿En animales recién nacidos, el ombligo está caliente o hinchado o con una supuración? A menudo esto ocurre acompañado de coyunturas hinchadas y se debe a una infección en el ombligo en los animales jóvenes, especialmente los que no han tomado el calostro. Ver páginas 56,238.

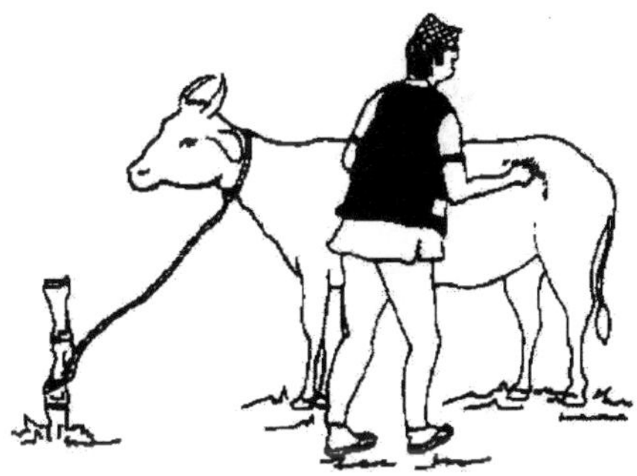

3.3.11 El Abdomen

A los animales que rumian se llaman "rumiantes" e incluyen a los bovinos, búfalos, yaks, ovejas, cabras, llamas y alpacas. Uno de sus "estómagos" "se llama "el rumen." Ponga su oído contra el flanco izquierdo de un animal manso y sano para escuchar como el rumen retumba una a tres veces por minuto al mezclar el alimento. **El movimiento del rumen es una señal de salud y su ausencia indica una enfermedad.** En un "no-rumiante", como ser en un caballo, ponga su oído cerca a cualquier flanco (si es que es suficientemente manso) para escuchar el glugluteo de los intestinos. Un animal sano en descanso tiene ruidos constantes de esta índole.

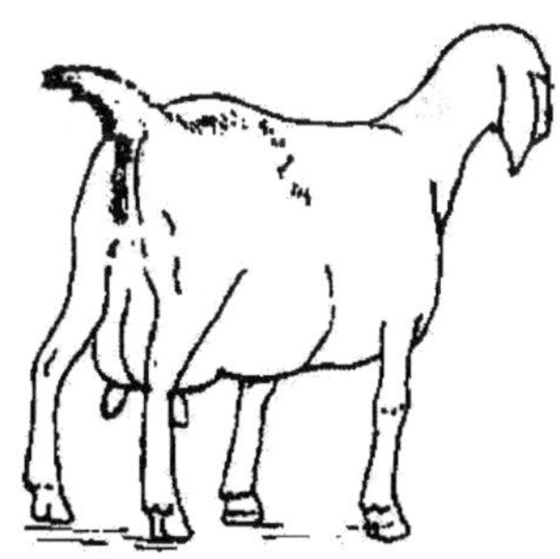

Una cabra con su ubre, pezones y vulva normales.

3.3.12 Los pezones / La ubre

Los pezones y la ubre deben ser blandos, uniformes y de forma normal. Una ubre dura, caliente o hinchada o leche sangrienta con coágulos o aguada son señas de "mastitis."

3.3.13 La Vulva

¿Es de tamaño y forma normal la vulva? ¿Hay algún descargue anormal y/o que huele mal? Una supuración indica infección en el útero llamado "metritis." Recuerde que algunos animales tienen descargas durante el celo, o durante la semana después del parto. Es normal que las vacas tengan descargas con sangre por 1 a 3 días después de su celo.

3.3.14 Los Testículos

¿Hay dos testículos de tamaño normal e iguales? Los animales con testículos muy pequeños o con un sólo testículo no deben aparear. ¿Existen hinchazones o abultamientos anormales indicando infecciones como la "brucelosis?" ¿Hay heridas o llagas?

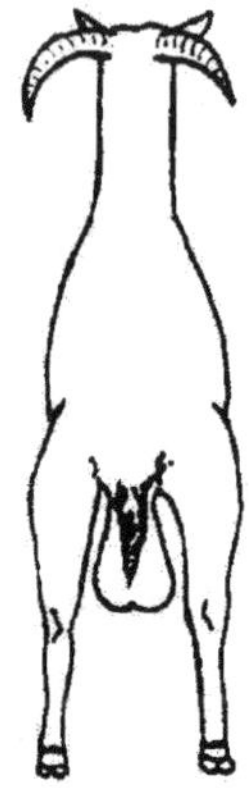

Un macho caprino con testículos normales

3.3.15 El Pene

¿El pene es de forma y tamaño normal? ¿Hay señas de alguna herida? ¿Existe supuraciones anormales? A veces desde su nacimiento un animal tiene un defecto que le imposibilita extender su pene.

3.3.16 Un Examen Rectal

Un examen rectal consiste en insertar un brazo (mejor si es cubierto con un mango e guante de plástico) en el recto del animal. Esto se hace para expulsar el orín de la vejiga, palpar preñés, detectar una infección uterina o examinar secciones del intestino que están tapadas o dilatadas con demasiados gases. Los técnicos usan este mismo procedimiento para realizar la inseminación artificial. Los exámenes rectales requieren de prácticas supervisadas para aprender a hacerlos bien.

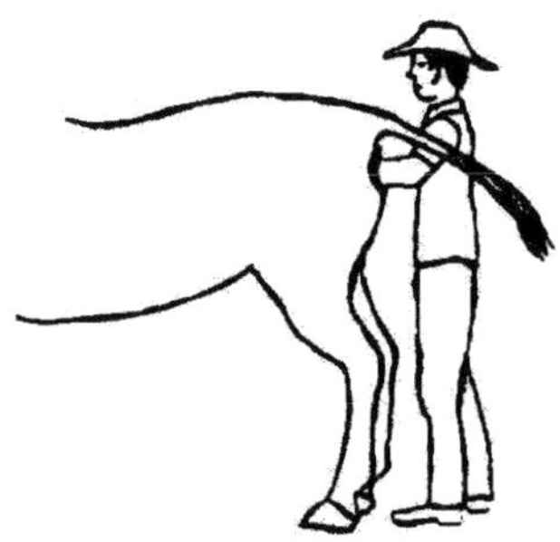

Examen rectal

ADVERTENCIA: Un examen rectal malhecho puede resultar en un recto perforado y la muerte, especialmente en caballos. Por lo tanto, normalmente un veterinario o un técnico capacitado hace este procedimiento.

3.4 EL DIAGNÓSTICO DEL AMBIENTE

Un buen ASA siempre verifica como se están manejando a los animales, también el tipo de alimentación, agua, suelo y resguardo de los elementos. Esto toma especial importancia cuando muchos animales están enfermos.

Observe:
- Fuentes de alimento y agua
- Pastos
- Galpones, corrales, jaulas
- Áreas de pariciones
- Número de animales
- Espacio disponible

Los Minerales

Los suelos en países tropicales muchas veces son pobres en minerales como el fósforo. Los animales que comen forrajes de estos suelos, pueden demostrar deficiencias de estos minerales. Esto ocurre con más frecuencia en las dietas no complementadas con minerales en bloques de sal o en comederos especiales. Ver página 101. Normalmente se puede conseguir información sobre los suelos de su zona, en el Ministerio de Agricultura

Las Vitaminas

A los animales también les puede hacer falta vitaminas. A veces el alimento almacenado en climas calientes puede perder sus vitaminas, especialmente las vitaminas A y E. También el alimento mojado, puede malograrse y perder sus vitaminas y/o enfermar a los animales.

Los Venenos

Si se sospecha una intoxicación, se debe observar tanto a las fuentes de agua y alimento como también a los pastos, jaulas y otros lugares donde se albergan los animales. Éstos a campo libre pueden estar expuestos a venenos como los venenos para ratas.

- ***Los Mohos***. El alimento húmedo puede cubrirse con moho. El moho puede producir toxinas o venenos que provocan enfermedades o la muerte. Los mohos alteran el sabor de los alimentos haciéndolos menos apetecidos.
- ***Las plantas venenosas*** también causan problemas. Durante periódos de sequía, algunas plantas concentran nitratos y se vuelven venenosas. A menudo, las plantas venenosas no tienen un sabor agradable. Sin embargo, cuando el alimento escasea, un animal hambriento tiene mayor posibilidad de comerlas sin rechazarlas por el sabor.
- ***La basura***. Los desechos como baterías de autos viejos o el aceite quemado son venenosos y no deben ser dejados donde los animales tienen acceso.
- ***Los alimentos.***
  - El alimento puede intoxicarse accidentalmente con químicos tóxicos.
  - Se puede dar alimentos equivocados a los animales. Por ejemplo, el alimento para cerdos puede contener suficiente cobre para envenenar a una oveja. Los caballos mueren si comen productos como el *Monensin or Rumensin* –aditivos comunes para bovinos.

El Agua

<u>Siempre se debe cuidar la fuente de agua</u>.

- ***Contaminación:*** Si el agua es contaminada, estancada, si está demasiado fría o caliente o si la fuente contiene un animal muerto flotando, los animales pueden no tomarla. Pero, los <u>animales sedientos</u> pueden tomar de fuentes contaminados y enfermarse.
- ***Intoxicación con sal:*** Los cerdos que reciben sal en su dieta que no tienen niveles adecuados de agua, pueden morir debido a la hinchazón del cerebro. Esto es conocido comúnmente como "intoxicación salina" pero en realidad se debe a la falta de agua. Ver páginas 254, 269, 313.
- ***Corrientes eléctricas:*** Si existe una corriente eléctrica en la fuente de agua, es posible que los animales no tomen el agua.

Los Potreros o Pastizales

Los animales que pastorean continuamente en el mismo potrero o que se manejan con una sobrecarga, tendrán problemas con parásitos internos. Si se sobre pastorea un potrero, no llenará los requerimientos nutricionales de los animales.

Refugio - Protección de los Elementos

Los animales requieren protección del sol en climas calientes y del viento. Los lechoncillos necesitan una temperatura de 91 grados F (33 grados C), o corren el riesgo de contraer neumonía o diarreas. Los animales encerrados sin aire fresco pueden contagiarse con neumonía. Los animales cobijados en un encerrado húmedo desarrollan infecciones de los pies y diarrea.

El Amontonamiento

Poner demasiados animales juntos en un corral o redil es buscar problemas. Los animales son propensos a más enfermedades y lesiones. Los cerdos y gallinas amontonados puede volverse caníbales y comer a sus compañeros.

Áreas Designadas para los Partos (Maternidad)

Los animales que paren en un ambiente sucio muchas veces desarrollan infecciones uterinas y sus crías se infectan del ombligo y de las coyunturas como también de diarrea. Los animales deben dar a luz en un ambiente limpio, seco, y donde no ha habido otros animales.

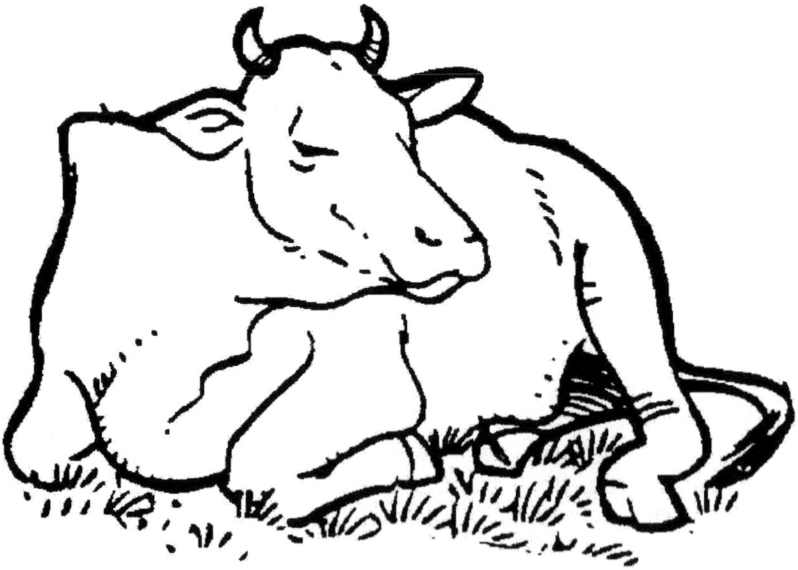

3.5 EL DIAGNOSTICO

¿Qué Sistema Y Qué Enfermedad?

¿Qué Sistema Corporal? Hay que usar la información recopilada de la historia, las observaciones, y el examen para *decidir que sistema corporal es el afectado.* El siguiente cuadro puede ayudar en el proceso.

Cuadro 3: Los Sistemas del Cuerpo

Sistema Corporal	Órganos Dentro del Sistema	Funciones del sistema
Sistema Reproductivo	La Hembra: los ovarios, oviductos, útero, vagina, glándulas mamarias El Macho: los testículos, conducto deferandes, las glándulas, el pene	Produce crías y provee la leche para las crías
Sistema Digestivo	La Boca (dientes, lengua, encías), la garganta, el esófago, el estomago, los intestinos, el hígado, el páncreas	Obtiene, mastica y digiere los alimentos.
Sistema Respiratorio	El nariz, el laringe, el epiglotis, la traquea, los pulmones, los bronquios	Permite que el aire entre y sale del cuerpo; saca el oxigeno del aire; filtra y calienta al aire; enfria al cuerpo.
Sistema Muscular	Músculos, tendones	Facilita el movimiento del cuerpo y de los órganos.
La Piel	La piel, las glándulas sudoríparas, el pelo, las uñas y las pezuñas	Protege al cuerpo y regula la temperatura corporal.
Sistema del esqueleto	Los huesos, el cartílago	El cartílago protege las coyunturas; los huesos apoyan y protegen en cuerpo.
Sistema Urinario	Los riñones, los uréteres, la vejiga, uretra	Limpia la sangre (hace el orín); saca desechos; equilibra el agua y los sales.
Sistema Nervioso	El cerebro, la medula espinal, y los nervios	Responsable de los sentidos, el movimiento, la coordinación del cuerpo y el pensar.
Sistema Circulatorio	El corazón, los vasos sanguíneos (las arterias, venas, y capilares)	Provee y regula el flujo de sangre a todas las partes del cuerpo.
Sistema Sanguíneo y Linfático	Las células sanguíneas (rojas, blancas, plaquetas), la plasma, los nódulos y vasos linfáticos, el bazo	Trasporta oxigeno y nutrientes; saca desechos; contiene células y proteínas que combaten la infección.
Sistema Endocrino	Hormonas y todas las glándulas en el cuerpo que producen hormonas (pituitaria, tiroides, paratiroides, suprarrenal, páncreas y las glándulas reproductivas)	Las hormonas actúan como mensajeros químicos que viajan por la sangre regulando las mayoría de las funciones del cuerpo.
Sistemas Especiales	Los ojos, los oídos, la nariz y la lengua	Detecta los estímulos para permitir interacción con el ambiente externo al cuerpo.

¿Qué Enfermedad?

Después de decidir que sistema corporal es el afectado, el próximo paso es determinar de qué enfermedad padece el animal. *¿Pero cómo?*

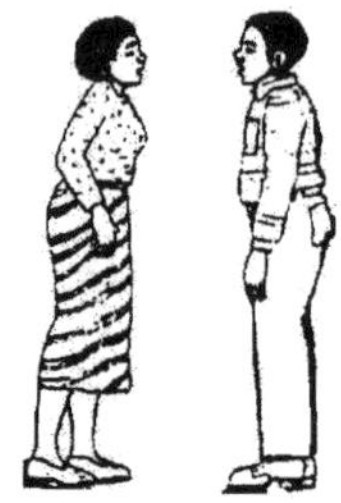

1. ***Primero, conocer las enfermedades más comunes en su zona.*** Hable con otros Agentes experimentados en Salud Animal, visite a los mataderos, observe o realice autopsias cuando sea posible, asista a reuniones donde ASAs, agentes de extensión y veterinarios se juntan para hablar sobre temas técnicos.

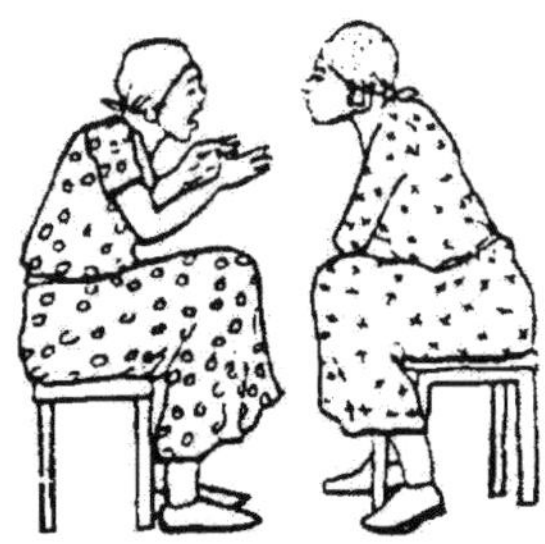

2. ***Aprender de los productores y ASAs locales con mayor experiencia.*** Aprende de los productores acerca de las enfermedades y cómo ellos las curan y las medidas de prevención usadas. Trabajar y hablar de temas técnicos con un ASA competente y experimentado muchas veces es una manera efectiva de aprender como diagnosticar y tratar a los problemas más comunes en su zona.

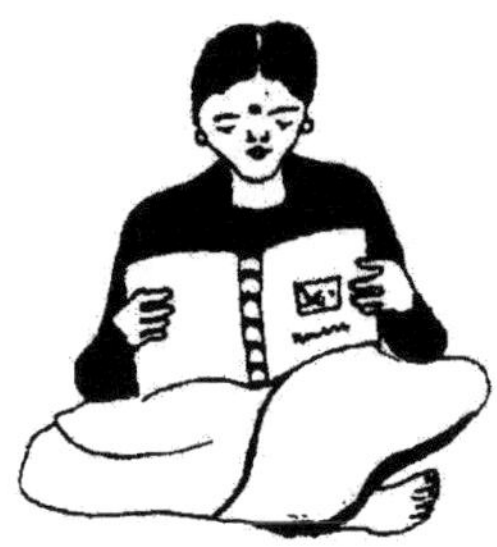

3. ***Estudiar y tener una mente abierta a nuevas ideas.*** Use este libro y cualquier otro libro disponible para aprender más. Sea abierto en cuanto a nuevos tratamientos y técnicas. Este libro se organiza por sistemas corporales. Una vez identificado el sistema afectado, busque el capítulo relacionado con este sistema y aprenda de las enfermedades más comunes que atacan al sistema

¿Qué pasa si no puedo diagnosticar o tratar al problema??

¡No entre en pánico y no se desanime!! ¡Hasta los mejores ASAs a veces no pueden diagnosticar o curar un problema! La diagnosis es especialmente difícil cuando un ASA está trabajando solo en una zona remota.

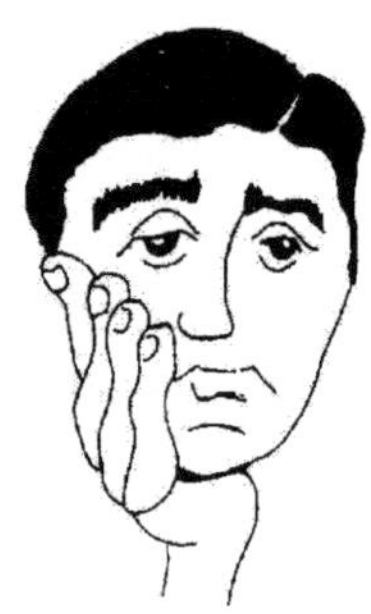

Si no se puede diagnosticar, se debe anotar toda la información (historia, observaciones, examen) y enviarla al veterinario más cercano o a un veterinario del Ministerio de Agricultura. Tal vez este especialista puede ayudarle en el diagnostico. Aún si muere el animal, el diagnostico será importante para otros animales en el futuro con el mismo problema. El especialista tendrá más posibilidad de ayudar al ASA que provee una información buena. A veces, una diagnosis pude requerir muestras del animal enfermo o muerto. En este caso, asegúrese preguntar exactamente qué muestras y cómo se deben tomar y preservar las muestras.

Cuando se Busca Ayuda

Incluya la siguiente información al enviar un informe a un veterinario u oficial de salud animal distrital, regional o a un veterinario del Ministerio de Agricultura.

Información de la Historia Clínica

- Especie, sexo y edad del animal.
- ¿Cuándo comenzó el problema?
- ¿Cómo comenzó el problema? ¿Cómo progresó?
- ¿Está mejorando o empeorando la situación?
- ¿Existen otros animales en la zona con síntomas similares?

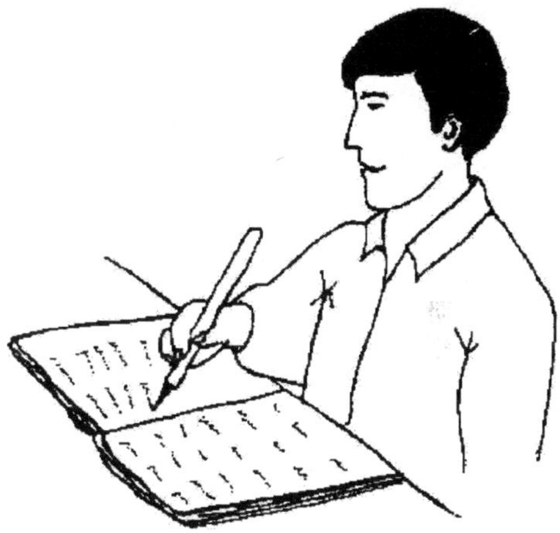

Incluya la información adecuada en sus solicitudes de apoyo.

Información de la Observación y del examen del Animal.

- Datos importantes después de examinar al animal y al ambiente, incluyendo la temperatura del animal y cualquier anormalidad observada.
- Una lista de posibles enfermedades basada en la historia clínica y el examen. (Esta lista se denominan "la diagnosis diferencial.")
- La posible diagnosis basada en la información obtenida.

Información Acerca del Tratamiento

- ¿Cómo se trató curar al animal? incluyendo el nombre y la dosis del medicamento aplicado, método de administración y la duración del tratamiento.
- ¿Cómo respondió el animal al tratamiento?

4.0 LOS PRINCIPIOS DE UN BUEN TRATAMIENTO

4.1 ¡IMPORTANTE! TRATAR UNA EMERGENCIA RAPIDAMENTE

(También ver "Primeros Auxilios", Página 77)

4.2 ¿QUE SE DEBE HACER CUANDO SE PRESENTA UN BROTE?

La presencia de un número inusual de animales enfermos se llama un brote. Brotes grandes de una enfermedad son llamados "epizootias" o "epidemias". Cuando ocurren brotes, se debe tomar "medidas de control" para evitar una mayor diseminación.

Aislar A Los Animales Enfermos

Primero hay que separar, a los animales enfermos. Desechar su orina, heces fecales y ropa de cama lejos de los animales sanos. No deje que la gente o los animales se juntan con los animales enfermos y luego con los sanos. Esto se llama "aislamiento." Ver página 95.

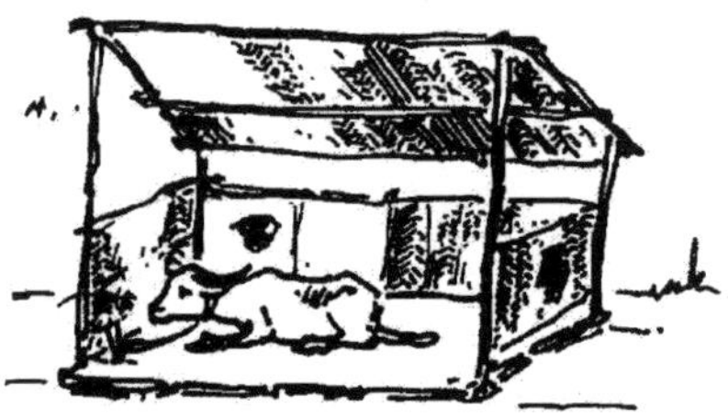

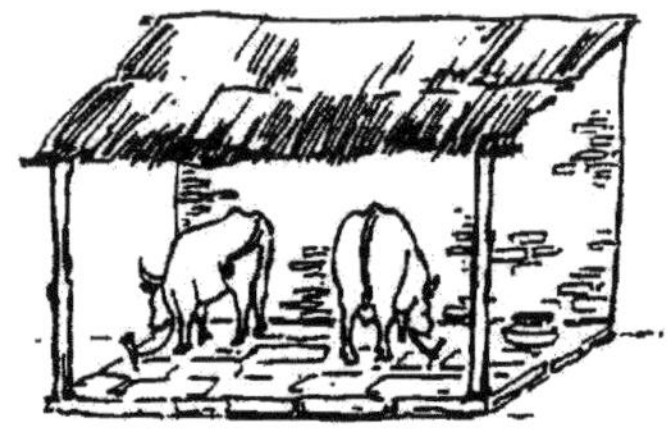

Visite a la Área Afectada y Examine a los Animales

Investigue la epidemia. ¿Dónde y cuándo comenzó? ¿Se trajeron animales nuevos a la zona? ¿De dónde vinieron? ¿Cuáles son los síntomas iniciales, y cual es la edad, sexo, especies y raza de los animales afectados? ¿Cuántos animales están enfermos? Si es posible, haga exámenes físicos de varios animales enfermos. Tome buen apuntes.

Notifique al Ministerio de Agricultura

Informe al Departamento de Servicios Veterinarios con sus datos. Dependiendo de la situación, tal vez querrán tomar las riendas de la investigación. En este caso, el agente de salud animal debe colaborar plenamente con las acciones del Ministerio. Si la enfermedad amenaza a la salud humana se debe informar al Ministerio de Salud.

Confirme La Diagnosis

Si es posible, confirme la diagnosis. Esto puede requerir muestras de laboratorio y materiales especiales. Si el laboratorio o el Ministerio solicitan muestras, pregunte exactamente qué muestras y cómo se las debe tomar. Tal vez se precisa de alguien con capacitación especial para hacer ésto.

Maneje Correctamente a los Animales Sanos y Enfermos

Decida cómo se debe manejar a los animales enfermos y sanos en la zona. Si el brote es grande, esta decisión debe tomarse a un nivel central o regional con el Ministerio de Agricultura. En el caso de un brote chico, si los niveles superiores no responden, las autoridades locales deben decidir qué hacer. Tal vez el ASA tendrá que reunirse con los líderes locales para lograr su apoyo en controlar la enfermedad. La selección del tratamiento debe basarse en la facilidad del uso y en el precio de los medicamentos disponibles además del valor y el número de animales afectados. Si no hay suficientes remedios se tendrá que tomar decisiones duras en cuanto a qué animales tratar.

4.3 LA SELECCIÓN DEL TRATAMIENTO

El tratamiento escogido depende de varios factores:

- la diagnosis
- el número de animales afectados
- los medicamentos disponibles
- el costo del tratamiento
- el valor de los animales
- la probabilidad que los animales sobrevivan y vuelvan a ser productivos
- la capacidad del dueño o el ASA de utilizar los remedios correctamente.
- la capacidad del dueño para pagar
- las preferencias del dueño

El ASA tiene que explicar al dueño las opciones de tratamiento, sus costos, el trabajo involucrado y la probabilidad de recuperación. Sólo entonces el dueño puede tomar la decisión más adecuada, tomando en cuenta la situación y el valor del animal.

A menudo es imposible dar o completar el tratamiento más completo. Por ejemplo, el mejor tratamiento puede requerir inyecciones diarias siendo imposible para un productor de una zona alejada (a menos que un vecino pueda dar las inyecciones). Tal vez sea necesario escoger otro remedio. O, el dueño no tiene suficiente dinero para el tratamiento completo. El ASA tiene que usar su mejor juicio en cada situación

Puede haber presión ejercida sobre los ASAs. ¡Algunos productores esperan que el ASA aplica inyecciones, aún que no sea necesario! **¡Sin embargo, algunos medicamentos, como ser los antibióticos, pierden su efectividad cuando se abusa de su uso!** Además, los medicamentos cuestan dinero y en muchas situaciones son limitados. Por otro lado, si no se aplica una inyección, el dueño puede pensar que el ASA es incompetente y destruye su credibilidad en la comunidad. En estas situaciones, un ASA puede tratar de explicar y convencer al dueño, a usar su mejor juicio en cuanto al tratamiento más adecuado. A veces, no existe una solución fácil.

Los ASAs deben procurar asistir a reuniones comunitarias y pasar tiempo con la comunidad aprendiendo los conocimientos, actitudes y prácticas de los productores locales. Al establecer una buena relación con la comunidad, además de observar y escuchar, un ASA puede aprender acerca de las enfermedades más comunes y como se percibe a estas enfermedades y como las curan. Las reuniones y el tiempo pasado en la comunidad son valiosos para establecer credibilidad y la participación comunitaria para enfrentar problemas locales. Una vez establecida la credibilidad, un ASA puede enseñar a productores algunos conceptos básicos sobre el tratamiento, control, y prevención de las enfermedades de sus animales (incluyendo el tema de las inyecciones ¡!).

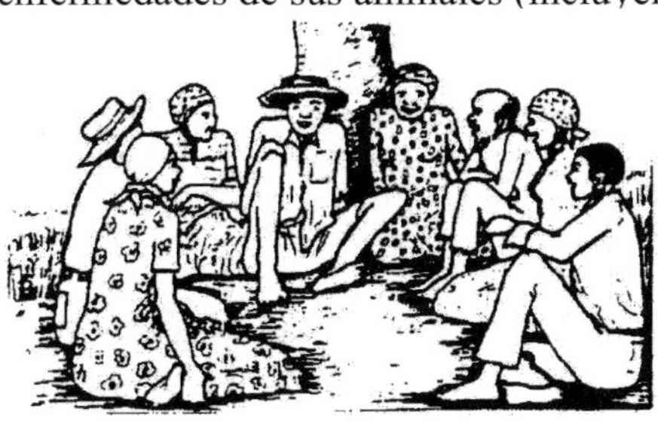

Para ser efectivo, un ASA debe desarrollar una buena relación con la comunidad.

4.4 MANEJO COMPLEMENTARIO PARA UN ANIMAL ENFERMO

Sea cual sea la diagnosis y el tratamiento escogido, hay ciertas cosas que se deben hacer para cualquier animal enfermo. Esto se llama "manejo complementario." La mayoría de los animales recuperarán más rápido y completamente cuando se provee un buen manejo complementario junto al tratamiento.

Se provee alimento y agua de alta calidad a un animal enfermo para estimularlo a comer y a tomar. Un animal enfermo siempre debe estar en un ambiente limpio y seco. Nunca debe estar expuesto al sol, al viento y al barro. Proteja a los animales enfermos de otros animales que pueden atacar o herirlos.

El manejo complementario incluye:
- ***Una buena alimentación***
- ***Abundante agua limpia***
- ***Protección del clima adverso***
- ***Protección de otros animales***

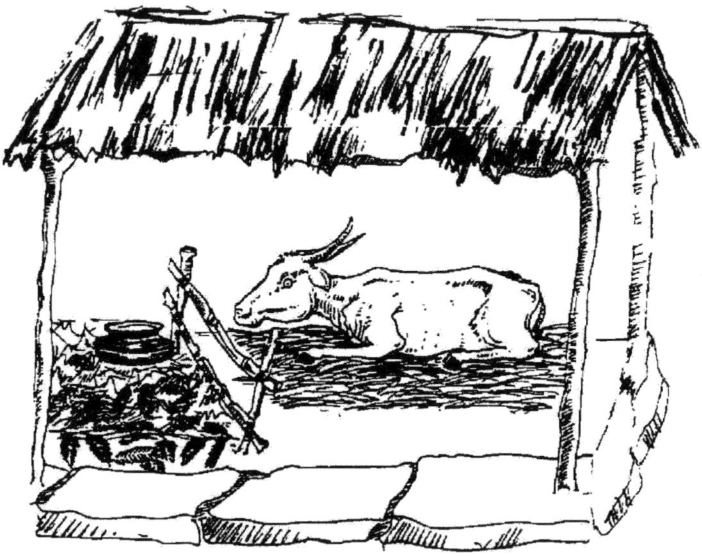

Un animal enfermo precisa de un manejo especial: un buen alimento, agua limpia y ser protegido del clima adverso

4.5 TRATAMIENTO GENERAL PARA LA FIEBRE ALTA

Cuando un animal tiene fiebre alta o sobre calentamiento, se debe hacer un tratamiento inmediatamente. De otra manera, la fiebre puede subir demasiado y causar la muerte del animal o provocar que aborte.

Examine el animal cuidadosamente para tratar de determinar la causa de la temperatura alta. Luego, haga el tratamiento por la causa diagnosticada, si es posible.

- Para bajar la temperatura, eche agua fresca sobre todo el cuerpo.
- Mantenga al animal en la sombra.
- Ofrezca al animal agua fresca para tomar. Ponga el agua cerca a la boca o viértalo en su boca para estimularlo a tomar. En algunas culturas, la gente cree que tomar agua provocará la muerte de un animal con fiebre. ¡Esto no es cierto!

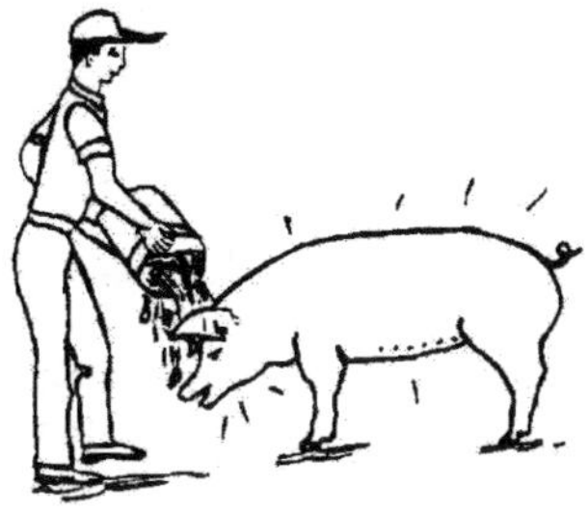
Verter agua fresca sobre el animal puede ayudar a refrescar la alta temperatura.

Una marrana (cerda madre) muchas veces no puede regular su temperatura durante el parto hasta el punto de poder sobrecalentarse en un clima caloroso. En este caso vierte agua fresca por todo su cuerpo. Si esto no ayuda, aplíquele un enema con agua helada. ¡Esto puede salvarle la vida! Introduzca cuidadosamente un tubo con la punta suave y plana en el recto de la marrana y vierta agua helada por el tubo. Si no hay agua helada disponible, utilice el agua mas fría que puede encontrar, por ejemplo, de un pozo o vertiente profunda.

Los siguientes medicamentos también pueden bajar una temperatura alta:

ASPIRINA: Si puede encontrar aspirina para animales, úsela según las instrucciones. Si no se encuentra, utilice aspirina para humanos. Aplaste las píldoras, mezcle el polvo con agua para verter la mezcla por la garganta del animal. Para rumiantes y caballos, resulta efectivo utilizar una jeringa sin aguja para lanzar un chorro de la mezcla hasta el fondo de la boca del animal. También se puede colocar la mezcla de aspirina y agua en una botella de cuello delgada y colocar la apertura de la botella al lado posterior de la boca (en el espacio donde no hay dientes), levante la cabeza del animal e incline la botella para que salga el medicamento. No use este método con cerdos, probablemente morderán la jeringa, la botella o a usted. No utilice aspirina con gatos ya que los intoxicarán. Se encuentra información sobre las dosis al final de este libro.

DIPIRONA a 50%: A veces este remedio es conocido como "*Novin.*" Se puede inyectar por la vena o vía intramuscular o subcutáneo. Aplique 1 ml / 50 kg de peso vivo cada ocho horas hasta que desaparezca la fiebre.

FLUNIXIN MEGLUMINE: Un nombre comercial para este producto es *Banamina.* Puede ser aplicado por la vena o por vía intramuscular. Aplique 1 ml / 50 Kg. una vez al día hasta que la fiebre baje. El producto también se encuentra disponible en pasta oral y polvo. Este medicamento es caro pero muy efectivo.

4.6 DIFFERENTES MANERAS DE DAR MEDICAMENTOS

4.6.1 ¿Cómo Calcular La Cantidad de Medicamento Necesaria?

Ver capítulo 28 sobre medicamentos.

4.6.2 Donde Y Como, Aplicar El Medicamento

Hay seis formas comunes para administrar una medicación.

1. "per os", "PO" o "vía oral." (Otros términos por "en la boca"). Ver Pág. 64, 67.
2. Por inyección de bajo de la piel ("subcutáneo" o "SQ" o "SC.)" Ver Pág. 72.
3. Por inyección en el músculo ("intramuscular" o "IM.)" Ver Pág. 73.
4. Por inyección en la vena ("intravenoso" o "IV.)" Ver Pág. 74.
5. Por aplicación local ("tópico)"(o sea en la misma herida, en la piel o en la pezuña).
6. Por aplicación directa al órgano involucrado. Por ejemplo:
    - intramamaria (por el pezón), Ver página 157.
    - intrauterino (al útero), Ver página 152-154.
    - intraocular (al y alrededor del ojo), Ver página 85.

4.7 COMO DAR MEDICAMENTOS EN LA BOCA (MEDICAMENTOS ORALES)

Al aplicar medicamentos, se debe sujetar correctamente al animal para evitar heridas en este o en la gente.

Hay instrumentos especiales para dar píldoras o bolos en la boca de animales.

"Balling gun" o pistola *para aplicar píldoras o bolos*

Algunas especias (Por Ej. bovinos, búfalos, cabras, ovejas, llamas, alpacas, caballos, (¡PERO NO CERDOS!) tienen un espacio sin dientes en el lado posterior de su boca donde se puede insertar un aplicador. Esto evita golpear el aplicador con los dientes del animal.

4.7.1 Píldoras

Para píldoras grandes, llamadas "bolos" se puede insertar CUIDADOSAMENTE el aplicador en el "rincón" de la boca del animal donde no hay dientes. Suavemente acomode el "balling gun" por encima de las encías y la lengua. **Nunca meta el aplicador con fuerza a la boca ni tampoco profunda en la garganta** ya que ésto puede causar heridas graves e infecciones. Una vez insertada, empuje el embolo suavemente para dejar los bolos al lado posterior de la lengua.

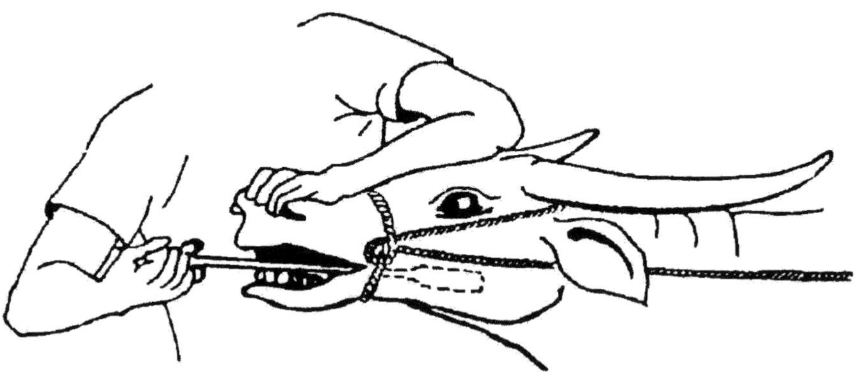

Nota: Si no hay un "balling gun" disponible, un tubo rígido y con sus orillas planas puede ser insertado en la misma forma descrita arriba. Luego se mete las píldoras por el tubo para colocarlas al fondo de la lengua. Este tubo tiene que tener suficiente largura para lograr que las píldoras lleguen al fondo de la boca.

4.7.2 Los Líquidos

Para todos los animales, menos los cerdos, aplicar medicamentos líquidos, conocido como "drenching" puede hacerse utilizando una botella de boca angosta con orillas planas o una jeringa grande (SIN LA AGUJA).

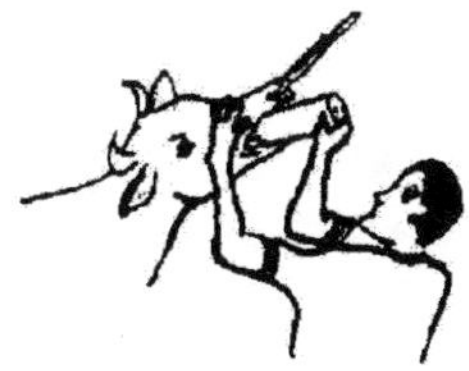

Coloque la botella o la jeringa en el rincón posterior de la boca del animal donde no hay dientes, levante ligeramente la cabeza del animal, incline la botella o descargue la jeringa.

Si no hay un "balling gun", se puede disolver los bolos en agua y aplicarlos como líquido en esta forma. Envuelve el cuello de la botella con una cinta pesada u otro material protector por si el animal rompe la botella al morderlo.

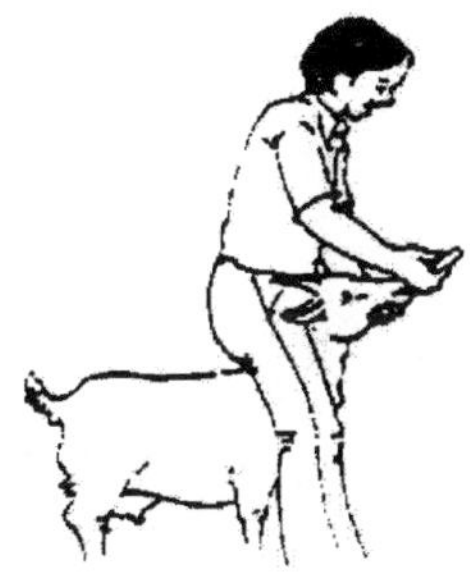

Una **"pistola de drenching" especial** está, disponible en algunos países, y es útil para tratar a muchos animales rápidos y en forma precisa. Es como una jeringa automática que descarga una cantidad precisa del medicamento cada vez que se aprieta el gatillo.

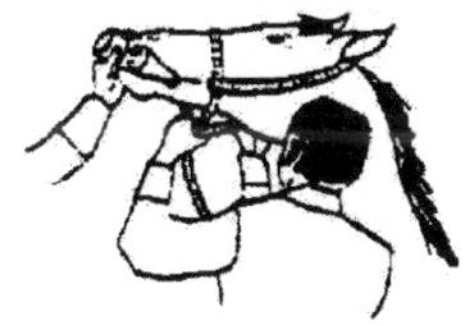

Se coloca el extremo plano de la "pistola de drenching" en el rincón de la boca del animal y encima de la lengua. Se aprieta el gatillo para descargar el medicamento mientras que traga el animal. La pistola se recarga automáticamente de un tubo que está ligado a una botella plástica.

¡ADVERTENCIA!!! Cuando levanta la cabeza del animal para aplicar un remedio liquido, tenga cuidado de no levantar la cabeza demasiado. También tenga cuidado de no dar el remedio demasiado rápido. De otra manera, el medicamento puede entrar a la traquea y pulmones (sofocando al animal o provocando una neumonía) en ves de al esófago. Esto es especialmente importante con animales recién nacidos.

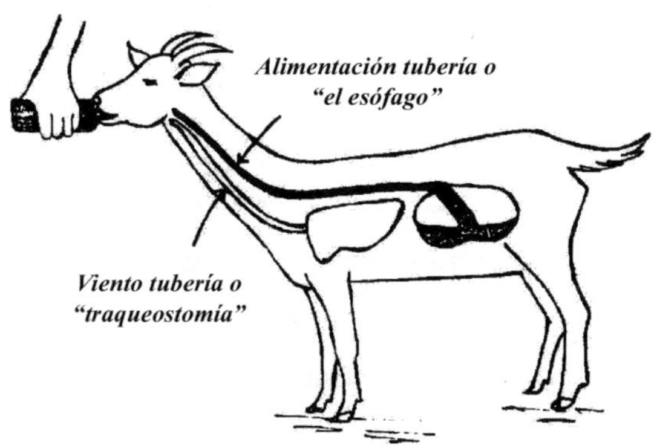

4.7.3 Como Colocar un Tubo de Estomago en Animales que Rumian (Aplicar Líquidos o Aliviar el Timpanismo)

Para colocar un tubo de estómago en animales que rumian, se requiere de un tubo largo y flexible (de goma o plástico) y una cañería corta y larga llamado espéculo hecho de metal o bambú. Tanto el tubo como el espéculo deben tener bordes lisos para no dañar a la boca o garganta del animal. ¡Para evitar que el animal muerda el tubo, primeramente inserte el espéculo cuidadosamente a la boca del animal y sujételo firmemente para que no lo trague! Pase el tubo por el espéculo hasta que tope el fondo de la garganta y le estimule a tragar. Mientras que el animal traga, suavemente empuje el tubo hacia abajo por el esófago hasta entrar al rumen. Puede observar la bajada del tubo por la garganta en el lado izquierda del cuello del animal.

¡Asegure que el tubo no esta en la traquea! Si al empujar el tubo, el animal comienza a luchar y toser, saque el tubo y comience de nuevo(es posible que el tubo entró a la traquea en vez del esófago). En los animales que rumian, una vez que el tubo está en el rumen, fíjese si se percibe el olor del gas del rumen por el tubo. Si el animal está con timpanismo, tal vez el gas salga con fuerza. Puede ser necesario mover el tubo de un lado a otro o empujar el rumen desde afuera hasta lograr que el tubo llegue al bolsillo de gas. Antes de verter el medicamento por el tubo, sople un poco de aire por el tubo mientras que alguien escuche al flanco izquierdo para percibir el gorgoteo en el rumen. **Si existe cualquier duda sobre si el tubo está en el rumen o no, saque el tubo, deje que descanse el animal, y comience de nuevo.** Cuando el tubo está en el rumen, coloque un embudo en el extremo libre y vierte el líquido por el tubo.

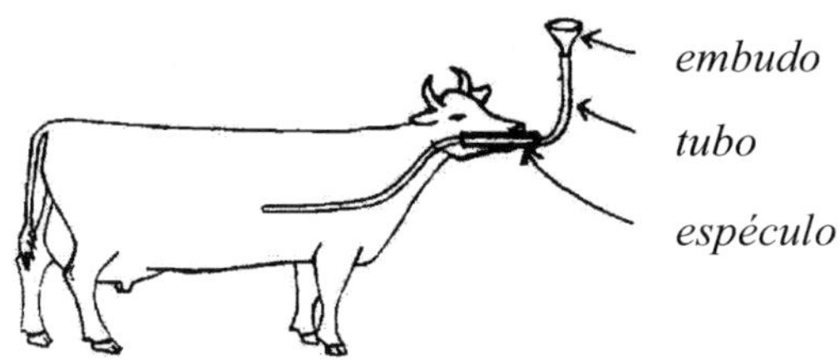

Para sacar el tubo, primero sople el tubo para vaciarlo. Luego, tape el extreme del tubo con su dedo pulgar y saquelo rápidamente. Finalmente, saque el espéculo.

Tamaño de los tubos y espéculos: En los bovinos, el espéculo debe tener unos 25 centímetros de largo y un diámetro que quepa cómodamente en la boca. El tubo flexible debe tener aproximadamente dos metros de largo y un diámetro que pasa por la cañería. En las ovejas y cabras, la cañería rígida debe tener unos 12 cm de largo y un diámetro que quepa cómodamente en la boca. El tubo flexible debe tener por lo menos un metro de largo y un diámetro que pase con facilidad por el espéculo (cañería).

Precaución especial para colocar el tubo de estómago en caballos: En caballos, el procedimiento es similar a excepción que no se necesita el espéculo y se pasa el tubo por la superficie inferior de la nariz (no el superior, por que el animal sangrará por la nariz) por la garganta hasta entrar al estomago. Tenga sumo cuidado en caballos por el hecho que es más fácil pasar el tubo de estomago por la traquea hasta llegar a los pulmones.

4.7.4 Como Dar Medicamentos Orales a Los Cerdos

¡Advertencia! Los cerdos adultos tienen dientes filos en los laterales de sus bocas y mandíbulas muy fuertes. Al darles medicamentos orales, ellos pueden probar a morderle a usted o al aplicador.

Se puede dar medicamentos líquidos a los cerdos, sujetándoles con un lazo fijo. (Ver página 28) y lanzando un chorro del remedio en uno de las vías nasales utilizando una jeringa (¡sin la aguja!). Comience aplicando el medicamento lentamente hasta que el animal trage. Luego descargue rápidamente el saldo de la medicina.

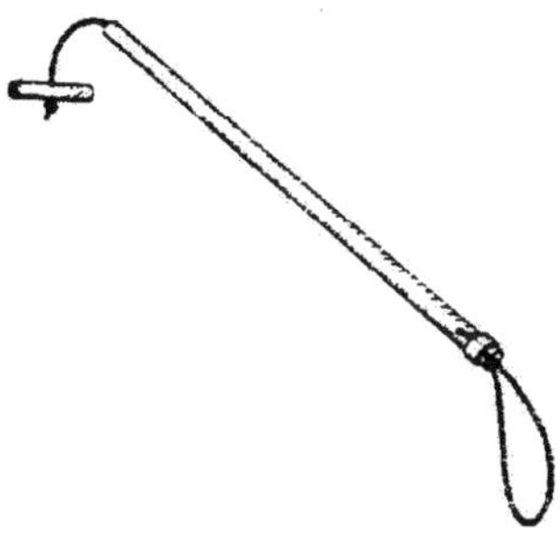

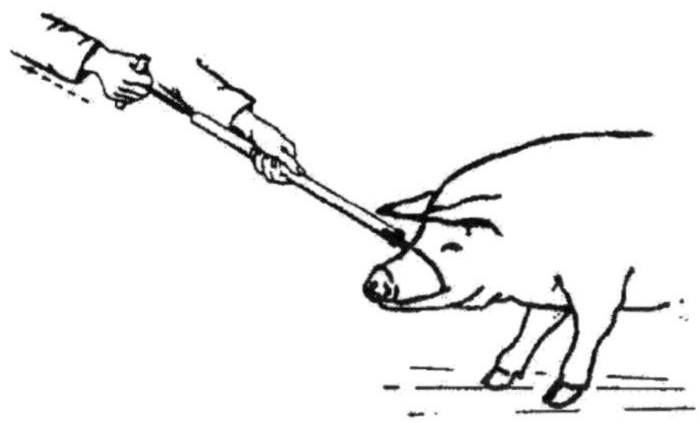

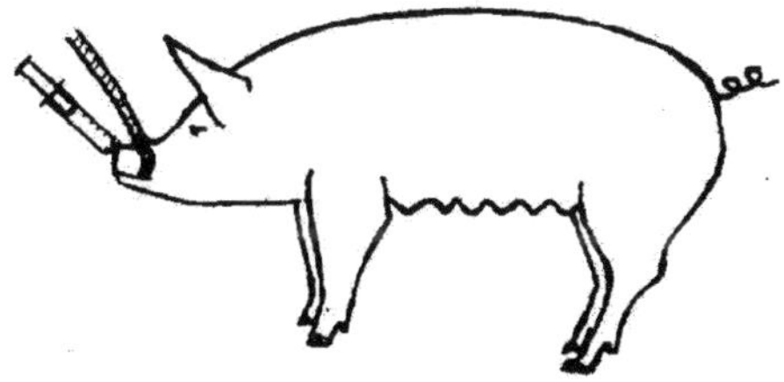

4.7.5 Espéculos Bocales Especiales

Aun que existen espéculos bocales especiales para cada especie, para ayudar a aplicar medicamentos orales, normalmente se puede utilizar materiales locales y son más baratos.

Se puede usar un espéculo especial para mantener la boca abierta.

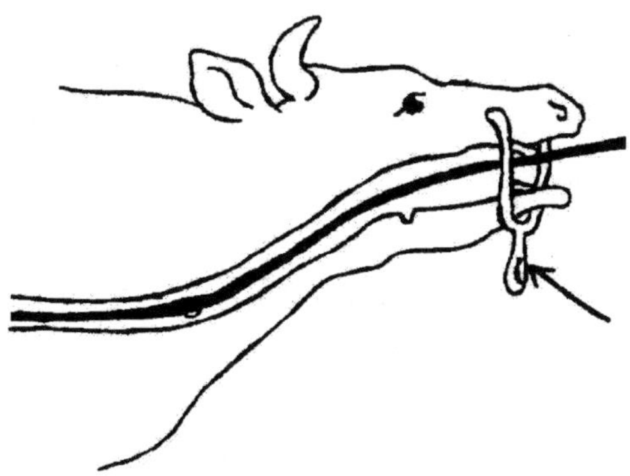

4.8 COMO DAR INYECCIONES

4.8.1 JERINGAS

Las jeringas vienen en muchos tamaños indicados por la cantidad de milímetros (ml) o centímetros cúbicos (CC) que contienen. (Nota: 1 ml = 1 CC) Se fabrican las jeringas de plástico durable, metal o vidrio. Las jeringas de metal o vidrio normalmente duran más tiempo y son más fáciles de limpiar y esterilizar. Sin embargo, son más caras y los componentes de vidrio se rompen fácilmente.

Algunas jeringas viene en la forma de "pistola" o "jeringa dosificadora." Son deseadas para inyectar a varios animales consecutivamente con el mismo producto sin tener que rellenar la jeringa.

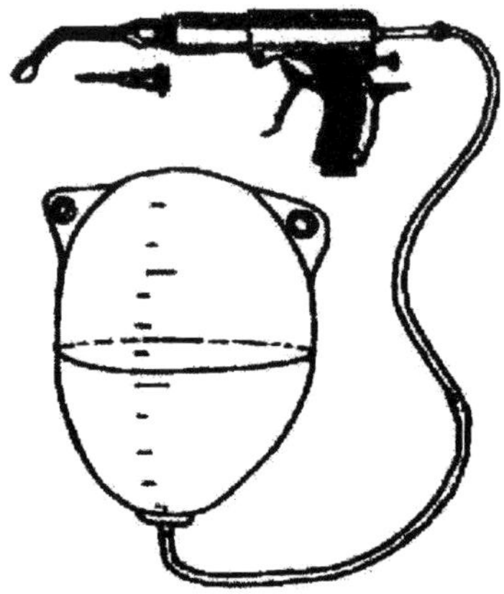

Jeringa dosificadora para inyecciones o para medicamentos orales

Se puede ajustar la jeringa dosificadora para que descargue automáticamente una cantidad exacta de medicamento o vacuna en cada inyección. Se puede conectar la jeringa dosificadora a una bolsa plástica o a una "mochila" que tenga cantidades del medicamento o vacuna. Esto evita tener que recargar la jeringa para cada inyección. Esto es especialmente útil si se van a tratar muchos animales consecutivamente y rápidamente con el mismo producto. Sin embargo, si no se cambia la aguja entre animales, se pueden propagar ciertas enfermedades de un animal a otro.

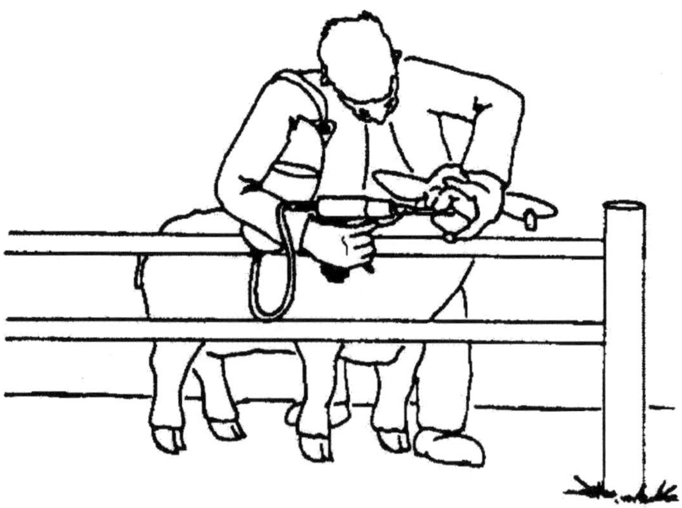

4.8.2 Las Agujas

Las agujas vienen en diferentes larguras y diámetros. En la base de la aguja o el paquete de agujas, se indica la largura en pulgadas o centímetros y el diámetro se estipula como "gauge" (ancho del agujero). Normalmente está escrito así:

"16G x 1"   Esto quiere decir que la aguja es de 16 "gauge" y de una pulgada de largo.

la *largura=1 pulgada*

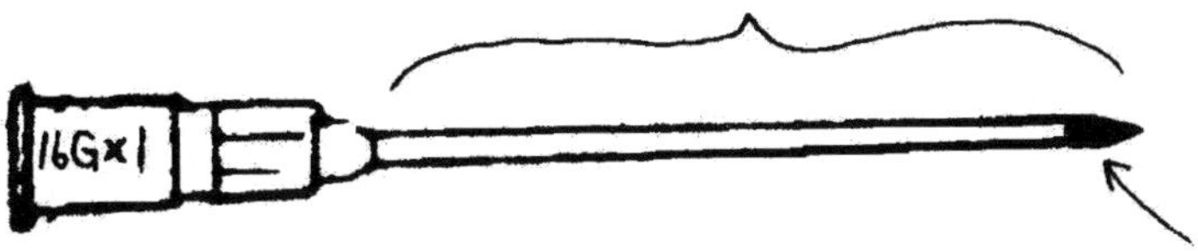

el diámetro = 16 gauge

LA LARGURA

La mayoría de los medicamentos para ganado bovino requieren una aguja de 1 a 1.5 pulgadas de largura. Para inyecciones subcutáneas, las agujas de 1 pulgada son suficientes, aunque se puede utilizar agujas de 1.5 pulgadas. Para inyecciones intramusculares profundas, escoja agujas de 1.5 pulgadas si las tiene a mano, a excepción de animales muy jóvenes para los cuales, agujas de 1 pulgada son las más adecuadas.

EL DIAMETRO O ANCHO DE AGUJERO

La mayoría de los medicamentos para bovinos requieren usar agujas de 16 a 22 "gauge"; vea mientras más grande el número de G más angosto el agujero. La selección del agujero depende de la especie como también de la viscosidad (espesor) del medicamento.

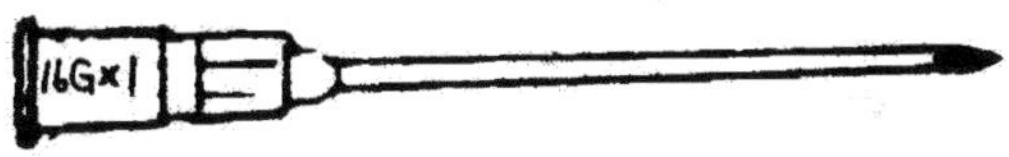

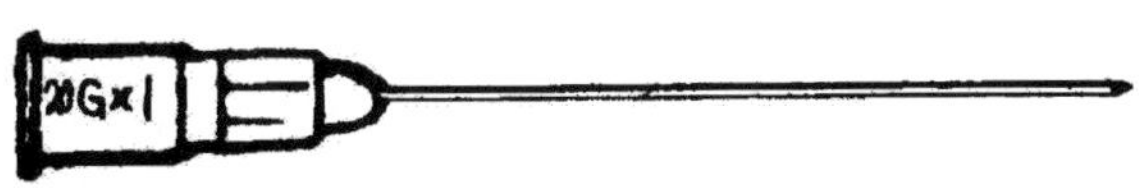

Para las animales bebés, las agujas de 20 o 22 G (delgadas) son apropiadas, a menos que el espesor del medicamento requiere un agujero más ancho. Por ejemplo, no se puede aplicar la penicilina con una aguja menor de 19 G. En ganado mayor, se utiliza las agujas de 16 a 19G dependiendo del grosor de la piel. Las agujas más anchas (G menores) facilitan la inyección de los medicamentos y no se doblan como las agujas con agujeros más angostos. Pero, más medicamento puede filtrar de un sitio de aplicación con el agujero más ancho.

4.8.3 La Preparación de la Jeringa y La Aguja Para La Inyección

Calcule cuidadosamente la cantidad de medicamento requerido, basado en el peso del animal y la concentración de la droga Lave sus manos con agua y jabón.

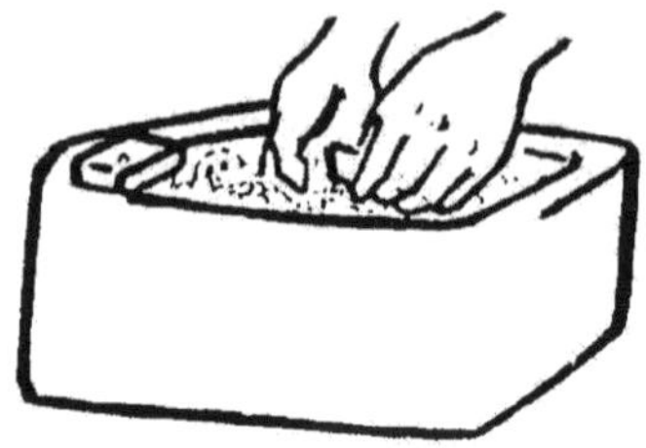

Limpie la tapa de goma del frasco con desinfectante y agite el frasco para mezclar la medicina.

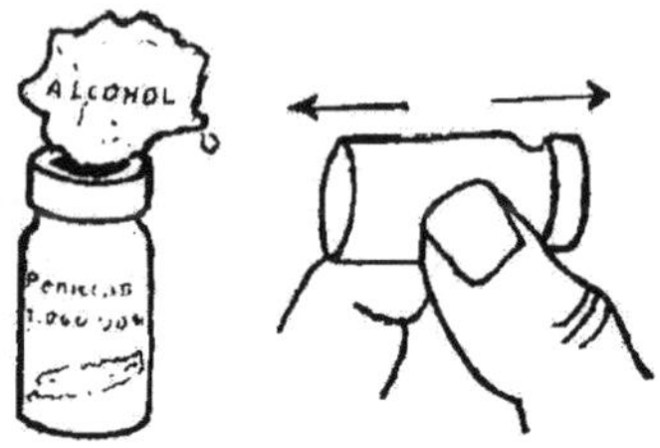

Coloque fijamente una aguja estéril y tapada a una jeringa.

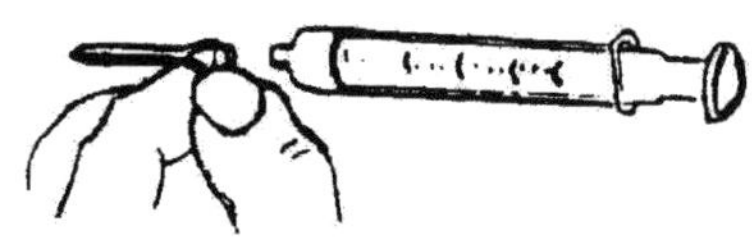

Saque la tapa de la aguja e introdúzcala al frasco. Asegure que la punta de la aguja está sumergida en el producto, jale el émbolo para llenar la jeringa con la cantidad necesaria del medicamento.

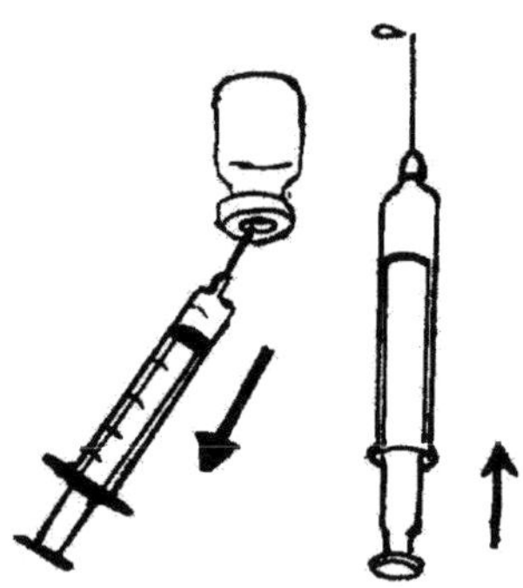

Saque la aguja. Con la aguja apuntada hacia arriba, empuje el émbolo levemente para sacar cualquier exceso de aire en la jeringa. Después de sacar el aire, asegúrese que aún queda suficiente producto en la jeringa.

Aplique la inyección inmediatamente o coloque la tapa a la aguja para evitar contaminación.

Cuando se saca la tapa de la aguja, en todo momento evite tocar la aguja (a excepción en su base) y no permita que la aguja toque otros objetos para evitar contaminarla.

UTILICE AGUJAS FILAS Y ÉSTERILES

Las agujas y las jeringas deben ser desechadas, o deben ser enjuagas y re-esterilizadas antes de usarlas de nuevo.

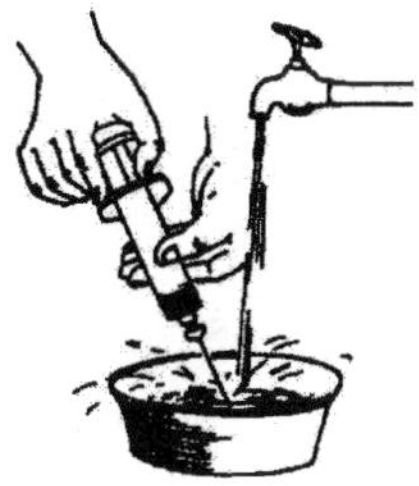

Se deben afilar las agujas mutas o desecharlas dado que pueden causar abscesos.

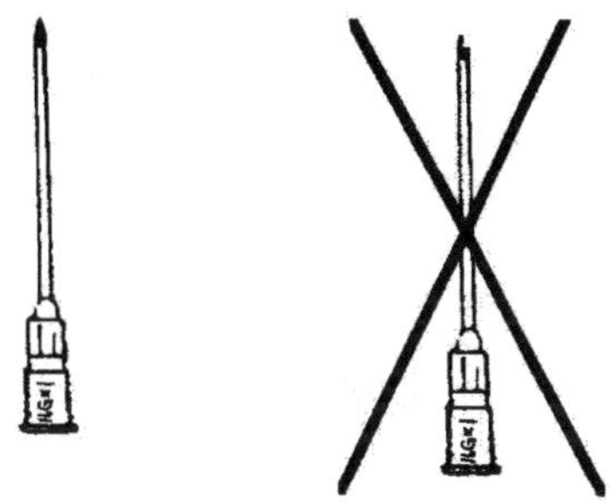

DESECHAR CORRECTAMENTE CON SEGUIRDAD!

Se deben desechar las agujas en recipiente de cuello angosta con una tapa segura. Cuando se llena el recipiente, se debe quemarlo o enterrarlo.

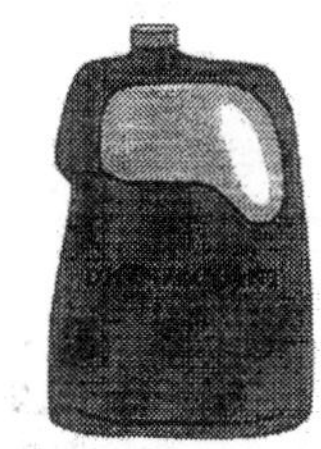

No se deben desechar NUNCA las agujas tirándolas al suelo o poniéndolas en la basura municipal normal. Esto puede resultar en heridas punzantes a animales o humanos.

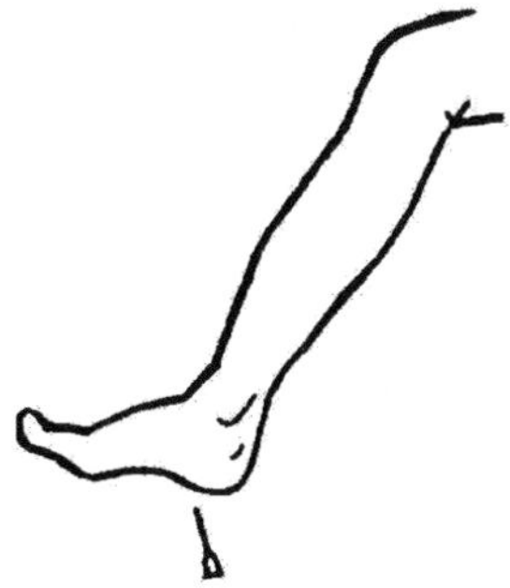

NUNCA inserte una aguja <u>usada</u> en un frasco de medicamento o vacuna. Siempre utilice una aguja estéril o de lo contrario, se puede contaminar todo el frasco de medicamento.

4.8.4 Las Inyecciones Subcutáneas E Intramusculares

Inyecciones subcutáneas: Una inyección subcutánea (o SQ o SC) se coloca por debajo de la piel. Los sitios preferidos para inyecciones subcutáneas son donde:

- hay piel suelta.
- es fácil colocar la inyección sin peligro de ser pateado, corneado o herido o cualquier otra forma.
- puede haber un buen drenaje si se forma un absceso.

Inyecciones Intramusculares: Una inyección intramuscular (o IM) se aplica en el músculo.

Las marcas negras señaladas en cada animal abajo son los sitios preferidos para inyecciones SQ y IM.

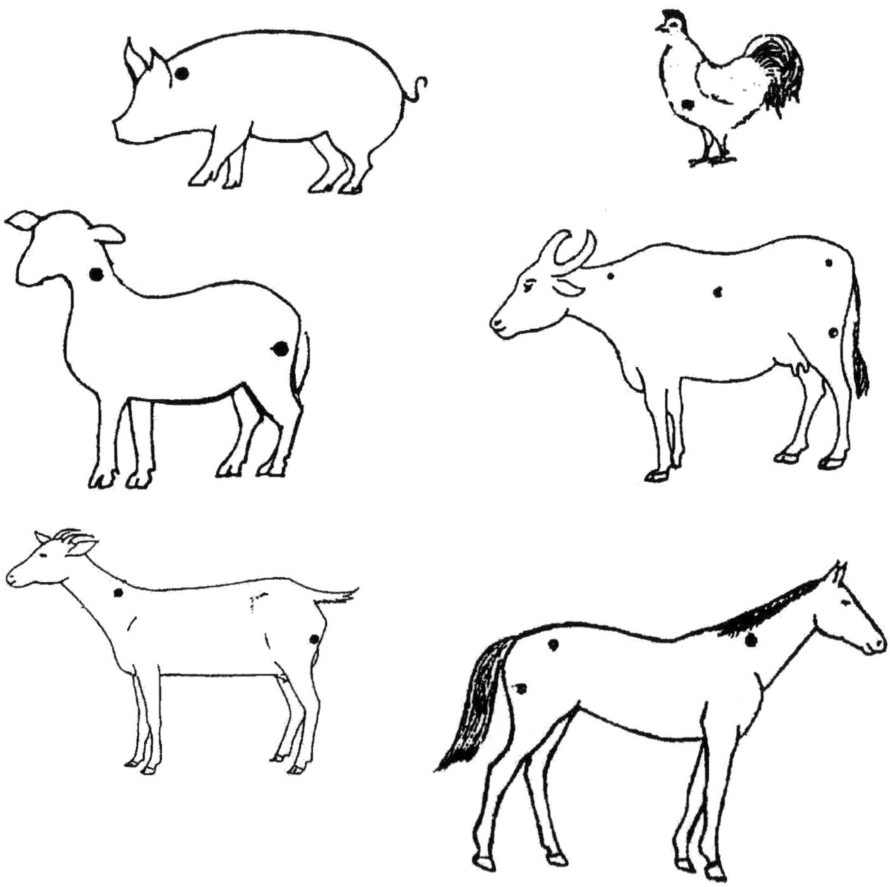

NOTA: Las inyecciones en los músculos grandes de las nalgas o las piernas pueden cuasar daños sustanciales al tejido y la pérdida de una cantidad importante de carne. Se recomienda colocar las inyecciones en el cuello.

COMO APLICAR UNA INYECCION SUBCUTANEA O INTRAMUSCULAR

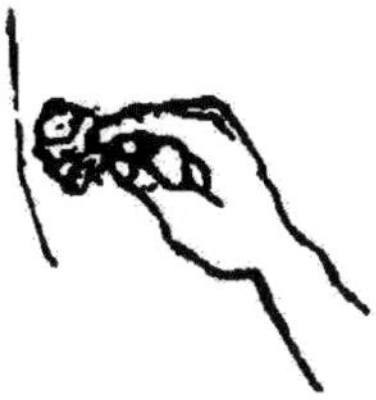

Prepare la jeringa y la aguja. Sujete correctamente al animal y escoja el sitio de la inyección. Si el sitio está sucio, límpielo o escoja otro lugar. Si está limpio, saque la aguja de la jeringa. Agarre la base de la aguja firmemente con su pulgar y dedo índice.

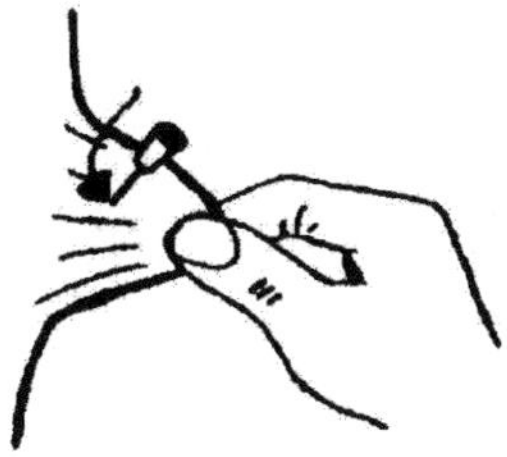

Advierta a todos de su alrededor a retirarse o estar listo en el caso que reaccione el animal

Para inyecciones SQ: Estire la piel con una mano e inserte la aguja con la otra para que la punta quede entre la piel y el músculo subyacente.

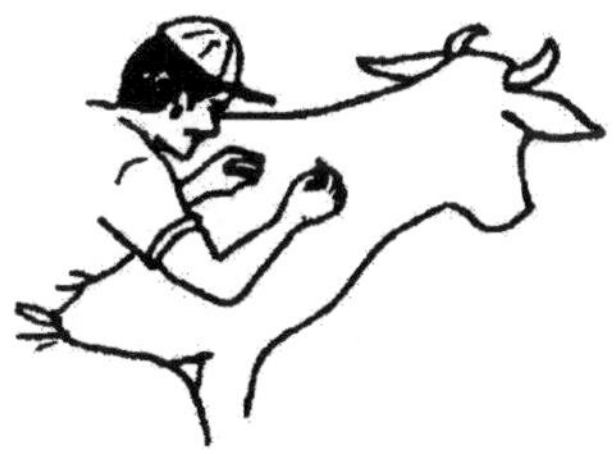

Para inyecciones IM: Meta la aguja con firmeza y rápidamente a través de la piel al músculo del animal, dirigiendo la aguja en un ángulo recto a la piel cuando entra al animal.

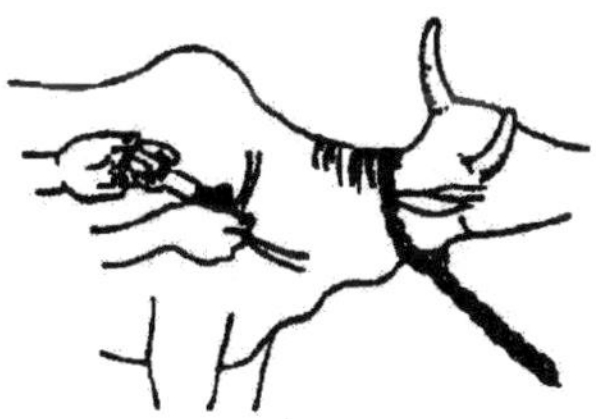

Acople la jeringa a la aguja.

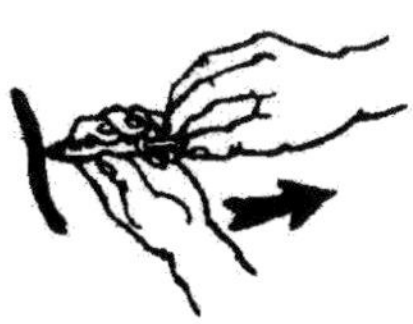

Tire el émbolo hacia atrás suavemente para ver si sangra entre la aguja o la jeringa. Si fuera así, quiere decir que la aguja accidentalmente entró en una vena. Saque parcialmente la aguja y reposiciónala.

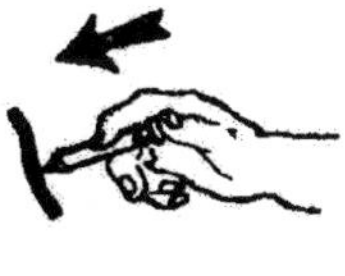

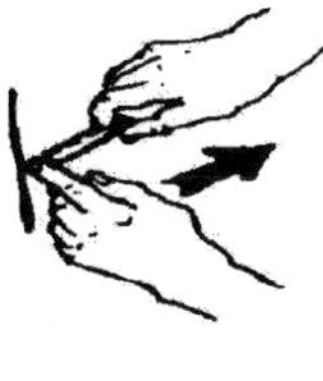

Si no hay señas de sangre, empuje el émbolo al fondo para administrar la inyección. Luego saque la jeringa con la aguja.

4.8.5 Como Aplicar Inyecciones Intravenosas en Rumiantes y Caballos

En general, los medicamentos más comunes pueden aplicarse oralmente, SQ o IM. En ciertas ocasiones, un ASA tal vez tendrá que dar una inyección intravenosa (o IV), aun que generalmente es un veterinario o técnico experimentado que hace esto. El sitio preferido para inyecciones IV es la vena yugular. Esta vena es bastante pronunciada y fácil de encontrar en bovinos, caballares, caprinos y ovinos adultos.

Prepare la jeringa.

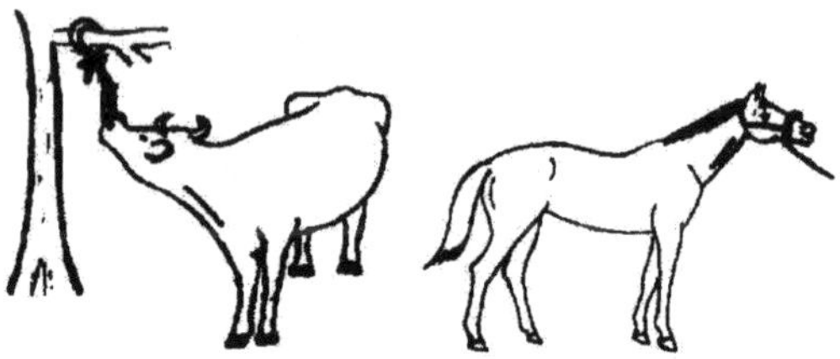

Sujete el animal correctamente con la cabeza del animal levemente levantada y girado hacia el otro lado. Se puede sujetar un bovino que no puede pararse poniendo una jáquima en su cabeza o una tenaza en su nariz y atar el extremo libre de la soga a su pierna trasera. Limpie el sitio.

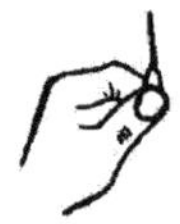

Saque la aguja de la jeringa y apriétela con firmeza entre su dedo pulgar y dedo índice.

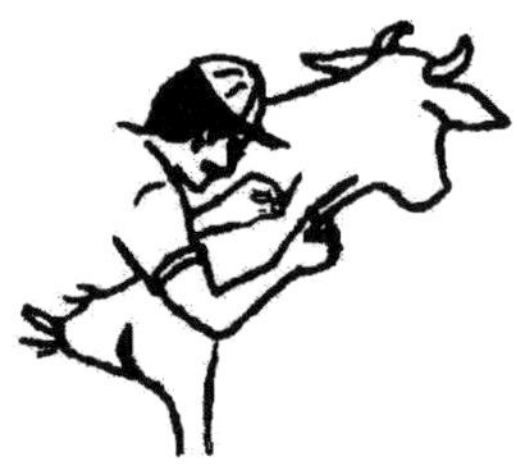

Encuentre la vena yugular levantando la cabeza levemente y torciendo la cabeza del animal al otro lado. Luego busque la ranura en el cuello del animal. Haga presión con su dedo pulgar en esta ranura. Esto hace que la vena yugular forma un abultamiento encima de su dedo.

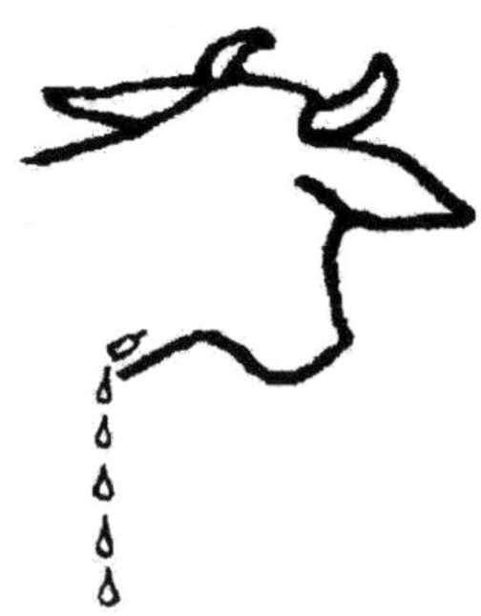

Advierte a todos que va a colocar la aguja y que se aparten o que estén listos por si el animal reacciona violentamente.

Mientras mantenga la presión sobre la vena, inserte la aguja con rapidez y firmeza a través de la piel para penetrar la vena, dirigiendo la aguja a un ángulo en el momento de su entrada.

Sentirá a la aguja entrar en la vena y la sangre goteará por la base de la aguja. Antes de colocar cualquier medicamento, se debe "atornillar" la aguja en la vena hasta que la base de la aguja está topando la piel. La sangre debe gotear constantemente de una aguja correctamente ubicada.

Use una aguja 19 "gauge" o de agujero más ancho cuando se aplica inyecciones IV. Si no, tal vez no sea posible detectar si la aguja ha entrado a la arteria por que la sangre normalmente es demasiado gruesa para ser expulsada por una aguja más delgada.

Cuando esté segura que la aguja está en la vena, fije la jeringa firmemente a la aguja. Saque el émbolo un poquito para ver si algo de sangre entra en la jeringa. Esto es para asegurar que la aguja sigue en la vena. Si no estuviera, acomode la aguja de nuevo. Si la sangre entra a la jeringa fácilmente, empuje el émbolo para aplicar la inyección.

¡Nunca Aplique Una Inyección a Una Arteria!

ADVERTENCIA: Si hay sangre PULSANDO FUERTEMENTE por la aguja es una indicación que la aguja ha entrado accidentalmente a una arteria en vez de una vena. Esto es un evento raro que ocurre más comúnmente en caballos, llamas y alpacas. ¡NUNCA aplique una inyección en una arteria! Si no está seguro donde esta la aguja, sáquela y prueba de nuevo encontrar la vena.

ADVERTENCIA: Algunas inyecciones IV deben aplicarse lentamente o el animal puede desvanecer. Lea la etiqueta o pregunte a una persona experimentada.

ADVERTENCIA: Algunas inyecciones IV son bastante cáusticas y pueden dañar severamente a los tejidos cercanos si salen accidentalmente fuera de la vena. Esto ocurre con una droga llamada "fenilbutazone" muchas veces recetada para caballos. Lea la etiqueta o consulte a una persona con experiencia.

4.8.6 La Aplicación de Inyecciones Intravenosas en Los Cerdos

Normalmente se da una inyección intravenosa a un cerdo en su oreja. Cuidadosamente sujete el cerdo con un lazo fijo y ponga una banda elástica o soga alrededor de la base de la oreja del cerdo. Limpie la oreja y espere que las venas de las orejas se llenan con sangre. La vena más grande normalmente es una vena que va por la orilla trasera de la solapa de la oreja.

Escoja una vena que esté llena de sangre y fácil de ver. Inserte una aguja de 19G y atorníllala en la vena lo más profundo posible. Esto minimiza la posibilidad que la aguja resbale de la vena si el cerdo sacude su cabeza o resiste la aplicación. Fije la jeringa a la aguja saque un poco la aguja para verificar que sigue en la vena. Si está en la vena la sangre entrará a la jeringa. Desate el elástico antes de inyectar y luego apriete el émbolo para inyectar el producto.

PRECAUCION: Las venas de la oreja del cedo son my delicadas. Hay que aplicar las inyecciones IV lentamente para evitar romper la vena. ¡Se precisa una excelente sujeción!

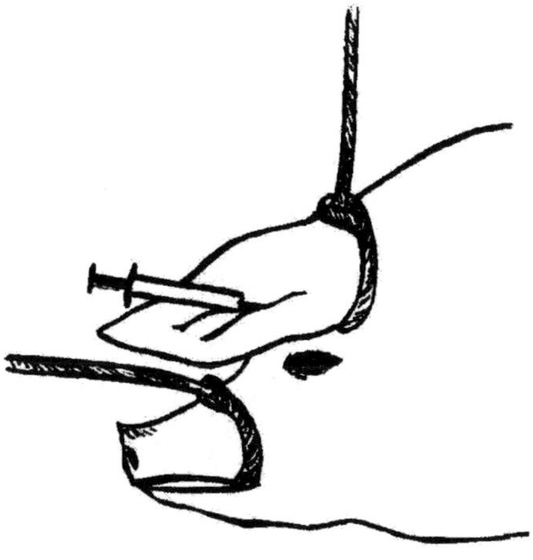

4.9 LA LIMPIEZA Y ESTERILIZACION DEL EQUIPAMENTO

La limpieza y/o esterilización de los instrumentos reduce el riesgo de difundir enfermedades. Se pueden usar los siguientes métodos para equipo de vidrio, metal y plástico. Sin embargo, eventualmente daña a los equipos de plástico. Nota: Para algunos organismos como las esporas de ántrax, los siguientes métodos tal vez no sean suficientes.

Paso 1: La Limpieza: Tal vez sea necesario cepillar para limpiar la sangre de los juntes y superficies interiores de algunos instrumentos.

Paso 2: La Desinfección y/o Esterilización

DESINFECCION

***Método Savlon*:** Use 10 ml de *Savlon* antiséptico para cada litro de agua. (1:100 solution). Deje los instrumentos y las suturas en la solución para 20 minutos antes de usar.

Método "Lejía de Cloro: Use 1 parte de cloro para 7 partes de agua y remoje los equipos por 20 minutos.

Método "Alcohol: Remoje los instrumentos, las suturas y algodón por aproximadamente 20 minutos en una solución de alcohol etílico al 70% de concentración.

ESTERILIZACION

Método por flameada: Verter alcohol sobre instrumentos metálicos y encienda el alcohol.

Método a Vapor: Se coloca a los instrumentos metálicos, las suturas de nylon, y algodón en un esterilizador a vapor por 15 minutos. Si no está disponible un esterilizador, la bandeja de cirugía puede colocarse en una a olla presión por 15minutos

Método de Hervir: Hierva instrumentos de metal o vidrio por 20 minutos.

3. El Engage

Después de desinfectar, todas las jeringas y otros instrumentos deben ser enjuagados con agua hervida. No enjuague los instrumentos después de esterilizarlos.

4. La Secada

Luego de la limpieza y la desinfección, los instrumentos esterilizados deben se cubiertos con una tela esterilizada y secarse. Debe mantenerse envueltos hasta el momento de utilizarlos. Se deben guardar los equipos en un lugar seco y libre de polvo.

No guarde los equipos en desinfectante. Guardar los instrumentos en soluciones de desinfectantes destruirá los equipos.

Nota: A veces los equipos como ser agujas, jeringas, hojas de bisturí o fórceps son utilizados frecuentemente en un día de mucho trabajo. En este caso, los equipos pueden guardarse temporalmente en una fuente de vidrio tapado o en una bandeja metálica llenados con desinfectante. Después del trabajo, saque los instrumentos del desinfectante, límpielos, séquelos, y guárdelos correctamente.

Prepare desinfectante nuevo cada día y reemplace una solución que se ensucia o se contamina durante el uso en el día. Si se guardan los equipos en desinfectante en formas sequida, agregue nitrato de sodio a 4 gramos por litro de solución para ayudar a proteger los instrumentos.

5.0 LOS PRIMEROS AUXILIOS

5.1 SINTOMAS DE UNA EMERGENCIA - LISTA DE REFERENCIA

> **Un buen *ASA sabe que síntomas precisan tratamiento inmediato!***

Los Primeros Auxilios Mayores: Accidentes, Intoxicaciones, Enfermedades Repentinas, Reacciones Alérgicas, Conmoción

-Heridas o accidentes	Página 78
-Fracturas de Huesos	Página 232
-Intoxicaciones (por venenos)	Páginas 80-83,254-255
-Timpanismo	Páginas 185-188
-Mordida de víboras o insectos	Páginas 82, 255
-Conmoción	Página 85
-Pérdida de sangre abundante o continua Página 78	
-Pérdida de sangre por la nariz	Páginas 186, 202
-Dificultad para respirar	Páginas 199-200
-Incapacidad de pararse o moverse (parálisis)	Página 259
-No haber orinado por dos o más días	Página 247
-No ha tomado agua por dos o más días	Página 267
-Heces oscuras o negras (ulcera intestinal sangrienta)	Página 194
-Cólicos abdominales dolorosos	Página 190
-Perdida aguosa del pezón de una vaca lactante	Página 155
-Rigidez repentina (tétano) Página 258	
-Fiebre alta	Páginas 62-63
-Acumulación de líquido debajo de la mandíbula.	Página 52
-Comportamiento raro o agresivo	Página 250
-Un animal con temblores o convulsiones	Página 257
-Una herida que de repente se inflama y se pone caliente	Página 219
-Problemas en el parto	Página 139-147
-Prolapso rectal o uterino	Página 149
-Deshidratación severa con ojos hundidos y debilidad	Páginas, 267
-Toda herida que puede requerir sutura	Página 213
-Ser expuestos a muchos animales muertos o moribundos	Página 60

Los Primeros Auxilios menores Ojos, Heridas, Astas rotas, Quemaduras

-Heridas en los ojos	Página 85
-Heridas	Página 212
-Astas rotas	Página 225
-Quemaduras	Página 220

5.2 LOS PRIMEROS AUXILIOS: DEFINICIÓN

Los primeros auxilios refieren al tratamiento inmediato de heridas o enfermedades repentinas con los recursos y materiales disponibles para salvar la vida del animal o evitar daño permanente.

5.3 LOS PRIMEROS AUXILIOS MAYORES

5.3.1 Heridas/Accidentes

En el caso de heridas o accidentes graves, los primeros auxilios deben consistir de lo siguiente:

Asegurese que el animal está respirando.

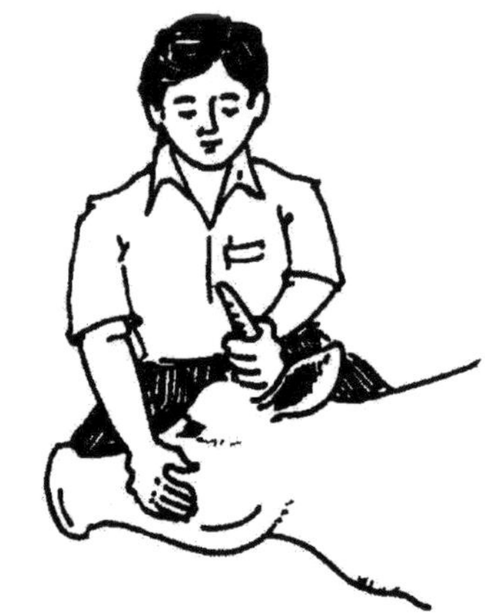

Levante la cabeza hacia arriba o tuérsala hacia atrás para "enderezar" la traquea y abrir las vías respiratorias lo más posible. Si hay líquido o sangre en las vías, se puede sujetar animales menores con la cabeza hacia abajo para drenar las vías. Si el animal no está respirando, aplique la respiración artificial apretando al pecho 10-20 veces por minuto. Para animales menores y los recién nacidos, se puede dar la respiración artificial cubriendo su nariz y respirando a la boca aproximadamente 10 veces por minuto.

Como parar las hemorragias graves:

Use cualquiera de los siguientes métodos:

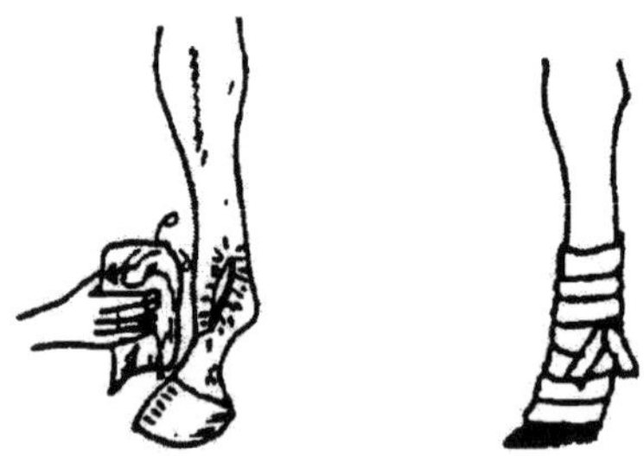

Aplique presión directamente a la herida con un pedazo de tela limpia o un vendaje apretado; o aplique presión a la arteria mayor que provee sangre al área afectada. Cuando termina la hemorragia, limpie completamente y cure la herida y aplique antibióticos.

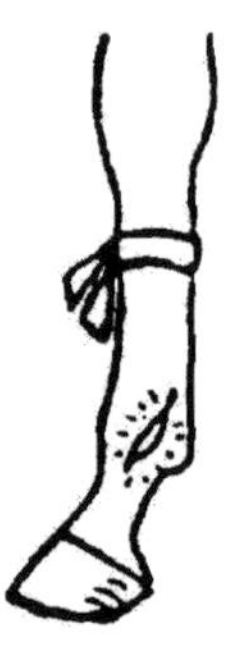

Aplique un torniquete. Si la sangre está chorreando con gran fuerza de la herida, probablemente hay una arteria cortada. Si la herida está en un miembro, el torniquete, que es una soga o tela delgada, puede atarse bien apretada alrededor del miembro encima de la herida (entre la herida y el corazón). Esto para el flujo de sangre al área afectada y permite que la sangre coagule. Un torniquete debe desatarse cada 20 minutos para comprobar si sigue sangrando y para permitir que algo de sangre fluya al área afectada.

Para los tejidos duros como las astas y pezuñas, aplique cristales de potasio y permanganato (si están disponibles) con un trapo húmedo.

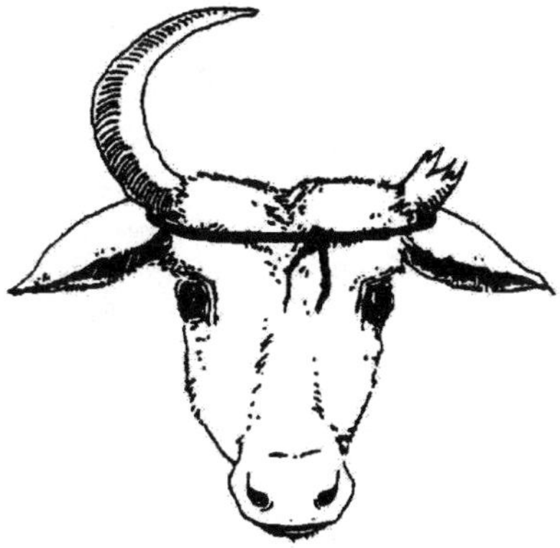

Para cuernos sangrientos, se puede atar, una liga temporalmente alrededor del la base del cuerno para obstruir algunas de las arterias que entran al cuerno. De la misa manera, para heridas de castración en terneros, ovejas, y cabras que siguen sangrando horas después de la operación, se puede poner una liga, en forma temporal alrededor, de la base del escroto (la bolsa de piel que contenía los testículos).

Un pedazo de fierro o metal calentado a rojo también puede ser utilizado para la cauterización de las arterias sangrantes en los cuernos, las pezuñas y heridas de castración, aunque se debe tener cuidado en no quemar los tejidos alrededor de la herida.

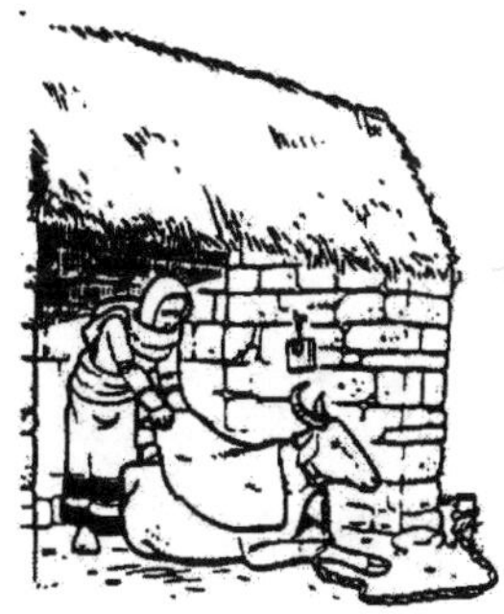

Mantenga los animales calientes, secos y cómodos

Proteja al animal del calor, frío, sol y viento extremo.

No mueva al animal hasta que esté estable.

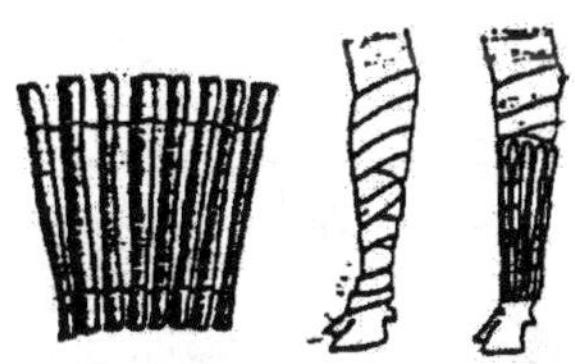

Fíjese si hay fracturas. Si existe una fractura en la parte inferior de la pierna, aplique una tablilla antes de mover al animal. Ver la página 233. Puede ser necesario también aliviar el dolor con aspirina o algún otro calmante. Se puede mover el animal cuando su condición se vuelve estable.

Transporte al animal en la forma más calmada y cómoda posible para evitar que forcejee y que se lastime más. ¡Por ejemplo, no transporte al animal de espalda o boca hacia abajo! Un animal grande puede transportarse colocando tablas de madera macizas debajo de la barriga del animal y que varias personas levanten las puntas de las tablas.

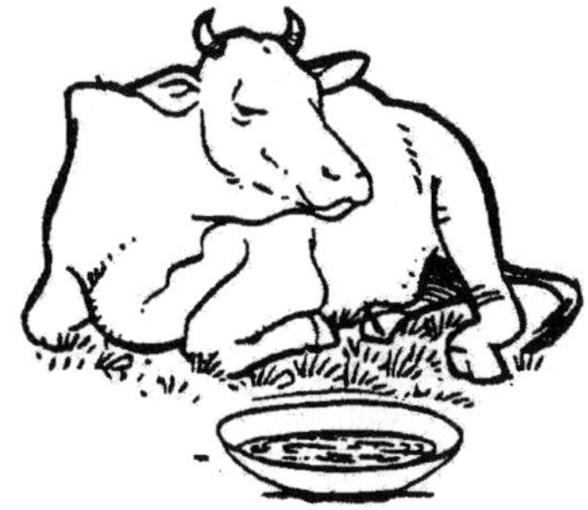

Ofrezca agua al animal.

Tan pronto como pueda tomar, ofrezca agua al animal. Sin embargo, **no lo obligue a tomar** si no puede tragar.

5.3.2 Los Venenos y la Toxicidad

Cuando un animal ha ingerido plantas venenosas u otros alimentos tóxicos:
a. Tome una historia clínica completa. Determine si el dueño o el cuidante están seguros que el animal (es) ha ingerido algo tóxico y qué tiempo ha transcurrido desde que lo comió.
b. Examine el ambiente para tratar de identificar la fuente del veneno. Hay que fijarse en todos los alimentos y fuentes de agua, pastizales, y galpones donde se cobijan los animales afectados. Tome muestras de las plantas y otras sustancias sospechosas.

Si los animales con síntomas estaban pastoreando en un área con sustancias venenosas, hay que presumir que el animal comió el veneno y hacer el tratamiento. La mayoría de las plantas venenosas no son de gusto agradable. Sin embargo, cuando los animales están hambrientos, como durante la época seca, tal vez coman las plantas tóxicas.
c. Examine tanto a los animales sanos como a los enfermos: Verifique cuántos están enfermos con los mismos o similares síntomas y compárelos con los animales sanos. Trate de determinar a qué fueron expuestos los animales enfermos comparado con los sanos.

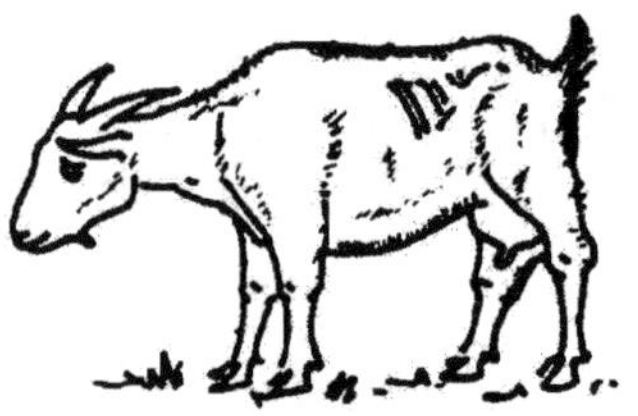

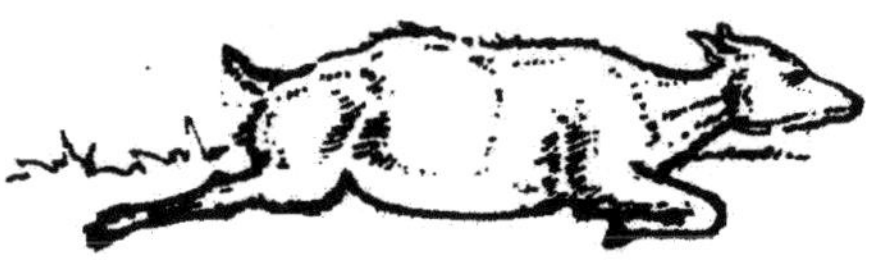

Los síntomas generales de intoxicación:
Aun que los síntomas normalmente se relacionan con el tipo de planta venenosa ingerida, muchas plantas venenosas causan los siguientes síntomas.
- El aplacamiento repentino con comportamiento raro.
- La pérdida de apetito.
- El timpanismo. Esto puede estar acompañado con dificultad para respirar.
- Una diarrea y excesivo salivación (babeando o espumando por la boca).
- Color anormal de las encías o la conjuntiva (tejidos alrededor de los ojos). Si las encías o la conjuntiva son de color marón, hay que considerar la intoxicación por nitratos como posibilidad.
Si son de rojo vivo, sospeche la toxicidad por cianuro.
- La muerte súbita.

Nota: Una temperatura alta normalmente NO es una seña de intoxicación por una planta.

Tratamiento General para la Intoxicación

Vacíe el estomago. Dado que es difícil provocar a vomitar a los rumiantes y que los caballares no pueden vomitar, hay que vaciar el estomago dándole uno de los siguientes remedios que provocan la diarrea. Mezcle bien estos medicamentos en agua y aplique los oralmente

- **Sulfato de magnesio:** Este producto normalmente está disponible (la dosis: 250 MG/Kg. o una cuchara de té por cinco Kg. de peso vivo). 200-300 GM para animales mayores; 20-40 GM para animales menores.
- **Sulfato de Sodio (Sal de Glauber o mirabilis sal):** Si está disponible, es mejor que el sulfato de magnesio. La dosis es la misma que para el sulfato de magnesio.
- **Sorbital:** La dosis es dos gramos/Kg. de peso vivo.

Usar carbón activado: Si el carbón activado está disponible ayuda absorber el veneno. Una dosis de dos GM/Kg. de peso vivo diluido 1:10 en agua puede ser aplicada por la boca. No confunda el carbón normal con carbón activado. **Nota:** Generalmente, el carbón activado no debe mezclarse con aceite mineral u otros aceites.

Nota: En animales menores (perros y gatos), se puede vaciar el estomago provocándoles a vomitar. Esto normalmente sólo es efectivo si no han pasado más de dos horas desde el momento de ingerir el veneno. El agua con jabón y ciertas plantas locales (conocidas como medicinas tradicionales) muchas veces hacen que un animal menor vomite.

El tratamiento para el timpanismo: Si el animal está con timpanismo y no puede respirar normalmente, pase un tubo estomacal o use un trocar, una cánula, o cuchillo. Una vez que el gas ha salido, darle sulfato de magnesio. Ver sección de timpanismo. Ver páginas 186-187.

Algunas Intoxicaciones Vegetales

Intoxicación por Cianuro o Ácido Prúsico

Se encuentra el cianuro en las semillas u hojas de ciertas plantas. Las plantas nuevas en rápido crecimiento o las que se están marchitando por efectos de la helada o sequía son las más dispensas a contener cianuro. También se encuentran niveles tóxicos de cianuro en algunos raticidas.

Los síntomas: Los síntomas que se presentan rápidamente incluyen la coloración de las encías de un rojo encendido y una respiración rápida y dificultosa. A veces simplemente se encuentren los animales ya muertos.

El Tratamiento:

1. Déle **sulfato de magnesio** oralmente al animal para provocar la diarrea y así eliminar el veneno.
2. En casos moderados, déle **tiosulfato de sodio:** 30 GM para animales mayores; y cinco GM para animales menores. Repite la dosis cada hora hasta que mejore el animal.
3. En casos severos, mezcle 66 gramos de **tiosulfato de sodio** en 500 ml de agua destilada y aplique la mezcla en la vena en una dosis de 500 ml por 100 Kg. de peso vivo.

Las Plantas que pueden producir Cianuro:

Hoecius lunatus	terciopelo hierba
Hydrangea spp.	hydrangea
Linium spp.	lino
Lotus corniculatus	Pajaro pies trefoil
Phaseolus lunatus	Frijol lima
Prunus spp.	cereza albaricoquero durazno durazno
Pyrus malus	manzana
Sambucus canadensis	elderberries
Sorghum spp.	Pasto Johnson y Pasto Sudan
Suckleya suckleyena	Suckleya Venenosa
Trifolium repens	trebol blanco
Triglochin maritima	arrow grass
Vicia sativa	semilla de pasto vicia
Zea mays	maíz

Prevención del la Intoxicación por Cianuro:

Evite pastorear los animales en zonas donde se sabe que crecen plantas con cianuro. Evite estos potreros especialmente cuando las plantas están creciendo rápidamente y cuando se han marchitado por heladas o sequías.

Intoxicación por Nítrico

La intoxicación por nitratos puede ocurrir cuando los animales comen plantas después de un periodo de sequía, o cunado toman agua contaminado con nitratos. Los suelos con alto contenido de nitratos o amonio, especialmente suelos ácidos, son mas propensos a causar toxicidad nítrica. A la vez, las temperaturas bajas también incrementan el riesgo de toxicidad.

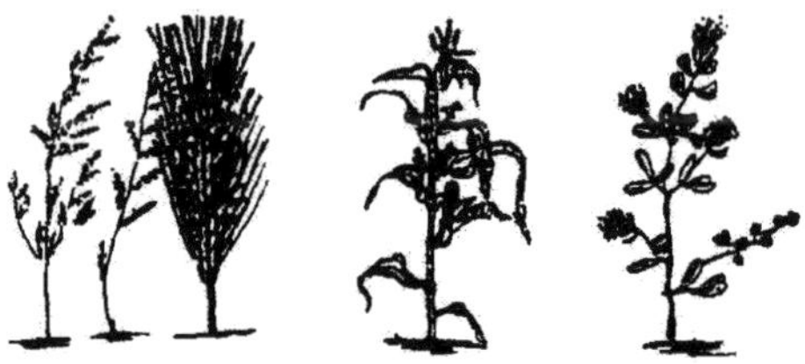

Las plantas comunes conocidas por provocar intoxicación nítrica:

Malezas	
Amaranthus spp.	Hierba de chancho
Chenopodium spp.	Cordero del barrio
Cirsium arvense	Canadá thistle
Datura spp.	Trompeta de ángel
Helianthus anuus	Girasol silvestre
Kochia scoparia	Zarsa ardiente
Malva parviflora	Cheeseweed
Melilotus officinalis	Trebol dulce
Polygonum spp.	Agua pimentón
Rumex spp.	La acedera
Salsola pestifer	Salsola, pincho
Solanum spp.	Nightshades
Sorghum halepense	Pasto Johnson
Cultivos	
Avena sativa	avena
Beta vulgaris	remolacha
Brassica napus	colza
Glycine max	soya
Linum usitatissimum	lino
Medicago sativa	alfalfa
Secale cereale	centeno
Sorghum vulgare	Pasto Sudan
Triticum aestivum	trigo
Zea mays	maíz

Los Síntomas: Los síntomas se presentan repentinamente e incluyen respiración rápida y dificultosa, pulso rápido, y a veces un desplomo físico al obligar al animal a moverse. También el animal tiene las encías, las conjuntivas, y la sangre de color marrón.

El Tratamiento: Mezcle diez gramos de **azul de metileno** fresco con 500 ml (1/2 litro) de agua hervida enfriado. Se aplica por vía intravenosa con dosis de dos ml por cinco Kg. de peso vivo. Se puede repetir a intervalos de 6-8 horas si se ha ingerido una gran cantidad de veneno.

La Intoxicación por Picada de Víboras e Insectos:

Los síntomas: Un dolor agudo e hinchazón local en el sitio de la mordida, respiración difícil, conmoción (pulso débil) y salivación. Los caballos y los bovinos muchas veces son mordidas por víboras en el hocico. Ver página 255. Esto puede causar hinchazón de la cabeza y la nariz.

El tratamiento:

1. Trate de evitar que el veneno se disperse:
   - limpiando la herida con agua y jabón.
   - manteniendo quieto al animal.
   - chupando la herida (útil solo si se hace en los primeros 15 minutos).
   - aplicando un torniquete para reducir la dispersión del veneno.

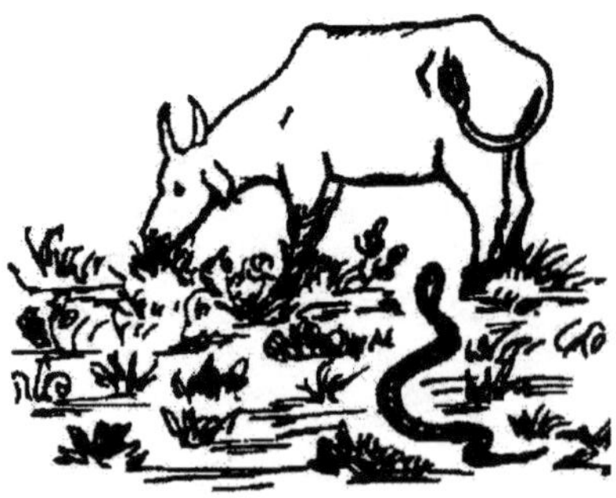

2. Aplique esteroides para reducir la hinchazón y adrenalina para contrarrestar la conmoción.
3. Aplique calmantes si es necesario para controlar el dolor.
4. Administre antibióticos para prevenir infecciones.

La Intoxicación por Pesticidas

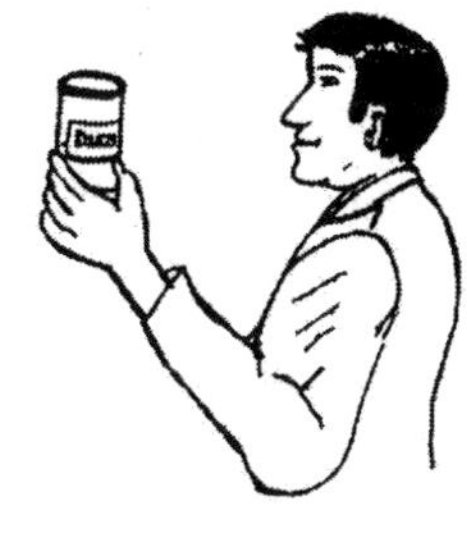

Los animales pueden ser expuestos a niveles tóxicos de pesticidas en forma fortuita en su alimento o por mezclas erróneas de aspersiones o inmersiones para controlar parásitos externos. Los gatos y la mayoría de los bebés de todo especie son más sensibles a los pesticidas. Los síntomas varían según los distintos pesticidas. **Si el envase del pesticida está disponible, lea la etiqueta para conocer las señas y el tratamiento de toxicidad.**

Intoxicación por Órgano Clorados

(i.e. BHC, Chlordane, Lindane, Aldrin, Dieldrin)

Los síntomas:

1. Primero el animal actúa muy nervioso, alterado o excitado. Puede verse similar a los síntomas de la rabia.
2. Luego el animal tirita, tiembla y entra en convulsiones, hasta morir.

El Tratamiento: No hay un buen tratamiento. Si el contacto era con la piel, trate de enjuagar la zona afectada con agua con jabón. Si fue ingerido por la boca, darle sulfato de magnesio y carbón activado por la boca. Continúe dándole carbón activado diariamente en el alimento por dos semanas para absorber cualquier resto del tóxico en la barriga.

Intoxicación por Organofosforados:

(i.e. Dichlorvos, Fenhion, Malation, Paration, Ronnel, Ruelene, Levamisol)

Los síntomas:

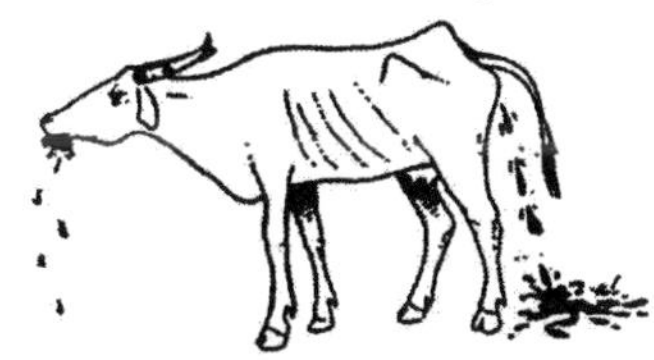

1. Respiración dificultosa.
2. Las señas: "**SLOD**": salivación, lagrimeo (lágrimas de los ojos), orina frecuente, y diarrea.
3. Posiblemente convulsiones.

Tratamiento de intoxicación por órgano fosforados:

1. Los animales que se intoxicaron por la piel (durante la inmersión o por fumigación) deben ser bañados con agua levemente jabonado.
2. Aplique **sulfato de atropina** (IM) en las siguientes dosis:

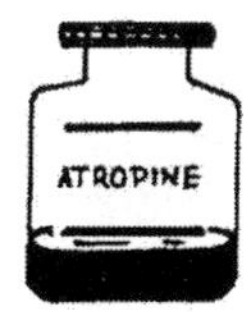

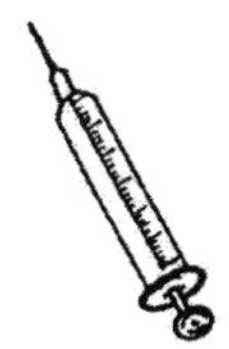

Bovinos:	30 MG/45 Kg. PV
Ovejas:	50 MG/45 Kg. PV
Caballos:	6.5 MG/45 Kg. PV
Perros:	2-4 MG total PV

(Tal vez será necesario repetir estas inyecciones cada 4 o 5 horas si vuelven los síntomas.)

Los Raticidas

En ocasiones los animales pueden comer granos envenenados con raticidas. El tratamiento o antidote varía según el tipo de raticida ingerida. **Por lo tanto, lea el envase del veneno para obtener la información sobre toxicidad y el tratamiento.** En algunos casos, los animales no ingieren suficiente para presentar síntomas serios. Sin embargo, retire la fuente del veneno y provea **un manejo complementario** hasta que recupere.

5.3.3 Las Infecciones Repentinas

Los animales con enfermedades agudas y severas como el ántrax, septicemia hemorrágica, o *Clostridia* pueden presentar síntomas similares a los de una intoxicación. Normalmente estas enfermedades también provocan fiebre. En esta circunstancia, el mejor tratamiento es penicilina o tetraciclina. Si el animal pierde sangre negra del ano, nariz o boca hay que presumir que tiene ántrax y tenga sumo cuidado para evitar exponerse a uno mismo u a otros. Si el animal muere de ántrax, no haga una necropsia dado que esto contaminará el suelo con las esporas del ántrax. Ver página 196.

En el caso de cualquier enfermedad repentina, siempre hay que practicar un examen clínico minucioso para determinar que sistema corporal está afectado. Recuerde que un animal que se ha enfermado gravemente en forma repentina puede estar infectado con organismos mortales (como ser clostridia, ántrax, o la causa de la septicemia hemorrágica) en su sangre dispersándose a todo el cuerpo. Esto se llama "septicemia." Si el organismo produce un tóxico que circula en la sangre la condición es una "toxemia."

5.3.4 Las Alergias

Una alergia ocurre cuando el cuerpo reacciona a una sustancia dentro del cuerpo o en contacto con la piel. Puede ser que esta sustancia no causa reacción en otros animales. Se pueden dividir las alergias en dos tipos:

1. Reacciones alérgicas severas que provocan conmoción, respiración dificultosa y a veces hasta la muerte; o
2. Reacciones alérgicas moderadas que causen picazón, hinchazón o enrojecimiento de la piel, urticaria, ampollas en la boca, estornudos, irritación ocular o excesivo lagrimeo de los ojos.

Reacciones Alérgicas Severas que Afectan la Respiración (Anafilaxia)

Estas reacciones pueden ser provocadas por picadas de insectos, alimentos, o medicinas.

Los síntomas: Los síntomas muchas veces comienzan pronto después de ser expuesto y puede incluir dificultad para respirar, un pulso rápido y débil y desvanecimiento. La garganta también puede hincharse.

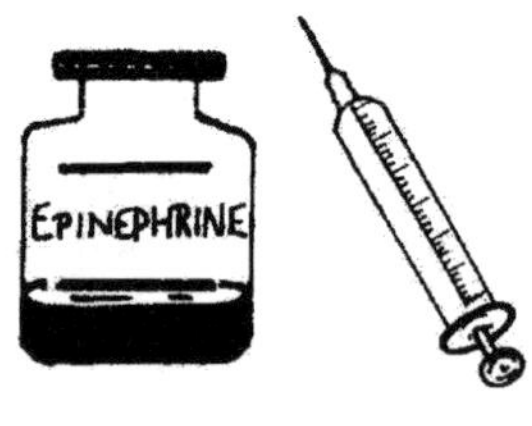

El Tratamiento: Inmediatamente saque la fuente de la alergia; y aplique **adrenalina** (también llamada **epinefrina**), **antihistamínicos,** y **esteroides** (ver las dosis en la sección de fármacos) inmediatamente o lo más pronto posible si estos medicamentos están disponibles.

Reacciones Alérgicas Moderadas

Estas reacciones normalmente resultan de picadas de insectos, alimentos contaminados, medicamentos, plantas, insectos (como ser orugas) o químicos. Usualmente no son condiciones serias que matan al animal repentinamente.

Los síntomas: Las alergias moderadas muchas veces se manifiestan pronto después del contacto. Normalmente se presentan como alergias de la piel (puntos rojos, picazón, y /o hinchazón de la piel), ampollas en la boca, ojos rojos y lagrimosos y estornudos.

El tratamiento: Trate de identificar la sustancia que está provocando la alergia y elimine el contacto con ella. Trate a los animales con **antihistamínicos** o **esteroides**.

5.3.5 La Conmoción

La conmoción ocurre cuando el sistema circulatorio no puede entregar suficiente sangre a los tejidos con la fuerza apropiada (presión). La conmoción puede ser resultado de una alergia o ocurrir después de una hemorragia masiva (pérdida de sangre), infección, intoxicación, daño cerebral o heridas con daño severo de tejidos y dolor.

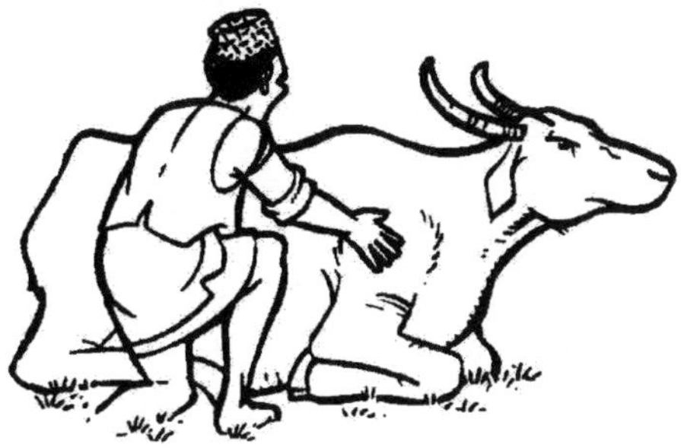

Los síntomas:
1. Debilidad o desvanecimiento
2. Piel pálida, fría y húmeda
3. La respiración acelerada.
4. El pulso débil, rápido o lento
5. Temperatura baja.

El tratamiento:
1. Asegure que la vía respiratoria esté abierta y recta
2. Controle hemorragias severas.
3. Si está disponible, aplique **adrenalina** también llamada **epinefrina**), y **esteroides.**
4. Aplique líquidos, preferiblemente por la vena. Déle líquidos de rehidratación por vía oral cuando el animal tenga suficiente fuerza para tragar.
5. No permita que el animal se enfríe.
6. No moleste o asuste al animal.

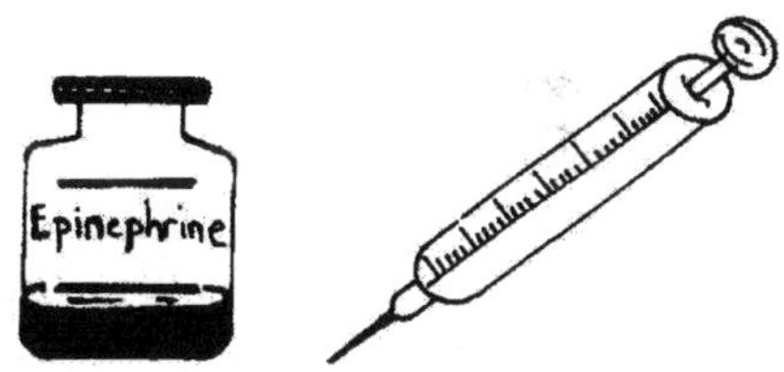

Prevención de la Conmoción: Un tratamiento rápido y efectivo de los dolores extremos, heridas, infecciones e intoxicaciones, es la mejor forma de evitar la conmoción. En estas situaciones asegure una respiración adecuada, pare las hemorragias fuertes, mantenga caliente al animal, provea alivio para el dolor y evite que el animal se ponga nervioso o que haga ejercicio.

5.4 LOS PRIMEROS AUXILIOS MENORES

5.4.1 Heridas oculares, infecciones y conjuntivitis

Nota: La Conjuntivitis es una inflamación de la membrana rosada alrededor del ojo.

Los síntomas: Un ojo herido o infectado normalmente se pone rojizo, el animal tiene estrabismo y el ojo puede lagrimear mucho o exudar pus.

> ***Para Tratar al Ojo*** - Recuerde:
> - El ojo es muy **sensible**. Las heridas del ojo son muy dolorosos.
> - Siempre **lave las manos** antes de examinar un ojo.
> - Use solo **medicamentos fabricados para usar en los ojos**.
> - Las heridas graves deben ser tratados inmediatamente.
> - Los problemas crónicos en el ojo son difíciles de curar exitosamente.

El Tratamiento:

Si el problema es crónico (ha existido por mucho tiempo), advierta al dueño que el ojo probablemente no mejorará mucho con el tratamiento.

Si el problema es agudo:

- Sujete al animal correctamente y lave bien las manos.
- Busque para ver si hay un objeto foráneo en el ojo; y si fuera posible, sáquelo.
- Fíjese si hay nubosidad en la parte colorada del ojo. La nubosidad es seña de una infección o herida en el ojo. La conjuntiva (la membrana rozada alrededor del ojo) roja o hinchada es una seña de conjuntivitis.

  Lave el ojo bien con agua previamente hervida y enfriada. Si está disponible agregue, acido bórico en la dosis de una parte ácido bórico a 100 ml de agua.

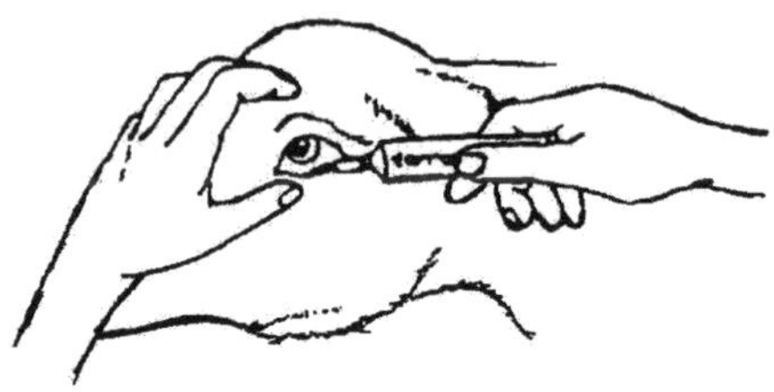

- Ponga un ungüento antibiótico en el ojo por lo menos dos veces al día por un periodo de 7 a 10 días. Solo use un ungüento hecho específicamente para los ojos. Muchas veces los ungüentos para humanos están disponibles en el mercado local y pueden usarse en los animales.
- Mantenga el ojo limpio. Enjuague regularmente la exudación excesiva del ojo y protéjalo de las moscas.

- Si el ojo está dañado, coloque gotas de **atropina** o ungüento de atropina en el ojo si están disponible. Esto ayuda a aliviar mucho del dolor y puede evitar daño permanente al ojo.

Precaución: Evite contacto directo se sus propios ojos con las gotas o ungüento de atropina. Si hay contacto se nublará su vista por un tiempo.

5.4.2 Como Sacar Los Gusanos del Ojo

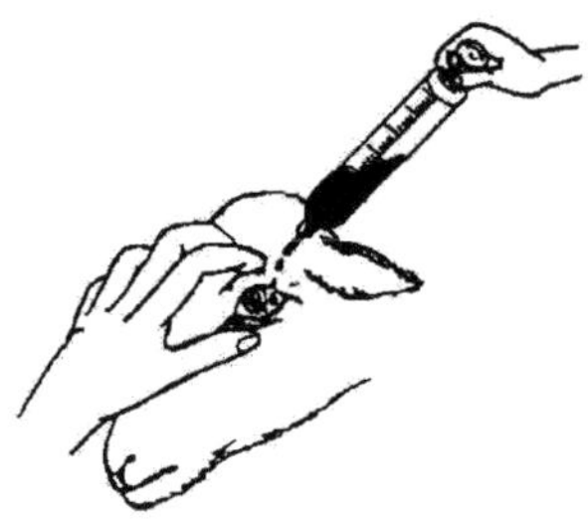

Diluya **anestesia local estéril** con agua destilado para hacer una solución al 0.5% y lance un chorro de varios milímetros al ojo. Espere varios minutos y enjuague el ojo con agua destilada. Los gusanos deben salir juntamente con el agua destilado.

Los primeros auxilios menores también incluyen heridas pequeñas como mordida de animales silvestres, cojera, astas rotas y quemaduras. Para estos problemas, ver Chapter 14, la Piel Y Anexos

5.4.3 Las Heridas Menores

El primer paso para curar una herida es parar la pérdida de sangre. Ver página 78. Después de parar la hemorragia se debe hacer la curación de la herida para permitir que sane lo más rápidamente posible.

5.4.4 Las Astas Rotas

Las astas quebradas requieren atención inmediata para evitar la infestación de gusanos. Ver página 225.

5.4.5 Quemaduras

Ver página 220.

6.0 Enfermedades Infecciosas: Prevención y Control

6.1 DEFINICIONES

Enfermedad Infecciosa: *Es una enfermedad causado por organismos vivos como ser bacterias, hongos, parásitos, protozoos y virus.*
Una Infección: *El proceso cuando algunos organismos vivos entran al cuerpo, reproducen y causan daño.*
Contagiosa: *Cuando una enfermedad se extiende directamente entre animales.*

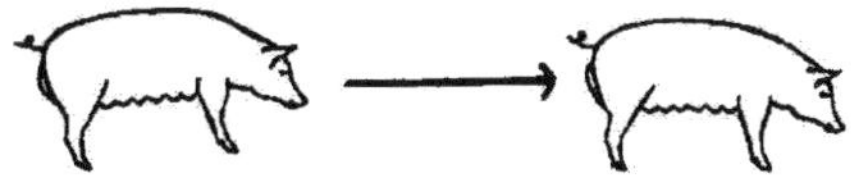

No-contagiosa: *Una enfermedad que no se extiende directamente.*
Micro-organismos: *Son organismos demasiado pequeños para ser vistos sin usar un instrumento llamado "microscopio." Los micro-organismos pueden o no causar enfermedades.*

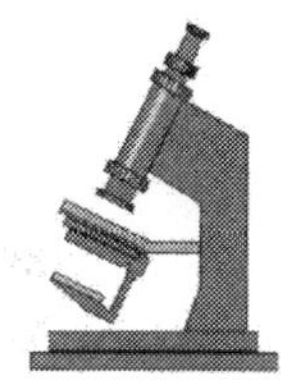

Los Gérmenes: Otra *palabra para micro-organismos que causan enfermedades.*
Un Microscopio: Un instrumento que hace que se vean las cosas más grandes.
Las Bacterias: Organismos diminutos unicelulares que normalmente son matados por los antibióticos. Algunos ejemplos de infecciones bacterianas incluyen ántrax, septicemia hemorrágica, erisipelas, y la mayoría de los casos de mastitis y metritis.
Un Virus: Un micro-organismo más pequeño que las bacterias. No existen medicamentos seguros, efectivos y fácilmente disponibles para matar a los virus una vez que entran al cuerpo y se multiplican dentro de las células. ¡Los antibióticos no matan a los virus! Las defensas propias del cuerpo tienen que combatir al virus. Ejemplos de infecciones virales serias, son la anemia infecciosa equina, la fiebre aftosa, el cólera porcino, Newcastle en aves, y la peste bovina. El tratamiento correcto para enfermedades virales incluye tratar a los síntomas severos y proveer un buen manejo complementario. Algunos agentes virales (como EIA) sobreviven en animales infectados por largos periodos de tiempo. Muchas veces es mejor sacrificar a los animales portadores de infecciones virales crónicas para evitar que sean una fuente de infección para los animales sanos.
Los Hongos: Son micro-organismos que más comúnmente infectan a la piel. Los antibióticos no matan a los hongos y en algunos casos pueden empeorar las infecciones Se requiere de drogas anti-hongos para tratar a infecciones severas.
Un Protozoo: Un micro-organismo uní-celular muchas veces clasificado como un parásito interno. Las garrapatas y algunas moscas pueden portar ciertos protozoos y difundirlos cuando se alimentan sobre otros animales. El tratamiento de infecciones provocadas por protozoos requiere de medicamentos especiales. Algunos ejemplos de infecciones de protozoos incluyen anaplasmosis, babesiosis, coccidiosis, theileriosis ("Fiebre de la Costa Este") y tripanosomiasis.
Los parásitos internos y externos: *Son organismos que viven en o encima de un animal y que le pueden causar daño. Los parásitos pueden ser grandes y fácilmente distinguidos como ser las lombrices redondas o las garrapatas o pueden ser muy pequeños imposible de ver como los ácaros y protozoos.*

6.2 CUADRO DE ENFERMEDADES INFECCIOSAS

Agente o organismo Causante	Nombre de la Enfermedad	Como entra al cuerpo o como se difunde	Tratamiento Principal
Bacteria	La diarrea	Por medio del alimento, agua, o recipientes contaminados con estiércol	Antibioticos
	Las Heridas infectadas	Entrada de suciedad a la herida	
	La Neumonía	Por el aire o contacto con la saliva (tos), flujo nasal, y el alimento o agua contaminado	
	La metritis	Contacto con suciedad durante o después del parto o un aborto	
	La Mastitis	Daño a la ubre o al pezón, falta de aseo en el ordeño, instalaciones sucias,	
	Las Coyunturas inflamadas	Los gérmenes entran por la boca, heridas o cordón umbilical	
Virus	La Fiebre Aftosa, La peste bovina	De otro animal enfermo (por el aire o la saliva)	Calmantes como la aspirina. (No controlan el virus directamente. Ayudan al cuerpo a sanarse.)
	La rabia	De una mordida (la saliva)	
Hongos	La tiña o serpigo	Contacto entre animales o por instalaciones contaminadas.	Yodo
Protozoo	Tripano-somas	Por la sangre (de un animal infectado), portado por un insecto picador	Medicamento antiparásito específico
	Coccidia	Por el estiércol de un animal infectado.	Medicamento antiparásito específico
Parásitos Internos	Fascíola del hígado	De un huésped intermediario (un caracol)	Medicamento antiparásito específico
	Lombriz redonda	Directly from the manure of another animal or contaminated pasture	Medicamento antiparásito específico
Parásitos externos	Los piojos	Por tocar a animales infectados o por instalaciones contaminadas	Medicamento antiparásito específico
	Gusanos en las heridas	Las moscas ponen huevos en las heridas abiertas.	Medicamento antiparásito específico

6.3 RESISTENCIA E INMUNIDAD

6.3.1 Definición de Resistencia:

Es la capacidad de evitar enfermedades o la muerte cuando se está expuesta a un organismo.

6.3.2 La Resistencia se basa en:

1. **La salud general del animal:** Si un animal está sano y fuerte, podrá resistir a una enfermedad. La salud general del animal depende de:
   - **La nutrición**. Ver página 97.
   - **La presencia de otras enfermedades**. Otras enfermedades pueden debilitar al animal haciendo que tenga menos posibilidad de resistir a la enfermedad.

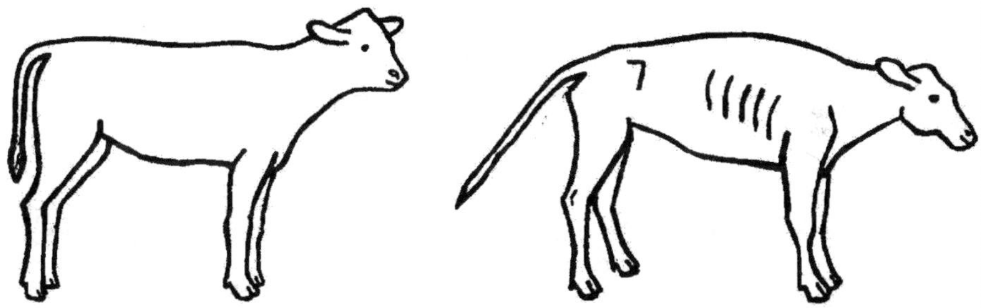

¡Este animal podrá resistir una enfermedad mejor que este animal!

   - **La tolerancia.** La resistencia es adquirida por ciertas razas de animales a través del tiempo. Por ejemplo, los bovinos africanos tienen piel gruesa que les permite resistir ciertas enfermedades difundidas por insectos picadores.
2. **El número de organismos infecciosos:** Si un número reducido de organismos entra al cuerpo del animal, el animal puede desarrollar una enfermedad moderada o no enfermarse.
3. **La inmunidad:** La inmunidad ocurre cuando un animal desarrolla su propia protección contra un organismo específico. En este caso se dice que el animal tiene inmunidad y resistirá a la enfermedad. **Las células blancas** protegen al cuerpo contra los organismos invasores o cuerpos foráneos llamados **"antígenos."** Las células blancas atacan directamente y matan a los organismos infecciosos o producen sustancias llamadas anticuerpos.

> Si un animal tiene anticuerpos contra los organismos que causan una enfermedad específica, el animal tiene inmunidad o resistencia a esa enfermedad.
>
> Si el animal no tiene inmunidad u otra resistencia a la enfermedad es considerada "susceptible". Los animales susceptibles normalmente se enferman cuando son expuestos a los organismos infecciosos.

6.4 DOS TIPOS DE INMUNIDAD

6.4.1 Inmunidad Pasiva

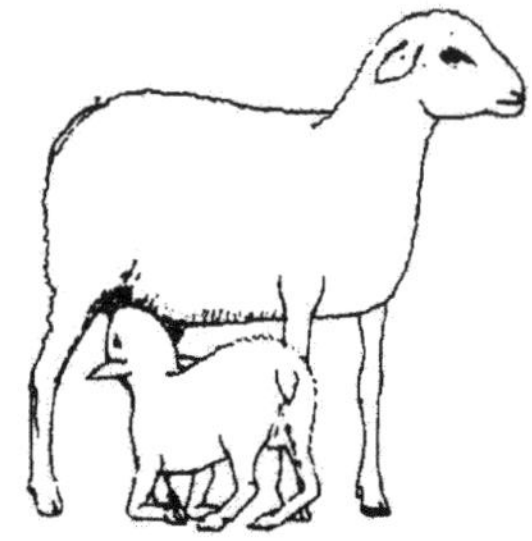

Para recibir esta protección, el recién nacido tiene que tomar el calostro durante su primer día de vida.

Esta inmunidad se consigue cuando un animal recibe anticuerpos fabricado por otro animal. Este tipo de inmunidad provee protección inmediata pero no dura por mucho tiempo. Los animales recién nacidos reciben anticuerpos (inmunidad pasiva) de sus madres al tomar el calostro, la primera leche de la madre. Sin tomar el calostro, el animal no tiene protección contra las enfermedades comunes en la zona y puede morir.

6.4.2 Inmunidad Activa

Esta inmunidad puede ser resultado del contacto con un agente infeccioso. Cuando el organismo entra al cuerpo de nuevo, las células blancas o anticuerpos lo reconocen y lo destruyen inmediatamente.

6.5 EL USO DE VACUNAS PARA INCREMENTAR LA INMUNIDAD

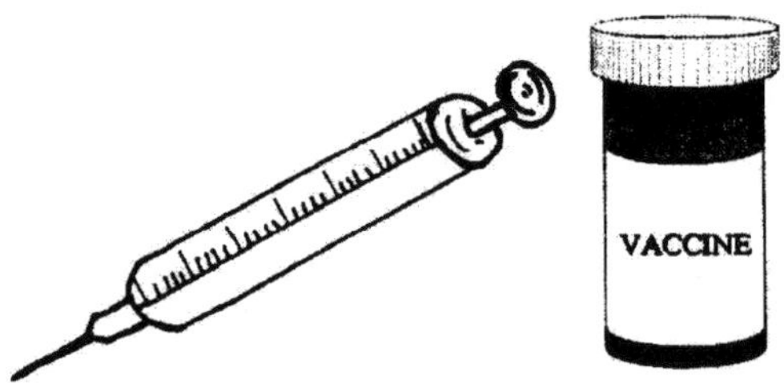

Se aplica una vacuna a un animal o un humano para exponerlos a un micro-organismo específico (o un pedazo del micro-organismo) para estimular la inmunidad activa en contra de ese agente. Los micro-organismos en la vacuna son muertos o alterados para evitar que enfermen al animal. La mayoría de las vacunas son aplicadas por inyecciones. Algunas se aplican oralmente (por la boca).

6.5.1 Principios Básicos para el Uso de Vacunas

Muchos tipos de vacunas proveen inmunidad de duración variable contra diferentes enfermedades. Siempre siga las instrucciones y acate las precauciones que acompañan la vacuna. Recuerde los siguientes principios generales:

1. Se deben adquirir las vacunas de una fuente segura. Las vacunas de pobre calidad y mal manejadas pueden perder su efectividad. Cuando las vacunas causan daño o no son efectivas, los productores pierden la confianza tanto en el ASA como en las vacunas.
2. Se utiliza una vacuna para **prevenir** una enfermedad, no a curarla. Una vez que el animal está enfermo, es demasiado tarde para vacunarlo contra la enfermedad. Vacunar a animales enfermos, muy rara vez produce inmunidad y pude empeorar la enfermedad.
3. En general, no vacune a animales enfermos.
4. Siga las instrucciones del fabricante en cuanto a vacunar a animales preñadas dado que algunas vacunas pueden provocar abortos.

5. La mayoría de las vacunas proveen protección después de una o dos semanas de aplicarlas. Si el animal ya tiene el organismo en su cuerpo cuando se aplica la vacuna, o si el animal está expuesto a la enfermedad una o dos semanas después de la vacuna, aún puede enfermarse Algunas vacunas requieren dos inyecciones aplicadas en un intervalo de tres a cuatro semanas para proveer una buena protección. Por lo tanto, el animal no está protegido hasta después de algunas semanas después de la segunda inyección. El ASA tiene que explicar ésto a los dueños de los animales para evitar que le culpen si el animal se enferma antes que la vacuna comience a proveer protección.

6.5.2 La Cadena de Frío Para las Vacunas

La mayoría de las vacunas deben guardarse entre 0 a 8°C. Algunas vacunas que tienen que guardarse por periodos largos (por ejemplo, más que un mes) deben ser congelados. Pero otras vacunas se malogran si son congeladas aunque sea una sola vez. Algunas vacunas no sensibles al congelamiento pero pierden efectividad si se calienten.

Siempre siga las instrucciones en la etiqueta sobre como guardar las vacunas.

El proceso de mantener la vacuna en la temperatura correcta desde el momento de su fabricación hasta el momento de usarla, se llama "LA CADENA DEL FRÍO".

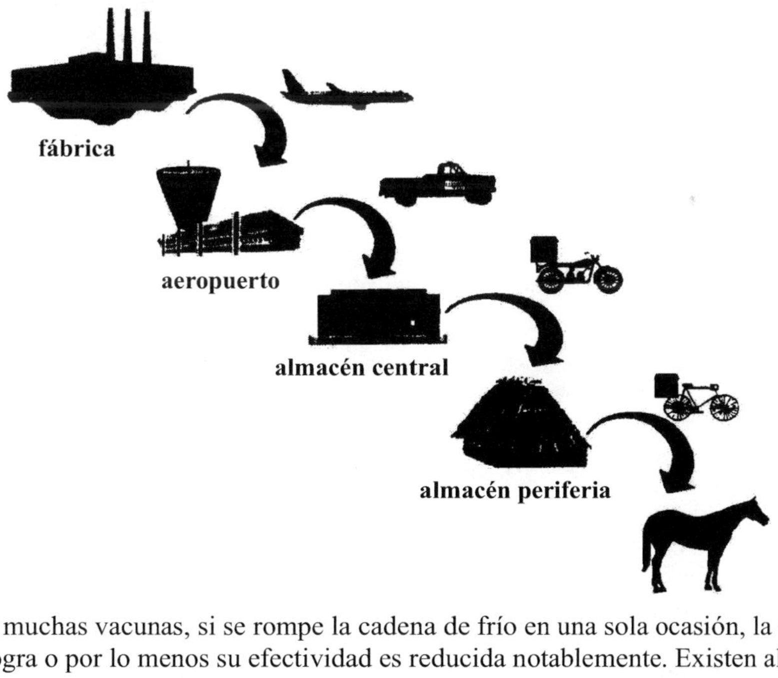

Para muchas vacunas, si se rompe la cadena de frío en una sola ocasión, la vacuna se malogra o por lo menos su efectividad es reducida notablemente. Existen algunas vacunas que no necesitan refrigeración. Estas vacunas se denominan como vacunas "estables a temperatura ambiente". Por ejemplo, una nueva vacuna para la peste bovina es estable a temperatura ambiente por un mes.

6.5.3 Cinco factores que pueden dañar a las vacunas

1. EL CALOR

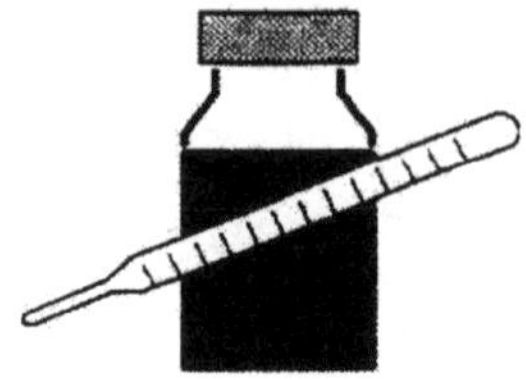

La mayoría de las vacunas son sensibles al calor y tienen que mantenerse en una cadena de frío. Tienen que mantenerse en una heladera entre 0 a 8°C, ser transportados en termos con hielo y ser usados inmediatamente después de estar cargadas en una jeringa. Si una jeringa llena de vacuna no se vacía rápidamente, se debe colocar la jeringa en hielo hasta el momento de colocar la siguiente inyección.

2. EL CONGELAMIENTO

Las vacunas sensibles al congelamiento pierden su efectividad a congelarse. Se han malogrado muchas dosis de vacunas por el congelamiento accidental. Mantenga un termómetro DENTRO del congelador y chequéelo diariamente. Otras vacunas se deben congelar si va a almacenar por un tiempo largo. Lea la etiqueta cuidadosamente.

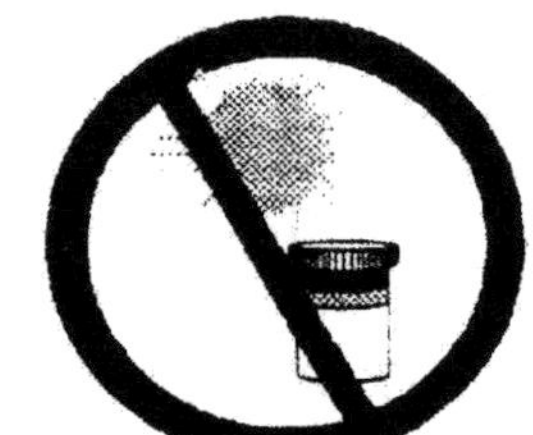

3. EL SOL

Nunca deje los frascos o las jeringas con vacuna expuestas a los rayos del sol. Cuando se está trabajando en el campo abierto, abran los termos conteniendo la vacuna y llenen las jeringas en la sombra.

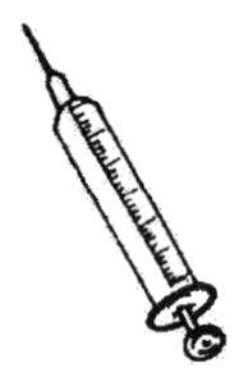

4. LA CONTAMINACIÓN

Siempre utilice agujas y jeringas estériles cuando se está preparando, mezclando o cargando la vacuna. Nunca coloque una aguja usada en un frasco de vacunas por el hecho que esto contamina la vacuna y puede causar enfermedades o un absceso en el sitio de la vacuna.

¡Si sospecha que el frasco de la vacuna esté contaminado, deséchelo!

5. LOS DISINFECTANTES Y DETERGENTES

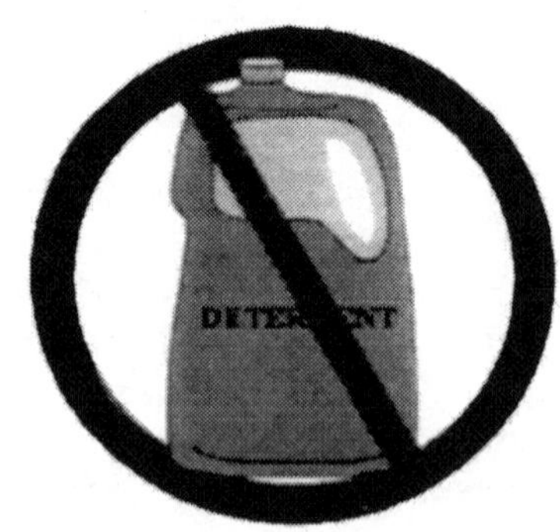

Los desinfectantes o detergentes pueden neutralizar a las vacunas. Por lo tanto, no use jeringas o agujas para vacunar que tienen residuos de desinfectante o detergentes de la limpieza hecha. No use desinfectante para esterilizar agujas y jeringas. Para esterilizarlas, enjuáguelas completamente <u>solo con agua</u> y luego hiérvelas por lo menos 15 minutos.

6.6 PRINCIPIOS IMPORTANTES PARA LA PREVENCIÓN DE ENFERMEDADES INFECCIOSAS

1. Alimento nutritivo, agua limpia, resguardo adecuado

Estos elementos ayudan a mantener un animal fuerte y capaz de resistir a las infecciones.

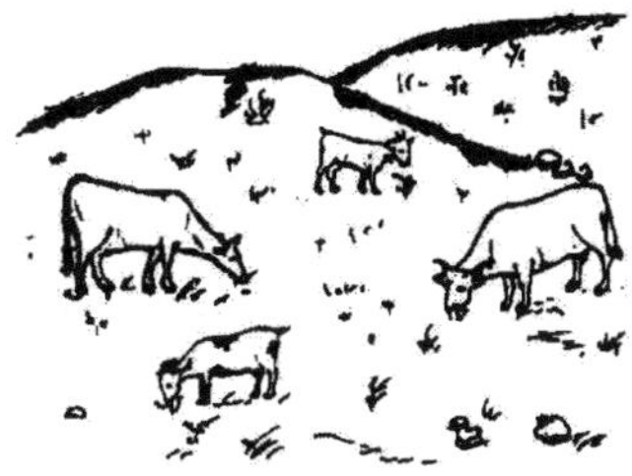

2. Higiene y Rotación de Potreros

Esto es tan importante como la nutrición. Los gérmenes y los huevos de parásitos pueden sobrevivir por largos periodos de tiempo en el estiércol viejo y húmedo y otros lugares oscuros, húmedos y sucios. Muchos problemas de salud pueden evitarse proveyendo un ambiente **limpio** y **seco** con **luz solar suficiente**. Las medidas siguientes para mejorar higiene, también pueden ayudar a prevenir enfermedades:

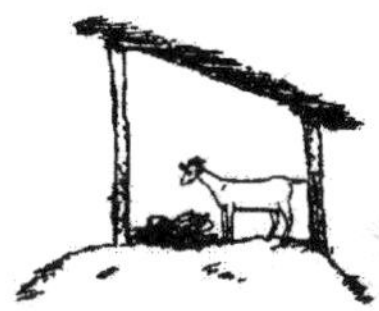

- **Ubique los rediles** y **potreros** en terreno alto y **bien drenado.**

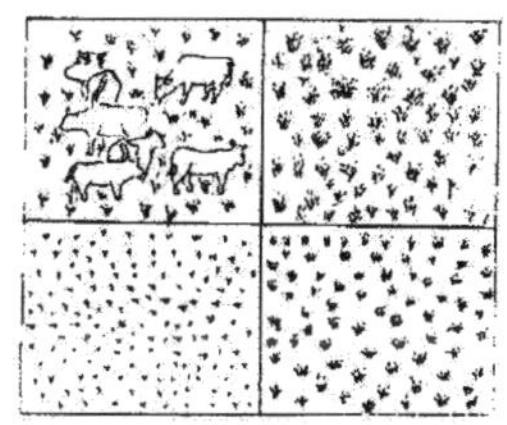

- **Haga rotación a menudo de rediles y potreros** y permita que descansen por lo menos un mes. o siembre plantas en ellos. Cuando se deja un campo libre y expuesto a la luz solar, los parásitos inmaduros en el suelo se secan y se mueren.

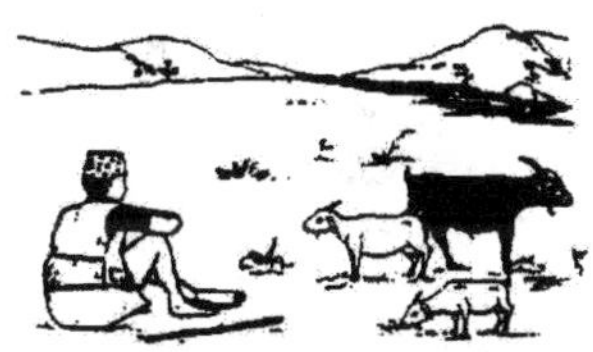

- **Ponga a las madres lactantes y sus crías en áreas "limpias"** donde otros animales no han estado comiendo por varios meses, dado que los bebés son los más susceptibles a enfermedades.

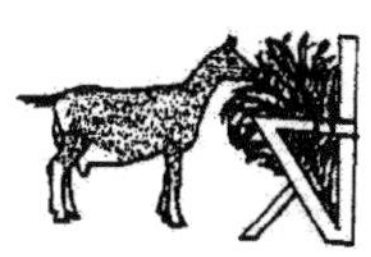

- **Mantenga el alimento y el agua limpia**. Si las áreas de alimentación son sucias, los animales ingieren gérmenes y huevos de parásitos cuando comen y toman agua. Entonces, evite colocar alimento en el piso o utilizar gavetas en las cuales los animales pueden pisar o echarse. Utilice comederos y bebederos que mantienen limpio el alimento y el agua y que no permiten que el animal pueda echarse o entrar a ellos.

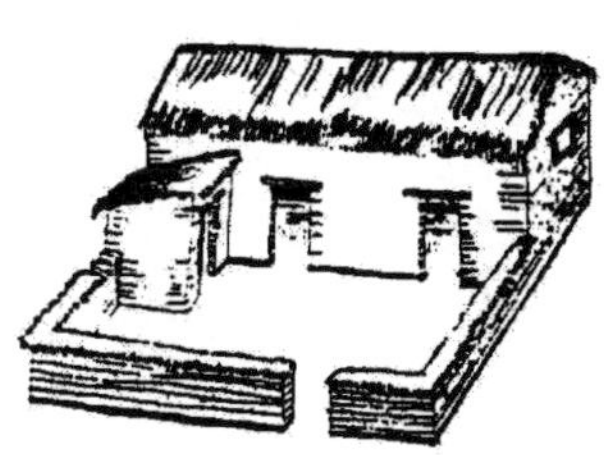

- **Limpie los establos permanentes a menudo** con agua y jabón y deje que se sequen. El material de cama debe ser reemplazado con material nuevo seguido. Cuando los animales salen de la propiedad, se debe limpiar los establos y dejarlos vacíos para 1 a 3 meses antes de meter de nuevo a otros animales.

- **Mude las instalaciones temporales a menudo.** Esto es la gran ventaja de las instalaciones o jaulas temporales. Simplemente se mueve el edificio o jaula a una nueva área y se expone el área anterior a los rayos solares para secarlo y así matar a los gérmenes y huevos de parásitos.

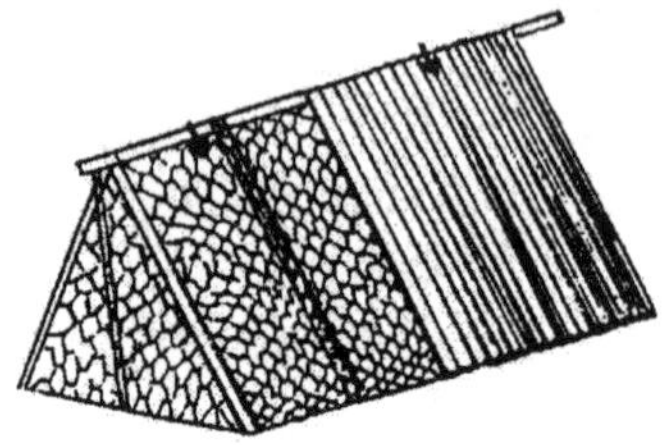

Gallinero movible

- **Utilice correctamente a los desinfectantes.** Algunas personas usan los desinfectantes, como el fenol o cloro, como parte de su programa de higiene para matar a los gérmenes en sus establos, jaulas y comederos. Los desinfectantes son más efectivos cuando se limpia el área anteriormente, eliminando todo material orgánico y luego enjuagar con el desinfectante. Sin embargo algunos desinfectantes pueden ser tóxicos, por lo tanto hay que usarlos correctamente para evitar hacer daño a los animales y a las personas. Los bebederos y comederos desinfectados deben ser enjuagados antes de utilizarlos.

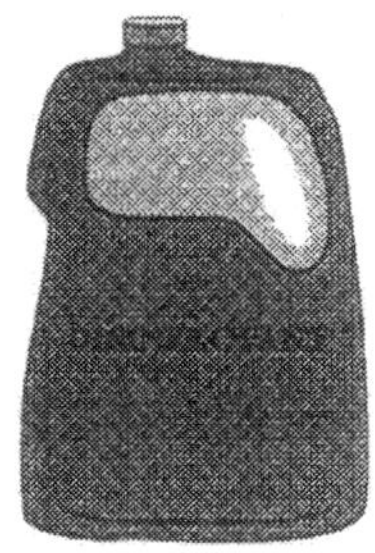

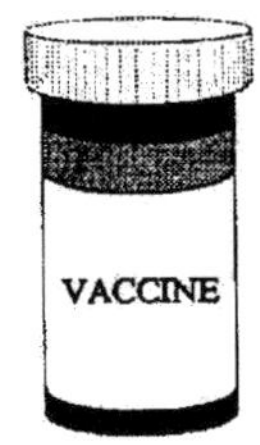

3. **Use vacunas buenas** que son conocidas en la zona como efectivos contra las enfermedades comunes.

4. **Haga tratamientos regulares contra los parásitos.** Un buen programa de prevención, control y tratamiento de parásitos es esencial para una buena salud y producción pecuaria.

5. **Utilice los químicos y medicamentos correctos para controlar los huéspedes intermediarios** como ser los insectos, garrapatas piojos y caracoles. Úselos de una manera que no dañen al medio ambiente.

6.7 EL CONTROL DE ENFERMEDADES CONTAGIOSAS

"El control" refiere a la situación donde la enfermedad ya existe y tiene que ser contenida para **evitar su difusión**. Las enfermedades altamente contagiosas se difunden rápidamente, haciendo que su control sea más difícil. La mayoría de los países tienen **leyes** para controlar las enfermedades pecuarias, si se aplican las leyes. Normalmente se toman las siguientes acciones para controlar la difusión de una enfermedad.

Aislar a los animales enfermos.

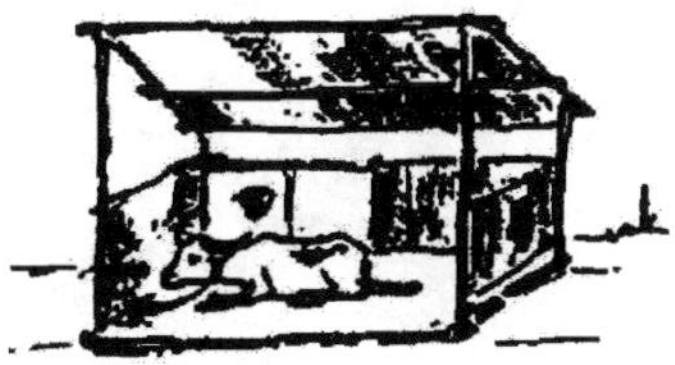

Aislar el animal enfermo de……

- **Separen a los animales enfermos de los sanos** para evitar la difusión de una enfermedad infecciosa. Esto se llama **aislamiento.**

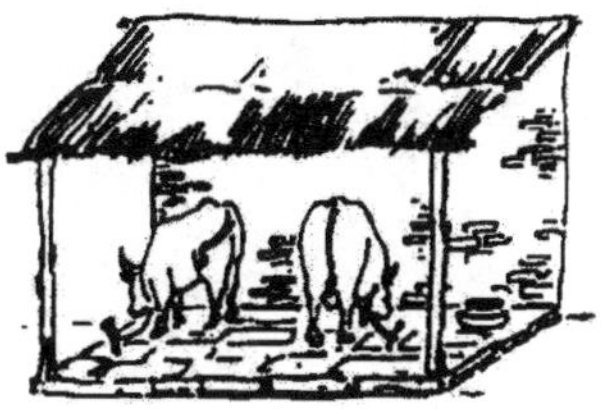

……los sanos

- **Evite al máximo el contacto con los animales enfermos.** No permita que las personas que han trabajado con los animales enfermos tengan contacto con los animales sanos. Al comprar animales nuevos, trate de aislaros por lo menos dos semanas para verificar que están sanos antes de mezclarlos con sus otros animales sanos.

Determine cómo la enfermedad se está difundiendo.

Muchas veces es necesario determinar cómo la enfermedad se difunde para poder tomar medidas efectivas de control. Por ejemplo, ¿La causa es una fuente de agua contaminada o una planta tóxica? ¿Es el hecho de estar expuesto a un animal enfermo? ¿Se transmite por moscas u otros insectos? A veces, se requiere de una persona capacitada en "epidemiología" para invesitigar a fondo la enfermedad y para identificar la causa de ella.

Ponga el área afectada en Cuarentena.

Durante la presencia de ciertas enfermedades contagiosas, el gobierno puede declarar a una zona como bajo "Cuarentena" que significa que ningún animal puede entrar o salir de la zona.

Vacune.

Aplique una vacuna efectiva a animales sanos y susceptibles. La vacuna tiene que estar disponible y de precio accesible.

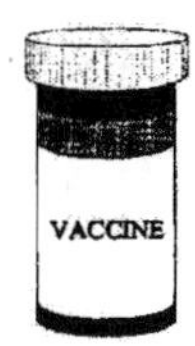

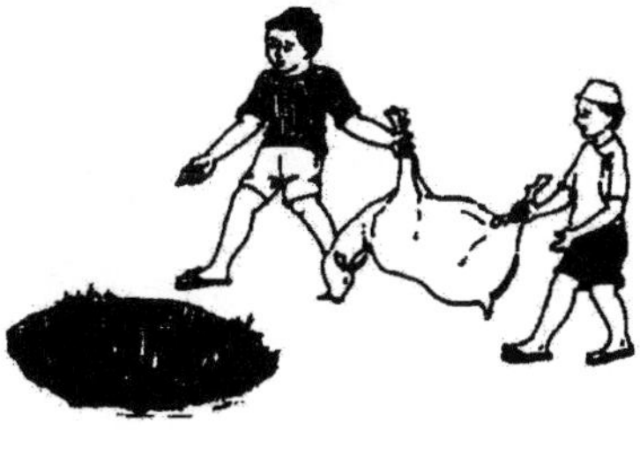

Elimine correctamente a los animales muertos

Todos los animales muertos por la enfermedad deben ser enterrados o quemados.

Desinfección de los establos, jaulas, comederos y bebederos.

Si la epidemia se debe a una enfermedad infecciosa, los edificios, jaulas, comederos y bebederos de los animales enfermos deben ser limpiados completamente, desinfectados y dejarlos sin uso por uno a tres meses.

Sacrifique a los animales expuestos o positivos

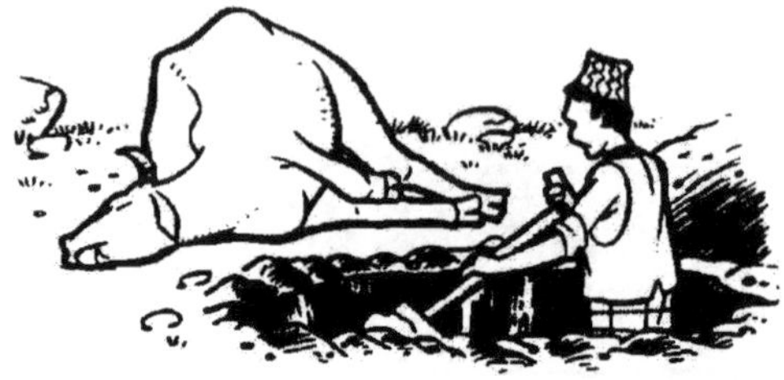

Algunos gobiernos requieren que todo animal expuesto a una enfermedad dada tienen que ser matados y que se entierre o queme su cuerpo; o hacer pruebas a todos los animales y los que dan positivos son sacrificados. En algunos países, este método de control no es posible por creencias culturales o religiosas.

Requerir certificados sanitarios.

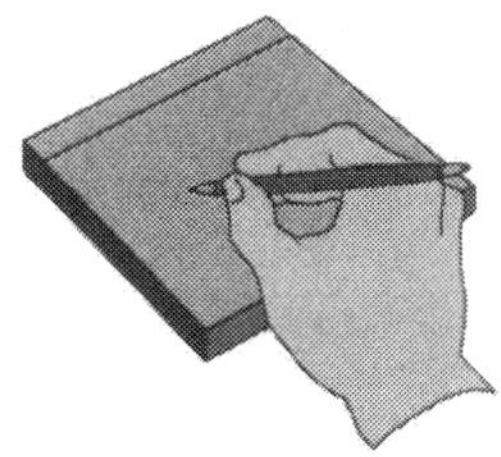

Muchos gobiernos requieren la inspección de todo animal que se va a transportar a través de las fronteras o a ciertas destinaciones. El doctor veterinario o técnico capacitado que hace la inspección firma un certificado indicando que el animal es sano. Sin este certificado, no se pueden trasladar animales.

Informes obligatorios de presencia de enfermedades peligrosas.

La mayoría de los gobiernos requieren que se informe de la presencia de ciertas enfermedades al veterinario distrital para poder tomar medidas inmediatas. Normalmente estas medidas se refieren a enfermedades contagiosas, mortales y económicamente importantes como La Septicemia Hemorrágica, La Fiebre Aftosa, La Peste Bovina, La Fiebre Porcina Africana, Erisipela Porcino, y la Newcastle en aves.

Hacer seguimiento a la epidemia - "Monitoreo de la Enfermedad"

Para enfermedades serias, el gobierno puede optar por establecer un sistema de monitoreo e información para responder a las siguientes preguntas:

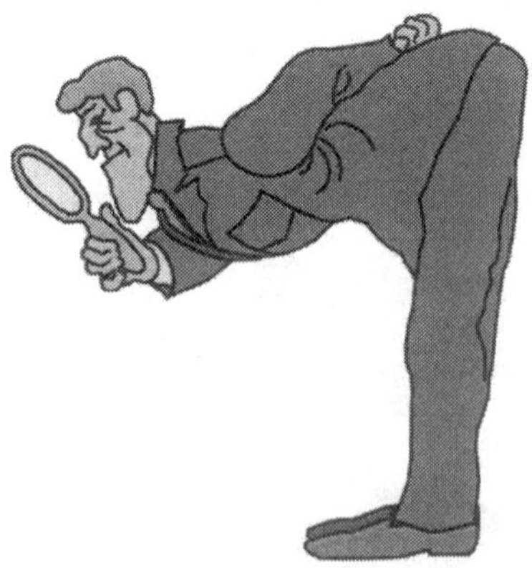

1. ¿Qué animales son afectados y cuántos?
2. ¿Cuáles son las zonas de mayor riesgo?
3. ¿Cuántos animales están muriendo?
4. ¿La incidencia de la enfermedad está disminuyendo o incrementando? ¿Es estacional o periódica?
5. Con esta información, las autoridades de salud veterinaria pueden determinar la magnitud del problema y destinar recursos y esfuerzos de control a las áreas y los animales de mayor riesgo.

7.0 La Nutrición

7.1 TRES ELEMENTOS CLAVES PARA ENTENDER LA NUTRICIÓN

1. **Diferentes animales requieren diferentes nutrientes; y el mismo animal requerirá diferentes nutrientes en diferentes etapas de su vida.** Por ejemplo: un ternero en crecimiento, un vaca lactante, y un toro adulto requieren diferentes nutrientes.

2. **Diferentes alimentos proveen diferentes nutrientes.** Los alimentos se dividen en diferentes grupos según los nutrientes principales que proveen.

3. **Los animales precisan de un equilibrio de diferentes alimentos de los diferentes grupos de alimento para mantenerse sanos y productivos.** Ningún alimento por si solo, provee todos los nutrientes que un cuerpo requiere. La excepción: Una cría recién nacida recibe todos los que requiere de la leche de su madre.

Repaso: Un **nutriente** es una sustancia proporcionada por un alimento. Una **dieta** es la mezcla completa de los alimentos que un animal come.

Más Acerca de los Nutrientes:

Hay cinco diferentes grupos de nutrientes, cada uno con su propia función en el cuerpo de un animal. Si al cuerpo le hace falta suficiente cantidad de un nutriente, podemos decir que existe una deficiencia de ese nutriente.

7.2 CINCO GRUPOS DE NUTRIENTES

1. Las Proteínas: Alimentos para Construir Masa

La proteína es utilizada por el cuerpo para el **crecimiento** y la **producción** de **leche**.

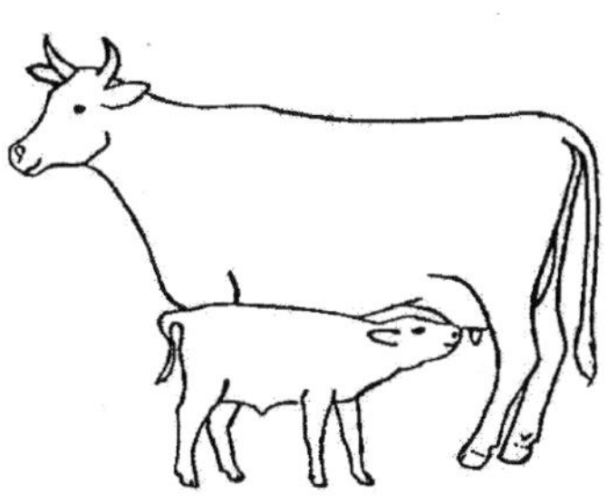

Los animales que requieren más proteína en sus dietas
-las madres lactantes
-las hembras en las ultimas etapas de preñez
-animales jóvenes en crecimiento, especialmente después del destete.

Los alimentos de alto contenido de proteína:
- la leche y productos lácteos
- fréjoles fréjoles, lentejas y sus productos (Por Ej. Torta de soya)
- tortas de oleoginosas (Por Ej. torta de colza)
- forrajes leguminosas especiales (Por Ej. trébol, leucaena, y alfalfa / lucerna)
- los subproductos de la carne y del pescado (Por Ej. harina de sangre, harina de pescado)

Los alimentos con algo de proteína:
- el pasto tierno (antes que madure y produzca semilla)
- el heno y ensilaje hecho de pasto cortado en estado verde
- los granos y sus subproductos como el afrecho de arroz alta calidad
- los subproductos de la producción de alcohol

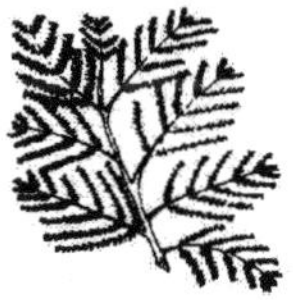
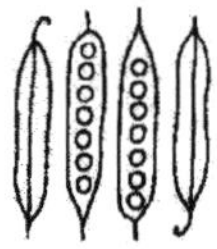
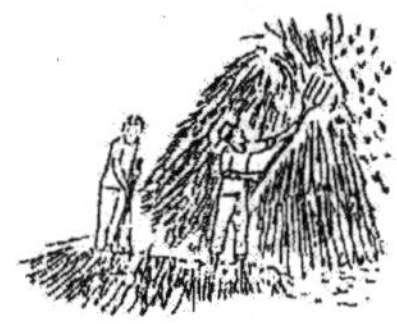
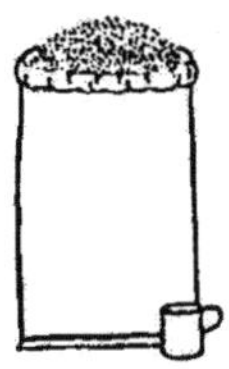
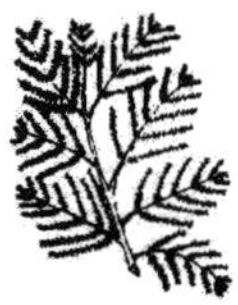
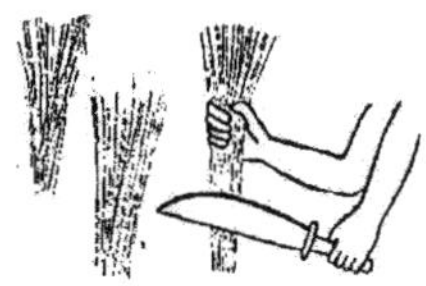

La deficiencia de proteína:
(Más común en animales jóvenes)

Los animales jóvenes se ven delgados y enfermizos, muchas veces con una barriga extendida, la cabeza grande y piernas delgadas. Crecen lentamente y tienen abrigos de pelo áspero.
Los animales adultos darán menos leche que lo normal o paren crías más pequeñas y débiles.

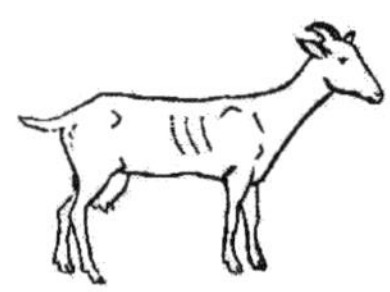

El tratamiento de la deficiencia de proteína:
¡Simplemente proveer alimento rico en proteína!

La Prevención de la deficiencia de proteína:
Antes que se desarrolle la deficiencia de proteína, darle alimentos ricos en proteína a los **animales jóvenes, madres lactantes**, y **animales en la última etapa de preñez.**

Nota: Dar **prioridad a su alimento más caro!** Los alimentos ricos en proteína son las más caras. Reserve este alimento para los animales que más lo necesitan - (animales jóvenes, madres lactantes y las hembras preñadas).

2. Carbohidratos y Grasas: Alimentos que proveen energía

Se utiliza la energía para los procesos corporales diarios como andar y masticar; como también para trabajar, crecer, producir leche y calentarse. Cuando un animal ingiere más energía de lo que necesita, lo guarda como grasas.

Los carbohidratos constituyen la parte más grande de la dieta para la mayoría de los animales – alrededor del 75 a 80 por ciento del total.

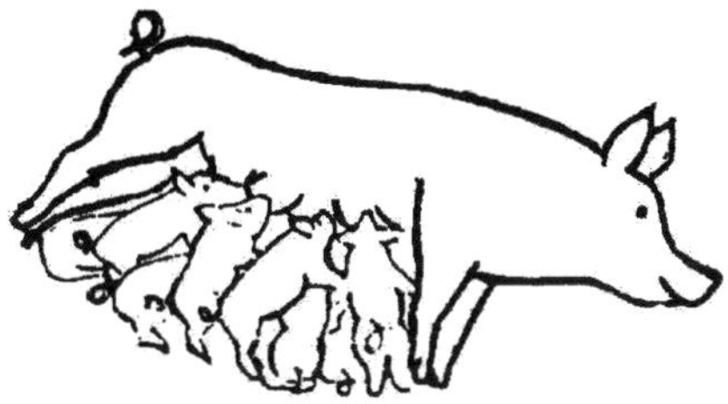

Los **Animales que necesitan más energía:**
-Las hembras lactantes
-Los animales en crecimiento
-Los animales expuestos a clima frío
-Los animales de trabajo

"La **Energía**" se encuentra mayormente en:
-los granos (trigo, afrecho de trigo, maíz, y cebada)
-el arroz y afrecho de arroz
-las frutas frescas y desecadas
-las batatas, papas y otros tubérculos
-la melaza y otros subproductos de la producción de azúcar
-los subproductos de la grasa animal
-los subproductos de la producción de alcohol
-las verduras y la basura
-el pasto verde y tierno
-el heno cortado cuando el pasto está verde

Importante: El pasto viejo y seco, y la paja contiene solo una cantidad reducida de energía utilizable por el cuerpo. La energía en la mayoría de los alimentos duros como pastos secos y paja, pueden ser digeridos solo por animales que comen pasto.

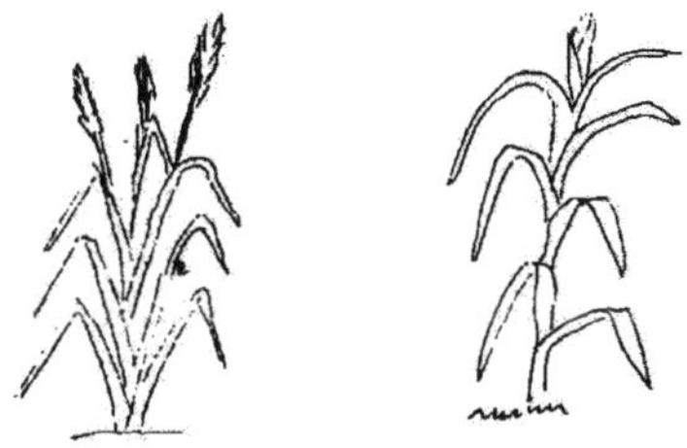

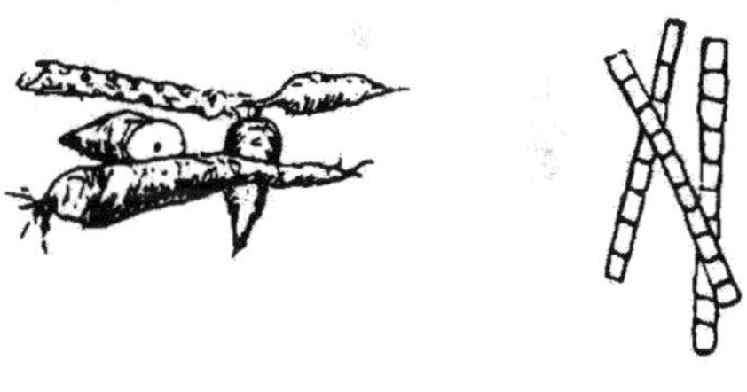

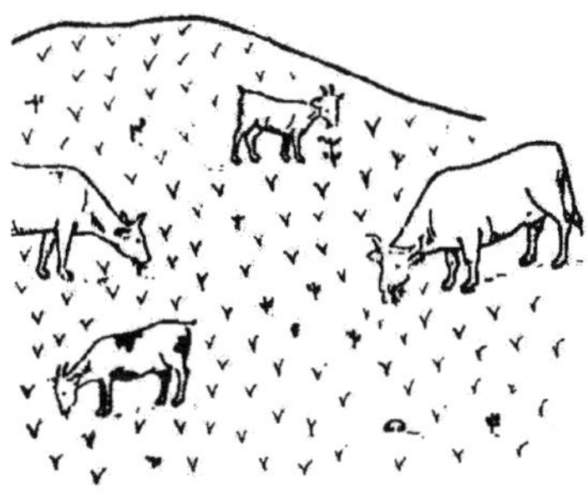

Las señas de la deficiencia de energía

-El animal delgado
-Baja producción de leche
-Animales adultos de trabajo sin energía

Nota: La deficiencia de energía y proteína muchas veces ocurren juntas y el animal demuestra síntomas de ambos.

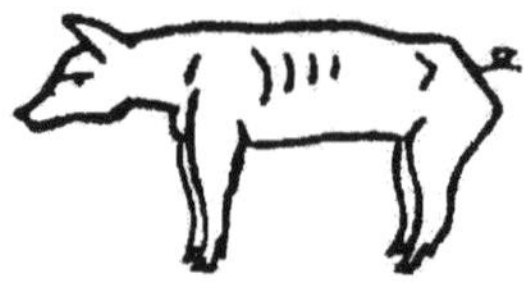

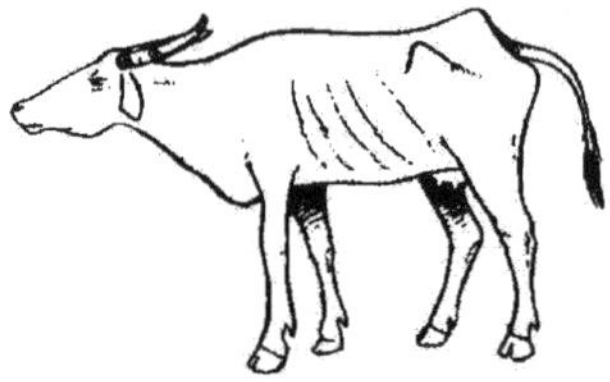

El tratamiento de la deficiencia de energía
Proveer más alimentos ricos en energía.

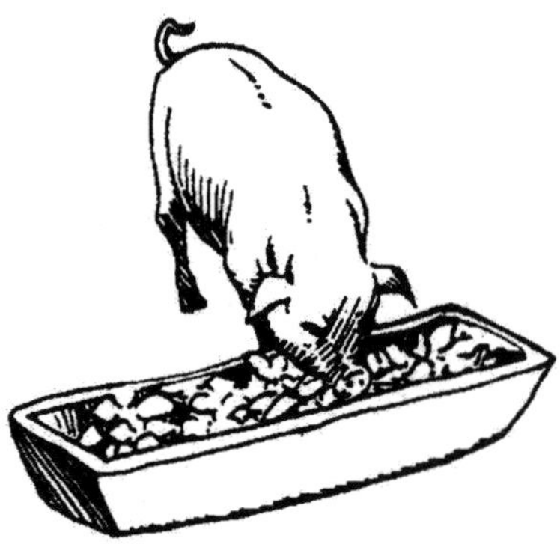

La prevención: Dar más alimentos altos en energía a los animales jóvenes, preñadas y madres lactantes como también a los animales expuestos al frío antes que se adelgacen.

Nota: Las cerdas que no reciben energía extra cuando están dando de chupar **se volverán muy flacas** hasta el tiempo del destete. Estas madres pueden ser infértiles por varios meses después del destete.

3. Los Minerales

Los minerales son necesarios para desarrollar dientes y huesos sanos, para el funcionamiento normal del cuerpo y para la producción de leche. Todo animal requiere cantidades pequeñas de sal común para el normal funcionamiento corporal.

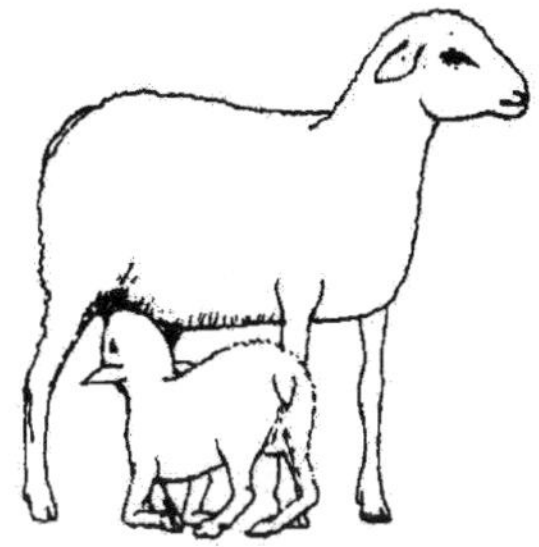

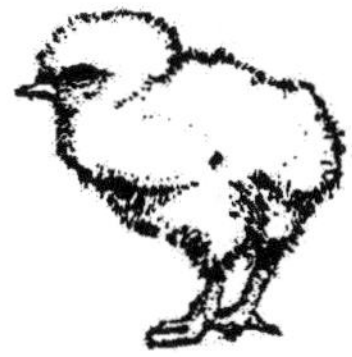

Los animales con necesidades especiales de minerales:
-los animales jóvenes, en crecimiento y lactando,
-las madres lactantes

Algunas Fuentes de minerales:

-la leche
-la sal
-la harina de hueso, las cáscaras de huevo, conchas de mar
-la melaza
-los forrajes, la tierra, y la piedra caliza
-las mezclas especiales de minerales para animales

Los animales que comen forrajes de suelos deficientes en ciertos minerales mostrarán deficiencias de estos mismos minerales, si no son suplementados con alguna otra fuente.

Las deficiencias ocurren más cuando los animales reciben un <u>solo tipo</u> de alimento de <u>una fuente única</u> o <u>pastorean en un solo lugar</u>.

Por ejemplo, una cerda dando a chupar que recibe solo granos muchas veces desarrolla una deficiencia en calcio. Se debilitará, mostrándose primero los síntomas en las piernas traseras, hasta llegar al punto de no poder pararse.

Los Síntomas de las Deficiencias de Minerales

- los animales lamen y muerden objetos salinos

- los animales mastican huesos viejos

- los animales jóvenes pueden desarrollar protuberancias en las costillas o piernas deformadas

- lechoncillos lactantes pueden morir sin una causa obvia (deficiencia de iodo)

- las marranas se sientan como un perro y no pueden pararse (deficiencia de calcio)

- vacas lecheras, especialmente las de producción alta, de un momento a otro no pueden pararse (deficiencia de calcio)

- la infertilidad

Precaución: Aunque todos los animales necesitan algo de sal, demasiado sal puede ser dañina. Nunca obligue a un animal a tragar sal. Siempre hay que proveer suficiente agua para evitar el envenenamiento salino.

El Tratamiento y la Prevención de las Deficiencias de Minerales

Determine qué minerales son deficientes en los suelos locales. Muchas veces el nivel de fósforo es bajo en suelos tropicales.

Use fuentes fácilmente disponibles de minerales como harina de hueso, conchas y cenizas. Muchas veces se los encuentra localmente a precios accesibles.

Provea una variedad de alimentos o pastoree los animales en más de un área.

Provee sal a los animales, pero asegure que tengan acceso a suficiente agua (especialmente cerdos). Generalmente los animales sólo comen la cantidad de sal que requieren.
Si la deficiencia de yodo es un problema, mezcle pequeñas cantidades de yodo con la sal.

No gaste su dinero en mezclas caras de minerales a menos que lo recomiende una persona confiable. Muchos vendedores venden mezclas de minerales aunque no sean necesarios.

4. Las Vitaminas: Alimentos Protectores

Se necesitan las vitaminas en pequeñas cantidades para el crecimiento, la reproducción y las funciones corporales normales. Las vitaminas son necesarias para protegerlos contra las enfermedades y para sanar las heridas.

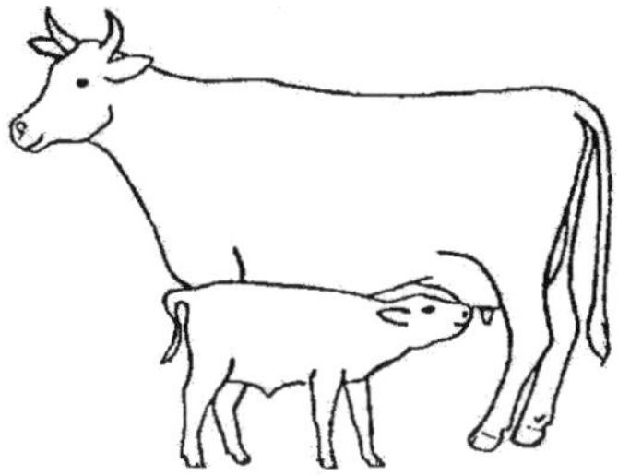

Los **Animales con requerimientos especiales de vitaminas:**

- Los animales jóvenes, preñadas y las madres lactantes

Las Fuentes de Vitaminas

- Los forrajes verdes, frescos
- Las frutas y verduras frescas
- Las fuentes de proteína proveen pequeñas cantidades.

Los síntomas de Deficiencias Vitamínicas

Los síntomas dependen en que vitamina está faltando y que especie de animal está afectado (Ver Página 311, donde están anotado las deficiencias más comunes).

El Tratamiento de las Deficiencias Vitamínicas

A menos que el animal no pueda comer, es más económico **darle forraje verde y fresco para comer.** ASAs sin experiencia tienden a aplicar inyecciones innecesarias de vitaminas a animales enfermos. Esto se debe, a veces, a la presión de los dueños para "aplicar una inyección".

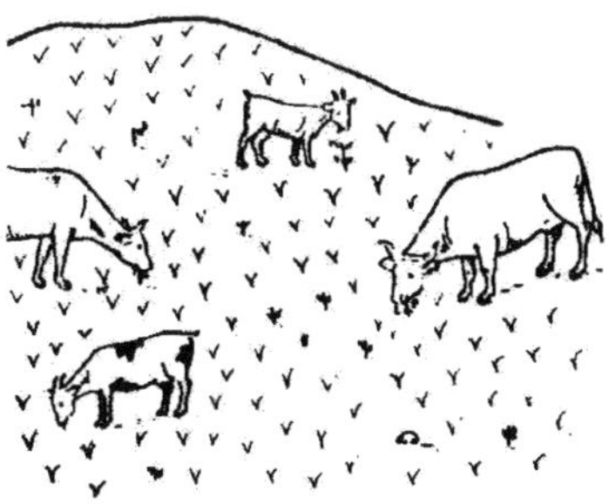

5. El Agua: Nutriente Más Importante

Una fuente de agua abundante y constante es esencial para todas las funciones corporales.

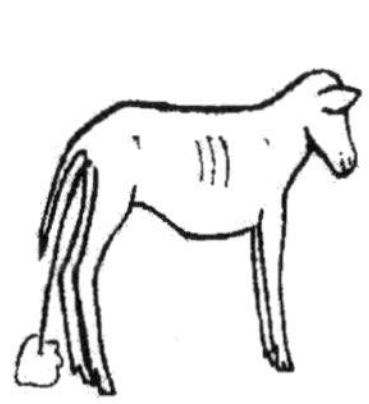

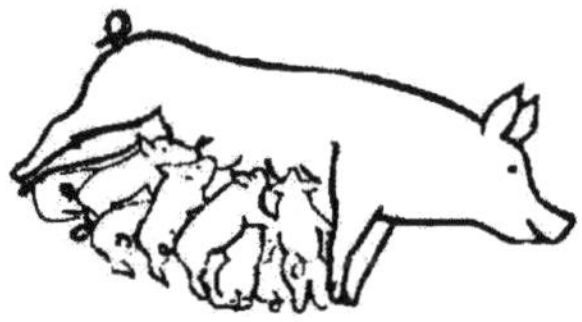

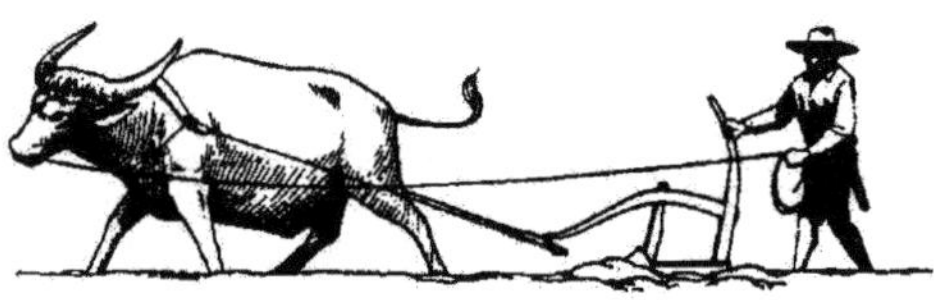

Los animales que requieren agua ADICIONAL:

-Los animales enfermos, especialmente los con diarrea o vómito.

- Madres lactantes

-Animales de trabajo

-Animales viviendo en **climas calientes y/o secos.**

Fuentes de Agua

Cada alimento contiene algo de agua, especialmente el forraje verde y fresco. Aunque algunos animales sobreviven con esta cantidad de agua, no es suficiente para una buena salud y producción.

Todo animal debe tener agua limpia y fresca disponible para tomar por lo menos 4 veces al día. Cuando se da agua, el animal debe tener el tiempo necesario para tomar todo lo que quiere. Si toma toda el agua, debe ofrecerse le más.

La mejor forma de proveer agua, es tener agua limpia y fresca disponible en todo momento.

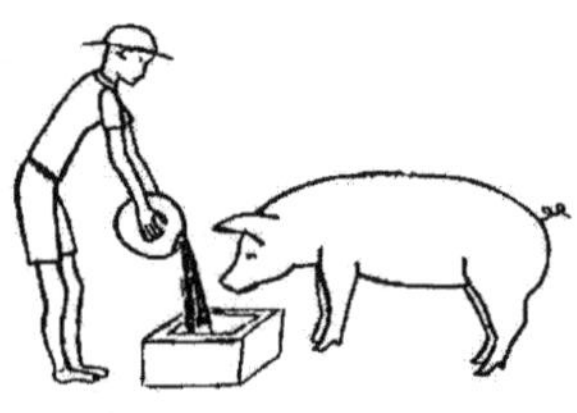

Deficiencias del agua/deshidratación

Las Señas de Deficiencia de Agua

En deficiencias menores, el animal puede tener orín oscuro u orinar poco.

Los animales, especialmente cerdos, que reciban sal en sus dietas pero nada de agua pueden mostrar síntomas de toxicidad salina (síntomas neurológicos) hasta pueden morir.

Ver páginas 49,191, 267 acerca de la deshidratación , una deficiencia severa de liquido en el cuerpo.

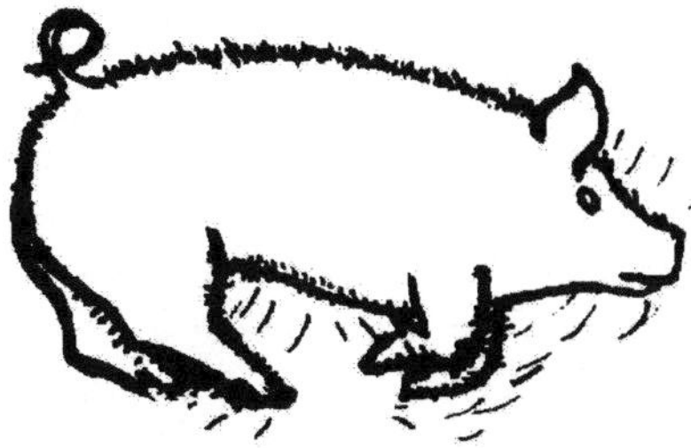

Un cerdo temblando y convulsionando debido a una intoxicación salina (falta de agua)

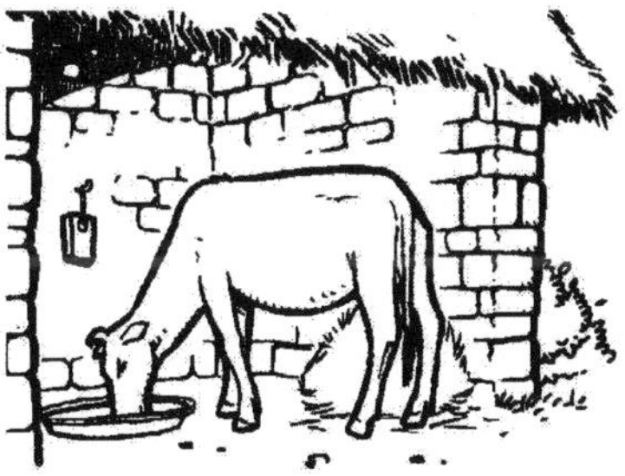

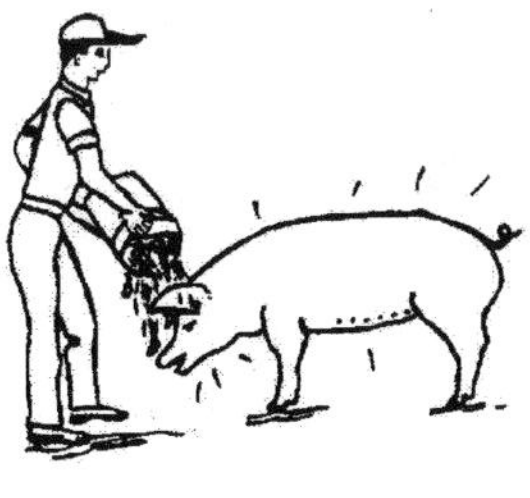

El Tratamiento de Deficiencias de Agua (Deshidratación)

Para una deshidratación leve, provea agua limpia y fresca durante el día y noche

Ver páginas 268-269, para el tratamiento de deshidratación si la deficiencia de agua es severa.
Nota: Un animal acalorado tal vez no tome hasta que se haya refrescado. Permita que el animal descanse con calma en la sombra, y, si es posible, verter un poco de agua sobre su cuerpo, particularmente su cabeza. Luego, ofrézcale agua de nuevo.

7.3 ALGUNAS DIRECTRICES Y CONSEJOS PARA ALIMENTAR ANIMALES

1. Una dieta equilibrada contiene alimentos que proveen proteína y carbohidratos.

2. El alimento de mayor calidad debe ser reservado para animales: preñadas y madres lactantes como también para animales en crecimiento. Estos animales requieren especialmente más proteína en su dieta.

3. El alimento de menor calidad puede darse, con menos problemas, a animales adultos que se está criando para carne, los bueyes adultos y los búfalos que no están trabajando, y las hembras adultas que no están dando leche y no están en sus últimos meses de preñez.

4. Evite cambios repentinos en la dieta de los animales. Por ejemplo, si a un animal que come paja o heno, si le cambia rápidamente su alimento por pasto verde, muchas veces le provocará diarrea o timpanismo.

5. Todo animal, aun los en pastaje, necesitan agua limpia y fresca. Ofrecer agua antes de dar otros alimentos puede evitar el timpanismo.

6. **Los minerales y vitaminas tienen mayor efecto cuando los animales reciben suficiente agua, energía y proteína**. Las inyecciones de antibióticos, como las de vitaminas y minerales, no harán que sus animales sean sanos y productivos si no se están alimentando bien. Es más efectivo y económico proveer una dieta de niveles adecuadas de energía y proteínas y buscar fuentes locales de vitaminas (forraje verde) y minerales para los animales.

7. Los animales jóvenes, particularmente en el momento del destete, requieren de proteína adicional en su dieta. Se les debe dar algunos alimentos con altos niveles de proteína como la soya o forrajes ricos en proteína.

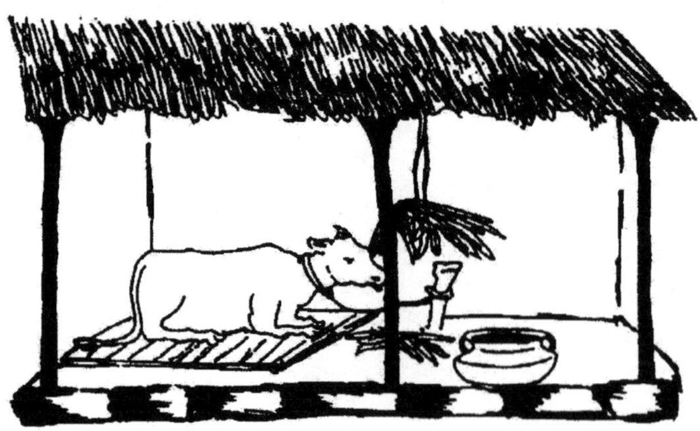

8.0 LOS PARÁSITOS DE LA PIEL

Los parásitos encontrados **sobre** o **en la piel** comúnmente son llamados "ectoparásitos" o "parásitos externos." Las moscas, las larvas de las moscas, y piojos son **insectos**, y tienen seis piernas en la etapa adulta. Las garrapatas y los ácaros que causan sarna son llamados **arácnidos** y tienen ocho piernas en etapa adulta. El parasite externo que causa serpigo (tiña) es un organismo minúsculo llamado **hongo**. La mayoría de los parásitos externos pueden ser vistos a simple vista. Sin embargo, algunos, como los hongos y algunos ácaros diminutos, solo pueden ser observados con la ayuda de un microscopio.

Algunos parásitos importantes encontrados sobre la piel incluyen las garrapatas, piojos, moscas, y pulgas. Parásitos de importancia en la piel incluyen hongos, ácaros, larvas, gusano tornillo, y boros (warbles).

Varias enfermedades importantes en los animales son difundidos por las garrapatas. Por lo tanto, la sección de garrapatas se considera primero. Esta sección presenta principios acerca de los químicos para eliminar a las garrapatas. Los principios utilizados para controlar las garrapatas pueden ser aplicados al controlar otros parásitos externos.

8.1 SÍNTOMAS GENERALES POR PARÁSITOS EXTERNOS

- picazón
- el animal se rasca
- la pérdida de pelo o lana
- heridas en la piel
- piel seca, escamosa y/o engrosado
- se ve los parásitos o sus huevos

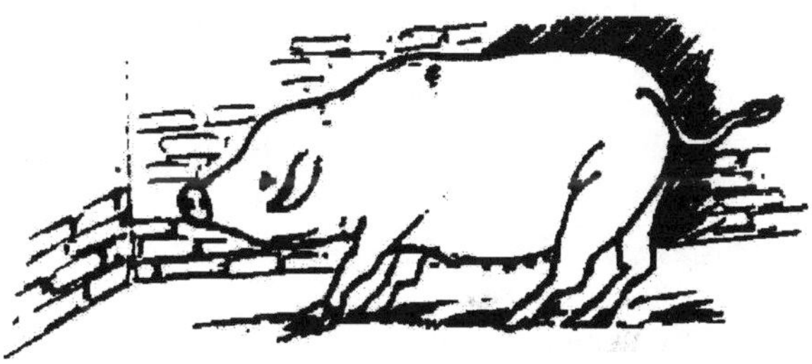

Un cerdo se rasca continuamente debido a sarnas o piojos

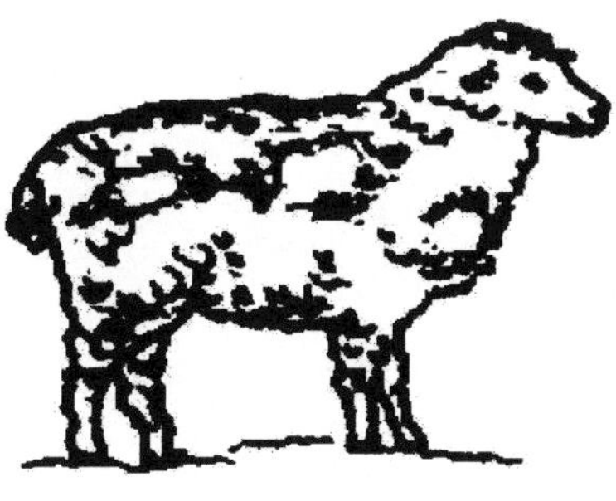

La pérdida de lana y piel seca y escamosa por infestación de ácaros y piojos

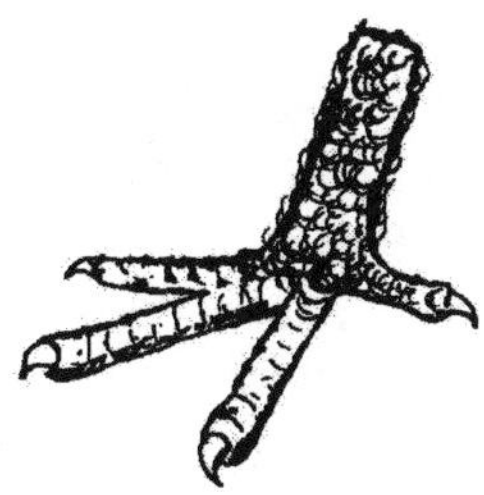

"Pierna escamosa" causada por ácaros en gallinas

8.2 MEDIDAS GENERALES CONTRA PARÁSITOS EXTERNOS

Muchos de los parásitos externos pueden ser controlados por nuevos medicamentos (pesticidas o insecticidas) que están en el mercado. Algunas pesticidas vienen en forma de líquido y otros en la forma de polvo. Varios de los tratamientos tradicionales contra los parásitos externos también funcionan bastante bien. Como ejemplo, ver la página 120, para aprender preparar una pesticida de hojas de tabaco.

Existen varios métodos de aplicar pesticidas:

- **Rociado:** Se mezcla algunos pesticidas con agua para rociar los animales.
- **Polvos / bolsas de polvo:** Se aplica algunos pesticidas directamente al animal como polvos o se pone los polvos en bolsas contra las cuales los animales se estrujen.
- **Dispositivos:** Se mezclan algunos insecticidas en polvo con aceites para luego colocar la mezcla en dispositivos de frotar o "backrubbers" contra los cuales los animales se estrujen.
- **Aretes:** Hay aretes (para la oreja) que están impregnados con pesticidas y liberan lentamente los químicos al cuerpo del animal
- **Aplicaciones Directas:** Se aplica algunas pesticidas directamente al área donde están los parásitos utilizando un trapo, esponja o brocha.
- **"Pour-Ons":** Estos insecticidas pueden vertirse directamente en el lomo del animal en cantidades pequeñas. Son absorbidos a la sangre y luego matan a los parásitos ubicados o alimentándose en casi cualquier parte del cuerpo.
- **Inmersiones:** Se mezcla algunos medicamentos con grandes cantidades de agua y se baña o se inmersa a los animales en la solución.
- **Inyecciones:** Algunas inyecciones, como "Ivermectina," matan a la mayoría de los parásitos internos y externos.

Hable con un experto local acerca de los productos disponibles en su zona para el tratamiento de los parásitos externos.

PRECAUCIONES: Los medicamentos para los parásitos externos son venenos. Los tratamientos efectivos tienen que matar a los parásitos sin hacer daño a los animales. El tratamiento contra los parásitos es efectivo sólo cuando se usa el producto correcto en el momento adecuado. Los animales silvestres, los peces y insectos benéficos pueden envenenarse si se permite que los productos contaminen sus alimentos o el agua.

8.3 LAS GARRAPATAS

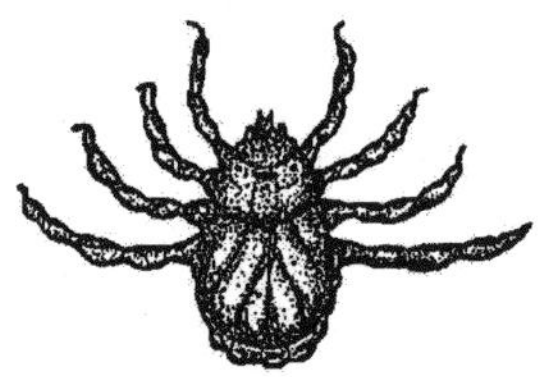

Las garrapatas se adhieren a la piel del animal o a veces dentro de la oreja, o alrededor de la ubre, escroto, cola, ano o vulva.

Síntomas y Diagnóstico / El Ciclo de Vida

Daño Directo: **Las garrapatas dañan directamente al animal succionando su sangre causando:**

- un crecimiento y/o peso reducido
- anemia (sangre delgada) y debilidad
- daño al cuero o a los pezones
- el animal se lame o se rasca, en vez de pastorear tranquilo
- heridas en la piel que se infectan y atraen a las moscas del gusano tornillo
- una reducción en la fertilidad y/o en la producción de leche
- una reducción en la inmunidad a otras enfermedades
- parálisis

Daño Indirecto: Las garrapatas también son portadores infestan a animales con enfermedades serias como la anaplasmosis, babesiosis, "heartwater", y theileriosis. Estas son conocidas como **"enfermedades de garrapatas,"** dado que son transmitidos por las garrapatas.

El Ciclo Biológico de las Garrapatas

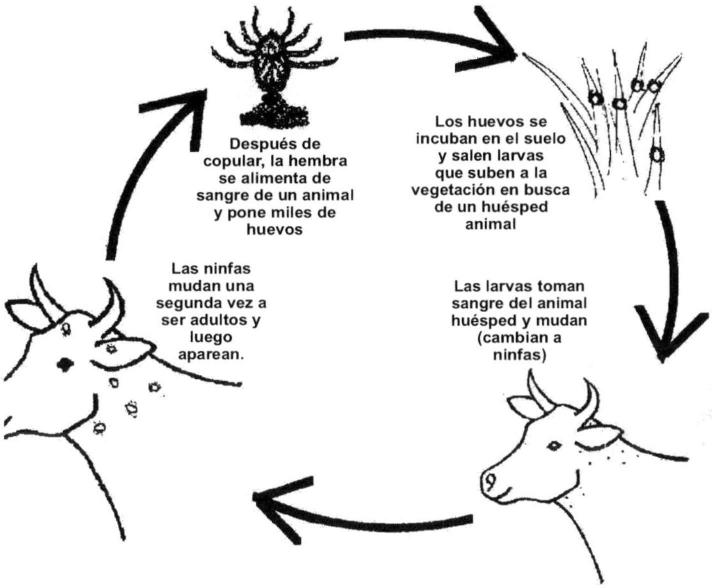

Las garrapatas pasan parte de su vida en el suelo, y la otra sobre el animal huésped. La cantidad de tiempo pasado sobre el animal varía según la especie de garrapata. El proceso cuando la garrapata madura de una etapa a otra se llama una "muda." En general, los huevos son puestos sobre el suelo y nacen larvas de seis patas. Después de chupar la sangre del animal, las larvas mudan (maduran) a ninfas de ocho patas. Estas ninfas se adhieren a un animal, se llenan de sangre y caen al suelo. En el suelo, se mudan de nuevo a garrapatas adultas. La garrapata adulta sube a la grama o arbustos, se adhieren a la piel de un animal huésped que pasa, se parean, y se alimentan de su sangre. La garrapata hembra luego cae al suelo y comienza de nuevo el ciclo. El ciclo entero puede durar uno, dos o hasta tres años, dependiendo de la especie y las condiciones del clima.

Tipos de garrapatas

Las garrapatas son descritas como de 'cuerpo duro" o 'cuerpo blando,' basado en la forma de su cuerpo. Además se refiere a garrapatas de 'un huésped,' 'dos huéspedes,' o 'tres huéspedes,' basado en el número de animales huéspedes en los cuales se alimenten durante su ciclo de vida. Una garrapata de 'un huésped" se alimenta del mismo animal como larva, ninfa y como adulto. Se cae del animal solo para poner los huevos. Las garrapatas de 'dos huéspedes" y de 'tres huéspedes cambian de animal entre las etapas de ciclo de desarrollo.

- Las medidas de control contra las garrapatas varían, dependiendo del tipo de garrapata presente. En Australia y Latíno America las garrapatas son de un huésped. En África y Norte América hay una mezcla de garrapatas de uno, dos, y tres huéspedes.

La Resistencia natural o adquirida a las garrapatas o enfermedades difundidas por garrapatas.

Los animales importados de regiones sin garrapatas, y las razas europeas, tienden a ser menos resistentes a éstas y las enfermedades que ellas difunden. Algunos bovinos, como los del " tipo cebú ", naturalmente son más resistentes a las garrapatas y las enfermedades que causan. Los animales que nacen y son criados en un área infestada de garrapatas normalmente son más resistentes que los animales que son importados. Aun los animales resistentes pueden perder su resistencia si no son expuestos a las garrapatas por períodos largos de tiempo.

> **¡Advertencia!** Importar animales con menos resistencia a áreas infestadas puede ser desastroso. Muchos animales pueden enfermarse y/o estar infestados fuertemente con garrapatas. Normalmente los animales importados requieren medidas de control más intensivos que los animales locales.

Diagnóstico: Encontrar las garrapatas sobre el animal, es un diagnosis definitivo. Sin embargo, se puede diagnosticar también observando los síntomas sabiendo que las garrapatas son comunes en la zona.

Tratamiento, Control y Prevención: Los químicos utilizados para matar a las garrapatas son llamados "acaracidas", "pesticidas," o "ixodicidas." Se precisa de la siguiente información para un buen control de garrapatas:

- ¿Cuáles son los principales tipos de garrapatas en la zona? ¿Las garrapatas son de un huésped, dos huéspedes, o tres huéspedes?
- ¿Las enfermedades portadas por las garrapatas están matando o enfermando a muchos animales en la zona?
- ¿En que áreas, estaciones y tipos de animales se desarrollan los problemas?
- ¿Qué acaricidas están disponibles, en que forma, y a que costo?
- ¿Las garrapatas en la zona ya tiene resistencia a algunos acaricidas?

Normalmente estas preguntas pueden ser respondidas por el agente de extensión agropecuario o una entidad educativa agropecuaria de la zona.

> **¡PELIGRO!!! (Los siguientes datos son verdades para la mayoría de las pesticidas – no sólo para los que se usan para controlar las garrapatas.)**
> - Todas las pesticidas son tóxicos si son mal preparados.
> - Se tienen que guardar los pesticidas fuera del alcance de los niños y animales
> - Siempre <u>lea</u> y <u>siga fielmente</u> las instrucciones que <u>siempre</u> deben acompañar al producto. No use pesticidas que vienen sin etiqueta o indicaciones. Si no está seguro como mezclarlos, busque consejo de alguien que sabe utilizarlos - o no lo uses.
> - Use pesticidas solo de compañías reconocidas.
> - Asegúrese si tiene disponible el antídoto (o tratamiento) para una sobre dosis accidental del pesticida que está utilizando. Hay que saber como usar el producto. El acceso rápido a un antídoto es vital, particularmente, si está haciendo control en un número grande de animales.

¡ADVERTENCIA!!

- Evite el contacto del pesticida con su piel u ojos.
- Use guantes de goma para mezclar y aplicar los pesticidas.
- Evite contaminar el agua o los alimentos con los pesticidas.
- Evite hacer mezclas de diferentes pesticidas a menos que el fabricante indique que sí se pueden mezclar los químicos.

Para los detalles relacionado con estos métodos de control distintos, Ver el Capítulo 26, "El Uso de Insecticidas para el Control de Parásitos Externos."

El Control de Parásitos con el Aislamiento de Potreros

Este método puede dar resultados en Australia y partes de America del Sur donde sólo existen las garrapatas de un huésped y donde existen pocos animales silvestres para mantener la población de garrapatas. Las áreas infectadas de garrapatas deben ser aisladas con alambrados, para no permitir que el ganado pastoree por entre tres y seis meses. Durante este lapso de tiempo, las garrapatas mueren por que no hay animales huéspedes sobre los cuales alimentarse. El tiempo requerido depende de la temperatura y humedad del ambiente. En un clima caliente y seco se eliminan más rápido las garrapatas (entre tres meses), que en un periodo frío y húmedo. El control de las garrapatas con este método, puede fallar en zonas de mucho viento, dado que los vientos fuertes pueden llevar las larvas por distancias considerables y reinfectar los potreros.

En áreas donde existen muchos animales silvestres y donde existen garrapatas de dos y tres huéspedes, un buen control con el aislamiento de los potreros no es posible.

Métodos inefectivos del control de las garrapatas

EL FUEGO: En algunas zonas, se usa la quema como método de control. Esto no funciona bien por el hecho que los huevos y las larvas de las garrapatas están enterrados en el suelo y protegidos del fuego. A la vez, esta práctica es dañina al medio ambiente dado que se quema la materia orgánica en el suelo y el suelo se vuelve menos fértil.
FUMIGACION DE LOS POTREROS: La fumigación de los pastos generalmente es inefectiva y muy costosa. También puede dañar al medio ambiente, contaminando el agua y matando a los insectos benéficos.

El control de garrapatas con la fumigación o con la quema es INEFECTIVO y degrada al medio ambiente.

8.4 LAS PULGAS

Las pulas son insectos saltadores que muerden y chupan sangre. Aúnque los productores muchas veces se quejan de su presencia, rara vez las pulgas son un problema serio para el ganado. Puede llegar a ser un problema si la población aumenta mucha en los establos. Una alta población de pulgas puede debilitar a los animales por la sangre que chupan y la irritación externa extrema causada en el sitio de las picaduras.

Las pulgas de los animales también pueden morder a los humanos que están en contacto con los animales, causando irritación y picaduras intensas. Donde los humanos y animales viven en el mismo edificio las pulgas puede ser un problema de salud humana.

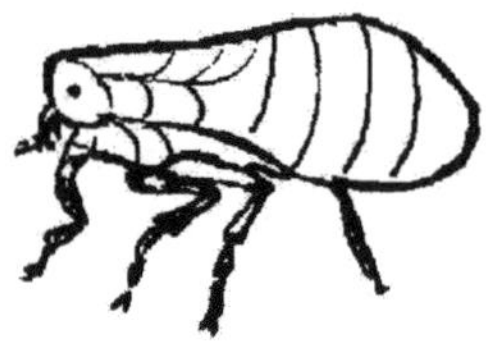

Ciclo biológico:
Las pulgas son difíciles para controlar dado que hay cuatro etapas en su desarrollo (huevo, larva, pupa, y adulto) y solo la etapa de adulto vive mayormente en el animal. En las otras etapas se esconden en la ropa de cama, ropa, alfombras, muebles, rajaduras y rincones donde se acumula el polvo y la suciedad.

Síntomas / Diagnóstico: El síntoma principal es la picazón y rasgadura. Algunas personas y animales tienen alergia a las picadas de las pulgas. Se puede diagnosticar la presencia de pulgas al ver los adultos saltando en el animal. O, se puede ver pequeños puntos negros que parecen suciedad. Estos puntos negros en realidad son las heces de las pulgas. Para comprobar, coloque los puntitos negros sobre papel blanco, y coloque unas pocas gotas de agua sobre los puntitos. Se formará una mancha rojiza en el papel si son heces de pulgas dado que contienen el color rojo de la sangre que han ingerido.

Tratamiento: Los insecticidas en polvo, o de aspersión aplicados a los animales pueden ayudar a reducir el problema de las pulgas pero sólo matan las pulgas que están en el animal en el momento. Las pulgas que no están viviendo en el animal pueden infestar al animal luego. Lea las etiquetas para instrucciones específicas. Nota: Los productos inyectables y "pour-ons" se accionan por medio de la sangre muchas veces son efectivos contra los piojos y otros insectos también, sin embargo, son de costo elevado.

Prevención / Control: Antes de realizar cualquier empolvado o aspersión, se debe limpiar los establos e instalaciones completamente. Hay que tener el cuidado de limpiar en los rincones donde se acumula el polvo y la suciedad. También cualquier cuero, bolsa o tela donde se pueden esconder las pulgas. Se debe empolvar o fumigar estos lugares también.

5.5 LOS PIOJOS

Se clasifica a los piojos como chupadores o masticadores, dependiendo de su formación boual y el método de alimentarse. Ambos tipos pueden causar problemas en los animales. Parecen afectar más a animales mal nutridos y a los más jóvenes. Generalmente, los piojos que afectan a una especie animal no atacan a otras especies.

Los piojos viven entre los pelos. Para alimentarse, muerden la piel o chupan sangre molestando así al animal. Los animales con piojos pasan mucho tiempo rasgándose o frotándose. Esto daña a su pelaje o lana. Se puede ver los huevillos blancos de los piojos, llamados liendres, separando los pelos o lana y fijándose en el punto donde el pelo entra a la piel.

- En los cerdos, los piojos chupadores se ven normalmente alrededor de la cabeza, cuello y piernas. Ponen inquietos a los cerdos que pasan mucho tiempo rasgándose. Los puercos pasan menos tiempo comiendo y se enflaquecen y se vuelven enfermizos.
- En los búfalos, se ven los huevos de los piojos adheridos a los pelos del animal. Sin embargo, parece que no causan mayor problema excepto en los animales jóvenes o mal nutridos.

- En las ovejas con lana espesa, una infestación fuerte con piojos daña a la lana.
- En las gallinas, los piojos picadores provocan menor ganancia de peso y postura de huevos.
- En los camellos, llamas, y alpacas, los piojos causan picadura y caspa excesiva.

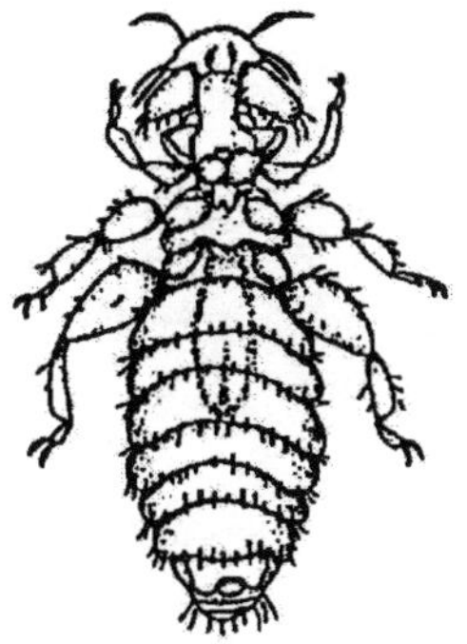

Piojo masticador

El Ciclo biológico: Los piojos adultos viven principalmente en el animal. Se difunden de un animal a otro por contacto directo o por medio de equipos infestados. Generalmente, los adultos no sobreviven por más de una semana fuera del animal.

Síntomas / Diagnóstico: Se observa picazón, rasgadura y daño a la lana y pelo.

Tratamiento / Control: Muchos productos de inmersión, fumigación, o "pour-ons" pueden ser efectivos contra los piojos. Una inyección de Ivermectina funciona bien contra los piojos chupadores, pero no contra las que muerden. Las infestaciones severas pueden requerir tratamientos repetidos en 10 a 21 días para matar a los piojos que nacen de los huevos puestos antes del primer tratamiento.

Al tratar por piojos, es importante de tratar a todos los animales en el grupo al mismo tiempo. Sí no, los piojos se pasarán de los animales no tratados a los tratados.

8.6 LOS ÁCAROS

Los ácaros adultos son muy diminutos y tiene ocho patas. Es difícil observar con claridad a un ácaro sin la ayuda de un microscópio o una lupa. En los animales domésticos, los ácaros causan una enfermedad llamada "sarna." La sarna es una enfermedad común de la piel en las ovejas, cabras, búfalos, bovinos, cerdos, conejos, camellos, llamas y alpacas.

La gente también sufre de su propio tipo de ácaro que causa "escabiosis" común en niños menores. A veces, las personas que manejan animales con sarna se infectan con los ácaros de los animales. Esto causa picazón e incomodidad temporal por el hecho que solo pueden vivir en las personas por corto tiempo.

Los ácaros perforan la piel y causan irritación severa y rasgadura. Un tipo específico de ácaro en ovejas causa una picazón severa y la formación de costra. Los animales infectados se vuelven muy delgados y débiles. Comúnmente se llama esta enfermedad la roña. Es muy infecciosa y peligrosa que pueden pasar a los bovinos y otros animales. Si el ASA sospecha la presencia de "la roña," deben informar a las autoridades veterinarias locales.

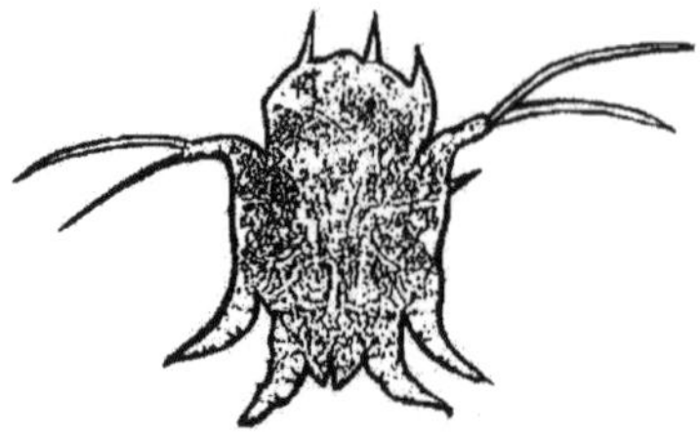

"Acaro de sarna" común

El Ciclo biológico de los Ácaros: Los ácaros adultos viven sobre y en la piel. Penetran la piel y reproducen allí. Muchas veces se migran de un animal a otro cuando los animales se tocan entre ellos. También pueden difundirse por medio de arneses o equipos para almohazar que se usan con animales con sarna y los sanos.

Síntomas / Diagnóstico:

Sarna Tipo Uno: Se nota la picazón, que el animal se rasga y los daños a la piel y lana. Si un animal no responde al tratamiento contra la sarna, un técnico capacitado debe raspar la piel y examinar la raspadura en un microscopio. Si el animal tiene sarna, se debe ver los ácaros en el raspaje.

Sarna Tipo Dos: Existe un tipo de sarna que no causa picazón. Se llama "sarna demodécica". Muchas veces comienza en la cabeza, hombros y cuello. Pequeños chichones se desarrollan que contienen un material grasoso y espeso y a veces pus. La piel se engruesa y forma pliegues pesados. Los animales pueden mejorar por si solos. Este tipo de sarna es casi imposible a tratar con éxito. Un examen con microscopio del material de los chichones debe demostrar los ácaros.

Tratamiento / Control: Como se mencionó anteriormente la "sarna demodéctica" es muy difícil de curar. Cualquier animal con cualquier tipo de sarna debe ser lavado con jabón y agua. Si las heridas ya están infectadas, el animal puede requerir una inyección de antibiótico. La penicilina de acción prolongada (penicilina benzatina) o amoxicilina muchas veces son efectivos contra las infecciones de piel. Se puede utilizar varios métodos para matar los ácaros que causan la sarna.

Ungüento de azufre pude ser preparado con una parte de polvo de azufre mezclado con diez partes de aceite de cocina. Se debe frotar esta mezcla en las heridas por lo menos una vez semanal por cuatro a cinco semanas. Su uso es muy seguro y fácil.

El aceite de motor funciona en forma efectiva en cerdos y terneros de búfalos. Se puede aplicar pequeñas cantidades de aceite quemado y frotarlo en las áreas afectadas en las primeras etapas de la infestación. No aplique aceite quemado a heridas grandes e infectadas dado que puede contener químicos tóxicos. Tal como con el ungüento de azufre, se debe usarlo semanalmente por 4 a 5 semanas.

Benzoato de Bencilo controla muy bien a los ácaros de la oreja en conejos. Después de limpiar con agua desinfectante, se puede colocar varias gotas del medicamento en el oído; y masajear al oído. Se debe repetir la aplicación semanalmente por cuatro a cinco semanas. Algunas personas tratan a todos sus conejos regularmente para evitar este problema.

Citión, Malatión u otras pesticidas similares. Siga la etiqueta cuidadosamente.

Ivermectina puede usarse también para controlar algunos tipos de sarna pero es de elevado costo.

8.7 LAS MOSCAS

Las moscas son dañinas para la salud de los animales por varias razones.

- Las moscas molestan a los animales y no los dejen comer y descansar tranquilos.
- Cuando muchas moscas muerden a un animal, éste se puede debilitar.
- Las moscas portan enfermedades a las heridas y a los ojos.
- Algunas moscas ponen huevos que incuban larvas sobre el animal. Estas larvas se alimentan de la carne del animal, causando daños notables a los tejidos.
- Las moscas que mascan pueden difundir enfermedades portadas en la sangre, como ser la mosca tse-tse que porta la tripanosomiasis en el África.

El Ciclo Biológico de las Moscas

Todas las moscas pasan por un ciclo donde la hembra adulta copula y luego pone huevos. Los huevos eclosionan y nacen las larvas (gusanos). Las larvas se desarrollan y forman crisálidas y luego moscas adultas. El ciclo completo puede ser tan corto como una semana en algunas especies, o puede durar hasta un año.

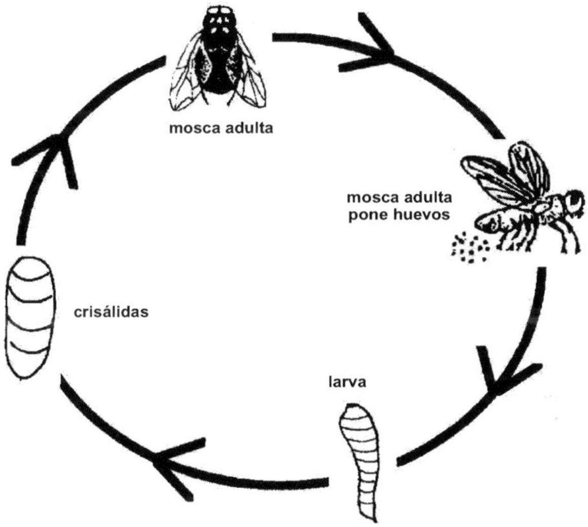

Síntomas / Diagnóstico: Las moscas adultas se ven fácilmente. Además, los animales molestados por moscas adultas muchas veces se mueven nerviosamente y pueden correr en grupos tratando de escapar de las picadas, el zumbido e irritación de las moscas. Las larvas (gusanos) es la etapa del insecto que causa problemas de salud animal. La diagnosis de la infestación de gusanos muchas veces requiere de una observación cuidadosa.

Tratamiento y Control: Es difícil controlar completamente a las moscas. Sin embargo, diferentes métodos pueden reducir la población y la molestia de las moscas.

- Elimine los lugares donde las larvas pueden desarrollarse.
- Reaparte el estiércol en capas delgadas sobre los potreros para que seque rápido. Los huevos no pueden incubar y desarrollarse normalmente en estiércol seco.
- Algunos patos comen insectos y gallinas comen garrapatas. Tener patos y gallinas con los bovinos ayuda a controlar a las moscas y garrapatas.
- Cubra o saque material podrido, estiércol y abono vegetal (compost) donde se desarrollan moscas

Al igual que el control de las garrapatas, se tiene que utilizar cuidadosamente **los insecticidas** para el control de las moscas. Ver página 108 y el Capítulo 26, (Apéndice de Insecticidas).

- **Aplicación Directa:** Los insecticidas pueden aplicarse directamente sobre el animal por medio de aspersiones, "pour-ons", o aretes impregnados con insecticidas. Las piretrinas muchas veces son efectivas contra las moscas.

- **Auto aplicadores o "back rubbers"** (frotador de espalda) pueden ser construidos de una bolsa que contiene insecticida en polvo, o ha estado remojado en aceite insecticida. Cumafos puede utilizarse como aceite o en polvo. (Mezcle 300 ml de 11.6% EC en 4 litros de diesel.)
  - Coloque el polvo en una bolsa de jute, o remoje la bolsa en la mezcla de aceite. Luego amarre la bolsa alrededor de un árbol o poste, líela alrededor de un alambre extendido entre dos postes. Los animales aprenden a frotarse en la bolsa para controlar las moscas. Puede ser necesario reemplazarla cada dos semanas.

Una vaca andando por debajo de un "Back Rubber" Impregnada con Insecticida

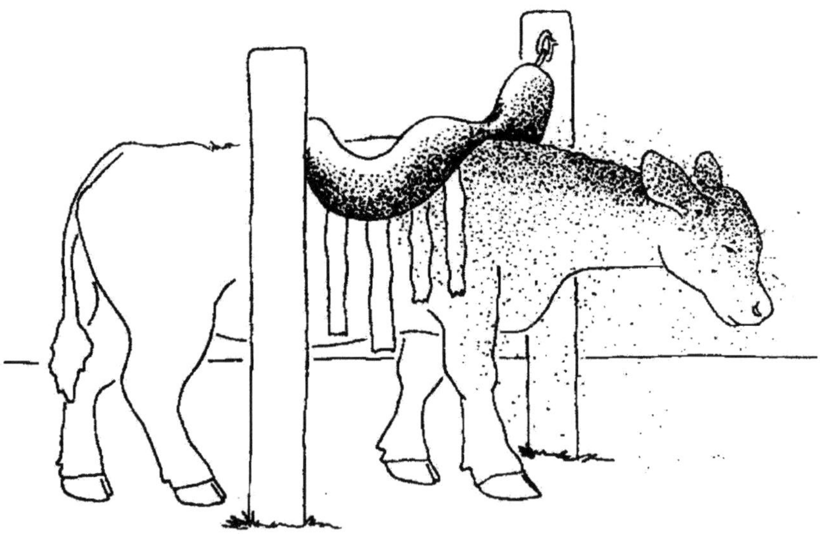

8.7.1 Algunos Ejemplos Específicos de Problemas con Moscas

8.7.1.1 Las Moscas Negras (Simulium esp.), y los mosquitos (Culicoides y Culex esp.)

- Los mosquitos Culicoides transmiten enfermedades, incluyendo la lengua azul en ovinos.
- Son diminutos (1 a 3mm de largo)
- Los mosquitos Culicoides se encuentran en ambientes húmedos. Se reproducen en lugares pantanosos y se encuentren más a menudo en climas frescos.
- Los Mosquitos del género Culex reproducen en aguas estancadas. El control es difícil. Desagüe áreas húmedas donde se reproducen las moscas.
- Las moscas negras (5mm de largo) se reproducen en agua corriente.
- Mantenga los animales alejados de zonas pantanosas, especialmente durante las horas que se alimenten los insectos (en la mañanita y as últimas horas de la tarde.
- A menudo, se usa repelentes diariamente durante ciertas épocas del año.
- Se puede utilizar otros insecticidas si son recomendados por expertos locales.

8.7.1.2 Las Moscas de los Cuernos (moscas cornudas) y Moscas de Búfalo

- Las moscas cornudas se encuentren en las Américas y el norte de África mientras que las moscas de búfalo habitan en Asia y Australia.
- Sus picadas irritan al ganado.
- Se reproducen en el estiércol, pero viven principalmente sobre los animales. Pueden haber miles de ellos sobre un solo animal.
- Los dispositivos tipo (back rubbers) para aplicar insecticida, dan un buen control.

8.7.1.3 Las moscas domésticas y "bush" moscas

- Las moscas domésticas se encuentran en todo el mundo y las bush moscas en Australia.
- Son molestosas y portan enfermedades.
- Las medidas de control incluyen el manejo adecuado del estiércol y la utilización de cebos. Si se desparrama el estiércol para que seque rápidamente, la población de la mosca doméstica disminuye.

8.7.1.4 La Mosca de los Establos (Stomoxys)

- Son parecidos a las moscas domésticas, pero muerden la piel y la sangre se impregna en el sitio de la picada. Las moscas de los establos son muy molestosas.
- Las medidas de control incluye botar el estiércol y material en pudrición. No se precisa insecticidas si hay un buen aseo.

8.7.1.5 La Mosca de Caballo (Tabanos)

- Muerden como la mosca de los establos, causando dolor y dejando heridas abiertas en la piel.
- Cuando existen muchos, pueden debilitar a los animales por la perdida de sangre.
- Pueden transmitir tripanosomiasis.
- El control es muy difícil dado que las moscas están sobre el animal solo por un corto rato. Los repelentes pueden funcionar, pero tienen que ser utilizados frecuentemente.

8.7.1.6 Keds de ovejas (garrapatas ovinas)

- Son en realidad moscas sin alas. Parecen piojos en la lana de los ovinos. Muerden y chupan sangre, y los animales infestados se rasgan y así dañan a su lana.
- Las inmersiones y aspersiones proveen un control efectivo.

8.7.1.7 La Mosca Tsetse (en África)

- La mosca tsetse muerde y se alimenta de la sangre. Durante el proceso de alimentarse transmiten la tripanosomiasis. Ver la página 275.
- El control no es fácil. En zona donde vive la mosca, la mayoría de las razas de bovinos no pueden ser manejados sin usar métodos de control muy costosos. Para evitar tripanosomiasis cuando está presente esta mosca, consulte a su agente de extensión sobre la posibilidad de fabricar y usar trampas para la mosca tsetse. Los nuevos modelos de trampas usan pequeñas cantidades de insecticidas y son fáciles de fabricar.

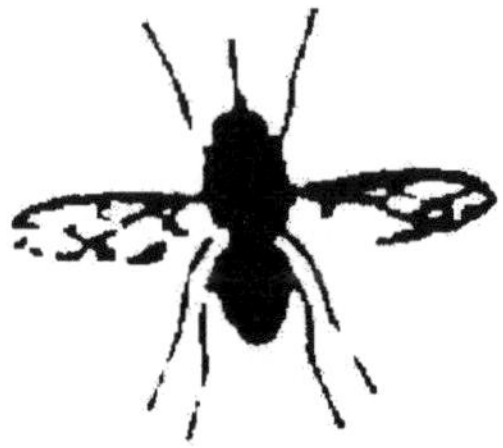

La Mosca Tsetse

8.7.1.8 La Infestación de Gusanos o "Maggots" (Miasis)

Los gusanos son la etapa larval de las moscas. La miasis refiere al hecho de que los gusanos se desarrollan y se alimentan sobre los animales vivos, los gusanos pueden provocar problemas serios en las heridas o donde el estiércol húmedo se adhiere a la piel del animal. Durante le estación de moscas, las infestaciones de gusanos ocurren en las heridas de castración, en las patas doloridas por la fiebre aftosa, en los cortes, cuernos rotos, cordones umbilicales en recién nacidos , bajo la cola de ovejas y alrededor del año de animales con diarrea.

Síntomas y Diagnóstico: Las moscas adultas aparean y ponen sus huevos que luego incuban las larvas (gusanos). Las larvas penetran aún más profundo en la herida. Algunos gusanos dañan a los tejidos; otros no permiten que la herida sane. Algunas moscas ponen los huevos en o alrededor de la nariz de las ovejas y las cabras. Al incubar los huevos, las larvas se meten por la nariz y penetran los senos nasales o los cuernos. Los animales afectados pueden sacudir su cabeza, frotar sus cuernos contra objetos, estornudar o moverse inquietamente.

Tratamiento y Prevención / el Control de Miasis:

¡Esta es una condición donde claramente la **prevención es mejor que curar!**

Algunos métodos de **prevención** incluyen:

- Cortar la lana alrededor de la cola para evitar que el estiércol se junte en la lana.
- Tratar a las enfermedades, por ejemplo los gusanos, que provocan diarrea y el manchado de la lana.
- Los insecticidas de largo alcance puede usarse para evitar la infestación de los gusanos en ovejas de lana.
- Durante la época de moscas, hay que vigilar cuidadosamente las heridas. La infestación de gusanos puede evitarse colocando insecticidas en polvo alrededor de las heridas, y colocando insecticidas en forma de ungüentos, cremas o remedios caseros en la misma herida (Nota: Los insecticidas y medicamentos caseros pueden irritar los tejidos y estorbar el proceso de curación. Es mejor mantener las heridas limpias y cubiertas, y aplicar repelentes alrededor de la herida y en la venda. Si esto no es posible, proceda a aplicar medicamentos directamente a la herida para prevenir el desarrollo de miasis.)

Tratamiento. Medidas de tratamiento incluyen:

- Cortar la lana o el pelo para poder ver a los gusanos
- Limpiar la herida con jabón o desinfectante (e.g. *Savlon*).
- Use un método local disponible para matar a los gusanos u obligarlos a salir de la herida.
  - Aplaste bolas de naftalina – disuélvelos en agua y riegue la solución a la herida.
  - Insecticidas líquidos – aplíquelos con cepillo, esponja, o por aspersión donde se ve los gusanos. Los órgano fosfatos como el diazinón o corfenvinfos (*Supona*) matan a los gusanos entre doce horas.
  - Se puede utilizar el aceite de trementina, la creolina o el kerosén. Junte elalgodón o un trapo limpio con el producto y colóquelo sobre la herida infestada. Manténgalo en su lugar con una venda hecho de una tira de tela.
  - Use productos hechos localmente como soluciones de tabaco o algunas hojas macerados.
- Quítelo después de dos o tres horas, saque a los gusanos muertos, limpie la herida y enjuague a fondo.
- Aplique un repelente de insectos disponible alrededor de la herida para evitar que las moscas vuelven a poner huevos.

8.7.1.9 Gusano Tornillo

Síntomas/ Diagnóstico: Las infestaciones del gusano tornillo ocurren en América Latina y el África donde las larvas de la mosca del gusano tornillo nacen de los huevos puestos en las orillas de las heridas. Las larvas se parecen en algo a un tornillo para madera y la cabeza puntada penetra profundo en la carne. Grupos de gusanos se alimenten juntos cavando hondo en la carne evitando que la herida sane, y proveen un sitio para las infecciones bacterianas y de hongos. Los gusanos tornillos causan una gran irritación.

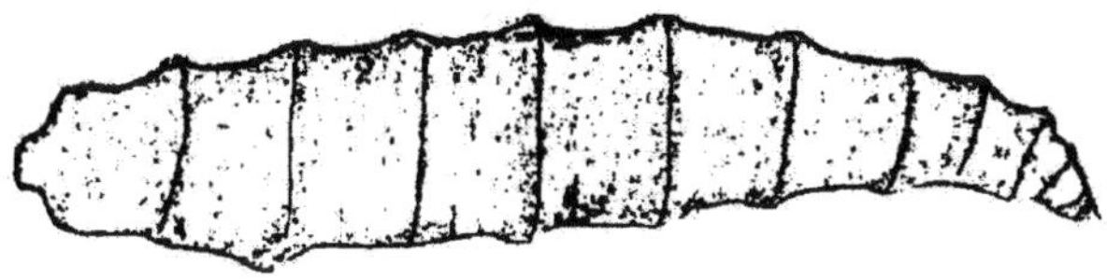

Una larva del gusano tornillo que penetra las heridas

Tratamiento: Mientras más antes se comienza el tratamiento, se tendrá menos daño. Mire a los otros animales en el grupo para ver si existen infecciones nuevas.

- Limpie la herida (use jabón o un producto antiséptico).
- Aplique un insecticida en polvo, por ejemplo un polvo mojable como Cumafos, o creolina hasta el fondo de la herida.
- Saque las larvas muertas, limpie la herida, y aplique un ungüento de insecticida para evitar la re-infestación.
- Dado que la mayoría de las heridas ya están infectadas, es recomendable aplicar una inyección de antibiótico como penicilina u oxitetraciclina.

Prevención: En zonas donde existe el gusano tornillo, use un insecticida en ungüento o polvo en las heridas causadas por procedimientos quirúrgicos sencillos como la castración o descorne.). Preparé un ungüento con una parte de *Cumafos* polvo al 5% a 30 partes de *Vaselina* (o aceite de motor limpio). O, use una parte de *lindane* a 20 partes de *Vaselina* (o aceite automotriz nuevo).

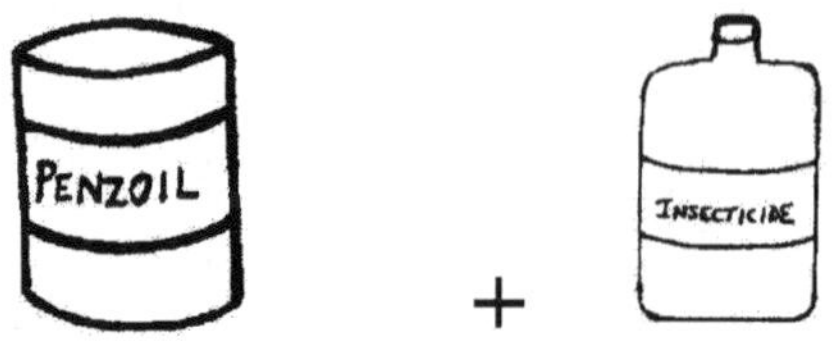

una mezcla de aceite de motor limpio e insecticida

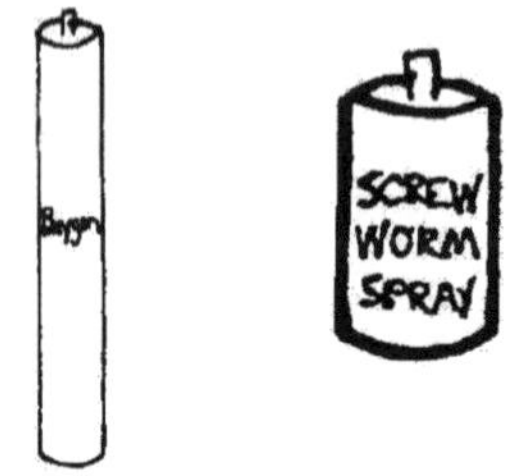

insecticidas aerosoles

Nota: El Ivermectina mata a larvas jóvenes pero no es efectivo contra las mayores. Un tratamiento directo a las heridas infestadas es el mejor método para asegurar que todas las larvas estén muertas y sacadas.

Un Insecticida hecho del Tabaco

Usted puede preparar su propia solución de insecticida con tabaco usando las siguientes instrucciones.

- Remoje 300 gramos de hojas de tabaco secadas, en un litro de agua
- Agregue una cucharilla de sal.
- Después de tres horas, use las hojas de tabaco como una esponja y frote el liquido sobre la parte infestada del cuerpo de animal (Ver en "Ethnoveterinary Medicine in Asia, Volumen 2: Ruminants. Página 50".)

8.7.1.10 Bots

Síntomas / Diagnóstico: Los bots son gusanos (larvas de moscas) que viven dentro del cuerpo. Algunos viven adheridos a la parte interior de la nariz de las ovejas, y otros viven pegados al estómago de los caballos. Los huevos de bots pueden ser vistos muchas veces como puntitos amarillos en el pelo de un caballo, especialmente sobre las piernas.

Los bots de la nariz de ovinos provocan estornudos, una secreción espesa de la nariz, y la sacudida de la cabeza. Las ovejas pueden enflaquecerse por no poder pastorear normalmente. Los bots de caballos viven pegados al estómago o intestino y causan my pocos problemas.

Tratamiento y Control

Los Bots de la nariz en Ovinos:

- Trate a las ovejas con ivermectina, o
- Fumigue dentro de la nariz con soluciones como cloroformo, *Dettol*, tabaco, o insecticidas como el triclorfón.
    - Use una jeringa sin aguja o una bomba de mano. Coloque la oveja de espaladas y sujete su cabeza a nivel. Aplique la solución en una vía nasal para que penetre al fondo del canal nasal. Mantenga la oveja de espalda por un minuto y luego vuélquela rápidamente y permita que se pare. Después de dos o tres minutos repite el tratamiento en la otra vía nasal.

Bots de caballos:

- Un tratamiento regular a los caballos con triclorfón, diclorvos o ivermectina controlará a los bots.

8.7.1.11 Boros (Warbles) o Gusanos del ganado

Esta condición se da normalmente en el hemisferio norte. Moscas "warble" o moscas del talón ponen sus huevos en los pelos de la parte inferior de las piernas. Se incuban y nacen las larvas que penetren la piel y migran por el cuerpo a diferentes sitios debajo de la piel.

Síntomas / Diagnóstico: Se ven a estas larvas como chichones debajo de la piel por la espalda y se las llama comúnmente boros. Cada protuberancia contiene un boro de aproximadamente 3 cm de largo. Se pueden infectar muchos tipos de animales con boros, pero son más comunes en los bovinos y en los perros. Los boros estresan a los animales y dañan a los cueros.

Tratamiento y Prevención del boro: Se puede matar a las larvas cuando están migrando con insecticidas "pour on", de aspersión o con ivermectina. Sin embargo, si una larva grande muere dentro del cuerpo, puede dañar a los nervios del animal es mejor curar los animales antes de que crezcan las larvas. Un tratamiento al final de la época de moscas, después de que las moscas adultas terminan de poner huevos, mata a las larvas antes que crezcan y migren. .

- Apretar los chichones para sacar a los boros es efectivo (y factible si el número de gusanos y animales es reducido.
- Use famfur (*Warbex*), fentión (*Tiguvon*), o (*Ivomec)* como "pour on" o inyectable. En vacas lecheras, no use insecticidas que entran a la leche. Rotenona es efectivo aplicada a la espalda de animal con broche y no deja residuos en la leche de las vacas.

8.7.1.12 Gusanos Tórsalos o nuches

Síntomas / Ciclo de Vida: El nombre científico de este gusano es "Dermatobia hominis." Son larvas que nacen de huevos de moscas. La mosca deposita los huevos sobre los mosquitos, que a la vez depositan los huevos en los bovinos. Los huevos incuban larvas (gusanos) (que penetran el cuero y lo dañan.

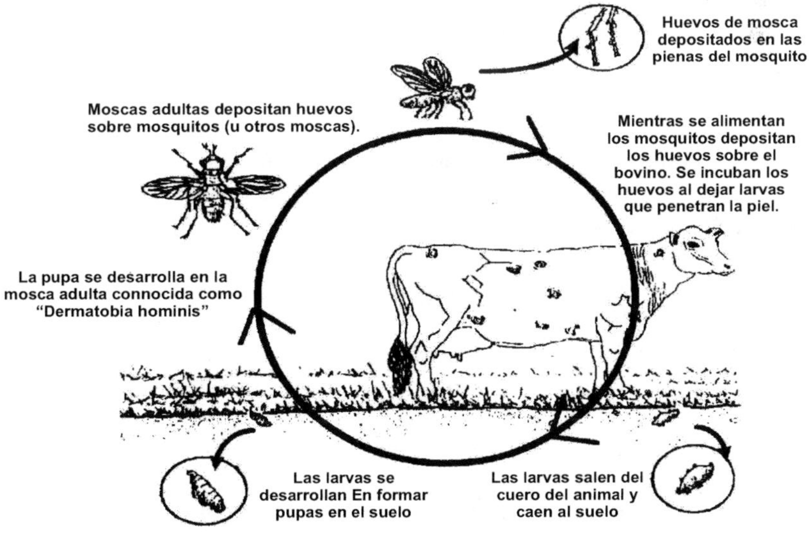

Diagnóstico: Los bovinos afectados desarrollan chichones con pequeños huecos de respiración (en sus espaldas, coyunturas y cualquier otra parte del cuerpo donde los gusanos han penetrado.

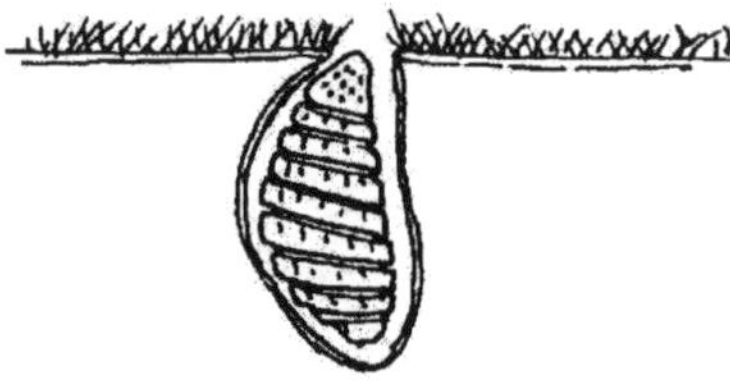

Tratamiento/ Control / Prevención: Existen varias opciones para tratar a estos gusanos. Consulte a un técnico pecuario local acerca de la forma más efectiva y económica en su zona. Las opciones incluyen:

1. Aplicar insecticidas usando dispositivos de frotación "back-rubbers o bolsas de polvo para ayudar a evitar la proliferación del gusano.
2. Vierta aceite de cocina o de motor limpio o grasa en el hueco de respiración para sofocar al gusano. Se puede mezclar el aceite o grasa con insecticida para que sea más efectivo. Por ejemplo, mezcle una parte de *Cumafos* 5% en polvo a treinta partes de grasa o aceite.
3. Administrar ivermectina como inyección o pasta oral según las instrucciones.

8.8 SANGUIJUELAS

Las sanguijuelas son diferentes a otros parásitos. Existen dos tipos más comunes de sanguijuelas que afectan a los bovinos:

- las sanguijuelas que viven y se alimentan en la nariz y garganta.
- las sanguijuelas que se adhieren al cuero del animal, chupan la sangre y luego se caen del animal.

Síntomas/ Diagnóstico: Las sanguijuelas nasales causan problemas graves en algunas zonas. (También, pueden afectar a los humanos a veces). Cuando el animal está tomando agua, los sanguijuelas bebés entran a la boca con el agua. Estas sanguijuelas se adhieren al tejido interior de la nariz y comienzan a chupar sangre y crecer. Provocan irritación y pérdida de sangre. Como resultado, el animal come menos, y su crecimiento y producción se disminuye.

El Tratamiento de Sanguijuelas Nasales: El tratamiento depende en qué está localmente disponible. Los remedios locales funcionan bien.

- Algunos productores no dejan que el animal afectado tome agua por un día. Luego le ofrecen agua y cuando el animal comienza a tomar, la sanguijuela también saca su cabeza para tomar, El productor agarra el parásito y lo saca. Dado que las sanguijuelas son resbalosas tiene que agarrarlas con un pedazo de tela o un alicate o par de pinzas.
- Otro modo de tratamiento es aplicar una solución a la nariz de la animal infectada. Una solución de nicotina preparada con tabaco, una solución de cloroformo u otras soluciones pueden ser utilizadas.
    1. Sujete al animal correctamente (preferiblemente en una caja o brete).
    2. Sujete a la cabeza del animal para permitir que el líquido vertido a la nariz se quede allí. (Si la nariz se apunta hacia abajo, la solución sale de la nariz; y si la nariz apunta hacia arriba, la solución entra a la garganta y el animal lo traga.

3. Usando una jeringa sin aguja, lance un chorro de 20-30 ml de la solución a la vía nasal donde se encuentra la sanguijuela. (5 ml para animales pequeños).
4. Sujete la cabeza del animal nivel por uno o dos minutos.
5. Si hay una sanguijuela en la otra vía nasal también, hay que repetir el proceso para el otro lado.

Sin embargo, muchas veces no se vuelve a ver la sanguijuela. Aparentemente, la solución la mata, se desliza por la garganta del animal y el animal lo traga.

8.9 LOS HONGOS (LA TIÑA O SERPIGO)

El serpigo es una enfermedad que afecta el pelo y la piel. Se encuentra esta enfermedad en todo el mundo. Es causado por un organismo uni-celular llamado hongo. La evidencia indica que los animales jóvenes manejados en condiciones de poca luz y humedad sufren más de esta enfermedad. Cuando se mueven los animales a un lugar seco y soleado, la infección del hongo muchas veces desaparece por si solo. El serpigo también puede afectar a los humanos, entonces hay que tener cuidado al manejar animales infectados

Síntomas: Se desarrollan áreas de pérdida de pelos mayormente en la cabeza y cuello. Estos áreas se vuelven secos y de color gris. A veces el animal pasa mucho tiempo rasgando los puntos afectados costrosos.

Lesiones costrosas clásicas de serpígo, en la cabeza de este novillo.

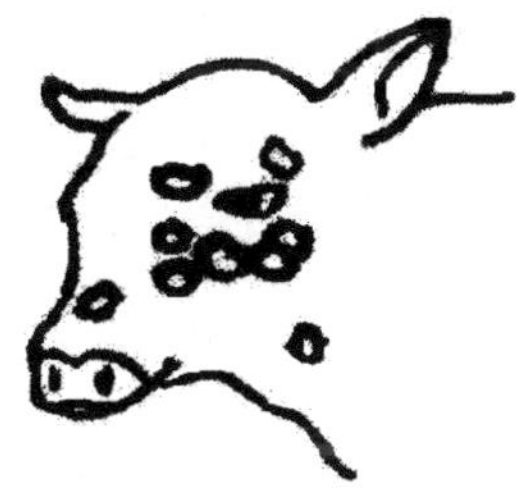

Diagnóstico: Basado en los síntomas observados, uno puede sacar algunos de los pelos y la costra de la orilla de la lesión. Coloque estos pelos en un portaobjeto de microscopio con una solución de hidróxido de potasio diluido para examinarlos. También se puede colocar los pelos y la costra en un frasco limpio y enviarlos a un laboratorio para identificar el hongo.

Tratamiento: La infección se extiende fácilmente de un animal a otro. También puede difundirse por los comederos y bebederos donde los animales se rascan.

Los tratamientos de aplicación directa a las lesiones incluyen:

- La tintura de yodo, día por medio por 7 a 14 días. No permita que esta solución entre en contacto con los ojos o tejidos sensibles.
- El polvo de sulfato de cobre mezclado con vaselina. Aplique una vez y sacar completamente después de 24 horas para evitar quemar la piel sensible.
- *Una pasta de Tiabendazole*: una o dos aplicaciones con varios días de intervalo.
- Las cremas o ungüentos anti-hongos si son disponibles en el mercado. (por ejemplo las presentaciones para humanos como *Tinactin*, etc.)

Los tratamientos sistémicos incluyen:

- Yoduro de sodio por vía intravenosa o Los bolos de Fulvicin (griseofulvin)

Prevención y Control: Asear y secar los rediles, los rayos del sol y una buena dieta, son elementos para evitar la infección de serpigo.

9.0 Los Parásitos Adentro del Cuerpo - " Parásitos Internos"

Los parásitos internos pueden ocasionar resultados devastadores para un productor por la baja en producción y la muerte de animales. Es uno de los problemas más comunes y más importante que los ASA ven en el campo. La siguiente sección provee una metodología sencilla y práctica para controlar los parásitos internos. El Capítulo 27 provee recomendaciones más detalladas. Ver páginas 325-351.

EL CICLO BIOLÓGICO GENERAL DE LOS PARÁSITOS INTERNOS

Aun que el ciclo biológico de cada tipo de parásito interno varia, la mayoría tienen un ciclo con dos etapas: una etapa adulta y reproductiva; y una etapa inmadura e infectiva.

La Etapa de Adulto y Reproductivo

La etapa adulta normalmente ocurre adentro del cuerpo. El parásito adulto pone huevos que lúego son eliminados del cuerpo en las heces, orina, o saliva y puede infectar a otros animales. Se pueden eliminar a estos parásitos adultos (tratados) con medicamentos *antes que depositen sus huevos.*

La Etapa Inmadura e Infectiva

La etapa infectiva normalmente ocurre afuera del cuerpo del animal en el suelo, sobre los pastos o en el agua. Los huevos cambian a ser "huevos infectivos" o parásitos inmaduros. Un animal se infecta cunado ingiere agua o alimento contaminado con los parásitos inmaduros o los huevos infectivos. Algunos parásitos también viven en un huésped intermediario mientras que están en el ambiente. Los nemátodes grandes también pueden infectar a los animales antes de nacer por medio de la sangre de la madre.

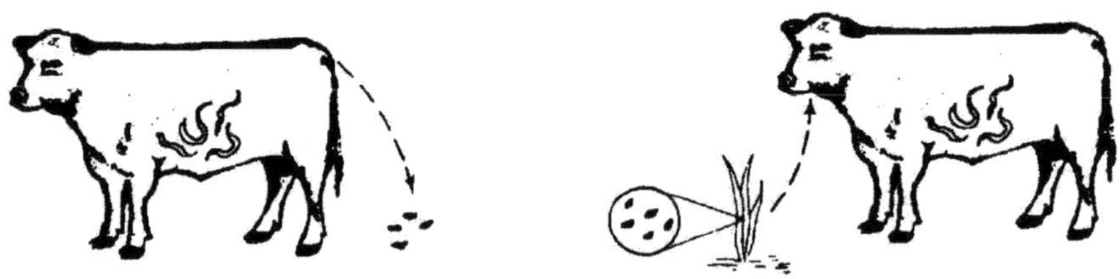

El parásito adulto, dentro del animal, pone huevos que son eliminados en las heces.

Los huevos maduran a ser "huevos infectivos" o parásitos inmaduros.

Otro animal ingiere los huevos infectivos o los parásitos inmaduros al pastorear que luego se transforman en parásitos adultos en los intestinos del animal.

9.1 RECONOZCA DE SINTOMAS DE LOS PARÁSITOS INTERNOS

Los parásitos interfieren con la nutrición y pueden chupar la sangre de un animal. Por lo tanto, el animal no dispone de suficientes nutrientes y sufre de malnutrición.

Cuatro Puntos Claves para Controlar los Parásitos Internos
1. Reconocer los síntomas por la presencia de los parásitos internos.
2. Conocer los parásitos internos más comunes de la zona.
3. Conocer los medicamentos disponibles para tratar a los parásitos de la zona.
4. Conocer las prácticas de manejo que ayudan a controlar los parásitos internos.

Los animales con parásitos internos y/o malnutrición pueden demostrar los siguientes síntomas:

- sufren de diarrea
- son flacos y enfermizos
- pelo opaco, seco y erizado
- su cabeza parece demasiada grande
- son pálidos debido a la anemia (se nota mejor debajo de los párpados)
- tienen líquido excesivo debajo de la mandíbula debido a anemia severa (mandíbula botella)
- abdomen grande
- producen muy poca leche
- no crecen bien

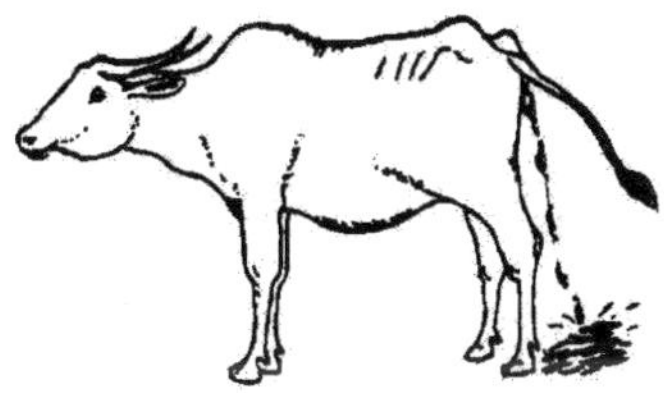

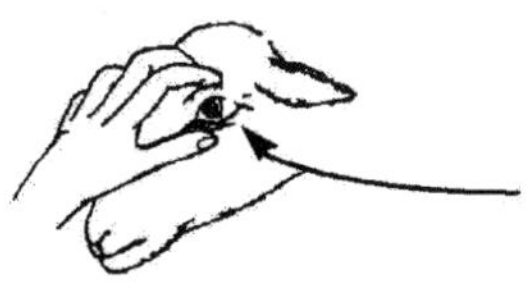

Pálidos debajo de los párpados por la anemia

Liquido excesivo debajo la mandíbula debido a una **anemia severa**

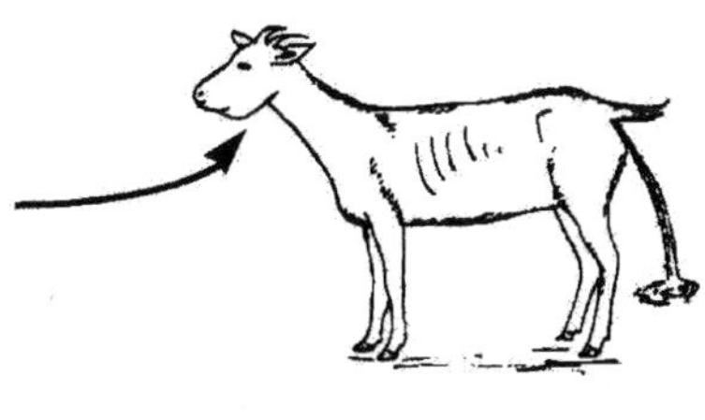

9.2 CONOCER LOS PARÁSITOS INTERNOS MÁS COMUNES DE LA ZONA

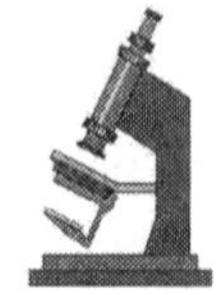

Los siguientes tres procedimientos pueden identificar los parásitos más comunes en una zona:

Un Diagnóstico de Parásitos: Se hacen exámenes fecales de varios animales utilizando un microscopio para identificar los parásitos más comunes. La información de diagnósticos anteriores muchas veces está disponible de los veterinarios gubernamentales.

Necropsia: Los cuerpos de animales muertos o sacrificados son examinados, particularmente el sistema digestivo y el hígado. Esto es una manera fácil de saber si hay infestación de la fasciola hepática por el hecho que se las observa en los ductos del hígado sin microscopio.

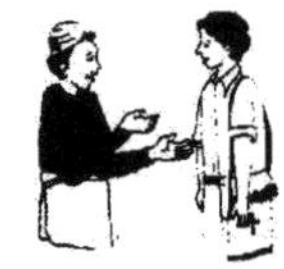

Consulte: A veterinarios locales u otros ASAs que pueden saber qué parásitos son comunes en la zona. Además, el Ministerio de Agricultura puede tener información útil.

9.3 CONOCER LOS MEDICAMENTOS DISPONIBLES EN LA ZONA

Una vez identificados los parásitos más comunes, normalmente se puede encontrar el medicamento más apropiado y económico en el mercado local. Cada medicamento debe ser de una fuente conocida y contar con una etiqueta (en español) que indica contra que parásitos es efectivo. A veces sólo se anota el nombre científico del medicamento en la etiqueta. Por lo tanto, puede requerir de la ayuda de un doctor veterinario u otra persona que conoce a los nombres científicos.

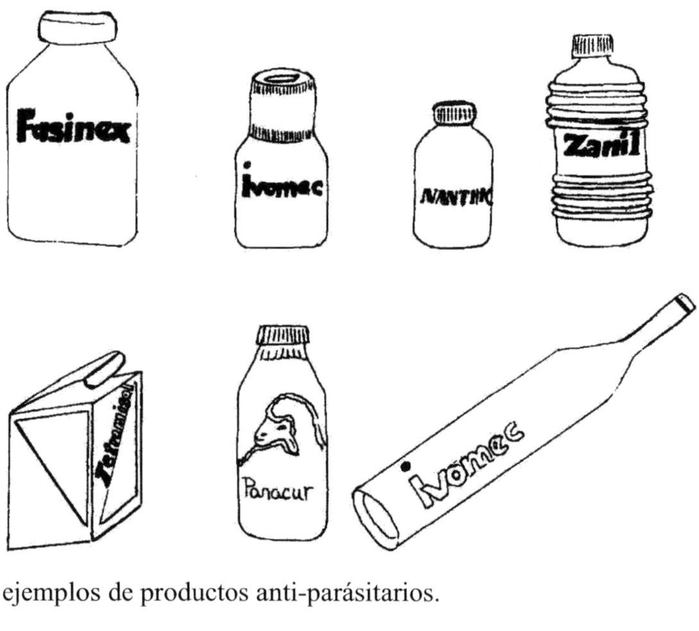

Algunos ejemplos de productos anti-parásitarios.

Nota: Los animales que tienen una infección crónica o una carga severa de parásitos pueden seguir enfermizos después del tratamiento si los parásitos han provocado daño permanente a los órganos internos. **Por lo tanto, los dueños de animales deben aplicar medicamentos contra parásitos en forma regular para evitar los daños permanentes.**

Nota: Los parásitos pueden desarrollar resistencia a los medicamentos que se ha usado por mucho tiempo en una zona. Cuando un medicamento que controlaba los parásitos ya no es efectivo, tal vez los parásitos han desarrollado resistencia y un cambio de medicamento será necesario.

9.4 CONOCER LAS PRACTICAS DE MANEJO QUE AYUDAN A CONTROLAR LOS PARASITOS INTERNOS

Los parásitos inmaduros y los huevos pueden muchas veces sobrevivir por un largo tiempo en el ambiente. Esto es especialmente cierto si el ambiente es húmedo, oscuro y sucio. Sin embargo, los parásitos inmaduros y los huevos normalmente son eliminados por los rayos solares, calentamiento y el secado.

Las siguientes prácticas ayudan a controlar los parásitos internos.

- Mantener los establos limpios, secos y expuestos a los rayos de sol.
- Mantener las madres separadas de otros animales y en los potreros más limpios y menos usados por otros animales.
- Poner el alimento y el agua en recipientes donde no pueden defecar los animales.
- Dar medicamentos antiparasitarios regularmente a todos los animales incluyendo a las madres antes de dar a luz y durante su lactación.
- No dejar que los animales entren a zonas pantanosas.
- Rotar los animales a diferentes rediles o potreros cada 1-2 meses

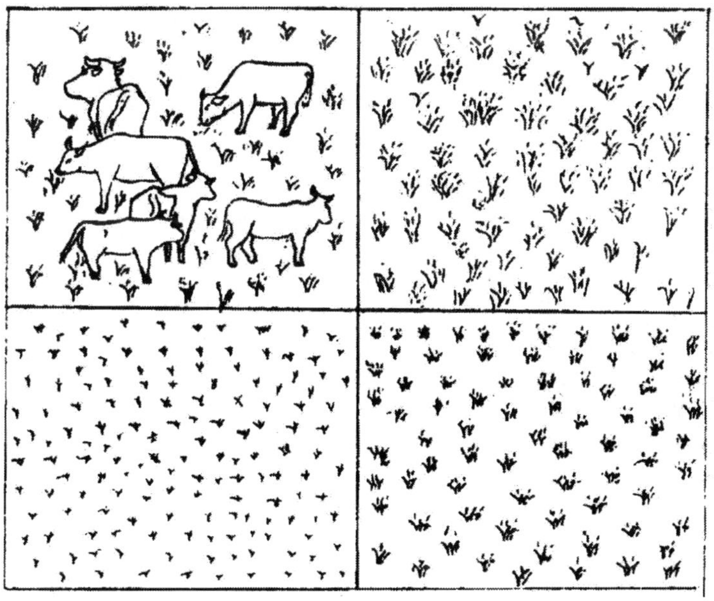

Un ejemplo de rotación de potreros: Los animales pastorean en un potrero para 1-2 meses y después son"rotados" a uno nuevo. Los otros tres potreros se mantienen vacíos entre 3 a 6 meses. Durante este tiempo, los parásitos mueren por estar expuestos al sol y el secado. Además el pasto se desarrolla correctamente.

Puntos Principales del Tratamiento de los Parásitos Internos:

- Los parásitos ***adultos son tratados*** con ***medicamentos.***
- Los parásitos ***inmaduros*** o los huevos son controlados con el buen manejo.*

Los ASA's deben enseñar a los productores acerca del tratamiento y control de parásitos.

* Algunos medicamentos nuevos matan a los parásitos inmaduros, pero son caros.

9.5 LOS PASOS PRÁCTICOS

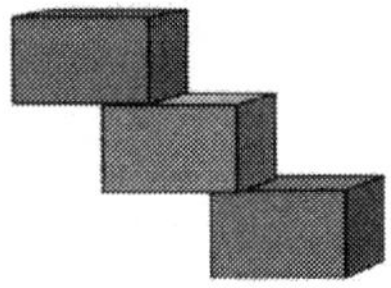

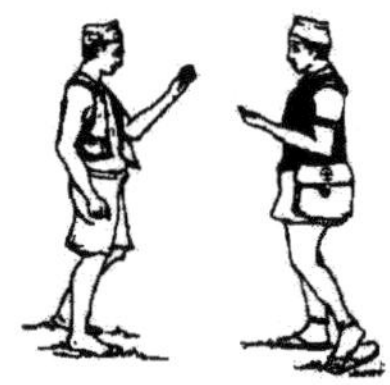

1. Haga una historia clínica completa y examine a los animales. Pregunte al dueño sobre la nutrición del animal y si ha sido tratado por parásitos en los últimos 1-3 meses. Asegure examinar el animal por parásitos externos.

2. Si no se ha tratado al animal por parásitos internos en los últimos 1-3 meses haga el tratamiento. Basado en los parásitos más comúnmente existentes en la zona, escoja el medicamento más apropiado y económico disponible.

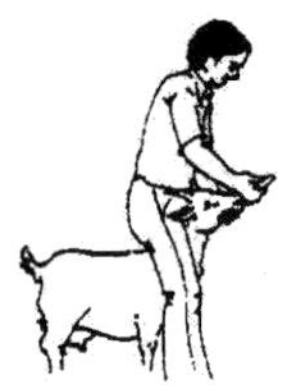

3. Trate a los animales por cualquier otro problema encontrado durante la toma de su historia clínica o el examen del animal.

Precaución: Siempre siga las instrucciones de la etiqueta. Use los medicamentos correctos en animales preñadas dado que algunos remedios pueden provocar el aborto.

Aviso Importante: Los animales importados pueden tener menos resistencia a los parásitos y enfermedades y pueden requerir tratamientos contra los parásitos más a menudo, como también mayor esfuerzo en controlar los parásitos.

Otro Aviso Importante: Los animales que sufren con parásitos internos muchas veces tienen parásitos externos también. Hay que fijarse y si es necesario hacer tratamientos para los dos.

Reglas Sencillas para el Tratamiento Contra Parásitos Internos

Una Historia Real

En Nepal, un veterinario realizo diagnósticos de parásitos, habló con productores y examinó a animales muertos. Se concluyó que, la fasciola hepática era un problema en animales que pastoreaban y los nemátodes grandes, un problema en los terneros. El desarrolló reglas sencillas para tratar animales en las áreas montañosas de Nepal contra los parásitos internos que implicaban poco costo, fueron efectivos, y no requerían de un microscopio.

Reglas sencillas para tratar Parásitos Internos en las Montañas de Nepal

1. **Para ovejas adultas, cabras, vacunos, y búfalos que pastorean:** Primero haga un tratamiento contra la fasciola. Si los animales siguen mal después de varias semanas haga un tratamiento para los nemátodes. La mejor forma, si es accesible, es tratar a ambos al mismo tiempo. Haga tratamientos cada 6 a12 meses dependiendo de la severidad del problema parasitario existente.
2. **Para ovejas adultas, cabras, vacunos, y búfalos manejado en corrales principalmente:** Primero haga un tratamiento para los nemátodes. Si los animales siguen enfermizos después de varias semanas, haga un tratamiento contra la fasciola también. La mejor forma, si es factible, es tratar a ambos al mismo tiempo. Haga tratamientos cada 6 a12 meses dependiendo de la severidad del problema parasitario existente.
3. **Para terneros de búfalos y vacunos:** Haga un tratamiento contra los nemátodes grandes en algún momento durante los primeros cuatro meses de vida y repetir a las cuatro semanas. Cuando crecen y comienzan a comer pasto, se puede proceder de la misma forma que se hace con los adultos (según las reglas 1 y 2).
4. **Para ovinos y caprinos jóvenes:** Haga un tratamiento contra los nemátodes redondas pequeñas y la tenia cada 6 meses o aún más **frecuente** si el problema es muy serio. Al cumplir un año, se les puede tratar de la misma forma que a los adultos (según las reglas 1 y 2).
5. **Para cerdos:** Haga un tratamiento contra los nemátodes cada seis meses. Adicionalmente, tratar a las cerdas preñadas 5 a10 días antes de la parición (antes de meterla en la jaula de parición) y a los lechoncitos en el destete y 4 semanas después del destete.
6. **Para caballos:** Haga un tratamiento contra los nemátodes cada 6 meses o más frecuentemente dependiendo de la severidad del problema parasitario. Inicie el tratamiento de los equinos al mes de edad y repítalo cada tres meses hasta que cumplen un año.
7. **Para gallinas:** Haga el tratamiento contra los nemátodes y la tenia, dependiendo en lo que se observe en los intestinos al sacrificar las gallinas para comerlas. Normalmente el parásito más común es la lombriz redonda grande.
8. **Para todos los animales con diarrea sangrienta:** Hacer el tratamiento contra la coccidia

Nota: Si existe un técnico laboratorista confiable en la zona, es mejor realizar un examen fecal cuando un animal no responde al primer tratamiento.

Cuando la Metodología Sencilla No Da Resultado:

Si se trata correctamente aun animal padeciendo de parásitos internos, se debe notar por lo menos algo de mejoría en un mes de tratamiento. Si no hay mejoría, el ASA debe considerar las siguientes posibilidades:

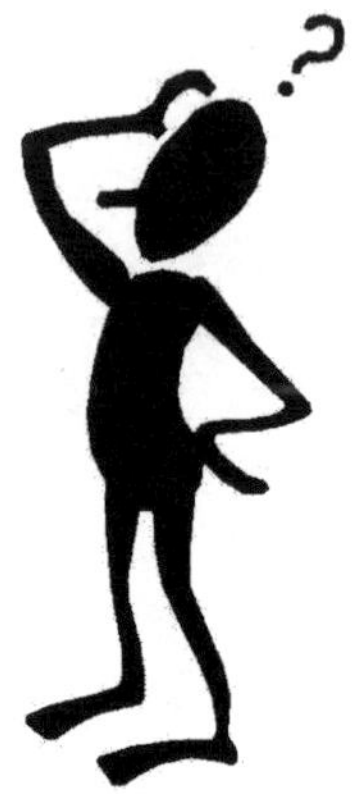

- ¿Se derramó el medicamento?
- ¿El animal escupió el medicamento antes de tragarlo?
- ¿Se mezcló incorrectamente el medicamento?
- ¿Estaba vencida la medicina?
- ¿Los órganos internos del animal ya estaban dañados por los parásitos antes de aplicar la medicina (¿por cuánto tiempo estaba enfermo antes de recibir el tratamiento?)?
- ¿La etiqueta del producto indica que el medicamento es efectivo contra el parásito existente?
- ¿Se ha estado utilizando el producto por mucho tiempo en la zona, haciendo que el parásito desarrolle resistencia?
- ¿Está comiendo suficiente alimento el animal?
- ¿El animal tiene dentadura mala, una infección o algún otro problema en la boca?
- ¿El animal está sufriendo de algún otro problema de salud afuera de los parásitos internos?

Si no existe una explicación lógica por la inefectividad del medicamento use una de las siguientes estrategias.

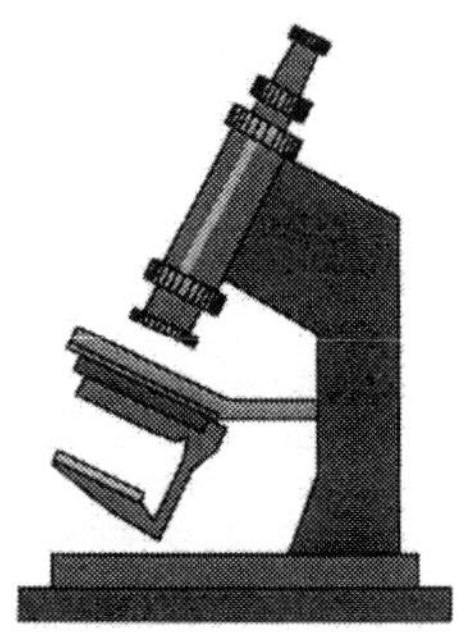

Lleve una muestra de estiércol fresco al laboratorio más cercano para que un técnico calificado la examine utilizando un microscopio para identificar cualquier parásito o huevos.

Si se examina correctamente la muestra y no se encuentra parásitos haga un examen de otra muestra. Si vuelve a ser negativa, entonces los órganos internos del animal ya pueden estar dañados y tal vez el animal nunca recupere su salud.

Si el examen confirma que todavía hay parásitos, entonces sabemos que el medicamento no ha funcionado debido a una mala selección de producto o por existir resistencia al producto. En este caso, se debe utilizar otro producto.

Si no es posible hacer un examen de heces fecales, hay que probar otro producto para ver si responde positivamente el animal. Siga fielmente las instrucciones de la etiqueta. Si el animal no responde al nuevo producto, es posible que sus órganos internos estén dañados.

10.0 La Reproducción

10.1 LA INTRODUCCIÓN

La reproducción es el proceso por el cual los animales tienen sus crías (reproducen). El sistema del cuerpo involucrado en este proceso se llama el **sistema reproductivo**. Los ASAs tienen que tener conocimientos del sistema reproductivo por las siguientes razones:

1. La mayoría de los productores pecuarios no pueden sostener animales que no reproducen o que no dan leche.
2. Muchos medicamentos y tratamientos afectan al sistema reproductivo. Si no se los aplica correctamente, estos medicamentos pueden poner en peligro a los animales o a sus dueños.
3. Las crías tienen una combinación de características, tanto lo bueno como lo malo, de sus progenitores. **El mejoramiento genético** incluye una selección cuidadosa de los animales reproductores para mejorar las crías, y también depende de entender el sistema reproductivo.

10.2 EL COMIENZO DE UNA VIDA NUEVA

Una gama de hormonas controla el proceso de la reproducción. Una hormona es una sustancia química producida por el cuerpo. Las hormonas se trasladan en la sangre a lugares del cuerpo donde causan ciertas acciones. En los machos, los testículos producen estas hormonas. En las hembras, es el útero y los ovarios que producen estas hormonas.

10.2.1 Las Hormonas en las Hembras

El Estrógeno

Esta es la hormona femenina asociada con el celo o "ciclo estral" (el periodo cuando la hembra puede empreñarse si aparea). El estrógeno causa que la hembra quede quieta para permitir que el macho la monte para aparear. Algunos medicamentos contienen estrógeno y provocan que la hembra entre en celo. Estas medicinas pueden causar abortos (la muerte del feto antes de su nacimiento) y a veces pueden dañar a los ovarios.

La Progesterona

El ovario produce esta hormona femenina después de que ella entra en celo. La progesterona ayuda a mantener la preñez.

La Prostaglandina

Esta hormona puede estimular a la hembra a entrar en celo aproximadamente tres días después de una inyección. Es más segura que el estrógeno, pero normalmente más cara. Pero también provoca que las animales preñadas aborten.

10.2.2 Las Hormonas en los Machos

La Testosterona

Los testículos producen esta hormona. Es responsable por los cambios que ocurren en el cuerpo del macho cuando llega a la madurez física. Por ejemplo, la testosterona impulsa los siguientes cambios: el pene crece, los caprinos desarrollan un olor, en los bovinos se desarrolla la giba y sus músculos, los machos desarrollan el deseo de aparear con las hembras y las espermas comienzan a madurar en los testículos. Si se castra a un animal macho, se elimina la fuente de testosterona y estos cambios no ocurren.

El Sistema Reproductivo de Un Animal Macho (Toro)

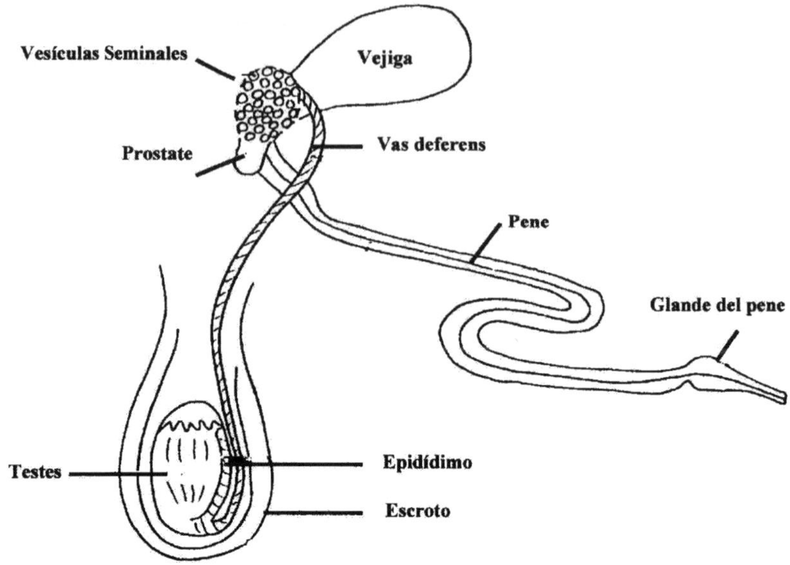

El Sistema Reproductiva de Un Animal Hembra (Vaca)

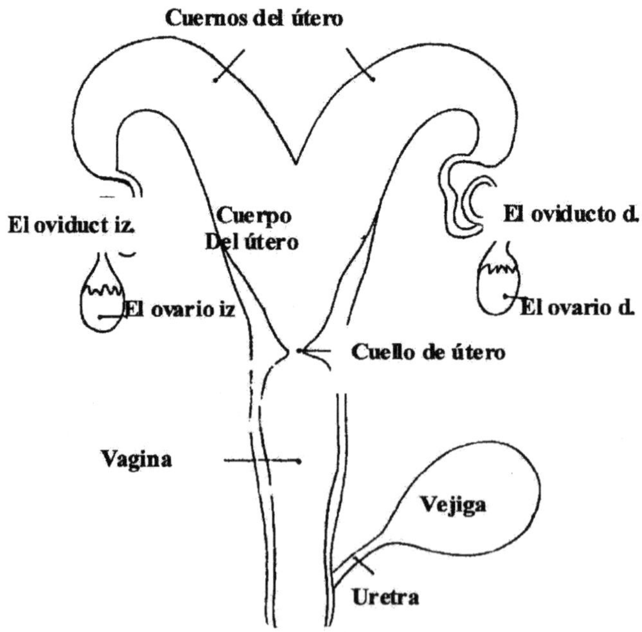

10.2.3 Términos Relacionados con la Reproducción

Los espermatozoides

Los espermatozoides son células diminutas presentes en los testículos del macho desde el nacimiento, que maduran cuando el animal llega a la pubertad. Se mueven desde el testículo al epidídimo, donde maduran. Cuando el macho ve o huele una hembra en celo, normalmente quiere aparear con ella. Su pene se pone rígido y lo inserta en la vagina. Durante el momento de la copula, muchas espermatozoides viajan del epidídimo, por los vasos deferentes hasta la uretra. Algunas glándulas (la próstata y las vesículas seminales) secretan líquido a la uretra para combinar con la espermatozoides para formar el semen. El semen fluye del pene a la vagina hasta cerca a la cervix. Los espermatozoides pasan por la cervix, entran al útero, y suben por el oviducto.

'El Celo' o 'Estros'

Desde el nacimiento, las hembras tienen muchos **huevos (óvulos)** en sus ovarios. Después de la pubertad, un huevo (ovulo) madura dentro de una burbuja lleno de líquido llamado "folículo" en la pared interna del ovario. El óvulo produce la hormona "estrógeno" que entra a la sangre y llega hasta el cerebro, causando que la hembra entre en **"celo"** o **'estro'**, y que se quede parada quieta durante la copulación. El estrógeno también estimula al óvulo a madurar dentro del folículo y prepara al útero para la preñez. En las especies que normalmente tienen una sola cría a la vez, sólo un óvulo se desarrolla durante cada estro. En animales que tienen camadas, como ser perros muchos óvulos se desarrollan en cada estro.

La ovulación

La ovulación ocurre cuando se rompe el folículo y descarga el óvulo. La ovulación normalmente ocurre al fin del estro. Después de la ovulación, el óvulo entra al oviducto.

La Fertilización

Si los espermatozoides están presentes en el oviducto al mismo tiempo de la ovulación, hay posibilidad que el óvulo se combine con una célula de espermatozoide. Este proceso se llama la "**fertilización o fecundación".** Si el óvulo se fertiliza, la hembra queda **"preñada."** La nueva célula formada por la fertilización contiene todo lo necesario para formar una nueva cría, que tendrá las características tanto de su madre como de su padre. La nueva célula se divide y se multiplica millones de veces durante el embarazo para formar la nueva cría.

10.3 EL CICLO DE CELO (O CICLO ESTRAL)

Después de la ovulación, el folículo vacío en el ovario desarrolla un tejido nuevo, llamado **cuerpo lúteo** o **"CL."** El CL, produce la progesterona que se utiliza para mantener la preñez si ocurre la fertilización. Si no hay fertilización, el ovulo en el oviducto y el CL en el ovario se disuelven, y un nuevo óvulo se desarrolla en el ovario, para seguir el ciclo. El siguiente cuadro hace un resumen de este proceso utilizando al ciclo estral de una vaca como ejemplo.

EL CICLO DE CELO (ESTRO) DE UNA VACA

El ciclo de celo promedio de una vaca dura 21 días, consistiendo en los siguientes 4 etapas:

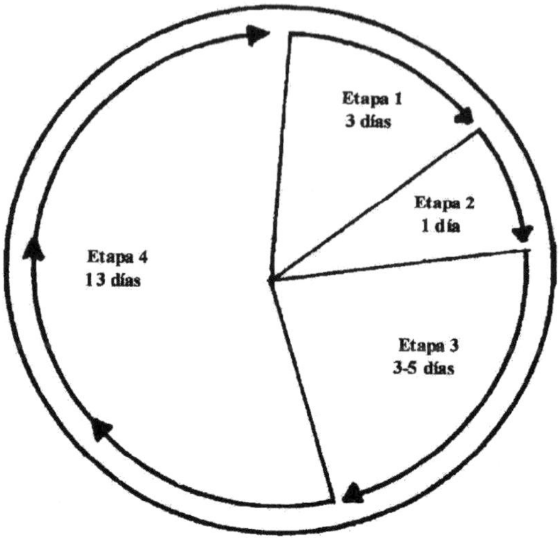

Etapa I: 3-días de duración

- Se desarrolla el folículo.
- El ovulo madura.
- El estrógeno prepara al útero para la preñez.

Etapa II: 1-día de duración

- La hembra entra en "celo" (queda parada para la monta del macho).
- El folículo se rompe al terminar el celo y se libera el huevo (ovulación).

Etapa III: 3 - 5 días de duración

- Se desarrolla el cuerpo lúteo o "CL" en la pared de ovario.
- El CL inicia la producción de la progesterona
- El espermatozoide y el ovulo se encuentran en el oviducto (fertilización).

Etapa IV: 13 días de duración

- El útero está listo para recibir el ovulo fecundado.
- Si el útero no recibe un huevo fecundado (si la vaca no queda preñada) entonces el CL se disuelve y un nuevo folículo se desarrolla para repetir el ciclo.

Si se empreña el animal, el CL continua produciendo progesterona para mantener la preñez y el ciclo estral se suspende. Si el animal no se empreña, el ciclo sigue.

Los animales pueden variar en cuanto a sus ciclos reproductivos. Por ejemplo, los caballos, ovejas y cabras entran en celo durante ciertas épocas del año. Se refiere a ellos como "**criadores de temporada o estacionales.**" Las conejas, llamas, y camellas sólo ovulan después de haber apareado. Quiere decir que la copulación estimula la ovulación. Esto se llama la "**ovulación inducida.**" Ver el Cuadro de Cría para más información.

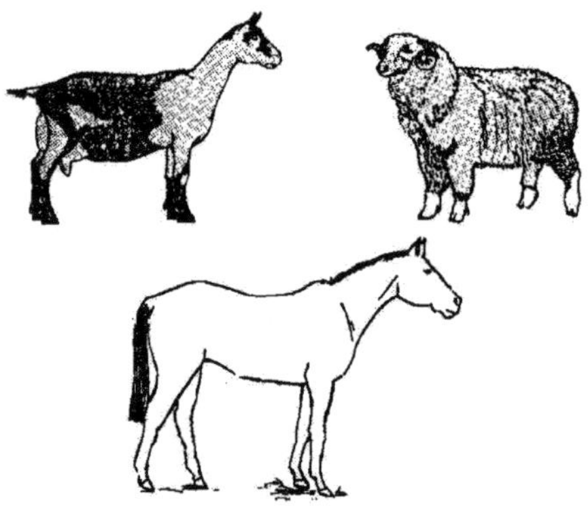

Criadores de temporada

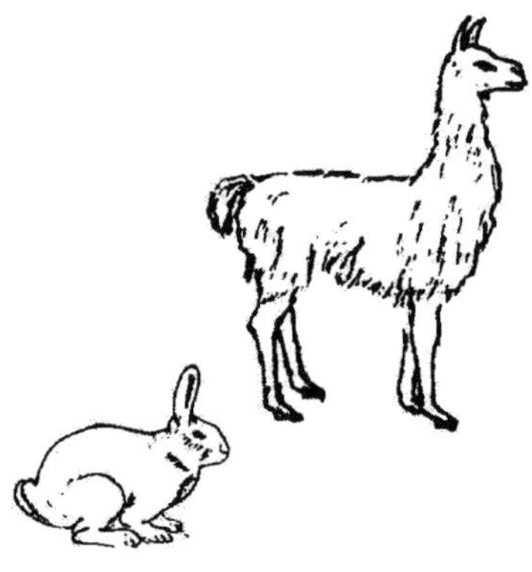

Especies de ovulación inducida

Cuadro de Cría de Animales Comunes

Animal	Edad mínima para cría-Pubertad (Meses)	Tipo de Ciclo de Celo Duración del ciclo	Señales de celo	Duración del celo	Mejor tiempo para la monta	Tiempo de Gestación (duración de la preñez)	Primero celo después de la parición
Búfalo	18 - 24 meses (20 promedio).	Algo estacional 18-24 días (22 promedio).	Vulva hinchada. Bala fuerte. Descarga vaginal clara	1-2 días (1 día promedio)	----	300-325 días (310 promedio.).	Varia. Criadores estacionales
Vaca	10-24 meses (18 promedio).	Todo el año 18-24 días (21promedio).	Montada por otras hembras, Descarga vagina clara.	4-24 horas. (18 hrs. promedio).	Del medio celo hasta 6 horas después de terminar el celo	280 días.	Varia Hacer monta después 60 días
Oveja	7 - 12 meses (9 promedio).	Algo estacional 14-20 días (17 average).	Cambio de comportamiento.	1-2 días.	No muy importante	145-150 días.	Próxima época.
Cabra	4 - 8 meses (6 promedio).	Algo estacional 18-21 días (20 promedio).	Cambio de comportamiento.	2-3 días.	Diariamente cuando está en celo	145-155 días.	Próxima época
Caballo	10 - 24 meses (18 promedio).	Estacional Varia duración el ciclo (21 días promedio).	Orina frecuentemente. La vulva se abre y se cierre.	3-8 días.	Los últimos dos días de celo. O, hacer la monta cada 2 días.	330-345 días.	4 - 14 días Después del parto.
Cerdo	4 - 9 meses (7 promedio).	Todo el año 16-24 días (21promedio).	Vulva hinchada. Se pare haciendo presión con la espalda	2-3 días.	Después del primer día de celo	114 días.	4 - 10 días después del destete
Conejo	4 - 12 meses (7 promedio).	Todo el año	No se percibe un periodo de celo notorio.	No hay un periodo definido	Hacer la monta cuando la vulva está rosada y hinchada.	30 días.	Casi inmediatamente.
Perro	5 - 24 meses.	2 veces / año promedio.	Cambio de comportamiento.	1 semana.	Después del segundo día de celo.	58-70 días.	Unos pocos meses
Gato	4 - 12 meses (10 promedio).	Algo estacional 14 – 21 días.	Cambio de comportamiento.	4 días (si aparea).	Después del segundo día	58-70 días	4-6 semanas.
Llama	24-36 meses.	Todo el año 18-21 días ovulación inducida.	La hembra es receptiva al macho durante ciertos días del ciclo, pero no muestra otras señas de celo.	Puede estar receptiva al macho durante 10-12 días del ciclo.	1-2 veces diariamente cuando está receptiva.	330-360 (342 promedio).	-----

Note: La edad mínima para los cruces varios, depende de la raza y calidad de la nutrición.
La duración de la preñez (gestación) también puede variar según la raza.

10.4 EL PROCESO NORMAL DE LA PREÑEZ

El proceso de la preñez es similar en la mayoría de los animales. Los siguientes elementos se aplican para la mayoría de las especies pecuarias – menos las aves.

El ovulo fecundado en el oviducto se mueve hacia el útero donde continua creciendo. El ovulo fecundado es llamado un "embrión" y cuando comienza a tomar forma un "feto. El lapso de tiempo entre la fertilización hasta el nacimiento de la cría se llama el "**periodo de gestación**". La duración del periodo de gestación varia según la especie. (Ver cuadro en la anterior página).

Durante la preñez, el cerviz está bien cerrado con un tapón de mucosa espesa que evita que los gérmenes entran al útero e infecten a la cría. A la vez, la cría está envuelta en un líquido (llamado líquido amniótico) que provee una almohada que protege al feto de lesiones. La cría se alimenta del los nutrientes que pasan de la sangre de la madre por la placenta y el cordón umbilical a la sangre del feto.

10.4.1 El Cuidado de La Hembra Preñada

Resguardo

La madre preñada no debe estar estresada durante el embarazo. Por lo tanto, puede requerir de un refugio o redil para protegerla del calor excesivo, del sol, del viento, del frío o de pelear con otros animales. Trate de hacer que la madre sea dócil y acostumbrada a los humanos para que no se siente nerviosa durante el parto y el ordeño cuando una persona puede tener que ayudarla. No deje que la madre se enflaquezca o se engorde demasiado.

Agua y alimento fresco

Una madre preñada debe tener disponible agua limpia para tomarla todo el tiempo. También debe tener una "alimentación completa" (Ver el capítulo sobre nutrición para ver las necesidades especiales de las hembras preñadas). Use alimentos locales y provea a la madre la **mayor variedad** posible, especialmente alimentos verdes. Esto minimizará el riesgo que falte alguna vitamina o mineral esencial en la dieta.

¡Nunca dependa de un solo alimento! En algunos lugares, es una práctica común dar un sólo alimento a las madres preñadas y nada más. Está práctica debe evitarse dado que muchas veces lleva a deficiencias nutricionales.

10.5 EL PARTO NORMAL

Las semanas antes del parto

Durante las últimas semanas de la gestación, la ubre se agranda. En los últimos días antes del parto, el nivel de progesterona en la sangre disminuye y el nivel de estrógeno se incrementa. Esto provoca que los músculos alrededor de la vulva se relajen. La madre puede comportarse diferente cunado el parto se avecina. Puede estar nerviosa, echándose y parándose muchas veces, o mirar su vientre como si le doliera. Su ubre puede agrandarse mucho y hasta puede hincharse. Las yeguas pueden exudar una sustancia serosa de las puntas de los pezones durante las últimas 24 horas antes del parto.

La preparación para el parto
Cuando se ven las señas anteriores, se debe preparar el lugar del parto. Este, debe ser silencioso, limpio, seco y caliente - pero no demasiado caluroso. Deber haber suficiente lugar para que la madre se eche cómodamente. El lugar del parto debe estar cerca al que cuide los animales para poder monitorear a la madre. El pelaje y ubre de la madre deben estar limpios y ella debe estar suelta para poder echarse cómodamente.
Cuando comienza el parto
Cuando comienzan los dolores del parto, la hormona **oxitocina**[1] comienza a contraer al útero y normalmente la madre comienza a empujar. Ambas actividades ayudan a dilatar la cerviz para permitir el nacimiento de la cría o crías. Durante el trabajo de parto, la bolsa de líquido alrededor del feto se rompe y el líquido sale con fuerza, haciendo que el canal del parto (la vagina) sea resbalosa.
El tiempo requerido: El cervix debe abrir dentro de una hora del tiempo que la madre comienza a empujar. La cría no puede salir hasta que la cerviz abra. El trabajo de parto usualmente dura 2 a 3 horas desde el momento que la madre comienza a empujar hasta que nace el bebé. Si el trabajo de parto dura más de 8 horas y nadie interviene, la cría (o las crías) pueden morir. Si el trabajo dura más de 24 horas, también puede morir la madre. Si el parto dura más que 48 horas y la madre no ha muerto, la cría (o crías) muerta(s) comenzará(n) a hincharse. A partir de este momento, el parto será muy difícil y el útero puede rajarse, en cual caso, probablemente muera la madre.
La posición:
En los animales que paren solo una cría a la vez (como ser las vacas, búfalos, ovejas, cabras, yeguas, yaks, llamas, y camellos), la madre puede dar a luz normalmente al bebé solo si está en uno de las dos siguientes posiciones:

1. Con las dos patas delanteras y la cabeza saliendo al mismo tiempo; o

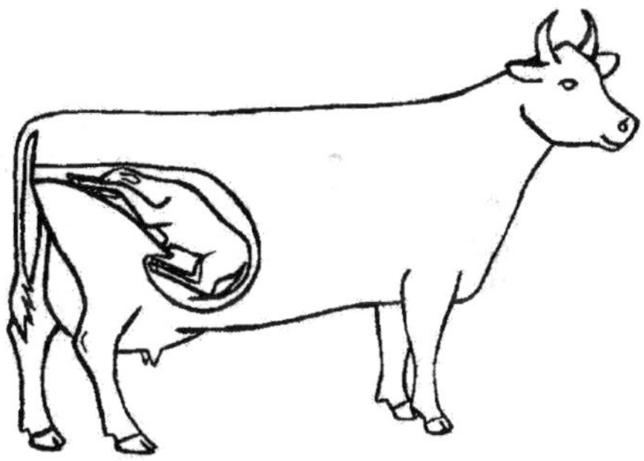

2. Con las dos patas traseras y la cola saliendo al mismo tiempo.

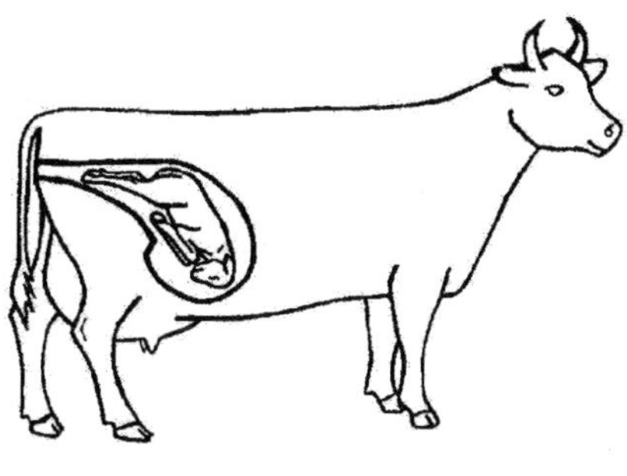

[1] L a oxitocina tiene dos funciones. Primeramente ayuda al útero a contraerse. En segundo lugar, también ayuda en el proceso de "la bajada de leche". Ver página 263.

Si la cría no está en una de estas dos posiciones, el ASA debe reposicionarla.
En animales que paren varios crías en un solo parto (como son los cerdos, conejos, perros y gatos), la posición de la cabeza, piernas y cola de la cría no es tan crítica. Sin embargo, si la cría se presenta atravesada en el útero, el ASA tiene que acomodarla. Además, el útero tiene que hacer contracciones para empujar la cría hacia la cervix. Si el útero no se contrae correctamente, el nacimiento de la crías puede atrasarse y será necesario aplicar una inyección de oxitocina para estimular las contracciones. En los cerdos, si existe un atraso entre un nacimiento y otro de más de 30-60 minutos, el ASA debe frotar los pezones de la madre (causando una excreción natural de oxitocina al cuerpo del animal), o aplicarle una inyección de oxitocina. Ver página 263.

10.6 EL CUIDADO DEL RECIEN NACIDO

Observe, si la cría respira, si está caliente y seco y que dentro de las primeras seis horas toma la leche calostro. Sin embargo, no interfiera con la madre y la cría salvo que sea necesario. Si hay que intervenir, tenga mucho cuidado ya que la madre puede proteger a sus crías agresivamente.

1. **La respiración: Asegure** que la cría esté respirando normalmente. Tal vez sea necesario sacar el liquido de su nariz y boca con sus manos, o alzando a la cría boca abajo por varios segundos para permitir que el liquido escurre. También puede ser necesario empujar o presionar el pecho de la cría para estimular la respiración.
2. **Caliente y seco:** Si la madre no lame a las crías para limpiar y secarla, el ASA puede asearla con grama limpia o un trapo limpio. Haga todo lo posible de no mover la cría, salvo que se encuentre en un lugar frío o mojado.

El Calostro – la primera leche

Es importante que todos los bebés reciban el calostro dentro de las primeras seis horas de vida. Tomar el calostro es crítico para la cría nueva por las siguientes razones:

- provee anticuerpos para proteger a la cría de las enfermedades
- su efecto laxante ayuda a la cría a pasar sus primeras heces llamado "meconio"
- es muy nutritiva

Una nota importante: El calostro tiene que ser tomado *en las primeras seis horas de vida* para absorber los anticuerpos. Si el bebé recibe el calostro tarde, su cuerpo no puede absorber los anticuerpos adecuadamente.

Permitir que la cría chupe inmediatamente, también ayuda a la madre dado que la chupada de las crías estimula la producción de oxitocina en la madre que:

- contrae el útero y empuja la placenta y los líquidos del parto hacía afuera
- estimula la bajada de la leche

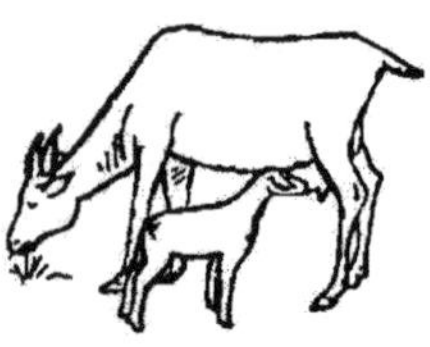 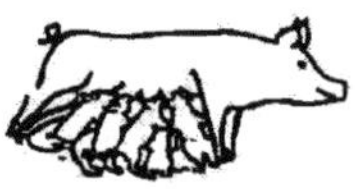 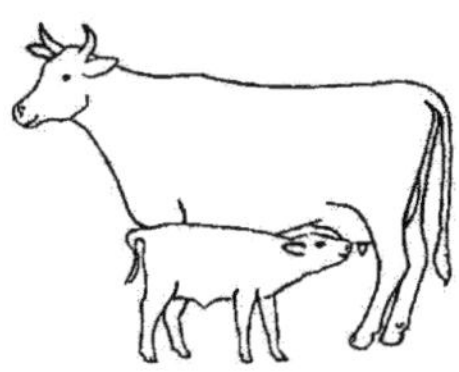 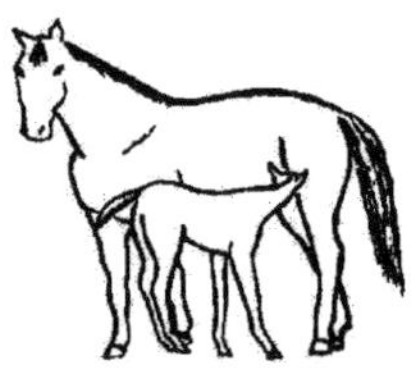

El calostro debe tomarse dentro de las primeras 6 horas de vida. Si no, el bebé puede enfermarse.

10.7 ENFERMEDADES ASSOCIADAS CON EL SISTEMA REPRODUCTIVO

10.7.1 Partos Difíciles (Distocias)

Un parto difícil se llama "distocia." Hay muchas causas de la distocia:

- la madre se encuentra débil e incapacitada para realizar esfuerzo físico
- el cervix no dilata
- el feto no está en posición correcta
- tal vez la cría está muerta y posiblemente hinchada
- la cría tiene deformaciones
- la cría puede estar demasiado grande para la madre (a veces se presenta como problema cuando una vaca chica se cruza con un toro grande)

El Equipamiento Requerido para Atender un Parto

1. Agua limpia y jabón. Un jabón desinfectante es mejor, pero el jabón común también sirve.
2. Tres sogas cortas de aprox. 1.3 metros de largo. Las sogas de nylon son las más fáciles par limpiar.
3. Mangas plásticas, si es posible.

   Nota: Muchas veces las mujeres son excelentes asistentes de partos, especialmente para animales menores como ser para cerdos, ovejas, y cabras. Sus manos son más pequeñas para ayudar en el parto cuando sea necesario, y tienden a cuidar bien a las crías recién nacidas.

Como Manejar una Distocia

Paso 1. Tomar Una Historia Clínica: Anotar la historia y asegúrese de hacer las siguientes preguntas:

1. ¿Cuándo (en que fecha) le toca desembarazar a la madre? ¿Está adelantado o atrasado?
2. ¿Por cuántas horas ha estado en el trabajo de parto?
3. ¿Alguien ya ha metido la mano adentro de la madre para ayudarla?

Si la madre ha estado en el trabajo de parto por varios días probablemente está muerta la cría y la vida de la madre también está en peligro. Hay que alertar al dueños de está situación para evitar que lo haga responsable a usted por la muerte. Si alguien ya ha tratado de sacar a la cría, pueden haber provocado daña al útero.

Como proceder en una distocia
1. Tome una historia clínica
2. Haga un examen externo
3. Haga un examen interno
4. Corrige el problema y haga que salgo la cría
   -cerviz abierto, posición correcta
   -cerviz abierto, posición incorrecta
   -cerviz cerrada
   -útero torcido
   -cría muerta y hinchada
5. Trata cualquier otra condición encontrada en el bebé o en la madre

Paso 2. Realice un examen externo: Examine al animal. En particular, tome nota si está delgada o débil (y por lo tanto, tal vez, no puede empujar al feto hacia afuera), y si hay placenta o liquido purulento saliendo de la vulva.

Paso 3. Haga un examen interno: Si el animal puede moverse, llévela a una lugar seco. Si es una vaca, búfala o yegua, pide a alguien que sujete a la cola para que no estorbe (o átela). Lave con jabón y agua alrededor de la vulva de la madre. Lave su propio brazo hasta el hombro con jabón y agua. **Si tiene lesiones en su brazo, o si la cría ya está muerta, ponga un guante de plástico para protegerse de infecciones como la brucelosis.** Después de lavar, apliqué jabón de nuevo a su brazo o guante de plástico para que su brazo se resbale fácilmente. Inserte su mano y brazo cuidadosamente por la vulva hasta entrar a la vagina (canal de nacimiento).

Pida a alguien que sujete la cola a un lado
O átela a un lado.

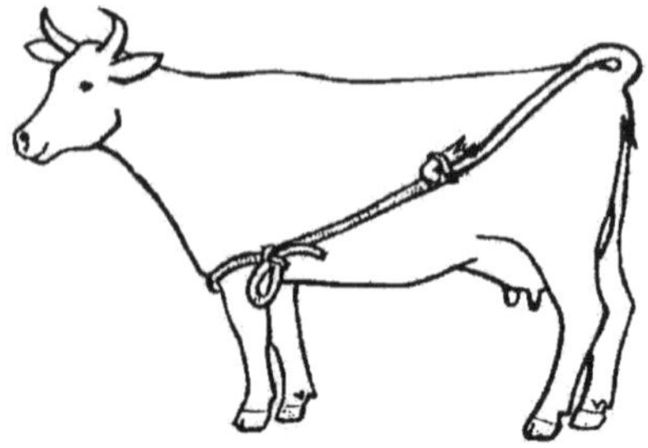

La manera de atar la cola

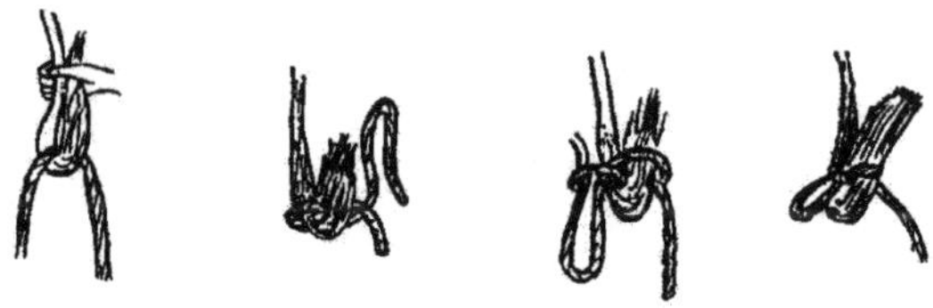

Lave la vulva y sus alrededores del animal

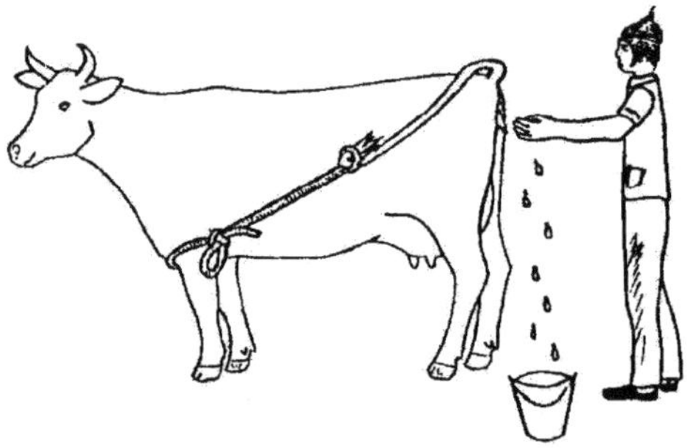

Lave sus manos y brazo. Coloque un guante plástico si esté disponible

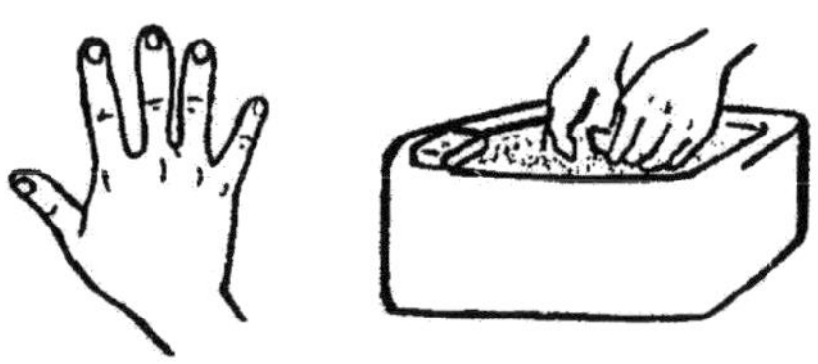

Inserte cuidadosamente su mano y brazo dentro del animal

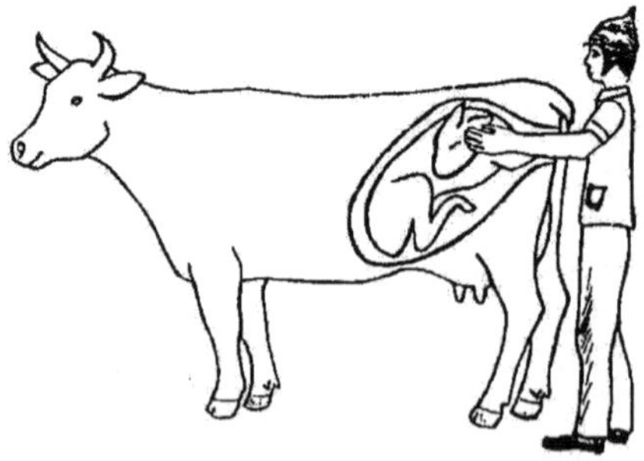

Una vez que su mano está adentro de la vagina, determine lo siguiente:

- ¿Está cerrada el cervix?
- ¿Está en una mala posición la cría?
- ¿Es demasiado grande la cría para pasar fácilmente por la vagina?

Como determinar si el cervix está abierto

Si puede tocar la cabeza de la cría cuando su mano está en la vagina, el cervix está abierto. Si no puede tocar el feto, se sabe que el cervix sigue cerrado.

Como determinar si la cría está en la posición correcta

Si se puede sentir piernas, determine si son las piernas delanteras o traseras. Para determinar esto, encuentre la uña y palpa subiendo por la pierna. Si las primeras dos coyunturas de la pierna doblan en la misma dirección, es una pierna delantera. Si las primeras dos coyunturas de la pierna se doblan en direcciones opuestas, entonces es una pierna trasera. Si se identifica las dos piernas delanteras, la cabeza debe estar posicionada entre las dos, si no está entonces no está correctamente posicionada la cría. En igual forma, si se han identificado las dos piernas traseras, y no puede encontrar la cola entonces no está correctamente posicionada la cría.

Posiciones Correctas o Normales para el Parto

La mayoría de las crías nacen con la cabeza y las dos piernas delanteras saliendo primero. Sin embargo, puede nacer la cría si las dos piernas traseras y la cola salen juntos.

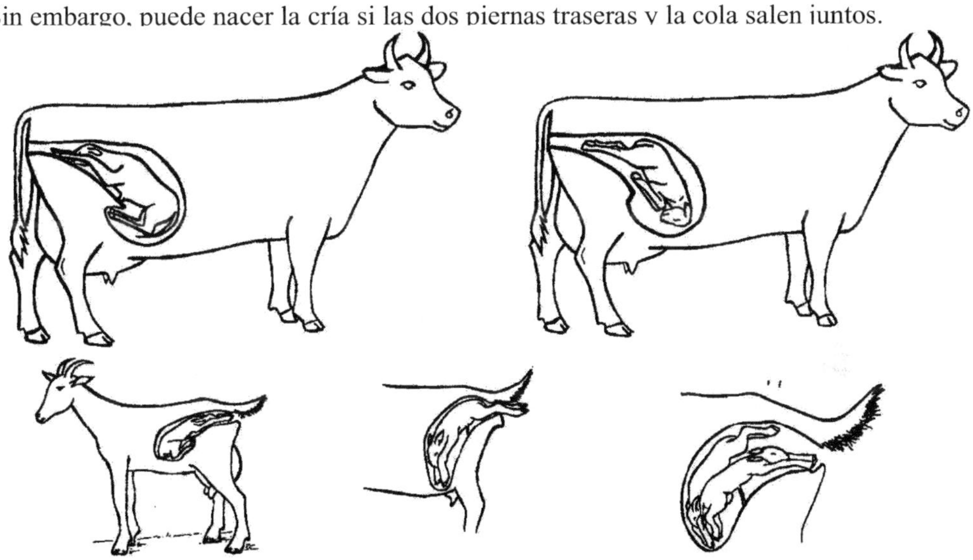

Si la cría no está en una de estas dos posiciones, es el trabajo del ASA acomodar la cría a una de las dos posiciones para poder nacer.

Problema 1. El cervix está abierto y la posición es correcta, pero la madre no puede dar a luz.
Este problema puede ocurrir cuando la cría es demasiada grande para el canal de parto, la madre no puede empujar adecuadamente, los líquidos lubricantes se han secado o una combinación de estos factores.

Como resolverlo:

- Asegure que la cría esté resbalosa (aplique jabón si es necesario).
- Agarre las piernas con sogas (con el nudo de deslizamiento).
- Tire las sogas (especialmente cuando empuja la madre) hasta que nazca la cría.

Problema 2. El cervix está abierto pero la posición no es la correcta
Los siguientes dibujos demuestran las posiciones incorrectas más comunes

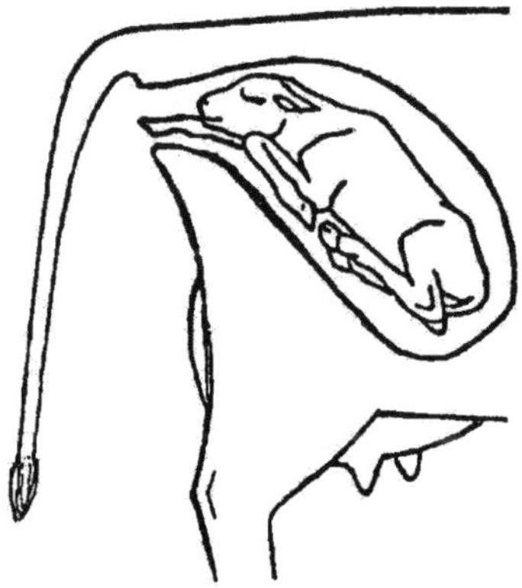

Una pierna hace atrás

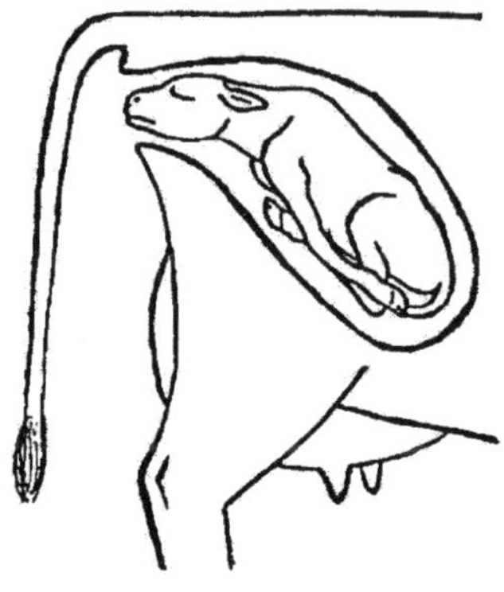

Ambas piernas hace atrás

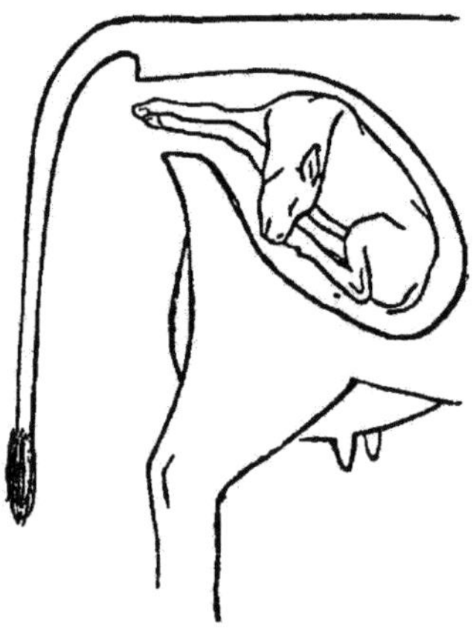

La cabeza volcada hace atrás

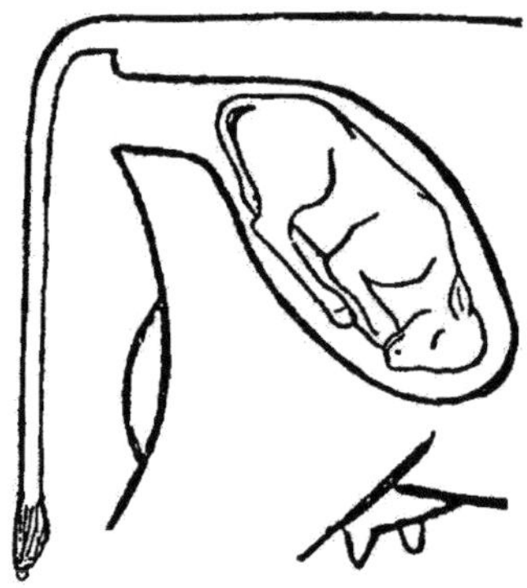

La presentación de nalgas

Como resolverlo: Antes de corregir el problema en los siguientes ejemplos, primeramente tiene que cuidadosamente empujar el bebe más adentro del útero para tener más espacio para maniobrar. **Precaución:** Para evitar lastimar el útero al mover la cría, solo empuje la cría mas adentro del útero cuando la madre no está empujando y tape la uña de la cría con su mano cuando se está reposicionando una pierna. Una vez nacida la cría, se debe aplicar antibióticos a la madre para prevenir una infección uterina.

Precaución: Nunca trate de sacar a la cría de la madre antes de que esté correctamente posicionada. ¡Si lo hace, puede matar a la cría y a la madre! Aún si la cría está en la posición correcta no tire demasiado fuerte. Si dos hombres fuertes no pueden sacar una cría de una vaca o búfalo, deje de tirar y asegúrese de nuevo que esté en la posición correcta.

Ayudando al Parto en Varias Situaciones

Situación 1. La cabeza y sola una pierna delantera sale

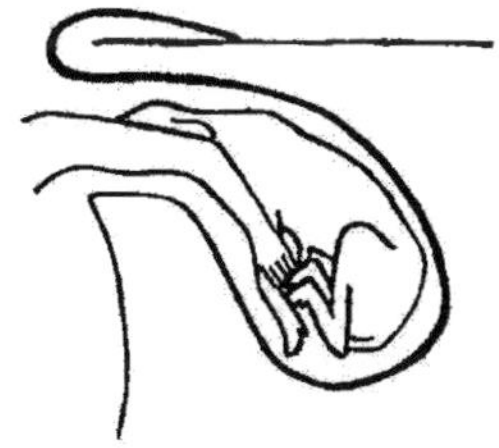

- Ate una soga a la pierna que esta saliendo, pero no la tire.
- Deslice su mano por el lado opuesto de la cría y encuentre la pierna que apunta hacia atrás.
- Tapando los bordes de la uña con sus manos, para evitar rasgar el útero, cuidadosamente mueva la pierna a la posición correcta.
- Una vez en la posición correcta, saque la cría.

Situación 2. Sólo la cabeza viene por adelante, y ambas piernas apuntan hacia atrás

- Deslice su mano por cada lado del feto y agarre las piernas.
- Tapando las bordes de la uña con sus manos, para evitar rasgar el útero, se debe acomodar cada pierna cuidadosamente a la posición correcta.
- Una vez en la posición correcta, saque la cría. Use sogas si es necesario.

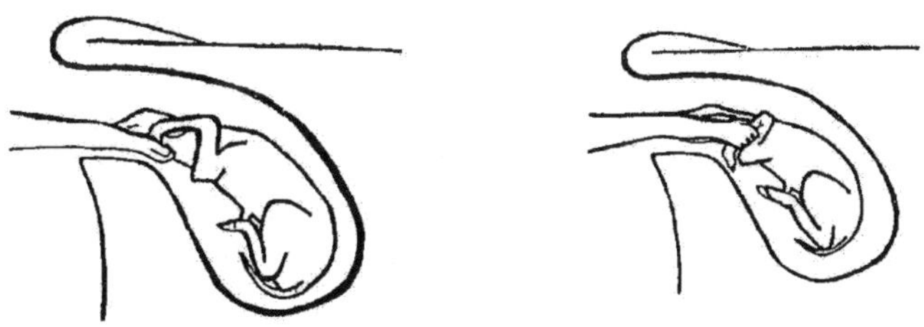

Un ejemplo similar en ovejas y cabras

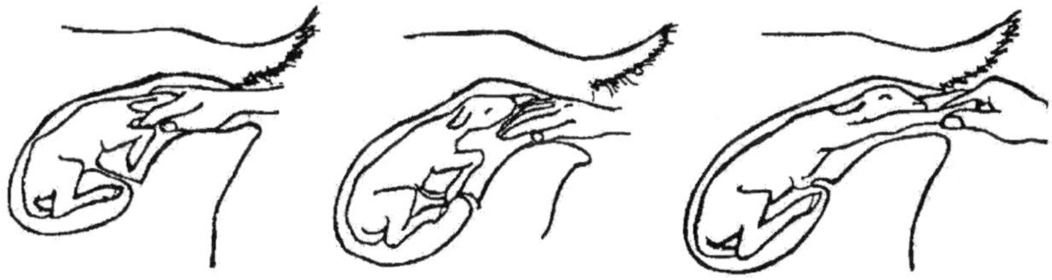

Situación 3. Sólo las piernas delanteras salen y la cabeza apunta hacia atrás.

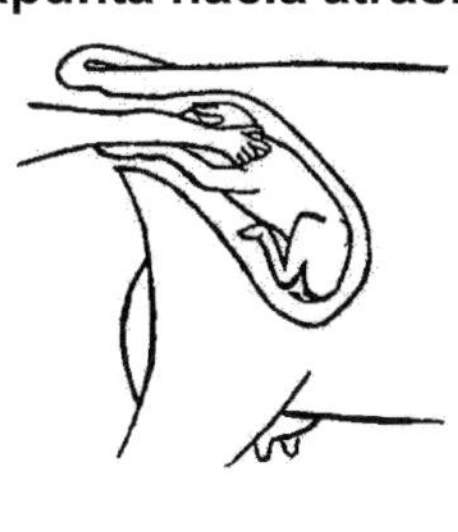

Esta posición es uno de las más difíciles para corregir. A veces, se puede encontrar que el cuello esté torcido en tal forma que la cabeza apunta hacia arriba, hacia atrás o a un lado.

- Asegure que las piernas que sientes son verdaderamente las piernas delanteras.
- Ate sogas a las piernas pero no las tire aún.
- Busque la cabeza
- Después de encontrar la cabeza, agarre la boca, zócalo del ojo o las orejas y tire la cabeza suavemente a la posición correcta. Tal vez será necesario de "destorcer". **Precaución:** Tape los dientes de la cría con sus manos cuando se mueve la cabeza hacia adelante para evitar romper los tejidos del útero.
- Una vez acomodada en la posición correcta, tira las sogas para sacar a la cría.

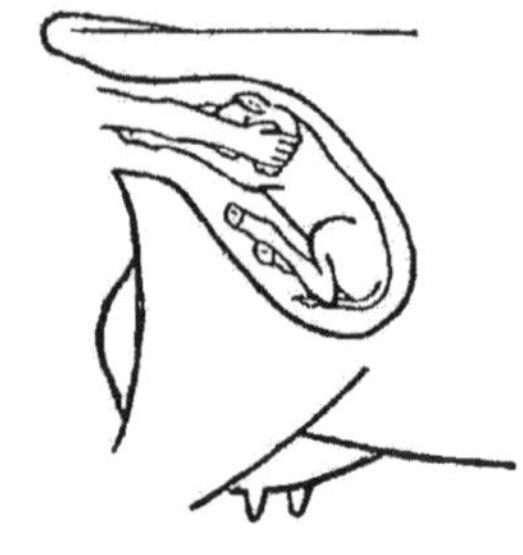

Nota: A veces la cabeza se vuelve a su posición original cuando se comienza a tirar. Si esto ocurre, coloque una soga a la cabeza y apliqué tensión a esta soga para mantener la cabeza mirando adelante mientras que se está sacando la cría. Hay dos maneras para hacer esto que no lastimarán a la cría:

- Ate la soga, en un nudo de deslizamiento, sólo a la mandíbula inferior.
- Ate la soga en un nudo de deslizamiento debajo del mentón para permitir aflojar el nudo cuando va saliendo la cabeza para permitir respirar a la cría

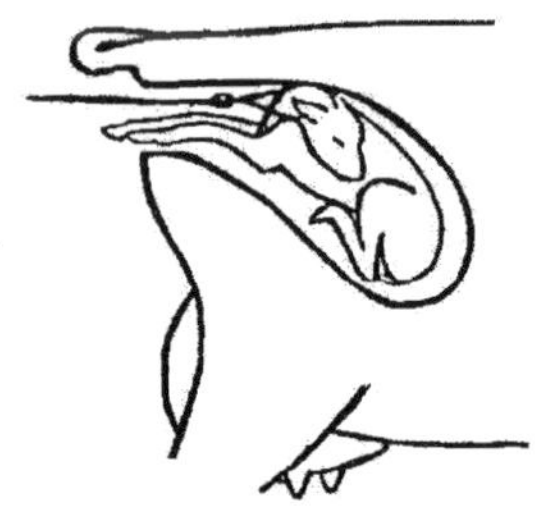

Situación 4. Sólo se ve la cola sin las piernas traseras (posición de nalgas)

En algunas situaciones sólo se encuentra la cola y las dos piernas están metidas debajo del cuerpo. Esta posición puede ser difícil dado que la cría puede estar apretada fuertemente en el canal de parto.

Coloque su mano sobre las nalgas y suavemente empuje la cría hacia atrás para darle campo para corregir la posición de las piernas. Haga esto con cuidado, cuando la madre no este empujando.

- Metiendo la mano dentro, encuentre la rodilla de una de las piernas traseras.
- Mueve la rodilla hasta que esté doblada.
- Coloque su mano entre las dos piernas y empuje la rodilla hacia afuera. Tire la uña hacia adentro y hacia usted al mismo tiempo. ¡**Precaución:** Si se mueve la uña hacia afuera, se puede rasgar al útero o romper la pierna – o ambos!
- Haga lo mismo con la otra pierna hasta lograr que las dos piernas y la cola estén en el canal de parto.
- Tire a las piernas hasta que salga la cría. Puede ser necesario atar sogas a las piernas.

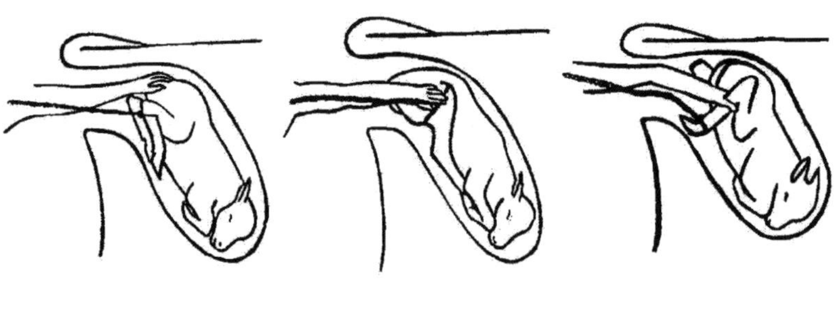

Problema 3. El cervix está cerrado
El cervix puede estar cerrada por las siguientes razones:

- Es muy temprano para el parto.
- El cervix ya estaba abierto, la madre no pudo dar a luz, y el cervix se cerró de nuevo (en este caso, normalmente hay un mal olor y una descarga de la vulva de la madre).
- La madre está demasiada débil para empujar correctamente (esto ayuda dilatar al cervix).

Como resolverlo: Re-examine en 1 a 2 horas para determinar si la madre está comenzando a dilatar.

Si el cervix comienza a abrir (dilatar):

- Inserte su mano en el cervix y aplique una presión constante abriendo su mano para dilatar el cervix completamente. Esto también puede estimular a la madre a empujar.
- Si con esta técnica el cervix abre, apliqué jabón alrededor de la cría para que resbale mejor al tirarla hacia afuera. Tal vez tiene que reposicionar a la cría o poner sogas para sacarla.
- Coloque oxitocina a la madre para estimular contracciones.

Si el cervix no ha comenzado a abrir:

- Inserte antibióticos por el cervix (si es posible),
- Aplique una inyección de antibióticos.
- Aplique estrógeno (como inyección o tableta).
- Espere que abra el cervix durante la siguiente semana.
- Re-examine la madre cada 2 días para ver si ha dilatado, en cuyo momento se saca la cría muerta y se trata a la madre por placenta retenida.

Problema 4. El útero está torcido dificultando la metida de la mano.
Cuando el útero está torcido, el canal del parto no puede abrir correctamente. Esto se llama una "torsión uterina" y ocurre más comúnmente en búfalos y vacas y menos frecuente en especies menores.

Síntomas

- El animal está inquieto, incómodo y empuja.

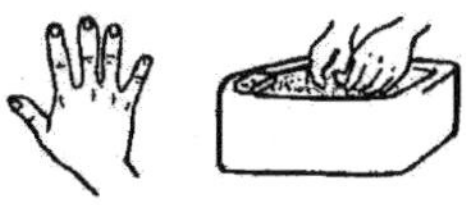

- Como siempre, lave sus manos y brazos con jabón.
- Cuando inserte su mano en la vagina, pareciera que fuera estrecha y torcida. Tal vez puede o no lograr a tocar a la cría.

Como Resolverlo

- Si el cervix está suficientemente abierto para meter su brazo y tratar de destorcer el útero agarrando a la cría y dándole la vuelta dentro del útero. Esto muchas veces es muy difícil hacer a menos que sea muy fuerte. Si no funciona, haga la siguiente:

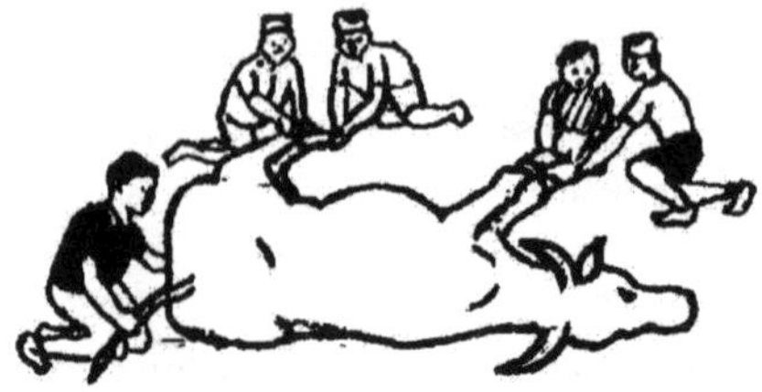

  - Pide que 4 a 5 hombres fuertes le ayuden.
  - Encuentre un lugar plano, limpio y seco, donde echar a la madre. Si el útero parece estar torcido por la derecha (en el sentido del reloj), eche cuidadosamente a la madre sobre su lado derecho. Si pareciera estar torcido por la izquierda (contra reloj), eche la madre con cuidado sobre su lado izquierdo.

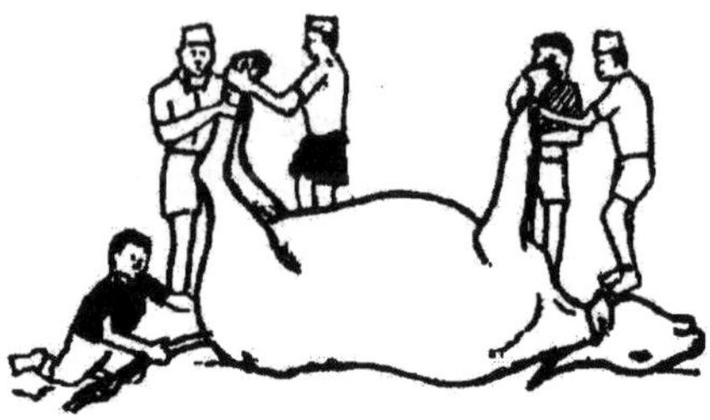

  - Trate de insertar sus manos cuidadosamente por la parte torcida del canal de parto y agarre alguna parte de la cría. Mientras sujeta a la cría, vuelque la madre a su espalda y luego a su otro lado.
  - Si es imposible agarrar a la cría, coloque una tabla sobre el abdomen de la madre (con un extremo de la tabla sobre la tierra) y vuelque la madre al otro lado mientras se esté aplicando presión al abdomen con la tabla. La tabla mantiene la cría en un lugar cuando se está volcando a la madre y así se destuerce el útero.

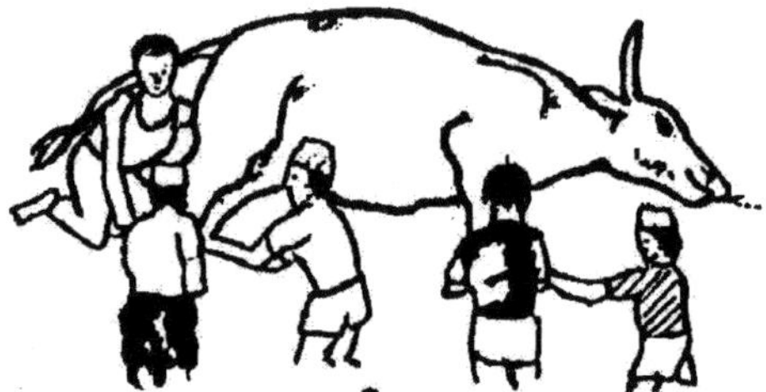

3

Precaución: Si la torsión se aprieta más probablemente se ha volcado la vaca al lado equivocado. En este caso, mantenga sus manos en el canal, y vuelque la vaca a su posición original. Saque su mano, eche la vaca sobe su otro costado y luego vuélquela en la dirección opuesta. Ahora debe estar aflojada la torsión. Una vez determinado en qué dirección volcar la madre para destorcer al útero, puede ser necesario repetir el procedimiento 4 o 5 veces hasta que el útero esté completamente destorcido.

- Una vez en condición normal el útero y la vagina está recta, se puede encontrar parcialmente cerrado el cervix. En este caso, trate de abrirla con sus dedos o espera 1 a 2 horas para que abre en forma natural.
- Una vez abierto el cervix, asegúrese que la cría este en una posición normal o reposiciónela.
- Saque la cría cuidadosamente.

Problema 5. La cría está muerta e hinchada dentro de la madre

Este problema provoca que el útero esté muy débil y puede desgarrarse muy fácilmente.

Como resolver:

- Lave su mano y su brazo y utilizar un guante grande. Aplique jabón y agua para hacer más resbalosa el guante.
- Fíjese si el útero está lastimado. Si fuera así, informe al dueño, para que no le eche la culpa por esta condición a usted. Tal vez es mejor recomendar al dueño que sacrifique al animal. Si el dueño desea tratar de recuperar a la madre, avísele antes que comience a trabajar que el útero puede desgarrarse durante el tratamiento.
- Fíjese en que posición está la cría. Si está en una posición equivocada, trate de corregirla y saque la cría sin romper el útero.
- Si la cría esta hinchada, trate de partir la piel de la cría con un cuchillo filo para que salga el aire. Luego trate de sacar los intestinos, el corazón, pulmones y huesos etc. A veces todo sale por pedazos. **Precaución:** Inserte el cuchillo cubierta por su mano para evitar cortar al útero.
- Sí todavía no se puede sacar a la cría, tal vez tenga que hacer una fetotomía (ve la próxima sección) que es la técnica de cortar la cría muerta en pedazos mientras aun esté dentro de la madre y sacar los pedazos.
- Una vez sacada la cría, lave el útero y haga un tratamiento a la madre para placenta retenida.

Embriotomía (Fetotomía)

A veces es imposible sacar una cría muerta sin cortarla en pedazos primero. Hay un instrumento especial para este propósito llamado embriotomo o fetotomo. Su fin es cortar la cría muerta en pedazos sin dañar a la madre. Se parece a un tubo de metal, (o dos tubos soldados juntos). Los fetotomos no son fáciles para utilizar ni hay un solo método que funciona en todas las situaciones.

Se pasa un hilo de alambre especial por lo tubos del fetotomo (alambre para embriotomía o alambre para cortar cuernos). Los tubos protegen el útero del alambre. Se pasa el lazo de alambre expuesto en el otro extremo del fetotomo alrededor del parte del cuerpo que se quiere cortar. (por Ej. la cabeza). Se coloca un mango en cada extremo del alambre. Mientras que una persona agarra al fetotomo para asegurar que los tubos estén firmemente contra la cría, otra persona tire los dos mangos por atrás y adelante como si estuviera aserrando para que el lazo en el otro extremo corte a la cría sin dañar al útero de la madre. Si no tiene un fetotomo, use un solo tubo con bordes lisos y ponga los dos extremos del alambre uno al lado del otro en el tubo para lograr la misma acción.

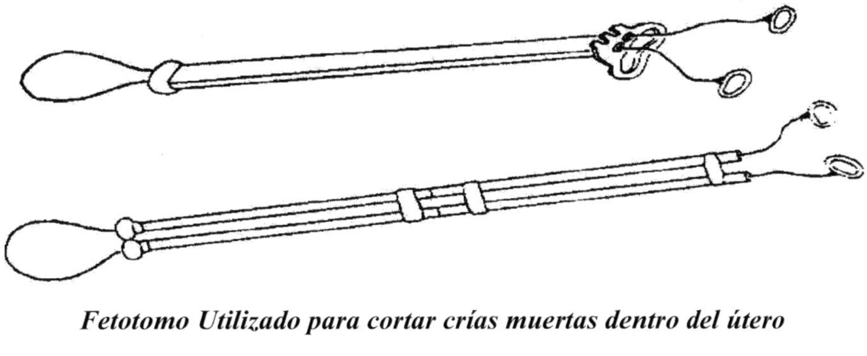

Fetotomo Utilizado para cortar crías muertas dentro del útero

10.7.2 Los Animales Que no Pueden Pararse (Animales caídos)

A veces un animal no puede pararse especialmente después de un trabajo de parto largo y difícil. Puede pasar por fatiga, músculos o nervios dañados, o por la falta de calcio, llamada "la fiebre de leche" Ver página 270.

Tratamiento: Si el animal tiene la fiebre de leche, haga el tratamiento correspondiente. Si el animal se pone alerto y puede comer, entonces hay una buena probabilidad que va a recuperar. Si el animal no puede levantar su cabeza ni comer (aún después de hacer el tratamiento para la fiebre de leche), probablemente no recuperará; y por lo tanto el dueño deben considerar sacrificarla para carne.

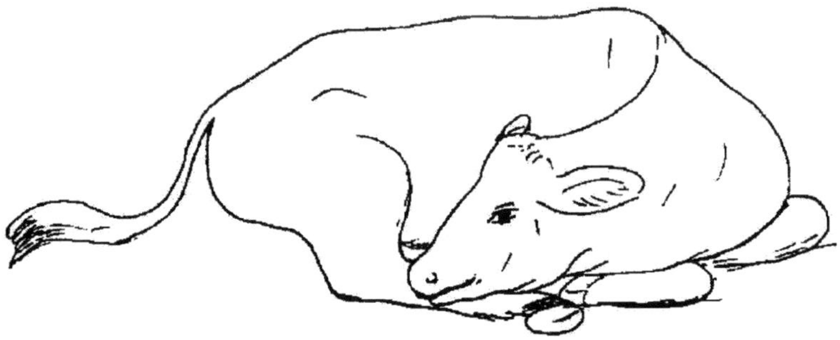

El tratamiento general para cualquier animal caído es lo siguiente:

1. Proteger al animal del mal tiempo (el calor, rayos solares directos, el frío, el viento, la lluvia) y otros animales.
2. Ponga el animal sobre una cama blanda, limpia en un terreno nivelado. Una cama blanda es especialmente importante para un animal grande para evitar daños serios musculares y lesiones en la piel por el peso de su propio cuerpo.
3. Cambie el animal de lado por lo memos cuatro veces al día para evitar daños musculares y lesiones de la piel.
4. Proporcione agua y comida fresca por lo menos cuatro veces al día.
5. Utilice polvo anti-mosca, si es necesario, para que no le molestan las moscas y gusanos tornillos al animal.
6. Si es posible, junte a varias personas para levantar al animal por lo menos una vez al día. No deje que el animal trate de andar a menos que el área es plano, seguro y no resbaloso; de lo contrario el animal puede caerse y lesionarse.

Si después de dos semanas no hay señales de mejoría, el dueño debe considerar sacrificarlo para carne.

10.7.3 Problemas del Útero y el Canal del Parto

(Prolapso de la Vagina, Prolapso del Útero, Descargas por la Vulva, Placenta Retenida, Metritis)

10.7.3.1 Prolapso de la Vagina

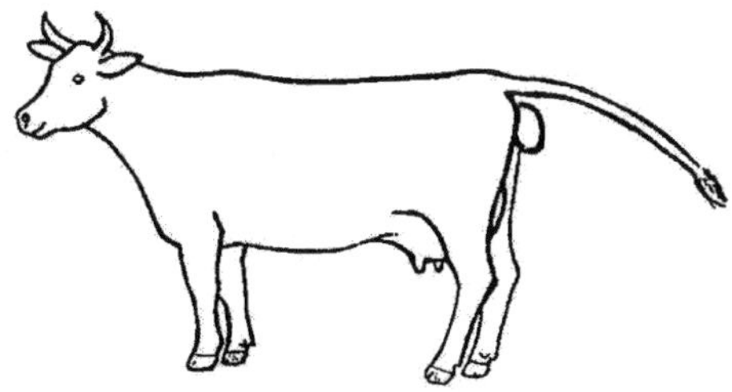

Esto es el término utilizado cuando la vagina sale afuera de la vulva. Se ve como una pelota de tejido rojo que sale de la vulva. La hembra muchas veces está empujando y haciendo fuerza como si estuviera en el trabajo de parto. Normalmente ocurre cuando el feto ya tiene un buen tamaño; cuando la madre se echa, la presión de la cría causa que la vagina salga afuera.

Tratamiento

- Ubique la madre de forma que su cabeza está levemente inclinada hacia abajo. Si es necesario cave un pozo de 25 centímetros donde se meta los pies delanteras de la vaca.
- Con el animal parado con su cabeza inclinada hacia abajo, se debe lavar bien la bola de tejidos y dejarla resbalosa con jabón. (Si existen heridas o moscas, hay que tratarlas).
- Lentamente empuje la vagina a su lugar adentro de la vulva.
- Después de que la vagina está adentro, manténgala suavemente en su lugar por lo menos 5-10 minutos por que si no la madre la empujará hacia fuera otra vez. Se puede mantener la vagina adentro manteniendo la vulva cerrada con su mano desde afuera.
- Después que la madre deja de hacer fuerza, saque su mano y mantenga el animal bajo observación continúa por lo menos una media hora. No la deje echarse por unas horas dado que empujará la vagina afuera de nuevo.
- Aconseje al productor dar pequeñas cantidades de alimento a la vaca muchas veces cada día. Así el rumen ocupará menos espacio en la barriga.
- Si la madre comienza a empujar de nuevo manténgala bajo observación y no la deje echarse por varias horas.
- Si la madre insiste en empujar la vagina hacia afuera, puede ser necesario usar sogas o suturas para mantener la vagina adentro. (Ver diagramas de prolapso del útero). Sin embargo esto es peligroso por que tendrá que sacar las sogas inmediatamente cuando la madre comienza el trabajo de parto.

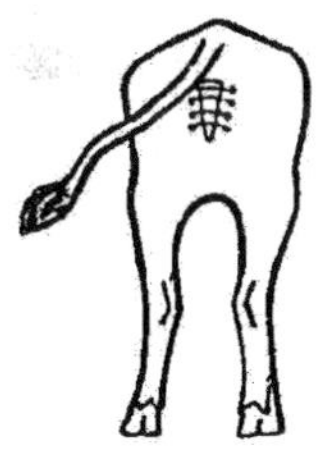

10.7.3.2 Prolapso del Útero

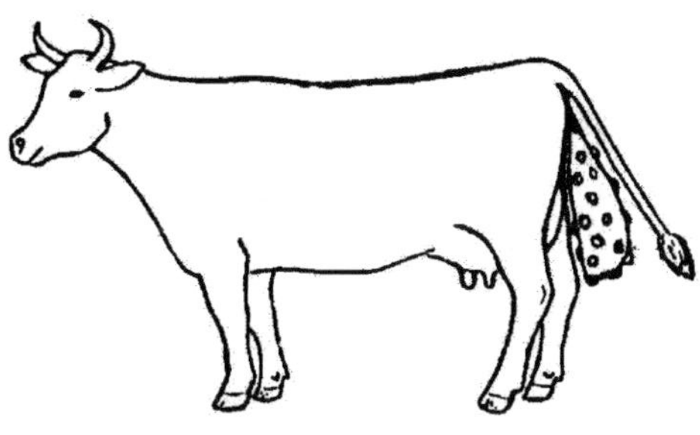

Este término refiere al hecho cuando el útero se vuelca de adentro hacia afuera y sale de la vagina. Normalmente ocurre durante las primeras horas después del parto. En las vacas de alta producción a menudo viene asociado con la fiebre de leche (falta de calcio). Se presenta bastante frecuentemente también en las madres búfalos.

Tratamiento:

- Responda rápidamente a la llamada de auxilio. Si el útero ha estado afuera para más de 8 horas, la madre normalmente muere. Sin embargo, 80% de los animales atendidas rápidamente sobrevivirán.
- Limpie el útero completamente y empújela adentro de la madre. ¡Muchas veces esto es difícil por el hecho que la madre empuja en contra de uno! Se puede empujar el útero hacia adentro cuando la madre está parada o echada.
- **Cuando está echada:** Posicione a la madre de tal forma que su delantera esté inclinada hacia adelante (si es posible) para prevenir que ella empuja fuertemente en contra y para que la fuerza de la gravedad trabaje a favor de uno. Se logra esto cavando un pozo de poca profundidad y colocando su delantera en ello, o colocando paja bajo la parte trasera de su cuerpo o tirando sus piernas traseras hacia atrás. (Ver diagrama.)

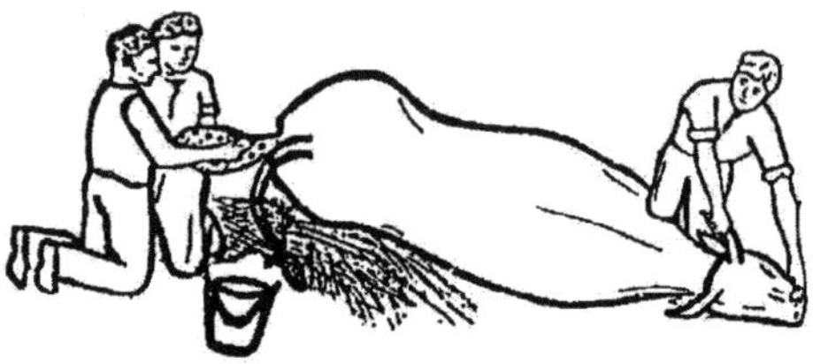

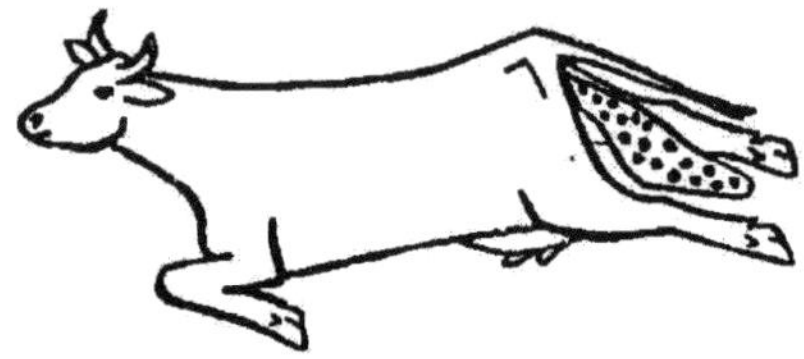

- **Si está parada:** En esta posición, trate de ubicar a la madre de tal forma que su delantera esté inclinada hacia abajo.

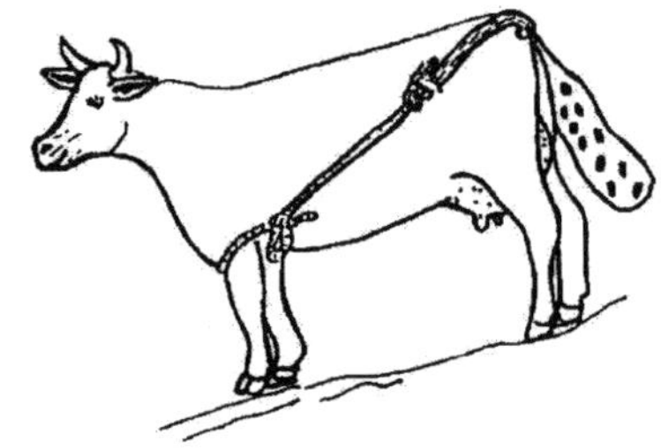

Los Pasos del Procedimiento para Tratar al Prolapso del Útero

- Limpie bien al útero. Lo más fácil es colocar todo el útero en un balde de agua limpio y lavarlo con jabón.
- Saque la placenta, si es posible.
- Agáchese (o párase, si la madre está parada) atrás del animal y suavemente levante al útero.
- Enjabone al útero para que sea resbaloso.
- Lentamente empuje el útero hacia adentro por la vulva y la vagina. Tal vez sea necesario aplicar más jabón para que sea más resbaloso el útero.
  - Al empujar, tenga cuidado de no perforar el útero con sus dedos.
  - Este proceso puede tomar bastante tiempo, tal vez más de una hora.
- Asegure que el útero esté en la posición correcta adentro de la madre: caso contrario ella puede empujarlo hacia fuera otra vez.

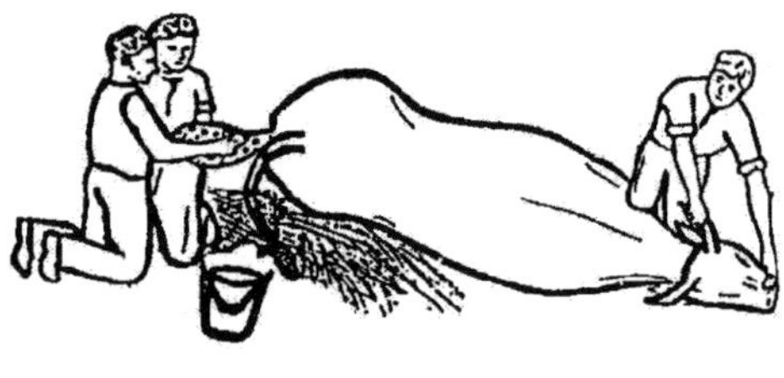

- Si el útero está hinchado y no puede entrar de nuevo al animal, aplique agua fría (y posiblemente azúcar) para reducir la hinchazón. Lo más importante es acordarse de enjabonar al útero y mantener el lado delantero de la madre inclinado hacia adelante.
- Coloque bolos de antibióticos que contienen sulfa, tetraciclina, o furazolidona dentro del útero. Si no hay bolos disponibles, use 6 capsulas de 500 miligramos de tetraciclina (para uso humano).

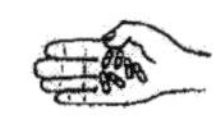

- Ponga una inyección de antibiótico como ser penicilina, ampicilina o tetraciclina.

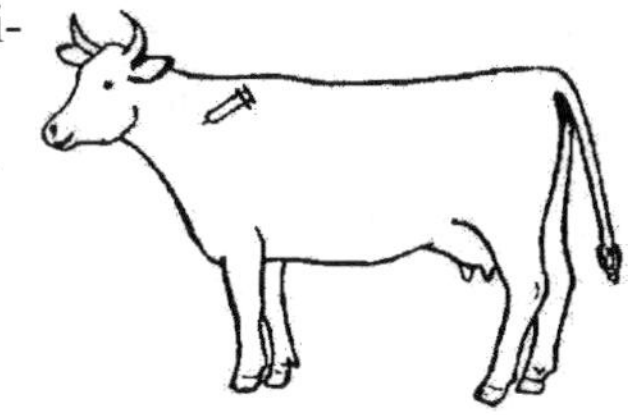

- Examine y si fuera necesario, trate el animal para la fiebre de leche.
- No deje que el animal expulse el útero de nuevo con uno de las siguientes formas:
    - ate un "anillo" alrededor de la vulva para no dejar que el útero salga de nuevo.
    - Haga 3 o 4 suturas, usando suturas gruesas, en la vulva para cerrarla. Se tienen que sacar las suturas en un lapso de 3 días.

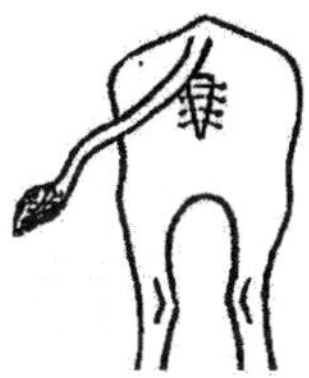

- Permita que la cría succione para provocar la liberación de oxitocina que contrae al útero y así evitar que salga de nuevo. Sila cría no puede chupar, apliqué una inyección de oxitocina.
- Si la madre estaba echada, trate de que se pare de nuevo. Tal vez tenga que levantarla con la ayuda de 5 o 6 personas. si sigue ella tratando de expulsar el útero, manténgala con su delantero inclinada hacia abajo.

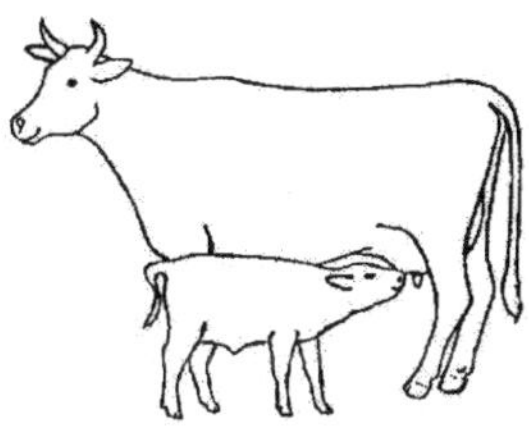

10.7.3.3 Descargas (supuraciones) de la Vulva

A continuación se describe los diferentes tipos de descargas de la vulva y su significancia:

Un líquido claro y resbaloso en el periodo de celo: un síntoma normal del celo

Una descarga sangrienta mínima: un síntoma normal después del celo (es demasiado tarde para inseminar o cruzarla)

Una descarga rojiza durante la primera semana después del parto: un síntoma normal siempre y cuando la vaca esté comiendo y no tenga fiebre.

Una descarga de mal olor de la vulva: una seña de metritis (infección del útero).

- Es seguido al parto, esta descarga puede muchas veces ser una mezcla de sangre y pus y puede causar un malestar serio y hasta la muerte.
- Una descarga crónica muchas veces es compuesta de pus y normalmente no causa una enfermedad grave pero puede resultar en la infertilidad del animal.
- Para el tratamiento, ver metritis página 154.

10.7.3.4 Placenta Retenida

Una placenta retenida ocurre cuando toda la placenta no sale dentro de las primeras horas después del parto. Este problema puede presentarse debido a deficiencias nutricionales, un parto difícil o por otros factores. Una placenta retenida puede provocar una infección uterina llamada "metritis." Ver página 154. Una metritis puede llegar a ser muy seria.

Tratamiento

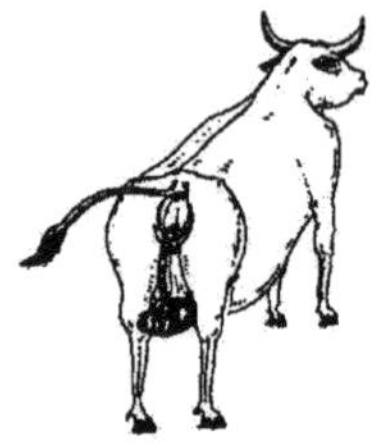

Durante las primeras 6 a 12 horas después del parto, prueba atar una piedra a la arte de la placenta que está colgando afuera de la madre. El peso de la piedra puede ayudar a que salga la placenta. Otra forma es llenar la placenta que esta colgando con agua.

Si, después de12 horas la placenta no ha salido, el mejor tratamiento es colocar antibióticos en el útero, más una inyección de antibióticos para evitar la metritis. Sin embargo, en áreas remotas, donde es difícil conseguir medicinas y ayuda técnica, saque la placenta con la mano. Aun que la sacada por mano es menos recomendable dado que puede dañar al útero, ésto puede evitar el desarrollo de una metritis severa, toxemia o aún la muerte.

La excepción en Yeguas: Una placenta retenida en una yegua es más seria que en la mayoría de las especies, dado que las yeguas son más susceptibles a una metritis sería. Si la placenta no ha salido después de tres horas del parto, coloque10 UI de oxitocina intramuscular cada hora hasta que salga la placenta. Si la placenta no sale después de 6 horas, hay que dar una inyección de antibióticos (ej. penicilina) y continuar con los antibióticos por 5 días. No saque la placenta a mano ya que esto puede causar hemorragias.

La excepción en Cerdas: Si una marrana sufre de placenta retenida, aplíquele 10 UI de oxitocina cada dos horas durante el primer día. Si hasta el segundo día la placenta no ha salido, deje de aplicar oxitocina y darle inyecciones de antibióticos para prevenir una metritis seria. Continúe con los antibióticos para 3 a 5 días.

Para sacar la placenta manualmente en bovinos, búfalo, cabras y ovejas

1. Pida al dueño que sujete la cola a un lado (o átela a un lado).
2. Lave la vulva y el área alrededor muy bien con agua y jabón.
3. Ponga un guante plástico largo en su brazo (si está disponible), y lave el guante con jabón hasta que esté resbaloso. **Precaución:** Nunca trate a un animal que acaba de abortar sin ponerse a un guante plástico largo. Siempre lave sus manos y brazo después. Ver página 139.

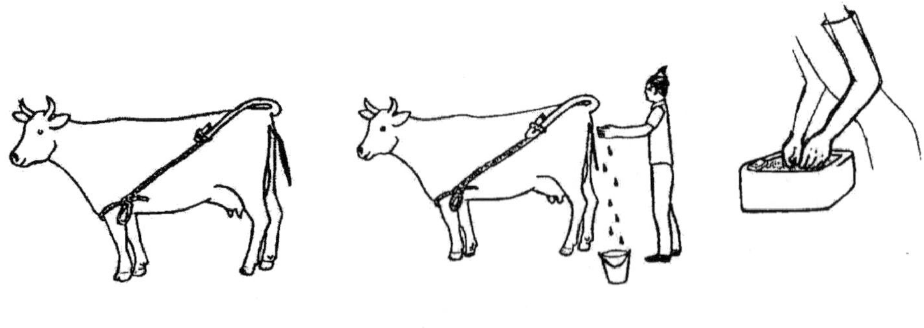

4. Inserte su brazo lo más posible dentro del útero. Si el cervix ya se ha cerrado, su brazo no pasará más allá de la vagina.
5. Cuidadosamente saque toda la placenta que se pueda. Dado que la placenta puede estar resbalosa, trate de enredarla alrededor de sus dedos varias veces para poder agarrarla mejor durante el trabajo.

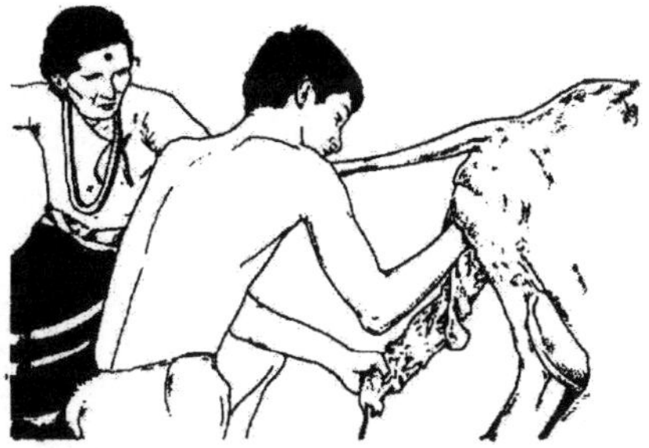

6. Lave el útero con 1-2 litros de agua limpia, tibia y enjabonado, o con una solución desinfectante como Potasio, *Savlon*, Iodo, o Clorhexidina. Para hacer el lavaje del útero, use una manguera delgada de 1-metro con bordes lisos. Si el cervix está abierto inserte la punta de la manguera por ella. O, si el cervix está cerrado, sujeta la punta junta al cervix. En la otra punta de la manguera, ponga un embudo, y vertir la solución por el embudo. Espere unos pocos minutos para que el animal empuje la mayoría de la solución hacia afuera.

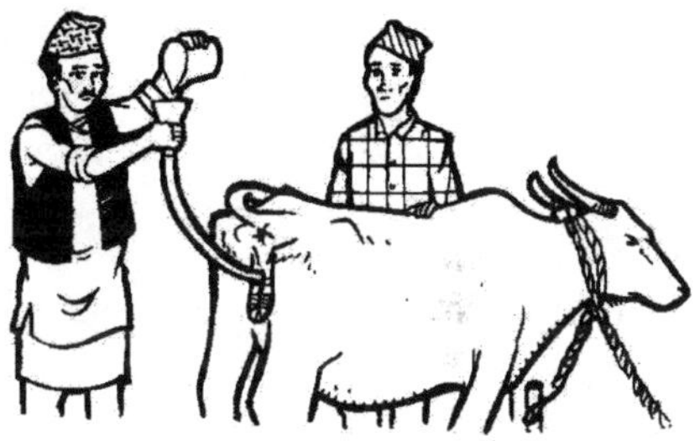

7. Coloque bolos de antibióticos en el útero. Aun que esté casi completamente cerrado el cervix se pueden romper los bolos y empujar los pedazos por el cervix. Casi cualquier antibiótico sirve como ser la tetraciclina, las sulfas o el furazolidona. Ver página 151. Si no hay bolos, use 6 capsulas de tetraciclina que contienen 500 miligramos cada uno (hecho para uso humano).
8. Aplique una inyección de antibióticos.

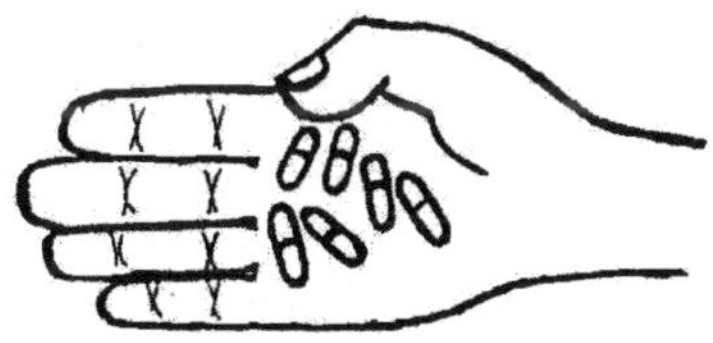

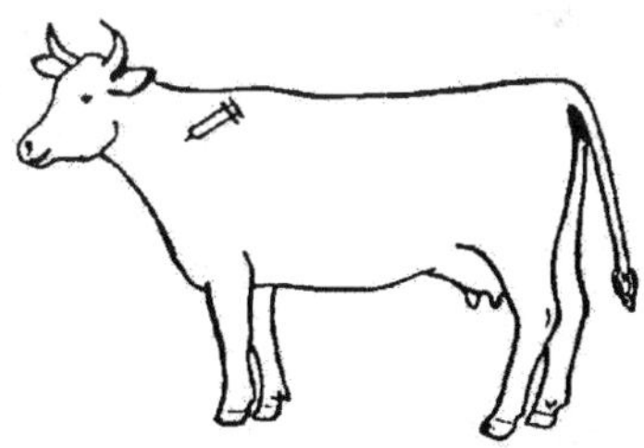

Prevención

- Permite que la cría chupe inmediatamente después del parto. El acto de chupar estimula la liberación de oxitocina en el cuerpo de la madre, causando que el útero se contraiga y expulse la placenta. La liberación de oxitocina también ayuda a prevenir el prolapso del útero. Algunos médicos veterinarios también aplican una inyección de oxitocina.

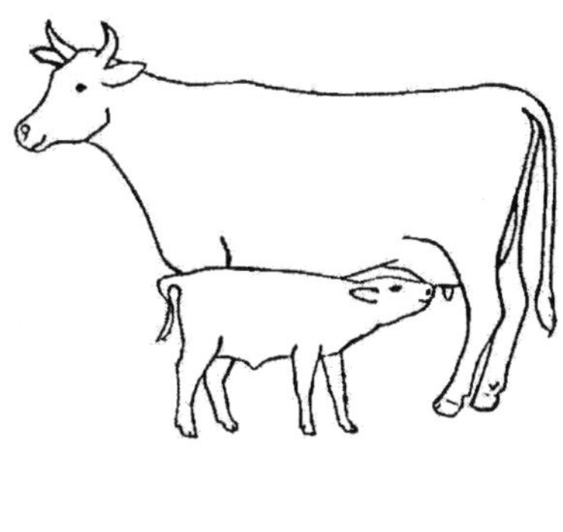

10.7.3.5 Metritis

Metritis quiere decir una infección del útero. Existen dos tipos de metritis:

- **La Metritis Aguda**, que se desarrolla rápidamente (normalmente después del parto), y puede poner muy enfermo al animal.
- **La Metritis Crónica** que dura por mucho tiempo y normalmente no causa un malestar severo pero puede resultar en la infertilidad del animal.

La metritis puede ser provocada por varios factores:

1. Las infecciones que causan abortos, como ser la brucelosis o leptospirosis. Ver página 161.
2. La placenta retenida.
3. La contaminación del útero, causado a menudo por condiciones no sanitarias durante el parto (manos, equipos o cama sucios).

Síntomas

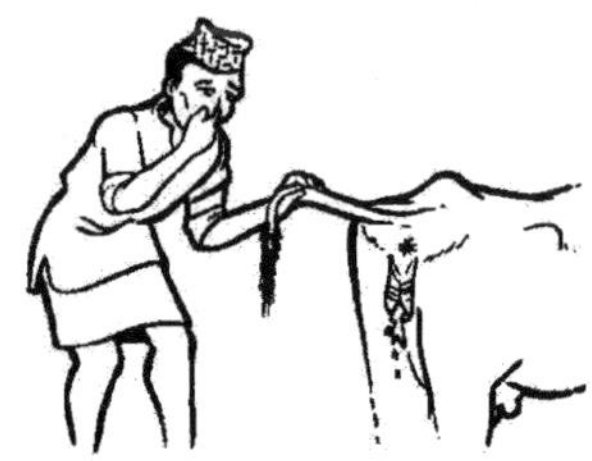

- Pus u otra supuración de la vulva.
- Dolor de la barriga (especialmente en la metritis aguda).
- Fiebre (especialmente en la metritis aguda).
- La falta de apetito (especialmente en la metritis aguda).
- Infertilidad (en los casos crónicos).

Diagnóstico:

- Basado en la observación de los síntomas.

Tratamiento: Un útero infectado es como una "herida infectada." Tiene que ser limpiada, y se deben usar antibióticos para controlar la infección. Ver antibióticos intra-uterinos.

- *La metritis aguda*, luego del parto: trata como una placenta retenida (limpie el útero, inserte antibióticos, y coloque una inyección de antibiótico).
- *La metritis crónica*, mucho tiempo después de dar a luz: coloque antibióticos en el útero usando una pipeta larga (los técnicos entrenados en la inseminación artificial saben como hacer esto); o el ASA puede aplicar una inyección de antibióticos.

Una Curación Alternativa: Una alternativa efectiva y más natural para curar la metritis es utilizar una inyección de prostaglandina. Esto provoca que el animal entre en celo repetidamente (llamado "ciclos cortos") hasta que esté sana. Una inyección de prostaglandina se aplica cada once días comenzando del comienzo de su celo anterior. Los periodos de celo frecuente utilizan los sistemas de defensa propia del animal para curar la metritis.

Nota: Si un animal tiene una descarga de la vulva que consiste en un pus espeso, puede sufrir de "piometría", un útero lleno de pus, que es difícil de curar. Un tratamiento recomendado es provocar el celo utilizando la hormona "estrógeno." Una vez en celo, coloque antibióticos en su útero utilizando una pipeta. Alternativamente, se puede estimular "ciclos cortos" usando prostaglandina.

Precaución: Hay que manejar los estrógenos y prostaglandinas con cuidado dado que pueden provocar que los animales preñados (¡y los humanos!) aborten.

10.7.4 Mastitis (Ubre Hinchada) (Ubre Caliente Deformada) (Leche Mala)

La mastitis quiere decir la inflamación de la ubre. Normalmente implica que la ubre o los pezones están hinchados, rojizos y calientes. La mastitis baja la producción de la leche. Las causas más comunes son lesiones a la ubre o infecciones bacterianas.

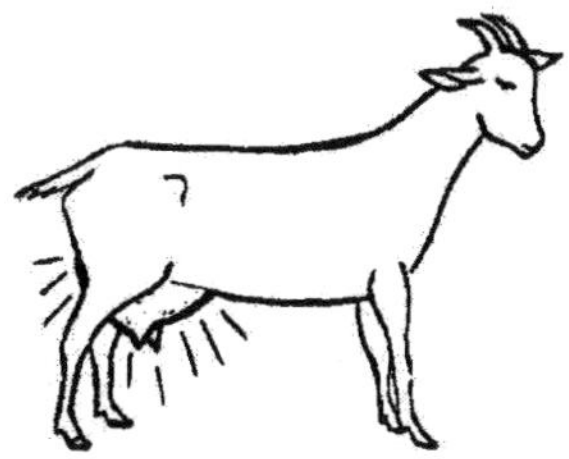

Los síntomas de la mastitis aguda: la ubre se vuelve **hinchada, caliente y dolorida**. El animal puede enfermarse gravemente y dejar de comer.

Si se trata a un animal con mastitis con antibióticos, no se debe tomar la leche por varios días. Si el dueño decide tomar la leche, se debe hervir primeramente.

¿Que hacer si se sospecha de la presencia de mastitis?

1. Examine la leche

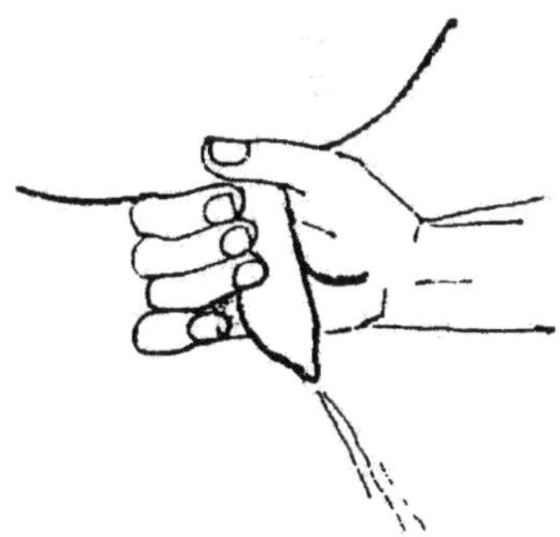

Largue un chorro de leche en su mano, una tasa o en una hoja y examínela. Fíjese si es acuosa, tiene mal olor, o si tiene coágulos, pus o sangre. Cualquiera de estos síntomas indica mastitis. **Nota:** Es más fácil ver los coágulos si se echa el chorro de leche sobre una superficie oscura (un pedazo de papel negro o una hoja verde oscura).

Se puede examinar la leche también con una solución llamada "solución de mastitis." Esta solución normalmente es de color azul. Se mezcla varios mililitros de leche con varios mililitros de solución. Se remueve la mezcla para ver si se vuelve espesa, que indica la presencia de mastitis.

2. Tome la temperatura del animal

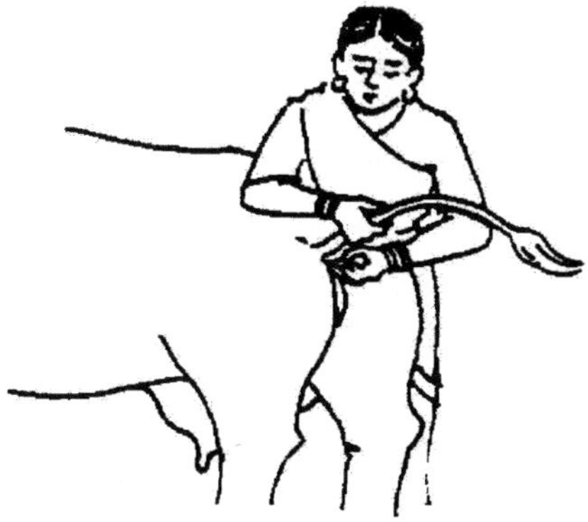

CUADRO: El Tratamiento de Mastitis

Leche Normal		**Leche Anormal** (acuoso, mal olor, o tiene coágulos, sangre, o pus)	
El animal no tiene fiebre	**El animal tiene fiebre**	**El animal tiene fiebre**	**El animal no tiene fiebre**
Muchas veces por daños a la ubre	Mastitis más toxemia.	Bacteria en la ubre más toxemia	Bacteria en ubre pero sin toxemia
Tratamiento Haga ordeñas[1] frecuentes (tal vez sea necesario usar una canula[2]).	Tratamiento Haga ordeñas[1] frecuentes (tal vez sea necesario usar una canula[2]).	Tratamiento Haga ordeñas[1] frecuentes (tal vez sea necesario usar una canula[2]).	Tratamiento Haga ordeñas[1] frecuentes (tal vez sea necesario usar una canula[2]).
Sobe la ubre con un paño caliente y húmedo,[3]	Sobe la ubre con un paño caliente y húmedo,[3]	Sobe la ubre con un paño caliente y húmedo,[3]	Sobe la ubre con un paño caliente y húmedo,[3]
Cure las heridas en la ubre y pezones.[5]	Cure las heridas en la ubre y pezones.[4]	Cure las heridas en la ubre y pezones.[4]	Cure las heridas en la ubre y pezones.[5]
Provea alimento y agua	Provee alimento y agua	Provee alimento y agua	Provee alimento y agua
	Aplicar Antibióticos (IM o SC).	Aplicar Antibióticos (IM o SC).	No es necesario aplicar antibióticos IM o SC; salvo que no sea posible usar antibióticos intra-mamarios.
		Use antibióticos intra-mamarios si es posible	Use antibióticos intra-mamarios si es posible

[1]***El ordeño frecuente*** (por lo menos 4 veces al día) ayuda a disminuir la presión, (y dolor) y además vacía la ubre. Si no sale leche, entonces una cánula de pezones limpia debe insertarse en el pezón para facilitar que la leche salga

[2] **Uso de una cánula pezonera**. Ver página 158. ¡**Precaución:** NUNCA inserte palitos o pedazos de paja en el pezón para ayudar a salir la leche! ¡Saque la cánula cuando no está ordeñando!

[3]***La aplicación de un paño caliente y húmedo*** a la ubre y pezones ayuda a reducirla hinchazón y dolor.

[4]***Aplicar antibióticos*** ayuda a matar cualquier germen en la ubre.

[5]***Curar las heridas en los pezones o en la ubre*** ayuda a matar los gérmenes que pueden invadir la ubre. Aplique violeta de genciana, una crema antibiótica, vaselina, o aceite de cocinar a la herida.

Prevención:
Se puede prevenir la mastitis en la siguiente forma:

- Mantener limpio los animales, especialmente después del ordeño (cuando los pezones todavía están abiertos).
- Lavar y secar la ubre antes de ordeñar.
- Hacer el "Dipping" de los pezones con una solución desinfectante inmediatamente después del ordeño.

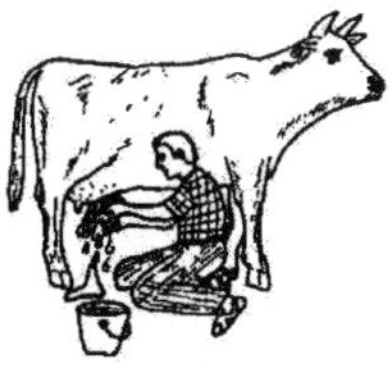
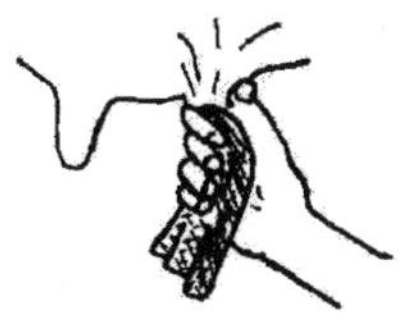
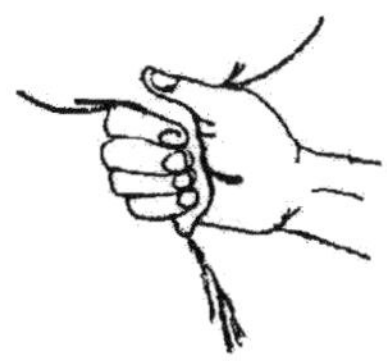
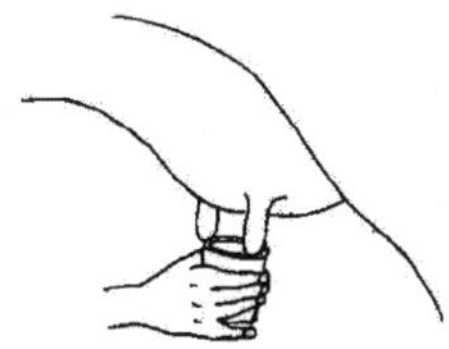

- Amanse a las hembras jóvenes acostumbrándolas a ser ordeñadas sobando su ubre diariamente los meses anterior a su primer parto. Esto ayude a evitar daños en la ubre.
- Seleccionar animales de ordeña de madres que tienen ubres fuertes (y no de ubres pobres que se cuelgan muy bajos).

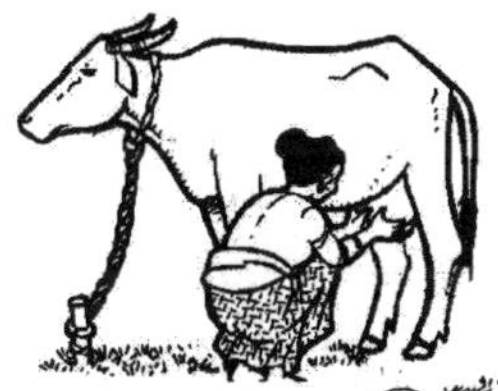

Nota: La leche mala no debe ser tomada ni por los humanos ni por las crías pequeñas. Se debe desechar la leche mala hasta que se la ve normal de nuevo.

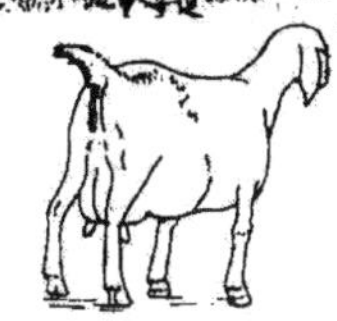

Como Utilizar Los Antibióticos Intra-mamarios

1. Saque toda la leche del cuarto afectada.
2. Limpie la punta del pezón con un desinfectante.
3. Inserte la cánula plástica (que viene con el antibiótico intra-mamario) por la abertura del pezón.
4. Acople el tubo de antibiótico a la cánula.
5. Apriete todo el contenido del tubo para que entre al pezón.
6. Saque la cánula y apriete la punta del pezón para mantenerlo cerrado.
7. Suavemente masaje la ubre para subir la medicina.

Nota: Los antibióticos intra-mamarios son más difíciles aplicar que las inyecciones IM o SC. Si no hay alguien quien sabe usarlos, apliqué una inyección.
Precaución: Lea y siga las instrucciones en el tubo. Algunos antibióticos contienen esteroides que pueden provocar que un animal preñado aborte.

Como Usar Una Cánula Pezonera Correctamente

Si no se usa correctamente la cánula, empujará bacterias hacía adentro de la ubre y causará infecciones.

1. La cánula debe ser sumergido en un desinfectante por lo menos 10 minutos. Si no está disponible un desinfectante comercial, use alcoholes producidos localmente. Se debe empapar un poco de algodón en el desinfectante también.
2. Si el animal reacciona o patea cuando se toca a la ubre, hay que sujetarla en una jaula o brete. Si sigue moviéndose demasiado hay que sujetarla con sogas alrededor del abdomen delante de la ubre o atar las piernas en una forma que no permite que patee. Ver páginas 20, 21, 22-23.
3. Lavar sus manos y limpiar sus dedos (incluyendo las uñas) con desinfectante.
4. Agarre el pezón, sujetándolo por los costados. Limpie completamente la punta del pezón con un algodón desinfectado.
5. Sostenga la cánula por su base (¡NO POR LA PUNTA!) e insértela en el pezón.
6. Si la cánula hace contacto con la piel o con el lado del pezón o si el animal se mueve y toca la cánula, limpie la cánula y comience de nuevo.
7. Después que drena la leche, saque la cánula.

10.7.4.1 La Mastitis Crónica

A veces, un animal sufre de una mastitis que no sana. El animal puede aparentar estar sano. Sin embargo, la producción de leche puede decaer y la leche puede estar anormal o acuosa. Esto puede deberse a un germen resistente al antibiótico usado.

Tratamiento

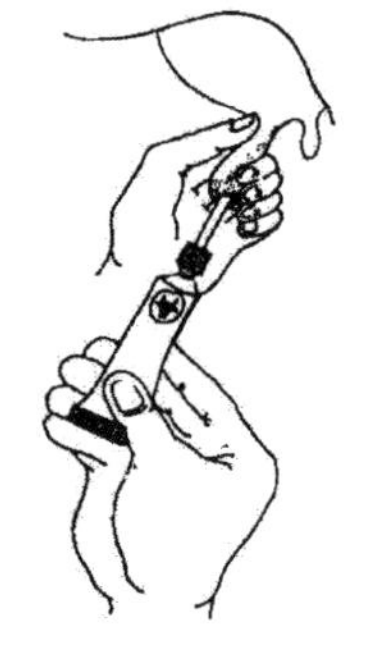

Si fuera posible, envíe una muestra de leche a un laboratorio para determinar que antibiótico puede ser más efectivo. Trate de sacar una muestra *antes de aplicar* cualquier antibiótico.

Si es imposible hacer una prueba en un laboratorio, procure hacer un tratamiento con un antibiótico distinto al que se usó anteriormente. Es mejor utilizar un antibiótico intra-mamario, pero si no hay a disposición, use antibióticos IM o SC. Siga las instrucciones de la etiqueta que normalmente indican un tratamiento de 4 días. No suspender el tratamiento antes de lo recomendado ya que puede incrementar la resistencia a los gérmenes.

10.7.5 Infertilidad y Abortos en Animales Hembras

La infertilidad es la incapacidad de reproducir crías. Esto puede darse por muchas diferentes razones. Para un repaso de los problemas de infertilidad ver la página 164, para los consejos generales acerca de reproducción pecuaria.

Tomar la historia clínica y hacer un examen es muy importante. Esto puede identificar causas como, si el animal fue expuesto a algunas toxinas, si tuvo una fiebre alta, si recibió algunos medicamentos o vacunas, si fue lastimado o si su dieta es mala.
El primer paso es decidir si la hembra es la causa de la infertilidad, o si el macho es el causante.

- Si la hembra ha sido cruzada con varios machos, y aún no se empreña, entonces muy probablemente la culpa es de ella.
- Si varias hembras han estado con el mismo macho, y la mayoría de ellas no están preñadas, probablemente el problema está con el animal macho.

En animales hembras, existen dos tipos comunes de infertilidad:

1. *No hay celos.* La hembra nunca demuestra señas de celo.
2. *Montas repetidas y abortos.* Cuando la hembra entra en celo y está con el macho, pero no se empreña, se llama monta repetida. De hecho, ella puede entrar en celo mas frecuente que lo normal. O, la hembra se empreña pero nunca completa el embarazo en el término normal. Esto puede ocurrir si el feto muere en el útero o nace demasiado pronto para poder vivir. Esto es conocido como un "aborto." *Las causas más comunes de la infertilidad y abortos son::*
   - Infecciones
   - Una mala nutrición debido a una dieta pobre, o ataque de parásitos
   - Ciertos medicamentos y vacunas
   - Fiebre alta
   - Heridas o lesiones
   - Por ingerir toxinas

10.7.5.1 ¡No Hay Celos!

¿Qué razones hay por las cuales el animal no entra en celo?

¡Ya está preñada! Esta es la razón más común por la cual una hembra no entra en celo. Tal vez fue cubierta sin que sepa el dueño (estaba suelta y tuvo contacto con un macho o vice - versa).

Tratamiento: Esperar para estar seguro que no está preñada. Si fuera posible, hacer una palpación rectal con un técnico o un veterinario para determinar si está preñada. Al mismo tiempo pueden controlar los ovarios y el útero para otros problemas.

El Dueño no Sabe Cuando un Animal Esta en Celo. Es importante repasar con el dueño como y cuando reconocer las señales del celo en sus animales. Ver la página 135.

"Celo Silencioso." A veces la hembra entra en celo pero no demuestra ninguna de las señas normales. Esto ocurre más a menudo si no hay un macho cerca.

Tratamiento: Mantener a la hembra con o cerca a un macho durante la época de monta. ¡Aún si el dueño no puede percibir que la hembra está en celo, el macho podrá!

La Vejez: Mire los dientes del animal para estimar la edad. Si el animal es muy viejo, explique al dueño que esto puede ser la razón.

Tratamiento: Las hembras viejas deben ser descartadas del hato y reemplazadas por animales más jóvenes. Esto se debe hacer como manejo de rutina para evitar que todo el hato se haga viejo al mismo tiempo. Por ejemplo, 20 por ciento (1/5) de las cerdas debe ser descartadas y reemplazadas cada año para que haya una relación adecuada entre animales mayores y más jóvenes.

Malnutrición / Deficiencia: A algunos animales le puede faltar algo en su dieta que les inhibe entrar en celo. La causa más común es la falta de suficiente energía (está flaca la hembra). El problema se agudiza si hay infestación de parásitos. En muchos países tropicales, hay niveles bajos de fósforo en el suelo y las plantas. Los animales que sufren de una deficiencia de fósforo pueden tener problemas para reproducirse.

El Tratamiento: Provea una dieta balanceada asegurando que hay suficiente energía para evitar que las hembras sean flacas y enfermizas. Ver página106. Además, haga un tratamiento contra los parásitos. Ver página 107.

Nota: Consulte al extensionista del gobierno si existen deficiencias minerales en su zona. Si fuere así, considere dar minerales adicionales basados en los consejos de un experto local. Pero no se base en inyecciones costosas de fósforo y vitaminas. Mejor, provea vitaminas y minerales con el alimento.

Precaución: Muchos dueños son explotados por los vendedores de inyecciones vitamínicas o productos minerales costosos. En la mayoría de los casos, alimentos locales económicos pueden proporcionar las vitaminas y minerales requeridas. A menudo, los problemas más importantes son la presencia de parásitos e insuficientes alimentos energéticos.

Demasiada Gorda: Las hembras demasiadas gordas muchas veces no entran en celo y no se empreñan. También pueden tener problemas en el parto, y dar a luz a crías débiles.

El Tratamiento: Provea cantidades menores de un alimento bien balanceado hasta que el animal pierda peso.

Infecciones: La metritis también puede causar infertilidad. Ver página161.

Problemas con los Ovarios o el Útero: Si se eliminan las posibles causas arriba mencionadas puede haber algún problema en los ovarios que no permite un celo normal. El animal que tiene deformaciones en sus órganos puede tener problemas para empreñarse o puede abortar una vez preñada. Muchas veces éste es el caso si una vaca da a luz gemelas – uno de los cuales es macho y la otra hembra. En bovinos, 95 por ciento de las hembras en esta situación no tienen su sistema reproductivo completamente desarrollado y son infértiles. En Norte America, se refiere a estas hembras como "free-Martins." (libre- Martins o Martín novilla)

10.7.5.2 Montas Repetidas y Abortos

Muchas de las causas de montas repetidas y abortos son similares y pueden ser tratadas al mismo tiempo.

Malnutrición (deficiencias nutricionales)

Esto se debe a una mala dieta o la presencia de parásitos. Ver las páginas 51, 125, 176, 196.

Quiste en el ovario

Un quiste es un bulto lleno de líquido que puede desarrollarse en el ovario de la hembra. El quiste puede producir hormonas que trastornan el ciclo de celo normal. La hembra puede exhibir un comportamiento raro, como estar constantemente en celo, actuar como macho o nunca demostrar señas de celo. Los siguientes dos tipos de quistes son los más comunes:

Quiste folicular

Síntomas: El animal entra en celo, y vuelve en celo otra vez antes del lapso de tiempo normal.

Diagnóstico: Basado en los síntomas. Se puede confirmar el quiste con un examen rectal (hecho por una persona capacitada).

Tratamiento: Aplique una inyección de una hormona que contiene gonadotropina coriónica (también denominado GHC). Si no está disponible este producto, un tratamiento tradicional es utilizar una pipeta y poner una solución de yodo al 5 por ciento en el útero.
Prevención: Los ovarios quísticos pueden ser provocados por inyecciones de la hormona estrógeno, o, por comer ciertos forrajes que tienen un alto contenido de estrógenos. Busque consejo de una persona capacitada si sospecha un problema de ovarios quísticos en su zona. Considere descartar los animales con ovarios quísticos crónicos (especialmente si el problema ocurre más de una vez) dado que hay una tendencia de pasar la condición a sus crías.

Quiste Lúteo

Síntomas: El animal nunca entra en celo.
Diagnóstico: Basado en los síntomas.
Tratamiento: Aplique una inyección de prostaglandina. Si el tratamiento es efectivo, el animal debe entrar en celo dentro de 3 días. Si la prostaglandina no está disponible, coloque yodo en el útero como se describió arriba.
Prevención: Considere descartar a los animales con ovarios quísticos (especialmente si se presenta más de una vez) dado que en este caso también hay una tendencia de pasar la condición a sus crías.

Las infecciones

Ya se ha discutido la metritis (infección de útero) como una enfermedad del útero. Ver página 154.
La metritis también es una **causa común de la infertilidad**. Además de la metritis común, hay muchos otros gérmenes que causan infecciones que provocan infertilidad y abortos. Determinar el agente causante exacto, aún con la ayuda de un laboratorio, muchas veces es difícil. Sin embargo, comúnmente los siguientes organismos son los que causan una metritis:

- En bovinos, un organismo llamado "tricomonas" puede causar infertilidad o ciclos de celo irregulares. Se transmite esta enfermedad entre los bovinos durante la monta.
- En los cerdos un virus llamado "parvo" puede causar la infertilidad, abortos o fetos momificados.
- La siguiente sección describe dos de las infecciones más comunes que provocan abortos.

Brucelosis

Una bacteria, Brucella, provoca la brucelosis y puede causar abortos, infertilidad, y testículos inflamados en bovinos, búfalos, cabras, ovejas, cerdos, y caninos.
La Brucelosis también es una importante **enfermedad de salud pública** dado que causa la fiebre "undulante" o fiebre de "malta" en humanos. Los síntomas en humanos incluyen fiebre que sube y baja (undulante) y dolores de cabeza y debilidad general. Ver página 281. Se infectan los humanos por tener contacto con la placenta, por tomar leche o cuando se está sacrificando un animal para su carne (especialmente cerdos).

Los animales se infectan cuando el organismo entra a la boca por el alimento o agua contaminada, o por estar en contacto con animales infectados, especialmente sus placentas. Luego las bacterias entran al útero y provocan abortos durante la última etapa de preñez. Los abortos pueden ser seguidos por placentas retenidas y la infertilidad posterior. La bacteria *Brucella* también son presentes en la leche de animales infectados.
Diagnostico: Se puede hacer el diagnóstico con una muestra de sangre o haciendo un cultivo de un animal abortado o de la placenta o de la leche.
Tratamiento: Ninguno.

Prevención / Control:

- En muchos países, las autoridades gubernamentales requieren tomar muestras de sangre para identificar animales infectados para luego sacrificar los animales positivos.
- En algunos países existe una vacuna contra brucelosis aprobada y disponible, pero un(a) ASA tiene que manejarla con cuidado según las instrucciones en la etiqueta y las políticas del país.
- Los animales abortados, y sus placentas, deben ser enterrados o quemados. Evite que los humanos u otros animales estén en contacto.
- Los humanos siempre deben hervir la leche antes de tomarla para matar la *Brucella,* como también a otros organismos dañinos.

Precaución: Nunca trate a un animal con placenta retenida que recién ha abortado sin utilizar un guante de plástico. Siempre lave sus manos y sus brazos después del trabajo. Si por equivocación está expuesto a la Brucelosis, tome 500 miligramos de tetraciclina, vía oral, cuatro veces al día por dos semanas.

Leptospirosis

La leptospirosis es una enfermedad en los animales y en los humanos. Ver página 278. Los perros, cerdos, bovinos, ratas y especies silvestres son fuentes de infecciones. El organismo se presenta en el orín de los animales infectados. Los animales y los humanos se infectan al tomar agua contaminada, o por el contacto con el orín de un animal infectado.

Síntomas: Los animales jóvenes pueden enfermarse gravemente con fiebre, ictericia, y orina roja (llamada hemoglobinuria). Ver página 246. Una anemia, y posiblemente la muerte pueden seguir a estos síntomas. Las hembras adultas pueden abortar en las últimas etapas de preñez o experimentar una baja en la producción de leche con leche espesa, amarilla y sangrienta aunque no esté hinchada la ubre. A veces no hay ningún síntoma especialmente en cerdas, y en animales adultos que no están lactando.

Diagnóstico: El diagnóstico se basa mayormente en los síntomas. Se puede confirmar con un examen de sangre.
Tratamiento: El tratamiento con tetraciclina o estreptomicina puede ayudar si se hace temprano en el desarrollo de la enfermedad.

Prevención/Control: El tratamiento simultáneo con estreptomicina y vacunar puede ayudar a controlar la epidemia, si se hace temprano. La estreptomicina para la expulsión del organismo causante en la orina. El control de las ratas también ayuda.

Abortos Provocados por el Uso de Algunos Medicamentos y Vacunas

Algunas medicinas y vacunas pueden provocar abortos. Por esta razón es muy importante leer la etiqueta en todos los medicamentos antes de usarlos. Si es difícil entender la etiqueta, pida ayuda a alguien. Algunos medicamentos que causan abortos son:

- los esteroides, como dexametasona
- los estrógenos (usados para estimular que las hembras entren en celo)
- las prostaglandinas (usados para estimular que las hembras entren en celo)
- Tetracloruro de carbono (CTC) - usado para tratar los trematodos del hígado.

Las Fiebres Altas o El Sobrecalentamiento Como Causas del Aborto

El sobrecalentamiento o cualquier condición que causa una fiebre alta en un animal pueden provocar un aborto o la imposibilidad de concebir. Algunas enfermedades que causan fiebres altas y por ende abortos o problemas de concepción incluyen el cólera porcino, la fiebre porcina africana en cerdos, la aftosa en bovinos y el ántrax en cualquier especie.

> El Tratamiento: En climas cálidos, siempre es sabio evitar sobrecalentamiento haciendo la monta, especialmente en cerdos, temprano en la mañana o en el atardecer. Proveer protección del sol y del calor extremo. No permita que los animales se sobre calienten durante el transporte, la castración, la vacunación o la desparasitación. Considere transportar los animales solo de noche. Ver página 62 para el tratamiento de sobrecalentamiento, o una fiebre alta.

Trauma, Estrés, y Lesiones Como Causas del Aborto

Un animal que ha experimentado un trauma o estrés puede estar estéril, o sufrir abortos temprano en la preñez. El estrés o trauma puede ser el resultado de un accidente o caída, por lesiones provocadas por otros animales (especialmente por corneadas), el manejo brusco, un viaje largo, el hacinamiento, o la falta de protección contra el frío, calor, viento, sol o barro excesivo.

Las Toxinas Como Causa del Aborto

- Algunas plantas pueden contener toxinas que provocan abortos o la infertilidad. Por ejemplo, el árbol Leucaena produce una toxina llamada "mimosina." Aunque las hojas de la Leucaena proveen un forraje rico, si las hojas son comidas en grandes cantidades, pueden resultar en infertilidad o provocar un aborto en algunas especies.
- Los alimentos mal guardados, o que se mojan, pueden criar mohos. Estos hongos pueden producir una toxina llamada "mico toxina," que pueden provocar la infertilidad o el aborto.
- Los micro-organismos que causan algunos tipos de mastitis u otras infecciones pueden producir toxinas que pueden envenenar al animal. Esto se conoce como "toxemia," y puede resultar en un aborto.

10.7.6 La Infertilidad en Los Machos

La infertilidad en el macho puede ser temporal como en el caso de un cerdo sobrecalentado, o puede ser permanente. El macho simplemente puede tener dificultades mecánicas para montar a la hembra debido a problemas con sus piernas o pies, por la diferencia en tamaño o anormalidades en sus órganos reproductivos. Puede haber problemas en la cantidad o calidad de su esperma.

10.7.6.1 El Macho Sobre Explotado

En algunas situaciones, se utiliza el macho demasiado para cubrir a demasiadas hembras en un periodo de tiempo corto. Ver página 165.

10.7.6.2 Demasiado Gordo

Los machos que son demasiado gordos tal vez no pueden reproducir efectivamente.

10.7.6.3 La Falta de Contacto con las Hembras

Los cerdos machos criados aislados de las hembras pueden no funcionar bien.

10.7.6.4 Hinchazón de los Testículos

Las dos razones más comunes para la hinchazón de los testículos son las **infecciones** y las **lesiones**. La infección muchas veces se debe a la Brucella que causa que los testículos se hinchen y luego se encojen, resultando en la infertilidad. Otra causa menos común es que un tumor provoca que los testículos se tornen más grandes de lo normal.

Síntomas/Diagnóstico: Los testículos son más grandes, doloridos y calientes debido a la inflamación. Una infección puede provocar la formación de abscesos en los testículos.
Tratamiento: Lave los testículos en agua fría. Si el animal tiene fiebre u otros síntomas de una infección, aplique un antibiótico como ser penicilina o tetraciclina. Si el animal está dolorido, dar un calmante como ser aspirina.
Control/Prevención: No compre de una propiedad animales con problemas testiculares.

10.7.6.5 Fractura del Pene (Fimosis, Parafimosis)

Ver página 247.

10.8 LINEAMIENTOS PARA LA REPRODUCCION

10.8.1 No someta hembras demasiadas jóvenes y pequeñas a la monta.

La edad en la cual la hembra está lista para reproducir muchas veces depende en la calidad de su alimentación en su etapa de crecimiento. Muchas veces es mejor no poner la hembra con el macho durante su primer celo especialmente si es pequeña, dado que puede resultar en problemas de parto, crías débiles o camadas reducidas (en cerdos).

10.8.2 No usar animales flacos o enfermizos para la reproducción.

Los animales flacos o enfermizos (machos o hembras) pueden abortar, ser infértil, o dar luz a crías o camadas pequeñas y débiles. Es mejor atrasar la monta que hacerla con animales débiles y enfermizos hasta que han recuperado y estén en mejor condición.

10.8.3 Haga la monta cuando las hembras estén en "celo."

Las hembras tienen que estar con el macho cuando están en celo. Las señas del celo varían según la especie. Ver El Cuadro en la página 135. En algunas especies la hembra debe estar cubierta solo una vez durante el celo (bovinos, búfalos, ovejas y cabras), mientras que en otras especies debe haber más que una monta (caballos y cerdos). Ver página 135. No obligue a los animales a efectuar el coito. La hembra puede lesionar al macho si ella no está en celo.

10.8.4 Observe diariamente a las hembras para detectar si está en celo.

Observar para detectar las señas de celo. Esto debe realizarse por lo menos una vez al día. A menudo, las hembras demuestran señas claras del celo durante el amanecer y el atardecer. Asegúrese observar también a animales que cree que estén preñadas, dado que si demuestren señas de celo no están preñadas y tienen que volver a estar con el macho. Las hembras sometidas a la monta deben ser observadas con especial cuidado cuándo le tocaría su próximo celo. (18-23 días después de la monta en la mayoría de las especies). Si le cuesta mucha a una hembra empreñarse o si aborta repetidamente, debe venderla o por lo menos no usarla para fines reproductivos dado que su problema de infertilidad puede ser pasado a sus crías.

10.8.5 Evite el estrés o sobrecalentamiento de los animales reproductores.

Se debe evitar el estrés y sobrecalentamiento tanto en las hembras como en los machos reproductores dado que les puede causar la infertilidad. Si es necesario llevar la hembra al macho, se debe llevar con bastante anticipación al celo. Si ya está en celo, se debe llevarla andando calmadamente y durante las horas más frescas del día. En los verracos, el sobrecalentamiento puede causar infertilidad por hasta dos meses.

10.8.6 Evite la consanguinidad.

Hacer cruzar a dos animales de parentesco cercano se llama la consanguinidad. Se debe evitar la consanguinidad por el hecho que resulta en crías menos sana y menos productivas. Ver página 167.

10.8.7 No explote demasiado al macho.

No se debe usar al macho demasiado frecuente para la monta. Esto resulta en semen con un conteo bajo de espermatozoides. El sobre uso puede ser un problema grave en especies de monta estacional como los búfalos donde muchas hembras entran en celo en un periodo corto de tiempo. Como regla general, los verracos no deben hacer la monta más que una vez al día, y los sementales no más que día por medio. Para ovejas y cabras, debe haber un macho para cada 50 hembras. Para búfalos, trate de que el macho no pise más que una vez al día. Aunque sea una costumbre común no es necesario que el búfalo macho monte dos veces a la hembra en el mismo día.

10.8.8 No dependa de un solo macho.

Por lo menos dos machos deben estar disponibles para la monta, dado que pueden existir problemas de fertilidad en uno de los machos. Se debe sospechar problemas de infertilidad si las hembras siguen volviendo en celo.

10.8.9 Use una prueba del semen si está disponible.

Para verificar el nivel de fertilidad, se puede hacer un examen de la calidad del semen con un técnico capacitado.

10.8.10 Mantenga registros.

Anote cuidadosamente las fechas de las montas. ¡No confíe en su memoria!

I0.9 EL MEJORAMIENTO GENETICO

10.9.1 La Importación de Animales

Muchos proyectos de mejoramiento pecuario importan animales reproductores para mejorar la calidad de las razas locales. Existen ventajas y desventajas en esta estrategia
Ventajas: El mejoramiento en productividad ocurre dentro unas pocas generaciones.

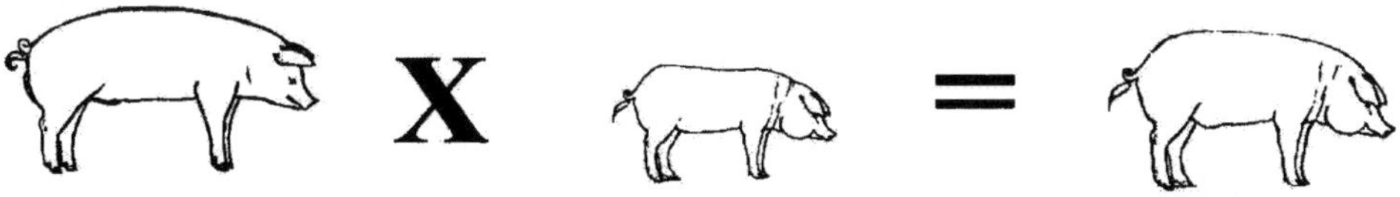

Desventajas: La importación de animales puede resultar cara y riesgosa. El riesgo es que los animales importados pueden enfermarse o morir debido a tener menos resistencia a las enfermedades locales o por no poder adaptarse a las condiciones, alimentos o sistemas de manejo locales. También los animales importados, pueden costar más en cuanto a dinero, mano de obra, alimentación, tratamientos y mantenimiento. Muchos proyectos de mejoramiento genético han fracasado por el hecho que los productores locales no estaban preparados para proveer el nivel de manejo requerido para los animales importados.

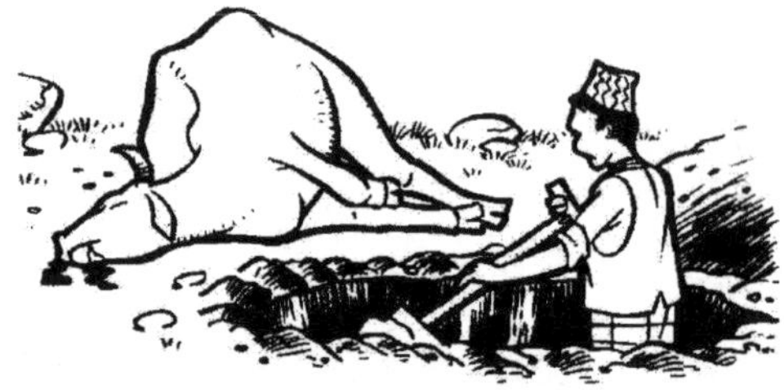

Considere cuidadosamente las ventajas y desventajas de importar animales, comparado con otras opciones de mejoramiento genético.

10.9.2 Una Opción Intermedia: El Cruzamiento Limitado o Parcial

Algunos proyectos de mejoramiento genético limitan el número de animales importados para cruzar con los animales locales. Por ejemplo, un cabra macho mejorado está destinado a una zona para cruzar con hembras locales. Se refiere a las crías como, "de medio-sangre," quiere decir, la mitad raza introducida y la mitad raza local. Los "medio sangre" tienen la ventaja de ser adaptados al ambiente local pero de ser más productivos que los animales locales.

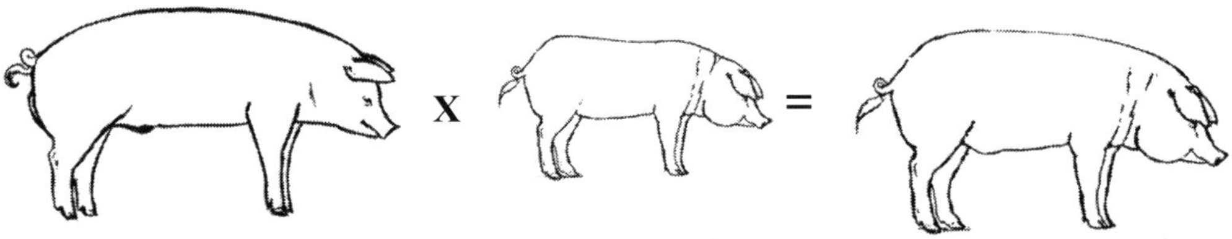

Pura sangre (raza externa) **Pura sangre (raza local)** **Media sangre**

Como alternativa, las "medio sangres" pueden ser cruzados de nuevo con un animal importado (sin parentesco al padre para evitar consanguinidad). Las crías que resultan son de "tres cuartos" sangre. En otras palabras, las crías son ¾ de la raza introducida y un cuarto de la raza local. Esta estrategia ha tenido éxitos en muchos proyectos pecuarios.

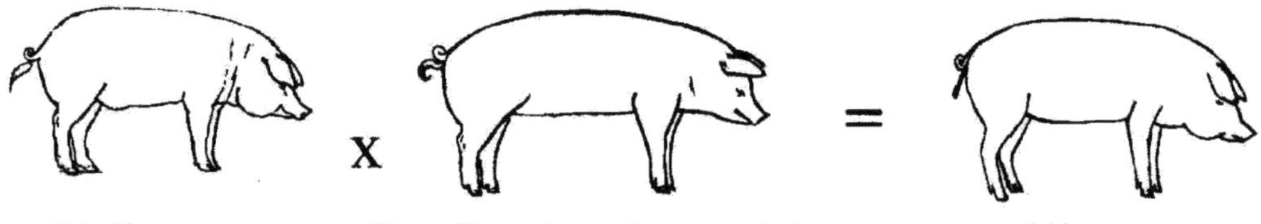

Medio sangre **Raza Pura (raza importada)** **3/4 sangre**

10.9.3 Otras Opciones para el Mejoramiento Genético

¿Qué otras opciones existen para lograr el mejoramiento genético sin importar animales?

10.9.3.1 La selección

Se puede lograr el mejoramiento genético seleccionado cuidadosamente a los animales reproductores basados en el rendimiento de sus padres. Esto se llama "la **selección.**" Si los padres se desarrollaban rápidamente y producen bien, las posibilidades aumentan que sus crías harán lo mismo. El mejoramiento por selección puede resultar más lento que importar un reproductor nuevo. Sin embargo, los riesgos son menos, dado que las crías son bien adaptadas a las condiciones locales.

10.9.3.2 El Descarte

Los animales de baja productividad o los que tienen defectos no deben ser utilizados como reproductores. Al contrario se los debe castrar antes de llegar a la edad de madurez sexual. El proceso de sacar a los animales no deseables del hato se llama "**el descarte**".El descarte evita que el productor pecuario malgaste sus recursos en animales de baja calidad.

10.9.3.3 Evite la Consanguinidad

La consanguinidad existe cuando dos animales de cercano parentesco reproducen juntos. A veces se hace esto a propósito para desarrollar ciertas características en las crías. Sin embargo, generalmente no se recomienda esta práctica por el riesgo que las crías presentan defectos, o son más pequeños, más débiles y menos productivos. Hay tres maneras de evitar la consanguinidad:

No usar animales de cercano parentesco para la reproducción.
Cuando se usan los mismos machos continuamente en una zona, éstos seguramente se cruzarán con sus madres, hermanas, o hijas y sus crías van a estar reproduciendo entre ellos. La solución es enviar los machos a otra zona y traer nuevos reproductores.

No cruzar el macho -

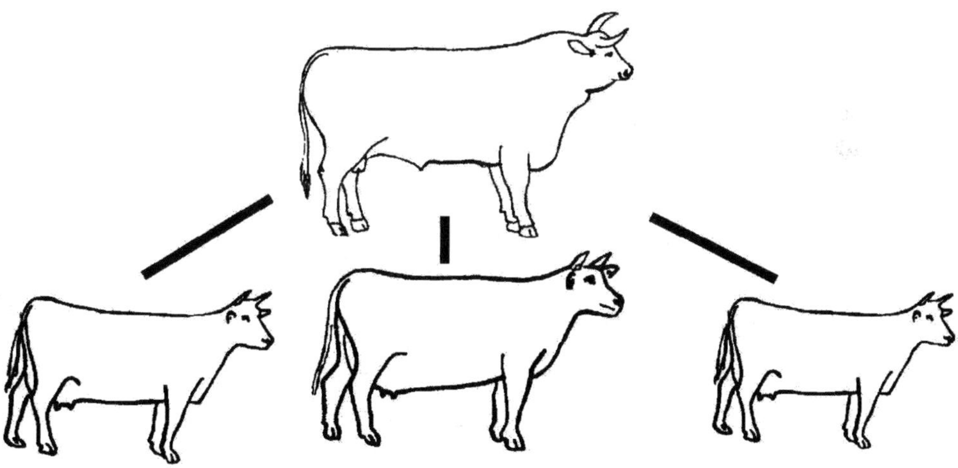

Con su hermana — Con su madre — Con su hija

No dejar a los animales sueltos o desatendidos.
Los animales que andan sueltos pueden reproducir son sus parientes o con otros animales de pobre calidad. Además, si la monta ocurre cuando los animales están sueltos o desatendidos, es imposible saber quien es el padre. La solución es evitar que los animales estén sueltos o desatendidos.

La castración de los machos jóvenes que no se van a utilizar para reproducir

Algunos animales machos llegan a la pubertad a una edad precoz. Si no son castrados, pueden cruzar con sus madres o hermanas. La solución es castrar a los machos jóvenes que no serán destinados a la reproducción.

10.10 LA CASTRACION

La castración es el proceso de sacar o destruir los testículos para que no cumplan su función. Dado que es un proceso dolorido, los autores recomienden el uso de una anestesia local para reducir el dolor. En algunos países, no estará disponible la anestesia pero igual hay que hacer la castración. En estas situaciones, el ASA tiene que utilizar su propio sentido común. Hay tres principales razones para castrar:

1. La castración evita que el animal empreñe a las hembras.
2. El macho se vuelve menos agresivo, más fácil para manejarlo, y menos peligroso.
3. La castración permite que el animal gane peso más rápidamente.

10.10.1 La mejor edad para castrar

Se puede castrar a los terneros a los 2-3 meses de edad. En cabras y ovejas se puede castrar inclusive a las 2-3 semanas de edad. La ventaja de castrar los animales a temprana edad es que es menos traumático para el animal, más fácil y menos peligroso. La desventaja es que se aumenta la posibilidad que se críen piedras que bloqueen la uretra y así no permita que el animal pueda orinar. Los caballos y mulos normalmente son castrados a los 2-3 años de edad. Aunque los mulos son estériles y no pueden reproducir, pueden montar a las hembras por el hecho que sus testículos producen testosterona. Además los mulos no castrados pueden ser difíciles para manejar. Es mejor castrar a los cerdos a las dos semanas de edad.

10.10.2 La Castración con Burdizzo

La mejor manera de castrar en el campo es usar el "burdizzo", una tenaza especial que aplasta el cordón espermático y los vasos sanguíneos que van a los testículos, sin cortar o lastimar la piel de escroto El aplastamiento provoca que los testículos se encojan y dejan de producir espermas. La ventaja de este método es que no deja ninguna herida abierta. La desventaja es la necesidad de contar con este instrumento especial, y además si no se usa el burdizzo correctamente se puede inducir a que el escroto o los testículos no se encojan (o sea que no esté castrado el animal).

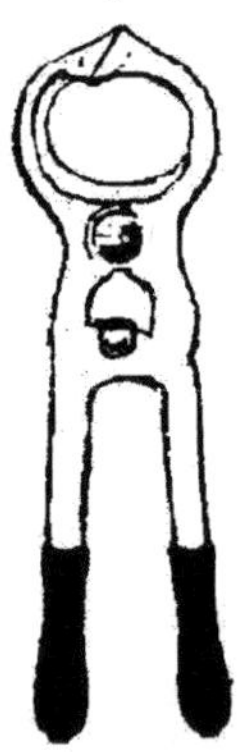

Hay diferentes tamaños de burdizzos: más pequeños para cabras y ovejas y más grandes para bovinos y búfalos. En un animal grande, cerrar el burdizzo puede requerir bastante fuerza. Inclusive puede ser necesaria la ayuda de otra persona. O, se puede colocar un mango del burdizzo en el suelo o en la rodilla del técnico. No se debe usar nunca el burdizzo en caballos. El cordón espermático tiene que ser aplastado en diferentes puntos (ver diagrama abajo) para asegurar que los vasos sanguíneos que corren por el centro del cordón para proveer sangre a los testículos no estén completamente bloqueados. Si estos vasos sanguíneos están aplastados, el escroto completo puede caer y provocar una infección.

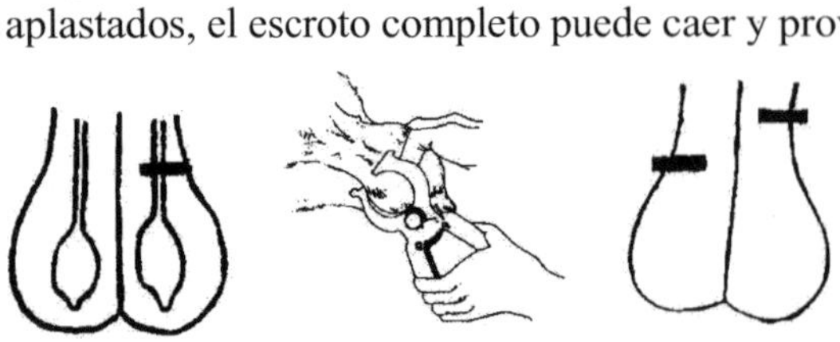

Un burdizzo aplasta al cordón espermático y los vasos sin quebrar la piel. Aplaste cada lado a diferentes alturas para evitar destruir los vasos sanguíneos en el centro que alimentan al escroto.

El método Burdizzo para bovino, cabras y, ovejas:

- Sujete al animal.
- Agarre el cordón espermático.
- Apriete el cordón espermático firmemente al lado de la piel con la mano para evitar que se deslice a un lado.
- Cierre el burdizzo hasta que cierra sobre aproximadamente un tercio de la piel que cubre el cordón. Evite aplastar el centro del cordón que contiene los vasos sanguíneos que llevan sangre al escroto.
- Mantenga cerrado al burdizzo por varios segundos y luego suéltelo.
- Para mayor seguridad, aplaste el cordón otra vez más o menos un cm arriba (o abajo) del primer punto.
- Repita el procedimiento con el cordón espermático del otro lado. Sin embargo, aplaste el cordón a diferentes alturas en el otro lado para asegurar que la sangre va a seguir llegando al escroto. **No aplaste toda la piel encima de los dos cordones al mismo nivel dado que esto aplastará a los vasos sanguíneos provocando que todo el escroto se seque y se infecte.**
- Aplique un ungüento anti-mosca sobre el área para prevenir la infestación de larvas.

10.10.3 Método corte abierto

Usar el método de corte abierto, implica cortar el escroto y cortar el testículo. La ventaja de este método es que es efectivo, es fácil hacer y no requiere instrumentos especiales La desventaja es el riesgo de que la herida se infecte con larvas o bacterias. Tal vez sangre demasiado el animal luego de cortar el cordón, causando debilidad e inclusive la muerte.

Nota importante: Asegure hacer una incisión grande y después de la operación hacer que el animal ande para lograr un buen drenaje y limitar la hinchazón. Hay que ser aseado lavandose las manos y la zona de castración con jabón, agua limpia y desinfectante. Utilice un instrumento cortante, filo y limpio.

El método de corte abierto para torillos de seis meses o menor

- Consiga un cuchillo limpio y filo.
- Sujete al animal con sogas.
- Lave sus manos y el escroto del animal con jabón, agua limpia y desinfectante.
- Si está disponible, use una anestesia local.
- Agarre el extremo inferior del escroto, estírelo con firmeza, y corte la 1/3 inferior del escroto

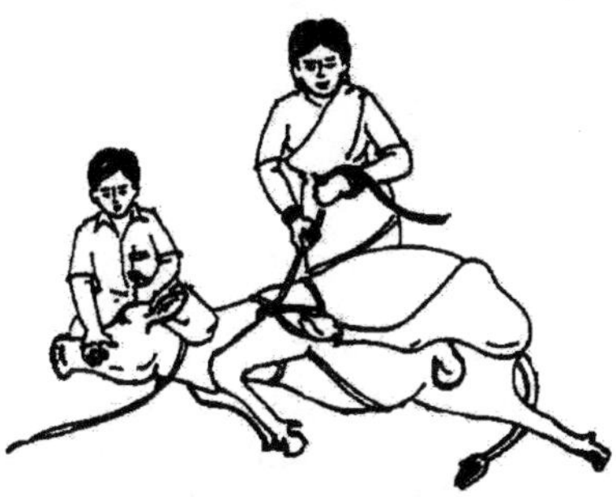

1. Sujete al animal

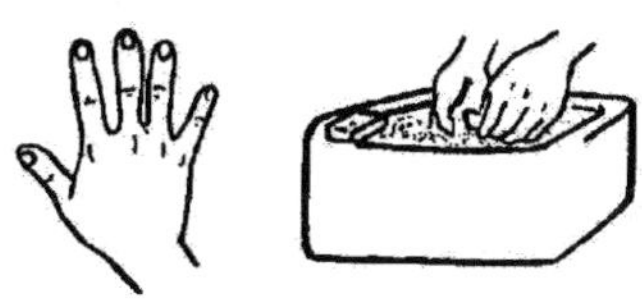

2. Lave sus manos y el área del escroto

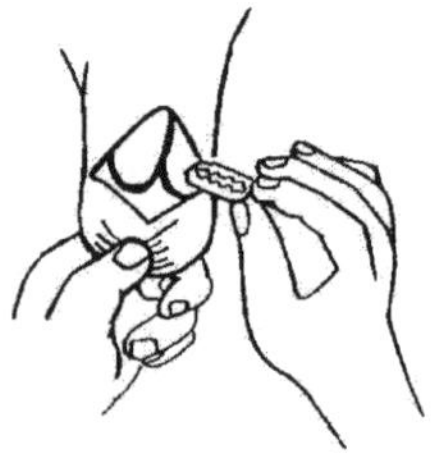

3. Haga una incisión....

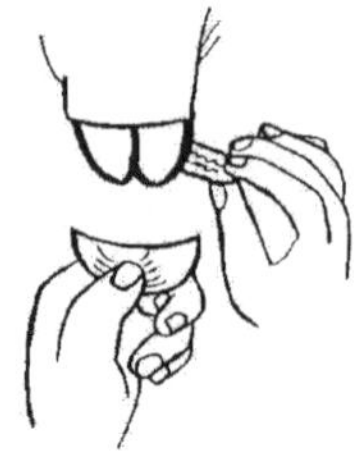

4...y sacar el 1/3 inferior del escroto

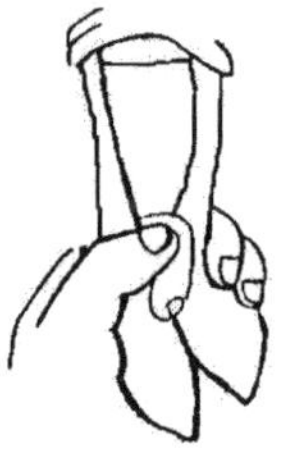

- Agarre el testículo y estírelo hacia abajo hasta que se suelte el cordón.
- Si hay tejido graso colgando afuera del escroto córtelo.
- Use un ungüento anti-mosca para evitar la infestación de larvas de mosca.
- Haga que el animal ande por 1-2 semanas para mermar la hinchazón y ayudar a drenar correctamente la herida.

El procedimiento abierto para cabras y ovejas jóvenes (6 meses o menor):

- Sujete el animal firmemente echado a un lado.
- Lave sus manos y el escroto del animal con, jabón, agua limpia y desinfectante. Use una anestesia local si está disponible.
- Agarre el escroto y haga dos incisiones paralelas a la línea del medio de la piel (haga las suficientemente bajas en el escroto para que puedan drenar bien).
- Haga los cortes suficientemente profundos para exponer la cobertura blanca brillosa del testículo (la túnica) pero no la corte.
- Agarre el testículo y estírelo por abajo con firmeza hasta que el cordón suelte.
- Si hay tejido graso colgando afuera del escroto córtelo, con un cuchillo o tijeras.
- Use un ungüento anti-mosca para evitar la infestación de larvas de mosca. Haga que el animal ande por 1-2 semanas para mermar la hinchazón y ayudar a la curación.
- **El método de corte abierto para toros, cabras y ovejas (mayores de seis meses):**

(En animales mayores este método implica un mayor riesgo por problemas de hemorragias)

- El procedimiento es el mismo que con animales menores de seis meses, a excepción de lo siguiente:
- Aplique una abrazadera al cordón, si esta disponible.
- Suelte la abrazadera y ate una sutura alrededor del cordón donde estaba la abrazadera.
- Si no hay una abrazadera disponible, ate una sutura alrededor de cordón dos veces (bien apretada)
- Corte el cordón debajo de la atadura.
- Lo demás del procedimiento es lo mismo que para animales menores.

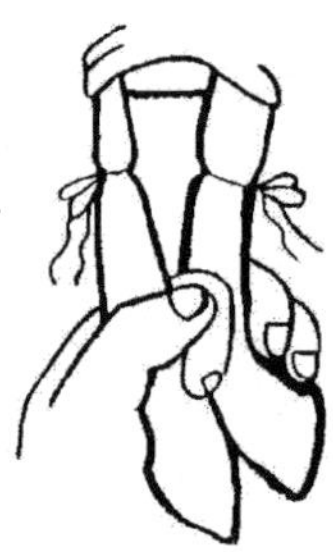

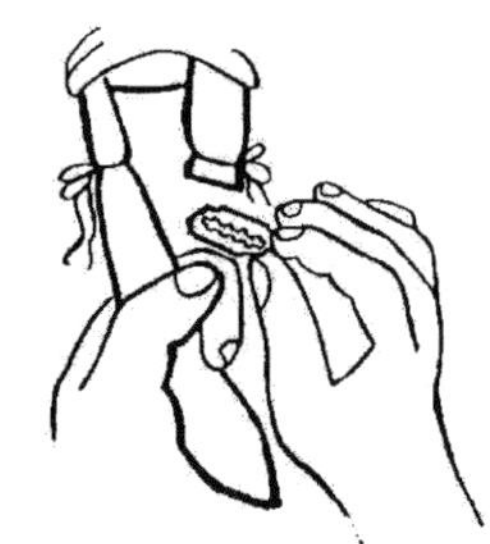

El método del anillo de goma (generalmente no recomendado)

Este método consiste en aplicar un anillo de goma, con un instrumento especial, alrededor del escroto de los ovinos y caprinos a aproximadamente una semana de edad. El anillo corta la circulación y eventualmente todo el escroto se cae, normalmente sin infección. Sin embargo, puede darse las infecciones especialmente en zonas con riesgo de tétano.

La Castración de Caballos

- Se debe castrar a los caballos a los 2-3 años de edad – para darles tiempo a madurar completamente, pero antes que sean difíciles de manejar.
- **No se deben utilizar los burdizzos** en los caballos o mulos dado que sus escrotos son más cortos haciendo difícil ubicar correctamente y aplastar el cordón. Por lo tanto, se debe usar siempre el método del corte abierto.
- Los caballos y mulos son susceptibles al tétano. Por lo tanto, deben ser protegidos de antemano con un toxoide tetánico. También en el momento de la castración se debe aplicar una inyección de penicilina de larga acción.

El Procedimiento

- Aplique un sedante como *Rompun* (si está disponible y si hay quien lo aplique correctamente).
- Tumbe el caballo y ate sus piernas (ver capítulo sobre sujeción).
- Lave sus manos y el escroto del animal con jabón, agua limpia y desinfectante
- Aplique anestesia local (si es disponible) en dos distintos lugares, en la siguiente forma:
    - Inyecte aproximadamente 10 ml de una solución al 2% en forma subcutánea siguiendo la línea propuesta para la incisión de cada testículo. Las incisiones deben extenderse por lo largo del testículo (paralela a la línea de piel del medio del escroto y más o menos 2cm a cada lado de esta línea).
    - Inyecte aproximadamente 10 ml de la anestesia local en el mismo cordón (en la parte superior del cordón) y en ambos testículos.
- Después de esperar unos minutos para que comience a hacer efecto la anestesia, haga dos incisiones siguiendo la línea donde anteriormente se pusieron las inyecciones subcutáneas. Las incisiones deben ir a todo lo largo de los testículos (para que drenen bien). Deben hacerlas suficientemente profundas para sobrepasar la piel pero no perforar la cobertura blanca que cubre el testículo (llamada túnica).
- Afloje los tejidos de alrededor de los testículos haciendo presión con los dedos.
- Corte la túnica para permitir que el testículo salga (saldrá con fuerza).
- Tire suavemente al testículo para poder ver el cordón (sin romperlo).
- Ate una sutura alrededor del cordón (incluyendo la cobertura blanca). Se puede repetir esto 2-3 veces, para asegurar que el cordón esté bien suturado para que no sangre después del corte.
- Corte el cordón por debajo de las suturas utilizando un fierro caliente (si lo tiene a mano). Cortar con un fierro caliente ayuda a controlar la hemorragia. Si no está disponible un fierro caliente, apriete el cordón con una mordaza (para aplastarlo) por debajo de las suturas. Después de aplicar la mordaza por 1-3 minutos, corte el cordón debajo de las marcas de la mordaza.
- Repita el procedimiento con el otro testículo.
- Saque las túnicas de ambos testículos para facilitar el buen drenaje y evitar una infección.
- Saque cualquier tejido suelto que esté colgando de la incisión.
- Aplique una inyección de penicilina de larga acción al caballo para evitar el tétano.
- Desate las sogas y cuidadosamente ayude al caballo a pararse sin lesionarse.
- Observe al caballo por varias horas para ver si existe hemorragia.
- Haga andar al caballo diariamente por dos semanas para reducir la hinchazón y ayudar el drenaje.
- Si las incisiones se cierran, o se infectan, hay que tumbar al caballo de nuevo. Es necesario abrir las incisiones de nuevo y limpiarlas y aplicar otra inyección de antibiótico al animal.

Nota: La clave para evitar una infección, es el aseo y un buen drenaje. Esto se logra con un buen lavaje y desinfectante, haciendo incisiones largas, sacando los tejidos colgantes (como la túnica), aplicando penicilina y haciendo caminar al caballo (para minimizar la hinchazón).

Procedimiento para castrar un caballo

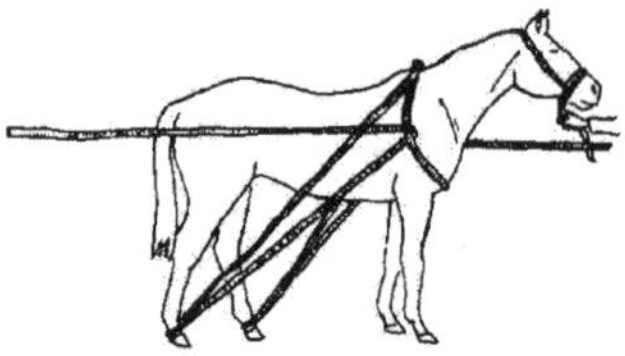

1. Eche el animal correctamente

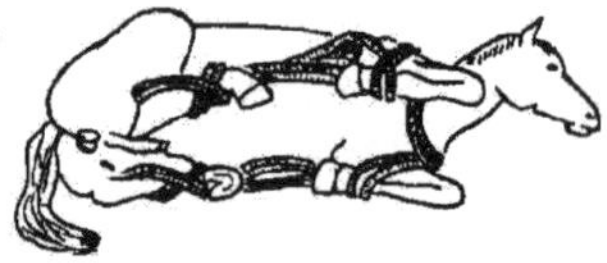

2. Ate las piernas

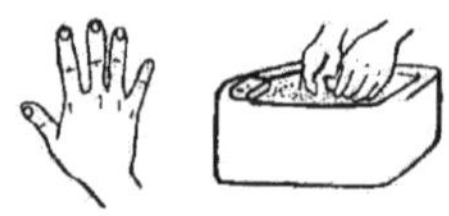

3. Lave sus manos y el área de castración

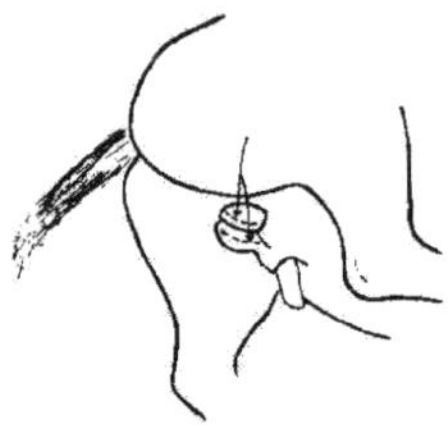

4. Aplique una anestesia en dos líneas.

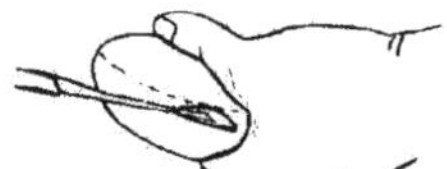

5. Corte el escroto en toda la largura del testículo

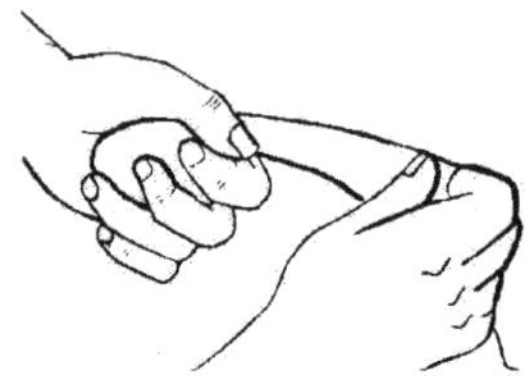

6. Saque los testículos

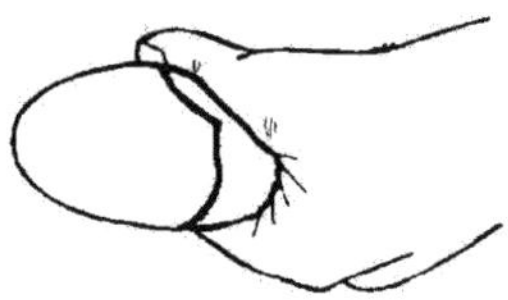

7. Corte las túnicas y aprieta para que salga el testículo

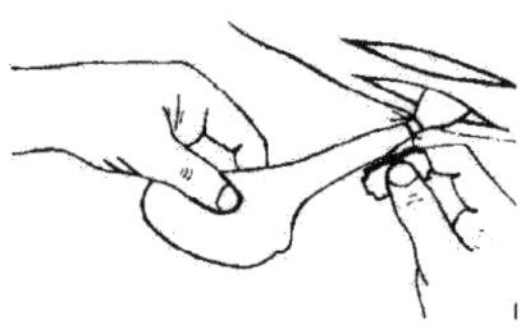

8. Aplaste el cordón y corte debajo de l zona aplastada

9. Cubre el área con un producto anti-mosca para protegerlo contra las larvas

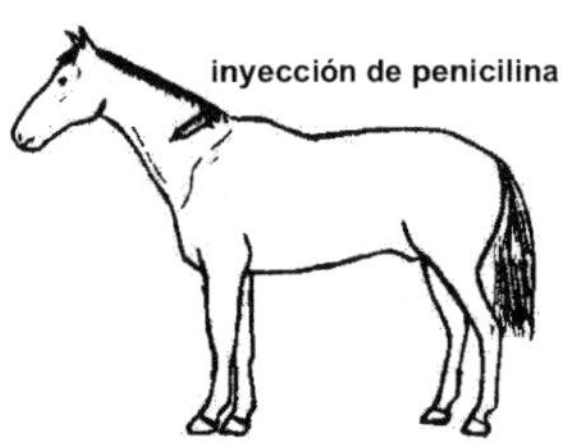

10. Aplique un inyección de antibióticos

11. El caballo tiene que hacer ejercicio por 5 días para reducir la hinchazón

La Castración de Cerdos - Introducción

- La mayoría de las personas prefieren castrar los machos lechones por varias razones:
  - Para evitar el riesgo de tener verracos en la piara que no son necesarios para la reproducción (pueden lastimar a otros animales o a las personas).
  - Para evitar que los machos monten a sus hermanas, madres e hijas, que deriva en la consanguinidad.
  - Para promover un crecimiento más acelerado.
  - Para evitar el gusto y olor desagradable en la carne (se debe castrar a los machos por lo menos un mes antes de ser sacrificados).
- Es mejor castrar a los lechoncitos entre dos semanas y dos meses de edad, dado que la castración es menos traumático en cerdos pequeños.

Como Castrar a los Lechones

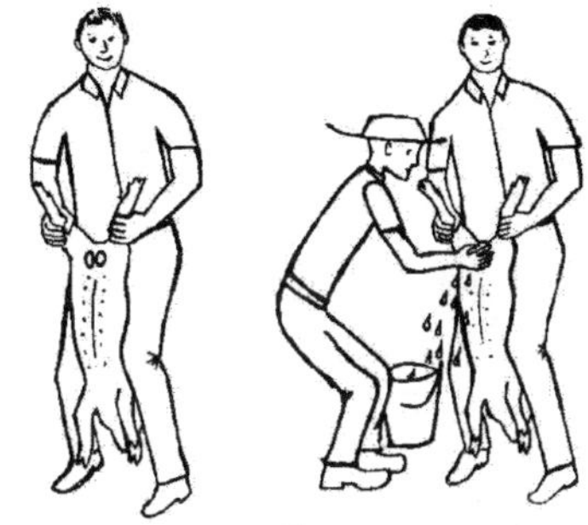

- Una persona debe sujetar firmemente al lechón por las piernas traseras encima del "hock". Si fuera necesario, la persona puede apretar el lechón entre sus piernas.
- Manipula el escroto para ver si tiene una hernia (intestinos metidos). Si hay una hernia no proceda con la castración, pero encuentre a alguien que sepa curar las hernias.
- Lave sus manos y el escroto del animal con jabón, agua limpio y desinfectante.

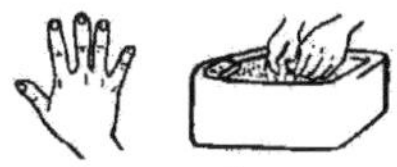

- Traer el testículo a un bolsillo de piel del escroto agarrándolo entre el pulgar y otros dedos. Haga una incisión en la piel del escroto y en el mismo testículo. La incisión debe hacerse paralela a la línea central del escroto y debe estar de 1/2 a un centímetro de esta línea. A la vez, la incisión debe ser suficientemente larga para que el testículo salga por el hueco de la incisión al apretarlo.

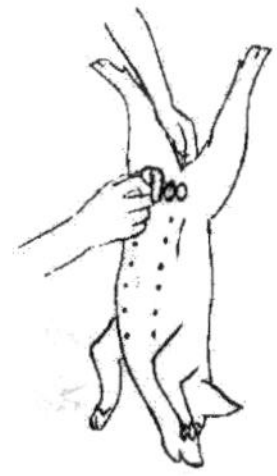

- Saque el testículo hacia afuera y corte el cordón cerca al cuerpo (tal vez el cordón se suelte por sí mismo al estirarlo). Se saca el otro testículo de la misma manera, hacienda otra incisión al otro lado del escroto. Asegúrese hacer las incisiones suficientemente bajo, para facilitar el buen drenaje cuando el cerdo esté parado; esto ayudará a que la herida sane más rápido.

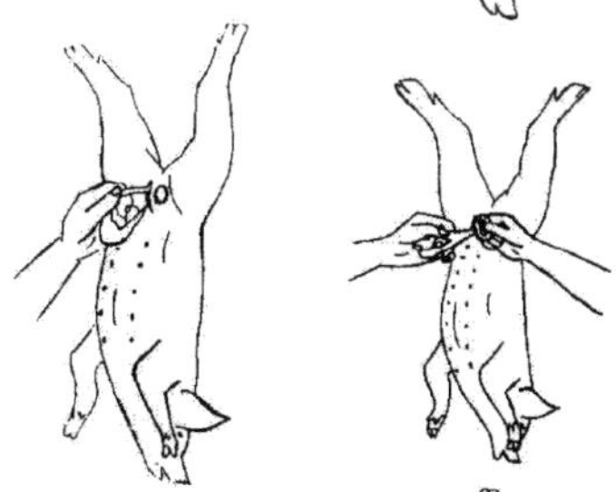

- Después de la operación, se debe lavar toda la sangre alrededor de la incisión. Si no, la sangre atrae a las moscas y luego se llenará la herida con larvas. Coloque crema de Lorexane, ungüento Himax , u otras pesticidas alrededor de la herida para alejar a las moscas. Se debe mantener a los lechones en lugares limpios y secos hasta que sanen las heridas.

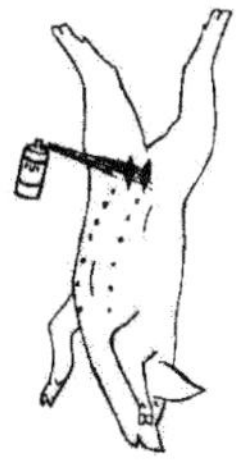

La Castración de Cerdos Mayores

- La castración de verracos mayores trae mayor riesgo de hemorragia e infección. Tal como con bovinos mayores, es mejor utilizar una anestesia local. Se deben atar los vasos sanguíneos con "catgut" (algunas personas utilizan cuerda de pesca o material similar). Asegúrese que las incisiones sean suficientemente largas para un buen drenaje. Haga que anden los cerdos durante la semana siguiente a la castración para reducir la hinchazón y para promover el buen drenaje. Aplique una inyección de penicilina de larga acción para evitar infecciones, incluyendo el tétano. Aplique medicamentos diariamente a la herida para evitar la infestación de larvas de moscas.

10.11 LA INSEMINACION ARTIFICIAL (I.A.)

La inseminación artificial incluye el proceso de recolectar el semen del toro y, **en el momento preciso**, depositar el semen en el tracto reproductivo de la hembra. Realizado correctamente y en el momento preciso, el esperma del macho y el óvulo de la hembra se juntan para formar una nueva cría.

La Recolección del Semen: El semen puede contener muchas espermatozoides y líquidos de varias glándulas. Se tiene que recolectar el semen en tal forma que se mantienen vivos y saludables a los espermatozoides. El primer paso es recolectar el semen del macho. Normalmente se pone al macho con una hembra en celo. Cuando el la monta se dirije su pene a un contenedor con forma de una vagina (llamada "vagina artificial"). Su semen entra a un bote chico colocado al fondo de la "vagina artificial". Luego se pone el semen en una solución especial para mantener a los espermatozoides vivos y sanos y para diluir el semen (dado que el semen de una sola recolección contiene suficientes espermatozoides para inseminar a varias hembras).

El Almacenaje del Semen: El semen diluído, puede ser utilizado inmediatamente; o puede ser congelado y guardado por muchos años en un tanque que contiene un químico congelante especial llamado "nitrógeno líquido". Se requiere de un equipo especial para fabricar el "nitrógeno líquido". Se tiene que controlar el tanque con el semen en forma regular dado que el químico se evapora cuando se abre el tanque. Si uno no lo controla regularmente, el nitrógeno puede evaporarse completamente provocando la muerte de los espermatozoides.

La Inseminación de la Hembra: Cuando se presenta el momento de inseminar a la hembra, se tiene que calentar cuidadosamente al semen; y luego colocarlo en un tubo delgado y largo llamado pipeta. Se inserta la pipeta en la vagina de la hembra hasta pasar el cervix. Cuando la punta de la pipeta apenas penetra el cervix, se expulsa el semen de la pipeta (como dando una inyección con una aguja larga). Los espermatozoides se mueven por el útero hasta subir por el oviducto donde pueden juntarse con un óvulo.

El Momento para Inseminar: Se tiene que inseminar a la hembra cerca al tiempo de ovulación (cuando el óvulo es expulsado del ovario). Esto varía según la especie, pero normalmente ocurre en las últimas fases del periodo de celo. Por ejemplo, es mejor inseminar a una vaca 8-12 horas después del celo.

Un problema común es que algunos productores no reconocen las señas del celo haciendo imposible identificar el momento preciso para realizar la inseminación artificial. O la hembra puede haber cruzado con un macho (en vez de por la inseminación artificial).

La inseminación artificial exitosa requiere que el productor reconozca las señas del celo. Para "**la detección del celo,**" ver páginas 133 y 164.

Ventajas de I.A:

- Se requieren menos animales machos. El semen recolectado de un macho en una oportunidad puede ser diluído y utilizado con varias hembras.
- Puede ahorrar dinero ya que un productor individual no tiene que mantener y dar de comer a un animal macho para sólo servir a unas pocas hembras.
- Se puede traer semen de lejos sin tener que trasladar a animales vivos. Esto puede ser importante en zonas remotas donde el transporte es difícil. A la vez evita la posibilidad de introducir nuevas enfermedades transmitidas por animales vivos.
- Con el uso de IA, uno puede evitar la transmisión de muchas enfermedades venéreas.
- También se puede comenzar un programa de cruzamiento sin tener que importar reproductores que muchas veces se enferman por no ser adaptados a las condiciones locales.

Desventajas de I.A.:

- Los dueños o encargados tiene que reconocer bien las señas del celo en la hembra, o se echará a perder semen costoso al inseminar en el momento equivocado.
- Se requiere equipos y materiales especiales. Específicamente, el nitrógeno líquido tiene que estar disponible o el semen se calienta y los espermatozoide se mueren. Esto es un problema grave en muchos países en vías de desarrollo.
- Tiene que haber un técnico entrenado disponible para hacer la inseminación.
- Muchas veces se requieren sistemas eficientes de comunicación y transporte para lograr inseminar a la hembra en el momento correcto. Esto es difícil en zonas remotas donde la mayoría de los mensajes y materiales son llevados por personas que andan de un lugar a otro.

10.12 DOLENCIAS METABOLICAS RELACIONADAS CON LA PREÑEZ

Hipocalcemia - "Fiebre de leche"

- Ver página 270.

Cetosis en Bovinos

- Ver páginas 253, 271.

Hipomagnesemia / Tetania césped

- Ver página 272.

Toxemia de Preñez en Ovinos

- Ver páginas 253, 271.

11.0 SISTEMA DIGESTIVO

REPASO

Cualquier problema que interfiere con el **movimiento del alimento por el sistema digestivo, el desglose del alimento, y absorción de nutrientes**, disminuirá el máximo uso del alimento por el cuerpo. Si el problema persiste, eventualmente el animal enflaquecerá y sufrirá de una mala nutrición. Ver páginas 125, 191.

La digestión es el proceso por medio del cual el alimento es desglosado a sus componentes más pequeños y absorbidos por el sistema digestivo hacia el resto del cuerpo.

La Función del Sistema Digestivo
- Desglosar o dividir el alimento en sustancias menores llamados nutrientes.
- Pasar los nutrientes a la sangre.
- Llevar el alimento no digerido al recto para permitir que salga del cuerpo como estiércol.

En otras palabras, tiene que pasar lo siguiente:
- El alimento tiene que moverse **normalmente por el tracto digestivo.**
- Varias glándulas y órganos tienen que **segregar los jugos gástricos (enzimas).**
- Los jugos digestivos (y a veces los buenos micro organismos) tienen que **desglosar los alimentos a sus componentes más pequeños conocido como "nutrientes"**.
- Los nutrientes tienen que ser **absorbidos en el torrente sanguíneo.**

DOS GRUPOS PRINCIPALES DE SISTEMAS DIGESTIVOS EN ANIMALES

El tratamiento de problemas digestivos depende del tipo de sistema digestivo que tiene el animal.

Consumidores de pasto

Estas especies tienen un sistema digestivo adaptado a comer cantidades grandes de gramíneas y otras fuentes de fibra (aunque también pueden comer granos y otros alimentos). Los consumidores de pasto incluyen los bovinos, búfalos, ovejas cabras, llamas, caballos, ponis y mulos.

No-consumidores de pasto

Estas especies pueden digerir algunos pastos verdes tiernos y verduras pero digieren los pastos maduros muy pobremente. Precisan principalmente otros tipos de alimentos como ser granos, verduras y carne para sobrevivir. Este grupo de animales incluye a los cerdos, gallinas, perros, gatos, y la mayoría de las aves. Tienen lo que se llama un "estomago simple".

MICRO-ORGANISMOS BENEFICOS – ¡NO LOS MATE!

Los consumidores de pasto pueden comer grandes cantidades de gramíneas con alto contenido de fibra por el hecho de que tienen micro organismos benéficos (bacterias y protozoos). Se conoce como rumiantes a los animales que rumian. Incluyen a los ovinos, cabras, bovinos, búfalos, bovinos del himalaya, camellos y llamas. Cuando rumian, mezclan los organismos benéficos con la grama que han comido. Hay organismos similares en el intestino largo de los caballos y conejos.

Estos micro organismos son responsables por la digestión de los elementos más fibrosos de las hojas y pastos. Adicionalmente, producen algo de proteína y vitaminas-B que ayudan a los cuerpos de los consumidores de pasto a crecer y mantenerse sanos. Si las bacterias y protozoos benéficos mueren, los animales no podrán digerir correctamente sus alimentos. Por ejemplo, si un ASA aplica antibióticos oralmente (por la boca) a un animal consumidor de pastos, estos micro organismos pueden morir, y como consecuencia le puede dar indigestión al animal.

Tracto digestivo de un rumiante

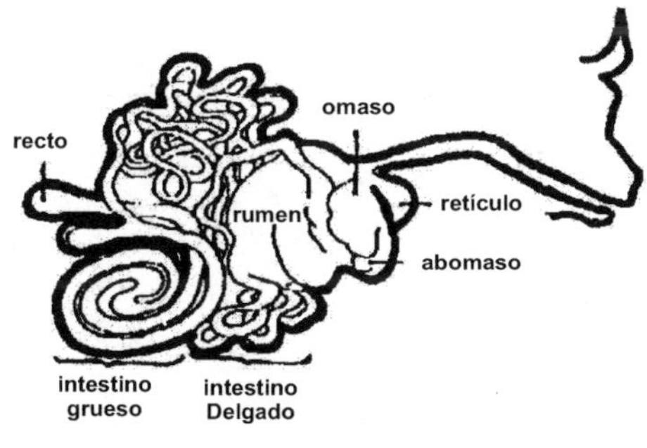

El Tracto Digestivo de un animal no-rumiante

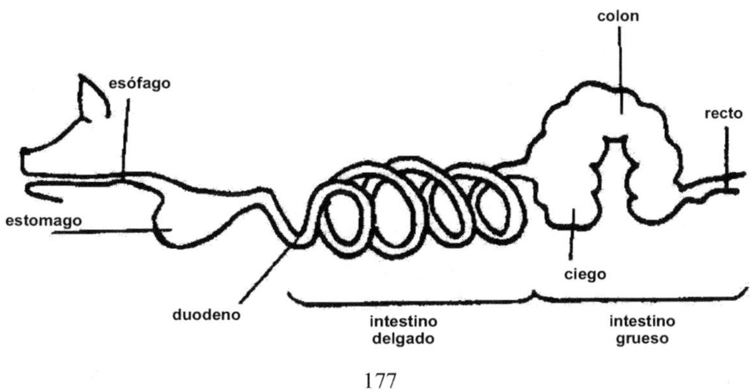

PROBLEMAS DEL SISTEMA DIGESTIVO

11.1 FALTA DE APETITO (ANOREXIA)

Los siguientes problemas pueden provocar que un animal sufra la pérdida de apetito y deje de comer.

Boca Dolorida: Un animal con una boca dolorida no puede comer normalmente.

Alimento Malo: Un animal muchas veces no come alimento de mal sabor, que está podrido, o es demasiado salado. También si el recipiente está sucio y con mal olor, el animal tal vez no coma.

Dolor: El dolor en cualquier parte del cuerpo puede provocar que el animal coma menos. Los parásitos, las lesiones, las infecciones, la constipación, y otros problemas pueden causar dolor.

Dientes malos: Un animal con los dientes en mal estado no puede comer correctamente.

Falta de Agua (deshidratación): Provocará que un animal pierda el apetito.

La fiebre: Un animal con fiebre usualmente deja de comer normalmente. En igual forma, un animal que está demasiado caliente no comerá como debe.

Resumen:
Si un animal no está comiendo, y no quiere comer, normalmente se puede identificar uno de los problemas mencionados arriba.

11.2 Los Problemas de la Boca (Dolencias de la Mordida, Masticación y la deglución)

Los labios, los dientes, y la lengua, son necesarios para poder morder, masticar y tragar. Si un animal tiene saliva goteando de su boca, o introduce alimento en la misma pero no puede masticar y tragar, examine su boca muy cuidadosamente.

¡Antes de examinar la boca de un animal haga un historial cuidadoso para estar seguro que no tenga rabia! Un animal con rabia puede parecer que está atragantándose o que no puede tragar. Ver páginas 52, 251, 253. Si existe alguna duda sobre la rabia, siempre utilice guantes de goma para protegerse de la saliva del animal.

Examen de la boca en bovinos y caballos

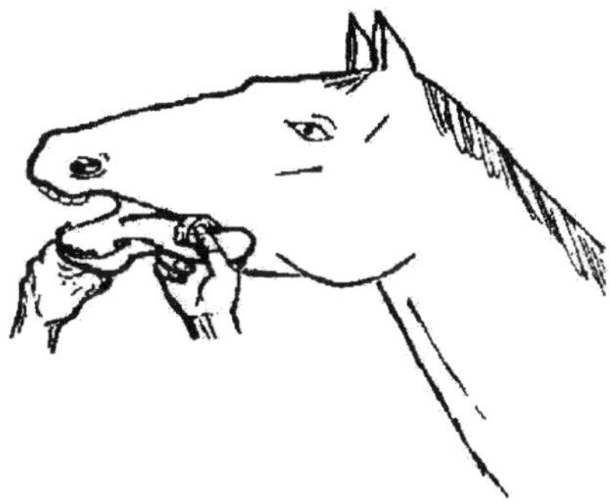

Después de asegurarse que el animal no tiene rabia, haga lo siguiente:

1. Ponga el animal en un brete, o túmbelo.
2. Agarre la lengua firmemente, cuidadosamente sáquela de la boca, y examínela. Observe si hay lesiones o infecciones en la boca.
3. Coloque la lengua a un lado entre los dientes molares (posteriores) para evitar que el animal apriete sus dientes o que accidentalmente le muerda a usted (normalmente un animal no morderá su propia lengua).
4. Cuidadosamente deslice su mano sobre la parte superior de la lengua hasta la garganta. La mano debe quedarse en la mitad de la boca – lo más lejos de los dientes que sea posible.
5. Toque con cuidado para determinar si hay una lesión en la garganta, o si hay algo atorado en la garganta.

El Tratamiento General de Problemas de Mordida, Masticación y Deglución:

Cuando un animal no puede tragar o masticar déle **alimento blando.** Por ejemplo, proporciónele una pasta aguada de granos cocidos que no requiere masticar mucho y puede ser fácilmente tragado.

11.2.1 Infección Bucal (Estomatitis)

A una infección en la boca muchas se la llaman 'estomatitis.' Una enfermedad que también afecta otras partes del cuerpo – como ser la Aftosa (un virus) puede causar problemas en la boca. Un cuerpo extraño como un pedazo de grama o de madera filosa que provoca una herida infectada en la boca puede derivar en un caso de estomatitis.

Síntomas: Dificultad para comer o tragar junto con una salivación excesiva.

Diagnóstico: Basado en los síntomas y un examen de la boca.

Tratamiento: Si la lesión se infecta, enjuague la boca con un desinfectante con una solución de permanganato de potasio o de salmuera. Si la infección es severa, se debe aplicar también una inyección de antibiótico. La penicilina normalmente es efectiva contra una estomatitis. Proporcione alimentos blandos.

11.2.2 Problemas dentales:

A veces los animales no pueden masticar el alimento correctamente debido a problemas con sus dientes. Se enflaquecen mucho y se vuelven enfermizos. Las siguientes cuatro causas están entre las más comunes:

1. Los dientes superiores o inferiores están mal alineados y dificultan una buena masticación.

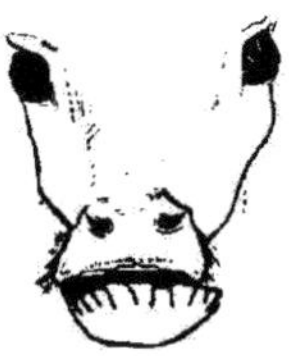

Una vaca con la boca torcida

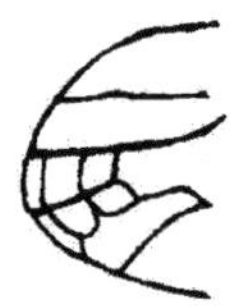

Un caballo con dientes normales

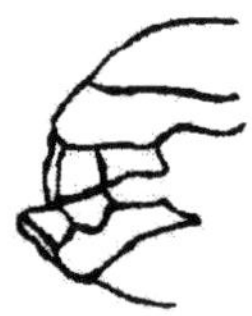

Caballo con "mordida baja" llamado "boca de mono"

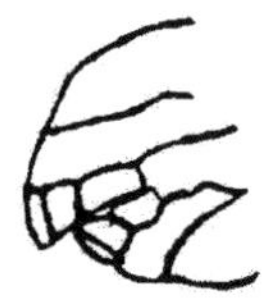

Caballo con sobre mordida llamado "boca de loro"

El Tratamiento de la dentadura mal alineada: No existe tratamiento. Se puede manejar la situación dándole de comer alimentos blandos y de alta calidad. No se debe utilizar el animal como reproductor dado que está condición puede pasarse a las siguientes generaciones.

2. Dientes doloridos, infectadas o ausentes son más comunes en los animales mayores, especialmente en aquellos que han sobre pastoreado en terrenos arenosos. Los problemas dentales también son causados por deficiencias de calcio / fósforo, especialmente durante la época del desarrollo de los dientes. En general, los problemas dentales pueden ser reducidos proveyendo mezclas de minerales y no dejando que los animales sobre pastoreen.
   Los dientes del animal pueden desgastarse especialmente en animales viejos, y más aún si han pastoreado sobre terreno arenoso.

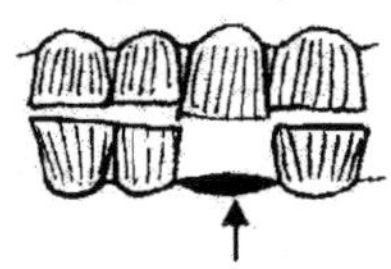

Diente Molar ausente

Síntomas: Dificultad para comer o tragar. Excesiva salivación.

Diagnóstico: Observe los dientes para ver si hay alguno podrido o ausente, o si los dientes están muy desgastados.

El Tratamiento de los dientes doloridos o infectados: Puede ser necesario sujetar al animal para sacar los dientes podridos con un alicate o "pinzas". Si el animal sufre de fiebre, aplique inyecciones de antibióticos. Normalmente, la penicilina resulta efectiva. Provea alimentos blandos.

- **Extracción** de dientes infectados. Esta operación es difícil si no está anestesiado el animal o correctamente tumbado y sujetado. (Ver páginas 18, 21, 26, 27.)
- **Ponga anestesia o tumbe al animal** y sujételo correctamente para evitar que se lastime o le lastime a usted.
- **Mantenga la boca abierta** con un espéculo bucal o un pedazo de madera. Tenga cuidado en no lastimar la lengua.
- **Agarre el diente infectado** con un alicate y mueva el diente hasta que esté suficientemente suelto para sacarlo; entonces sáquelo. .

El Tratamiento de los dientes gastados o caídos: No existe tratamiento. Animales viejos en esta condición deben ser descartados del hato. También se puede manejar la situación dando alimento blando de alta calidad y agua para tomar.

3. Encias del animal están infectadas o podridas.

Encías infectadas

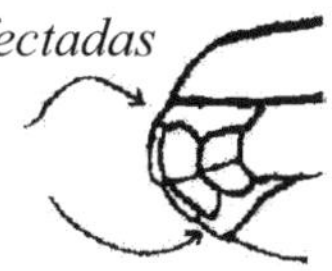

El tratamiento de encías infectadas o doloridas:
Si el animal tiene fiebre, aplíquele una inyección de antibióticos. Normalmente la penicilina es efectiva. Proporcione alimentos blandos.

4. **El caso especial en los caballos.** La mandíbula superior de los caballos muchas veces es mas ancha que el inferior. Eso puede provocar que la orilla de los dientes inferiores y posteriores (los molares) y los bordes de los molares superiores (molares) se tornen filosos.

   Síntomas: El caballo puede tener lesiones en sus mejillas y, mucho alimento puede caer de su boca cuando está comiendo. Los caballos con dientes filos muchas veces se enflaquecen.

   Diagnóstico: Basado en los síntomas.

   Tratamiento: Lime el borde exterior de los molares superiores y el borde inferior de los molares inferiores con una lima (escofina).

La mandíbula inferior y superior demostrando donde los dientes se afilan (flechas)

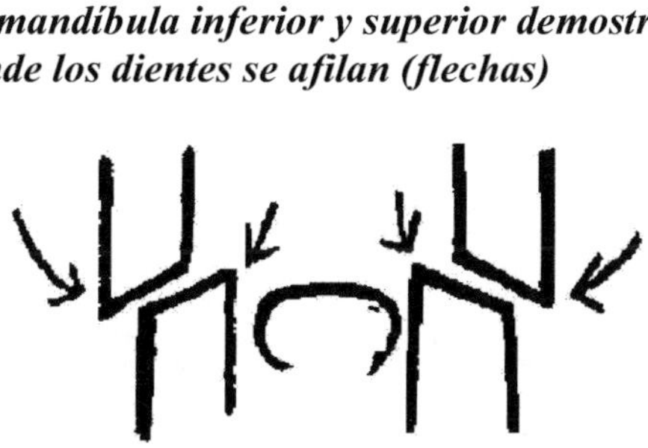

Limando los dientes de un caballo

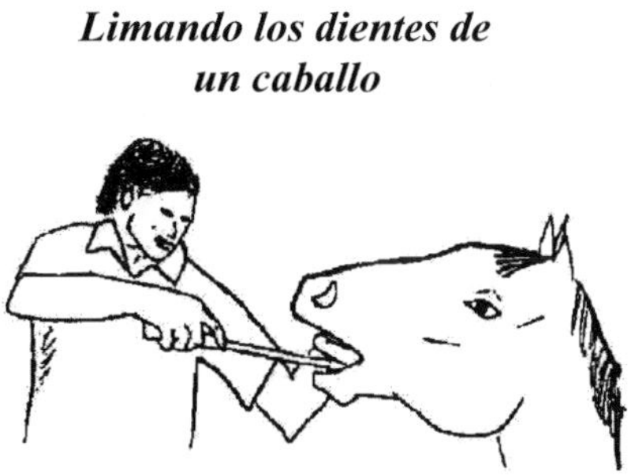

11.2.3 Enfermedades Infecciosas de la Boca

Lengua de Madera y Mandíbulas Desiguales

Estas son dos enfermedades crónicas distintas. Se presentan principalmente en bovinos, pero también se puede ver en ovejas y cabras. Ambas enfermedades causan problemas en la masticación y deglución.

La Lengua de Madera es causado por una bacteria llamada Actinobacillus. Esta bacteria entra al cuerpo por una herida pequeña en la superficie de la lengua. Por ejemplo, un pasto con semillas puntadas pueden causar heridas en la lengua de los animales. Luego estas heridas pueden infectarse con Actinobacillus y la lengua se torna dura y se inflama –como un pedazo de madera.

Mandíbulas Desiguales también es causada por una bacteria llamado Actinomices. Las bacterias entran por las heridas de las encías y afecta los huesos en las encías. Estas heridas pueden luego formar abultamientos que contienen pus.

Síntomas: El animal tiene dificultad para masticar y tragar el alimento. La lengua o la mandíbula se hinchan mucho, y el animal se enflaquece por que no puede comer normalmente.

Diagnóstico: Basado en los síntomas.

Tratamiento:

- Los animales con Lengua de madera se recuperan muy rápido con yoduro de sodio. A una vaca normal, déle 125 ml de una solución al 20 por ciento de yoduro de sodio, en la vena. Si no está disponible yoduro de sodio, haga el tratamiento con inyecciones de combiótico (pen-strep), o con inyecciones de penicilina, por aproximadamente una semana.
- Los animales con Mandíbula desigual muchas veces no responden bien al tratamiento, y requieren de un largo tratamiento con antibióticos y yoduro de sodio. A menos que el animal sea muy valioso, es mejor considerar venderlo para consumo.

Ecthima Contagiosa o **Boca Dolorida**

Es una enfermedad viral aguda de ovejas y cabras. Normalmente afecta a animales jóvenes.

Síntomas: Las llagas se desarrollan en la piel de los labios, y pueden extenderse hasta la boca. Las llagas pueden desarrollar pus. Los animales afectados muchas veces dejan de comer y la saliva chorrea de su boca. Las llagas también pueden desarrollarse en los pies cerca de la banda coronaria. Estas llagas pueden provocar cojera en el animal. Es más común que afecte a los animales jóvenes (dado que los animales mayores tienen inmunidad). Es contagioso, entonces suelen enfermarse varios animales jóvenes al mismo tiempo.

Diagnóstico: Basado en los síntomas

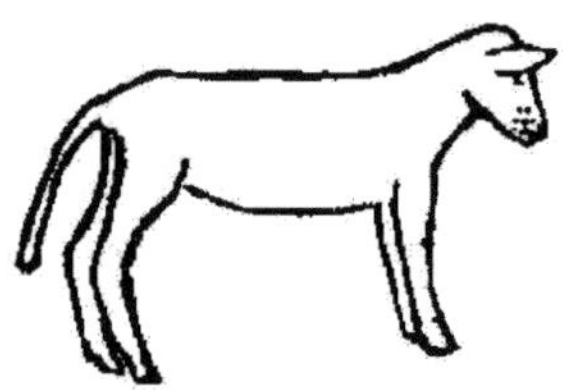

Tratamiento: Los animales normalmente se recuperan bien sin tratamiento, pero tal vez se tenga que incentivar a los animales jóvenes a comer. Si las llagas son severas, hay que lavar la boca con un antiséptico bucal como una solución de permanganato de potasio. Si las llagas se infectan y se llenan de pus, aplique inyecciones de penicilina. La violeta genciana o ungüentos antibiótico/anti-mosca trabajan bien cuando se aplican a las llagas en los labios.

- Nota: El ASA debe usar guantes ya que el Orf puede contagiar a la gente.

LA UÑETA (LA AFTOSA)

Esta es una enfermedad de rumiantes y cerdos. Puede provocar llagas en la boca que no dejan que los animales coman tranquilos. También provoca llagas cerca a los pies, causando la renguera y dificultando que caminen normalmente. Ver páginas 49, 51, 223.

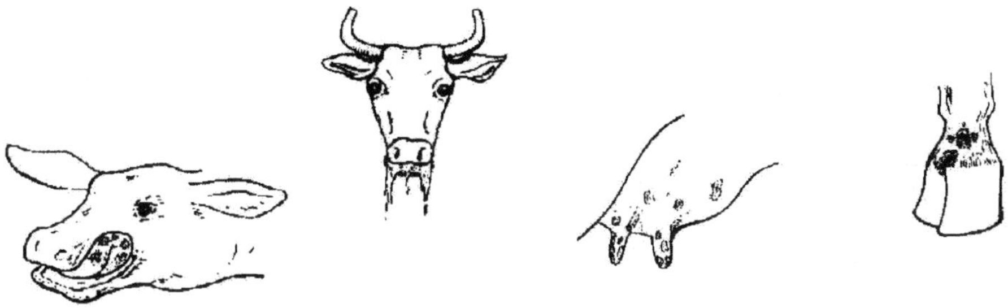

11.3 PROBLEMAS EN LA GARGANTA

A veces, un animal no puede tragar normalmente por el hecho que tiene una herida o algo atorado en su garganta. Esto puede ocurrir si el animal come algo como una semilla de manga o palta o por lastimarse al obligarle a tragar algún medicamento a la fuerza

11.3.1 Heridas en la garganta

Síntomas: El animal tal vez bota saliva y ni siquiera traga grama verde y fresca cuando se le ofrece. ¡Primeramente, realice la historia clínica para asegurarse que no está con rabia! Luego examine la garganta del animal como se explicó anteriormente.

Diagnóstico: En algunas oportunidades se encuentra un pequeño pedazo de madera, metal, u otro objeto en la garganta del animal. En otras oportunidades sólo se encuentra la herida dejada por el objeto.

Tratamiento: Sujete el objeto y sáquelo con el mayor cuidado posible. A veces, salen pedazos grandes de tejido podrido con el objeto. Luego, aplique una inyección de antibiótico (como ser penicilina) por 5 - 10 días para ayudar a controlar la infección.

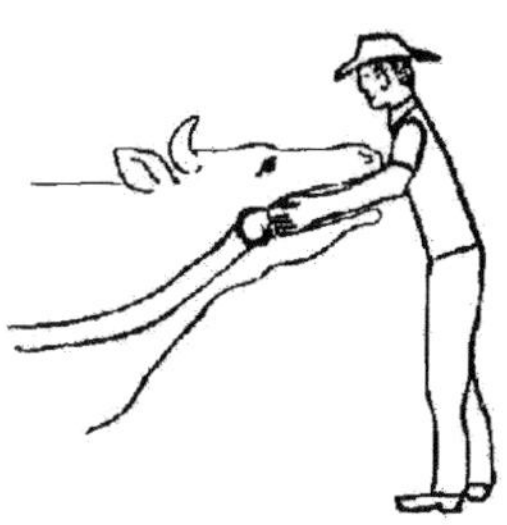

11.3.2 Esófago Bloqueado ("Atragantamiento")

Al tragar el alimento, este pasa por el esófago, un tubo en el lado izquierda del cuello, hasta entrar al estómago. A veces el alimento se atora en el esófago y no puede pasar hasta el estómago. El nombre técnico para esta condición es "obstrucción esofágica", o "atragantamiento."

Síntomas: El animal dejará de comer y muchas veces la saliva chorrea de su boca. Los rumiantes comenzarán a mostrar timpanismo rápidamente, y tal vez el animal menea su cabeza y actúa nerviosamente por no poder tragar. En algunas oportunidades, se puede ver o tocar el alimento como un bolo en el esófago al lado izquierda del cuello. El atragantamiento puede ocurrir cuando el animal ingiere una fruta o verdura entera (como ser un mango, avocado, o papa).

Diagnóstico: Haga un buen historial clínico para eliminar la posibilidad de rabia. Trate de sentir dónde está el bolo de alimento debajo de la piel al lado izquierda del cuello. Trate de pasar un tubo estomacal por el esófago. Si el tubo se tranca abruptamente antes de llegar al estomago, algo probablemente esté bloqueando el esófago.

Tratamiento: Palpe el bulto acumulado, con la mano o con un palo liso, o trate de empujarlo hacia abajo con un tubo estomacal.

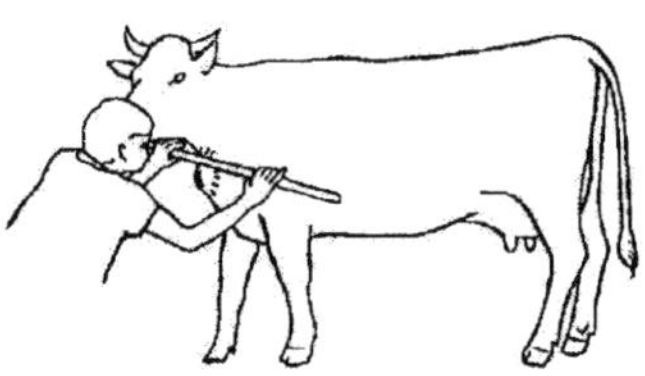

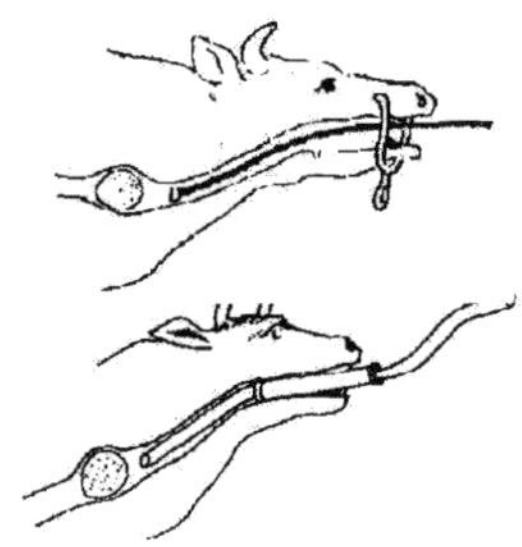

Si esto no funciona, su única opción es esperar y mientras tanto tratar al animal por los otros síntomas como ser el timpanismo. Hay que esperar, que el bolo pase hasta el estomago por si solo.

Prevención: Es mejor prevenir este problema de la siguiente manera:

- Evitar los alimentos que pueden provocar el atragantamiento.
- Cocinar alimentos como las papas antes de darlos.
- No pastorear en áreas donde pueden comer avocados, mangos u otras cosas que pueden causar atragantamiento.

11.4 PROBLEMAS ESTOMACALES

Los problemas relacionados con el estómago varían dependiendo del tipo de estómago que tiene el animal (rumiante o no-rumiante).

11.4.1 Problemas Estomacales en Rumiantes

Agitamiento

Cuando un animal come demasiado de cualquier cosa (aun que sea un buen alimento), puede causar problemas, como el timpanismo, diarrea, indigestión, y/o laminitis (pies doloridos). Si el animal ha comido demasiados granos, esto debe considerarse una emergencia.

Síntomas: Los síntomas varían de acuerdo a la alimentación. Ver a continuación.

Tratamiento: Como se indicó en la sección de primeros auxilios, página 80, el tratamiento principal es **expulsar el alimento del tracto digestivo lo más rápido posible**. Dado que es difícil que los rumiantes vomiten, es más fácil suministrar medicamentos que provoquen diarrea (como el sulfato de magnesio). La diarrea limpia el tracto digestivo.
Animales grandes: Suministre 250 gr. sulfato de magnesio disuelto en agua.
Animales pequeños: Suministre 25 gr. sulfato de magnesio disuelto en agua.
Algunas personas dan medicamentos locales que provocan que el animal vomite que pueden funcionar inclusive en los rumiantes.

Prevención: La provisión constante de agua fresca pude ayudar prevenir el agitamiento.

El Timpanismo

El timpanismo ocurre cuando demasiado gas se ha acumulado en el estómago del animal (en el rumen y retículo). Esto puede ocurrir cuando hay un cambio repentino en la dieta, especialmente a una alimentación más rica (como a un pasto verde y tierno o muchos granos), cuando el animal come plantas venosas, o cuando el animal está atragantado. El gas se puede acumular a tal punto que el animal no respira normalmente y puede morir si no se elimina el gas rápidamente.

Los animales pueden morir muy rápido por timpanismo.

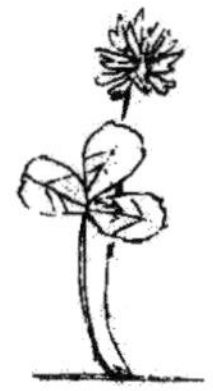

Las Causas del Timpanismo
- El atragantamiento
- Un cambio repentino de dieta
  - a maíz y otros granos
  - hojas de árboles
  - leguminosas (como el trébol)
  - gramíneas frescas
- Ingerir plantas venenosas

Nota: El trébol tiende a producir un gas mezclado con algunas burbujas aguosas causando que el animal no pueda eructar normalmente. Esto se llama "timpanismo espumoso."

Síntomas: (Esta es una enfermedad **aguda**)

1. El rumen del animal se hincha y parece una vejiga. . Normalmente se hincha al lado izquierda, pero en casos severos se aprecia hinchado todo el estómago.
2. En casos severos el animal tendrá dificultad para respirar, y la saliva pueden chorrear de su boca.
3. No se observará una temperatura alta.

Nota: Algunos animales se ven como si siempre tuvieran algo de timpanismo. Esto se llama timpanismo crónico. No es un problema que causa muerte rápida en un animal.

Diagnóstico:

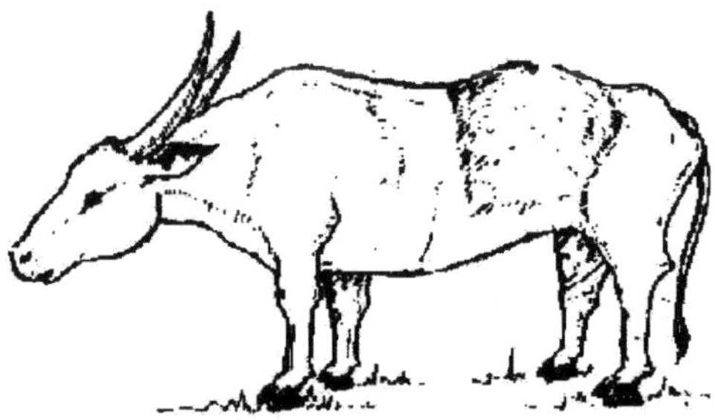

1. Dar golpecitos en el lado izquierda del animal cerca al rumen. Sonará como un tambor dado que está lleno de aire.
2. Haga el control para ver si tiene "atragantamiento"
3. Verifique si ha habido un cambio brusco en la dieta, o la posibilidad de que el animal haya ingerido alguna planta venenosa.

Tratamiento en casos severos de timpanismo:

El animal se encuentra con demasiado aire en el estomago y está demostrando dificultad para respirar. (Si el animal ya está caído, puede morir en pocos minutos. **¡Advertencia!** – Si el animal esta luchando por respirar, no trate de darle medicamentos oralmente por el hecho que pueden ir a sus pulmones.

1. Si es posible, mantenga parado al animal y con su cabeza inclinado hacia arriba. Rápidamente pase un **tubo estomacal** o una manguera flexible hasta el estómago. Ver página 66. Remueve el tubo en el estómago hasta que la abertura entra a la bolsa de aire. Sabrá cuando ésto ocurre por que el aire saldrá con fuerza por el tubo.
2. Si el animal está cerca a morir, y no se puede sacar el aire por el tubo, se puede perforar el rumen con un cuchillo o un "trocar" especial. Si no hay un "trocar" disponible, **no dude en utilizar un cuchillo** u otro objeto punzante.
3. Déle medicamentos como se explica a continuación. Después de aliviar el problema del gas, si se ha perforado el rumen, no lo cierre con sutura. Más bien apliqué un ungüento para prevenir una infección que las moscas se asienten.
4. Aplique inyecciones de antibiótico (penicilina) por 5 días para evitar infecciones en la piel y en el abdomen.

EL USO DEL TROCAR Y CANULA EN CASOS DE TIMPANISMO

El lugar para introducir el trocar o cuchillo al rumen (solo en emergencias!)

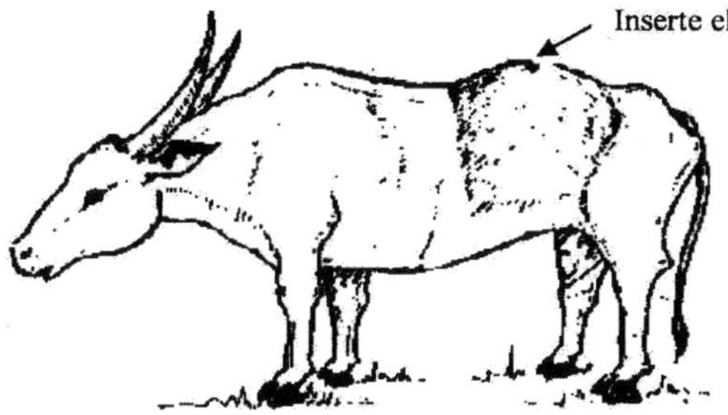

Coloque el trocar adentro de la cánula y rápidamente introduzca ambos a través de la piel en el lugar indicado en el lado izquierda del animal. Luego retire el trocar y el gas saldrá con fuerza por la cánula. Deje la cánula en su lugar hasta que salga todo el gas, y luego retírela también. Si se utiliza un cuchillo, simplemente apuñala la piel en el lugar correcto, y el gas será expulsado.

Un trocar

La Cánula

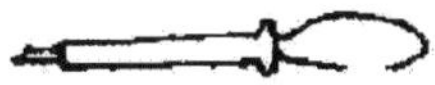

El Trocar adentro de la cánula

El Tratamiento de Casos Menos Serios de Timpanismo

En casos menos serios, el animal ya ha ingerido alimentos. Sin embargo, no está luchando para respirar, aún tiene energía y puede moverse.

1. Si es posible, use un tubo de estómago para sacar el gas.
2. Utilizando el tubo de estomago, déle algo de aceite (aceite de cocina o aceite mineral) o un medicamento especial para timpanismo. Si no es posible usar un tubo, cuidadosamente aplique el medicamento utilizando una botella o un pedazo de bambú. Si no hay aceite ni un medicamento especial para el timpanismo, déle agua jabonosa al animal.
3. Algunas personas también dan sulfato de magnesio. El sulfato de magnesio provocará diarrea y así eliminará el alimento que está causando la acumulación del gas. También ayuda a eliminar la posibilidad de que el animal se timpanice de nuevo.

    La dosis para animales grandes: 250 gr. sulfato de magnesio

    La dosis para animales pequeños: 25 gr. sulfato de magnesio

Aplicación de Aceite de Cocina o Aceite Mineral	
Animal:	Búfalos, vacas, bueyes, cabra, ovinos, etc.
Dosis:	Animales grandes: 1 - 4 litros
	Animales pequeños: 1/4 - 1/2 litros
Frecuencia:	Cada 2-4 horas hasta la recuperación

Control/Prevención del Timpanismo:

- Evite cambios repentinos en la dieta del animal.
- Evite el pastoreo donde los animales pueden ingerir plantas u otros objetos venenosos
- Permita que los animales tomen agua antes de darles alimento.

Constipación

La Constipación es el término utilizado por la presencia de heces inusualmente duras. Puede ser causado por comer alimentos secos sin suficiente agua o no por ingerir suficiente fibra.

Impactación es el término pare referir a la condición cuando el estómago o intestino está trancado con alimento sólido y que no puede mover por el tracto digestivo. Tal como la constipación, ésto normalmente ocurre cuando le falta agua o fibra al animal. Al no tratar a tiempo una constipación, esta condición puede derivar en una impactación.

Síntomas: El animal no tiene apetito, no mastica su rumia, no defeca, puede parecer incómodo y puede hacer fuerza para defecar, pero sin éxito. Si toca firmemente el lado izquierda de animal (el rumen), se lo siente duro y no suena como con tambor lleno de aire (como con timpanismo) dado que está lleno de materia dura.

Diagnóstico: El diagnóstico se basa en la presencia de los síntomas y una historia clínica de alimentos secos sin suficiente agua y fibra.

Tratamiento: Un tratamiento muy efectivo es el aceite común o mineral. Para un animal grande, se debe dar 1 - 4 litros de aceite con un tubo estomacal o una botella. Si el aceite es demasiado caro, trate de dar sulfato de magnesio. Ver página 185. Provea varios baldes de agua. Dado que el animal tal vez no quiera tomar, déle el agua por el tubo estomacal, con botella o con un tubo de bambú. Se puede repetir el tratamiento dos veces al día. Ofrezca pasto verde y fresco para estimular el tracto digestivo.

El Tratamiento:
-¡Agua!
-Aceite de cocina o mineral
-Sulfato de magnesio
-Grama verde y fresca

Control/Prevención: Los animales deben tener a disposición bastante agua fresca. Los pastos frescos y verdes u otras fuentes de fibra también son necesarias para que el estómago funcione normalmente.

El Dolor de Estómago en Rumiantes

A veces un animal deja de rumiar y no está comiendo normalmente. Muchas veces ocurre después de una impactación. También puede ser causado por **un dolor de "barriga"** debido a varias causas:

-Cambios repentinos en la dieta.
-La constipación.
-Comer alimento en mal estado.
-La Presencia de parásitos.
-Agitarse con granos.
-Un tratamiento con antibióticos orales.
-"La presencia de un cuerpo extraño en el estómago" o **Reticuloperitonitis traumática** (haber ingerido un objeto filo). Ver más abajo en esta misma página.

> **La indigestión** también puede resultar de dar **demasiados antibióticos por vía oral** a un rumiante. Estas drogas matan los micro-organismos benéficos. O la digestión puede ser provocada **por comer demasiados granos en un momento**. Esto resulta en la producción de ácidos: y como resultado las buenas bacterias pueden morir.

Síntomas: El animal deja de comer y de rumiar. A menudo tiene dolor en su estómago y puede quejarse de su dolor Puede haber más gas de lo normal en el rumen.

Diagnóstico: Basado en la historia clínica y el examen físico.

Tratamiento:

1. Trate cualquier problema médico obvio.
2. Si el animal gruñe de dolor, y tiene fiebre, use inyecciones de antibióticos, (Penicilina) para tratar la infección en el rumen.
3. Provea grama (pasto) verde y fresco.
4. Si es posible, aplique una inyección de Vitamina B para estimular el apetito. Ver página 312. Sin embargo, las inyecciones de Vitamina B son caras y puede ser más económico dar gramíneas tiernas.
5. Se pueden aplicar un estimulante estomacal u otra medicina local para estimular el apetito del animal.
6. Se puede tratar animales que no han estado comiendo por mucho tiempo dándoles varias manos de pasto del rumen de un animal sano. Este pasto contiene los microorganismos correctos que se multiplicarán en el rumen del animal enfermo. Se puede conseguir este pasto de un lugar donde sacrifican animales para la carne; o se puede sacar el pasto de la boca de un animal cuando está rumiando. Se puede darlo al animal enfermo por un tubo estomacal. Este proceso se llama un transplante de rumen.

Control/Prevención: La indigestión puede evitarse aplicando correctamente antibióticos vía oral; dando medicamentos para los parásitos en forma regular; y controlando lo que comen los animales.

La Enfermedad de Cuerpo Extraño (**Reticuloperitonitis traumática)**

A veces, un objeto, como un alambre puntiagudo, se ingiere accidentalmente. Este objeto puede raspar o perforar la pared del estómago, causando dolor y una infección. El alambre puede inclusive llegar a perforar completamente al estomago y llegar a penetrar el corazón resultando en una muerte rápida. Esta enfermedad muchas veces es un problema donde recientemente se estaba construyendo (y objetos como clavos y alambres fueron dejados en el sitio), y donde se usa maquinaria para cortar los pastos. Estas máquinas cortan los alambres existentes en pedazos más chicos, posibilitando así que luego los animales puedan tragar estos pedazos cuando pastorean.

Tratamiento: Si la situación permite referir el caso a un doctor veterinario, en algunos casos se podría realizar una cirugía para sacar al alambre; o se coloca un imán en el estómago para atraer al objeto y así evitar que perfore la pared del estómago.

- Si el animal está con fiebre, aplique inyecciones de penicilina en la misma forma descrita en la sección de dolores estomacales.

11.4.2 Dolencias Estomacales en los No-Rumiantes

El Cólico en no-rumiantes

El *Cólico* es un término común para referir a dolor en la barriga (en el estómago o los intestinos). Es **un problema muy común en caballos** pero también se da en otras especies. El cólico tiene muchas causas incluyendo excesivo gas, la constipación, la impacción, la falta de la circulación adecuada en los intestinos (debido a los parásitos), o una torcedura de los intestinos.

Síntomas: Los síntomas del cólico incluyen la falta de apetito, el animal está inquieto, se vuelca en el piso, patea su barriga, suda, pulso acelerado (debido al dolor), incapacidad de defecar, y se sienta como un perro.

Diagnóstico: Principalmente basado en los síntomas. Un veterinario experimentado podría hacer una palpación rectal para determinar si hay un exceso de gas o una obstrucción en el tracto digestivo. Sin embargo, ésto es un procedimiento con riesgo si lo hace una persona sin experiencia.

Tratamiento: Se debe dar calmantes como ser la aspirina, xilacina, Paracetamol o Novalgina al animal. Ver capítulo de medicamentos. También se puede dar, por vía oral, aceite (aceite de cocina o mineral, parafina líquida) o sulfato de magnesio. Se debe obligar al animal a caminar para estimular su sistema digestivo (y posiblemente a defecar o expulsar gas) y para evitar que se vuelque o que esté golpeándose por el dolor. Una vez que se recupere levemente el animal, se debe dar, por vía oral, un medicamento contra los parásitos.

Prevención/Control: Aplique de manera regular medicamentos contra los parásitos, según las exigencias de cada zona geográfica. Evite cambios repentinos en la dieta.

El Vómito

Esto se presenta más en animales no-rumiantes (menos en caballos que no pueden vomitar). Puede ser resultado de ingerir alimento podrido o veneno, o por que algo esté bloqueando el tracto digestivo.

Síntomas/El Diagnóstico: Determine la causa del vómito. La historia clínica muchas veces ayuda, especialmente si el dueño sabe que ha comido el animal.

El Tratamiento: El tratamiento depende de cual es la causa. Si la causa es por haber ingerido veneno o alimento podrido, tal vez el animal vomite y así vaciar su estómago. Se puede aplicar sulfato de magnesio para estimular la diarrea que ayudará al animal a eliminar al veneno. Si existe un bloqueo del tracto digestivo, no hay mucho que se pueda hacer sólo dar algo de sulfato de magnesio o aceite para ayudar a disolver la obstrucción.

11. 5 Problemas Intestinales

Los problemas intestinales tanto de rumiantes como de no-rumiantes pueden ser considerados juntos.

11.5.1 La Diarrea

Esto es un problema complejo con muchas causas. La causa más común de la diarrea en animales domésticos en países en vías de desarrollo se relaciona con la infestación de **parásitos internos**. Los parásitos pueden dañar al hígado como también a las paredes del estómago y de los intestinos.

> **Las Causas de diarrea en animales**
> - Parásitos
> - Ingerir agua o alimentos contaminados
> - Cambios repentinos en la dieta

> **Los Problemas asociados con la diarrea**
>
> Diarrea aguda > Deshidratación
>
> Diarrea crónica > Mala nutrición

El mayor problema asociado con la diarrea aguda es la **deshidratación.** El mayor problema asociado con la diarrea crónica es la **mala nutrición**.

La deshidratación ocurre cuando demasiada agua sale del cuerpo y las células del cuerpo no pueden funcionar óptimamente y la sangre no circula normalmente. Cualquier animal con diarrea aguda (incluyendo los seres humanos) debe ser chequeando para ver si está deshidratado y recibir bastante agua. Ver página 55. Aún los animales con diarrea crónica deben tomar abundante agua.

> El Tratamiento de la Diarrea
> **(General)**
> 1. **Ingerir líquidos es el tratamiento más importante**. Se puede salvar a muchos animales simplemente dándoles suficiente agua.
> 2. Dar medicamentos contra los parásitos
> 3. Dar Kaolin o medicinas similares para mermar la diarrea.
> 4. Dar antibióticos (si el animal tiene fiebre).

Diarrea Aguda

El Contexto: Normalmente, la diarrea aguda resulta de:

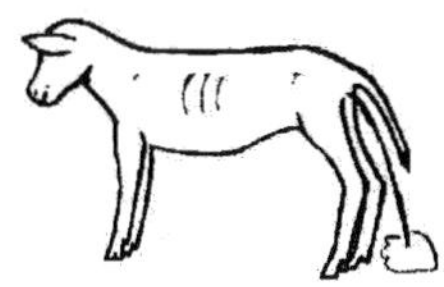

- Un cambio repentino de la dieta.
- Ingerir agua o alimentos que contienen bacterias o agentes virales.
- Por comer alimentos que son difíciles de digerir.
- Por ingerir veneno o plantas venenosas.
- La infestación con algunos parásitos (coccidios).
- (Raramente) por tomar demasiada leche, otros alimentos grasosos, o calostro.
    - las crías jóvenes de ovejas y cabras que quedan en el corral durante el día cuando la madre pastorea comúnmente se enferman con diarrea. esto ocurre por el hecho que le da mucha sed y toman agua sucia o comen alimento pasado.
    - A los cerdos les puede dar diarrea por comer alimento podrido.

Síntomas: El animal está con diarrea y puede tener fiebre. A veces (pero no siempre) puede haber sangre en la diarrea. El animal puede comportarse enfermo y dejar de comer.

Diagnóstico: El ASA tiene que decidir si es una diarrea debido a un cambio de dieta, o si es una diarrea infecciosa. Esto se basa en la historia (qué comió el animal); si se presenta una fiebre o no; si el animal se muestra notablemente enfermo.

1. Si el animal actúa enfermo y hay fiebre, probablemente la diarrea es provocada por bacterias o virus. La Excepción: Los recién nacidos o animales muy jóvenes (cerdos, terneros, corderos, cabritos, potrillos) muchas veces se ponen fríos y lánguidos cuando tienen diarrea, y la causa normalmente son agentes bacterianos o virales (o ambos).
2. Si la diarrea contiene sangre roja, hay que sospechar de una coccidiosis. Esto se ve especialmente en bovinos, caprinos y ovejas jóvenes, y en gallinas y conejos. Ver página 297.
3. Tal vez el animal no demuestra estar enfermo ni tiene fiebre Esta diarrea probablemente se debe a un cambio de alimentación o ingerir demasiado alimento/forraje.

Tratamiento:

1. Dar líquidos. (Ver página 105) Aún los animales pequeños muy enfermos pueden salvarse con suministrando líquidos por la boca. Es mejor darles pequeñas cantidades varias veces hasta que el animal comience a producir orín normalmente de nuevo.
2. La Kaolin péptido y medicamentos similares pueden ayudar a parar la diarrea.
3. Los Antibióticos. Es importante darles a los animales que tienen diarrea acompañada con fiebre. La sulfadimidina es efectiva, barata y fácilmente disponible. (También puede ser efectiva con la coccidiosis.)
   Precaución: Dar antibióticos por la boca a adultos de las especies que comen pastos puede matar a los micro-organismos benéficos en su estomago provocando la indigestión. Por lo tanto, sólo hay que aplicar antibióticos oralmente si el animal tiene una diarrea severa y una fiebre alta. Ver página 189.
4. Medicamentos contra la Coccidia: Ver página 297.

Control/Prevención: El factor más importante es el aseo. Los animales siempre deben tener agua fresca y limpia a disposición. El alimento también debe ser fresco, y no se debe dar el alimento a los animales sobre el piso.

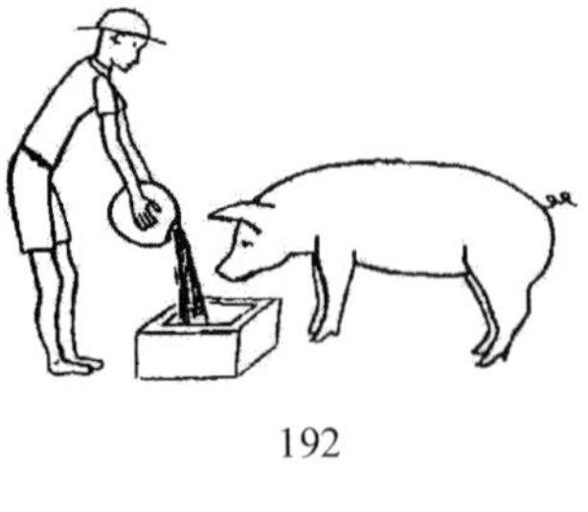

La Diarrea Crónica

Causa: La causa más común de la diarrea crónica es la presencia de **parásitos**.

Síntomas: El animal tiene diarrea; y puede haber tenido problemas con heces fecales blandas por un largo tiempo. A veces la diarrea se presenta todos los días: y en otras situaciones es intermitente.

Diagnóstico: El diagnosis normalmente se basa en los síntomas y en la historia clínica. Cuando se toma la historia, verifique cuando fue tratado el animal contra parásitos internos por última vez y con que frecuencia. También, pregunte sobre la duración de la diarrea. Si ha persistido por meses, los órganos internos ya pueden estar dañados permanentemente. En este caso, tal vez el animal nunca se sanará completamente, sin imórtar los tratamientos que se haga. Entonces, es importante advertir al dueño de la situación y preguntarles por que no avisaron del problema más antes. (Hágales acuerdo de la necesidad de tratar a sus demás animales regularmente contra los parásitos).

Tratamiento: Dar agua es fundamental en el tratamiento. El tratamiento específico depende de que parásitos internos sean más comunes en la zona, las especies de animales infectados y la edad del animal. Ver el Capitulo 9 para detalles relacionados con el tratamiento de parásitos.

Control/Prevención: Ver la sección sobre parásitos internos. Lo más importante es recordar simplemente que: ***La Prevención es Mejor que la Curación.***

Diarrea con Sangre / Disentería

Por definición, la diarrea que contiene sangre se llama **disentería**.

La disentería crónica muchas veces es causada **por los parásitos internos**.

Síntomas y Diagnóstico: El animal tiene una historia de diarrea crónica con sangre. A menudo, el animal no ha sido tratado contra los parásitos regularmente.

Tratamiento: Trata al animal contra los parásitos más comunes en la zona, según su edad y el manejo que recibe.

La disentería aguda puede resultar de:

- Parásitos (especialmente coccidia).
- Bacterias y agentes virales (malos alimentos).
- Ingerir venenos o plantas venenosas.

Síntomas: El animal presenta diarrea con sangre. El animal puede estar con fiebre, estar letárgico y dejar de comer. Si la diarrea contiene objetos oscuros y sangrientos que parecen intestinos, el caso es muy serio.

Diagnóstico: El diagnóstico se basa en los síntomas y en una buena historia. Averigüe si el animal podría haber ingerido veneno o alguna planta venenosa. Además, tome la temperatura y examine la diarrea.

Tratamiento: Es el mismo que para los otros tipos de diarrea agudas – salvo que es más seria y normalmente debe tratarse con antibióticos. Si el animal es joven, asegúrese de curarlo con medicamentos contra la coccidiosis. También provea agua, y kaolin.

Control/Prevención: El aseo es importante! Los pastores deben ser aún más diligentes en la época lluviosa. No se debe permitir que los animales ingieran forraje que podría peligrar su salud.

11.5.2 Sangre en Las Heces (sin diarrea)

Si las **heces son rojas o negras** de color, quiere decir que hay hemorragia en el tracto digestivo. Esto puede ser causado por muchas razones, incluyendo venenos y alimentos demasiado tiernos. En animales, el caso es más serio si la presencia de sangre es acompañada por una diarrea.

Si las heces con sangre se ven muy negras, quiere decir que la perdida de sangre se está dando en el estómago o en el comienzo del intestino delgado. Si las heces se ven más rojizas, la perdida de sangre es más cerca al recto, probablemente en el intestino grueso.

Si existe una lesión en la pared de estómago o el intestino, la lesión se llama **úlcera.** Estas úlceras pueden sangrar. Las lesiones también pueden ser provocadas por parásitos – pero en este caso normalmente el animal tendrá diarrea también.

Síntomas/Diagnóstico: Se ve sangre en las heces.
Tratamiento: Déle algo de alimento fácil de digerir (como ser pasto verde y tierno).
Control/Prevención: Regularmente, se deben tratar a todos los animales contra los parásitos.

11.6 ENFERMEDADES INFECCIOSAS DEL SISTEMA DIGESTIVO

11.6.1 Enfermedades Infecciosas que Afectan el Estómago y los Intestinos:

Entero toxemia / Riñón Pulposo / Enfermedad de Seis Meses

Esta es una enfermedad infecciosa causada por la bacteria ***Clostridium perfringens***. Afecta más a las ovejas, cabras, cerdos y caballos. Hay indicios que hay más casos en los animales jóvenes. Esta bacteria vive en la tierra, estiércol e intestinos de los rumiantes y produce toxinas (venenos) que normalmente no causan problemas. Sin embargo, cuando un animal come mucho alimento rico en nutrientes (leche, pasto exuberante, o diferentes granos), las bacterias pueden reproducirse rápidamente y producir mucha toxina que entra a la sangre y hace que el animal se enferme gravemente.

Síntomas: Muchas veces se encuentra el animal muerto antes de haber visto los síntomas. A veces, el animal respira rápidamente, se tambalea y tiene convulsiones, además de tener fiebre, diarrea (a veces con sangre), y/o timpanismo. La muerte puede venir en seguida. Cuando se abre el cadáver del animal es común que partes de sus intestinos puedan estar llenos de una diarrea rojiza y acuosa. También puede ser que el riñón esté blando y podrido.

Diagnóstico: El diagnóstico normalmente se basa en los síntomas y la historia clínica. En algunos países, hay exámenes de laboratorio especiales que se pueden realizar para confirmar el diagnóstico. Normalmente, hay una historia de haber ingerido abundante alimento suculento. El problema es más común en "las razas mejoradas" a las cuales se suministra un alimento de mejor calidad. En los cerdos, la enfermedad ocurre durante las primeras semanas de vida. También puede presentarse en los corderos de 2 a 10 meses de edad, especialmente cuando los pastos verdes recién están brotando. Esta es la razón por la cual se la denomina la enfermedad de 6 meses por que ocurre dos veces al año.

Tratamiento/Control: El tratamiento de los animales enfermos es muy difícil. Muchas veces, no importa qué tratamiento se hace, igual el animal muere. A los lechoncitos se les puede dar 1ml de penicilina en la boca, una vez al día por 3 días. A los animales levemente enfermos se les puede dar sulfato de magnesio y estimulantes estomacales. El control es muy difícil sino hay una vacuna disponible. En muchos países, existe una vacuna para dar a las hembras preñadas (especialmente para cabras) y para animales jóvenes aproximadamente de 1 mes de edad. Normalmente debe repetirse (siga las indicaciones en la etiqueta de la vacuna).

Si se da abundante alimento a las cabras lecheras para aumentar su leche, las cabritas son más susceptibles a esta enfermedad.

Peste Bovina

Esta es una enfermedad muy infecciosa causada por un virus. Es una de las enfermedades más temidas en el mundo por su alta tasa de mortalidad. Se enferman los bovinos, búfalos, cerdos y otros animales de uña con esta dolencia. En algunos países, se controló la enfermedad por muchos años con vacunaciones. Sin embargo, cuando se dejo de vacunar la enfermedad resurgió. El virus se propaga en las heces, la saliva y en la respiración de los animales enfermos. Aun que afecta varios de los sistemas corporales, parece atacar más severamente al sistema digestivo.

Síntomas: Los animales comienzan a mostrar síntomas dentro de 3-15 días de haber tenido contacto con el virus (quiere decir un período de incubación de 3-15 días). Los síntomas incluyen una fiebre alta, supuraciones de los ojos y la nariz, falta de apetito, seguido por una diarrea, deshidratación, respiración difícil y muchas veces la muerte. Se desarrollan lesiones pequeñas y rojizas en los labios, en la nariz, boca y lengua que pueden infectarse (y hace que el animal tenga un mal aliento).

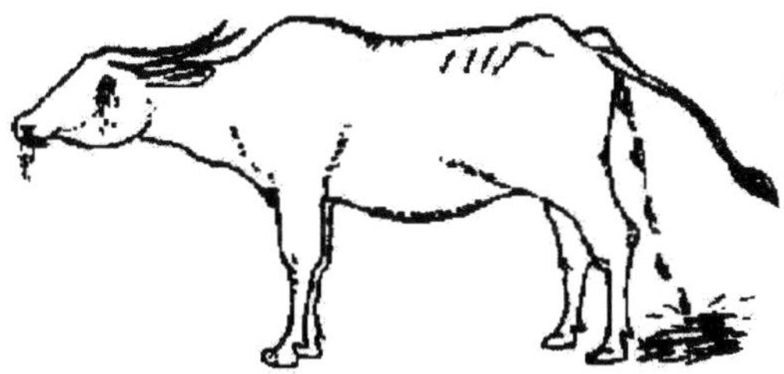

Diagnóstico:

Cuando se examina un animal muerto, se ve muy rojo el abomaso y tiene muchas lesiones (úlceras) en él. La boca, faringe, y vagina también pueden estar con lesiones que les da un mal olor. El hígado y el bazo pueden estar hinchados.

Tratamiento/Control: El tratamiento de animales enfermos no da resultados. La mayoría de los animales enfermos simplemente mueren. Si se recuperan, tendrán inmunidad para toda su vida. En las áreas donde ocurre la peste, todos los animales que llegan a los 6 meses de edad deben ser vacunados. La vacuna debe proporcionar inmunidad para toda la vida. En las zonas donde no se ha vacunado, las crías no recibirán anticuerpos contra la peste bovina en el calostro de su madre. Por lo tanto, estos animales jóvenes también deben ser vacunados, aún antes de llegar a los 6 meses de edad.

Ántrax

El ántrax es una enfermedad infecciosa aguda que puede afectar a la mayoría de los mamíferos. Es causado por la bacteria, ***Bacillus anthracis***. Normalmente causa la muerte en los bovinos, búfalos, ovinos y cabras. Sin embargo, los cerdos y caballos afectados se enferman pero muchas veces se salvan de la muerte. Los animales se contagian del suelo o de comer productos fabricados de la sangre o huesos de animales infectados (por ejemplo, harina de sangre). Una vez que se mezcla la sangre de un animal infectado en el suelo, el suelo queda contaminado y las esporas de las bacterias pueden sobrevivir allí por muchos años. El ántrax es **una enfermedad de salud pública**. Se propaga fácilmente entre los humanos cuando manejan la carne, sangre, o lana de animales infectados. Ver la página 95.

Los Síntomas: A veces el animal muere tan rápido que no se ha podido ver ningún síntoma. Sin embargo, el animal muerto puede estar perdiendo sangre por la boca, nariz o ano. Si el animal no ha muerto aún, puede estar con una fiebre alta, una respiración rápida y dificultosa, la garganta hinchada, y sangre negra alrededor de la boca o garganta.

Si los cerdos en una zona aparecen con las gargantas hinchadas de un momento a otro sin ninguna razón aparente, y luego recuperan la mayoría, sospeche la presencia de ántrax. A veces es difícil distinguir entre el ántrax y SH (Septicemia Hemorrágica). Ver página 205.

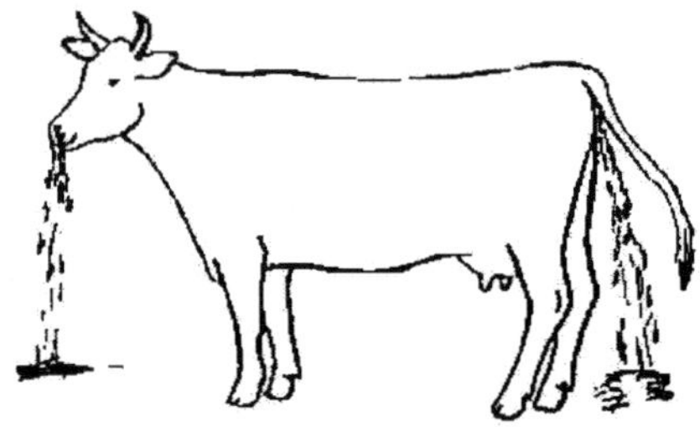

Una vaca con ántrax; presentando descargas nasales sangrientas y diarrea sangrienta.

Diagnóstico: Basado en los síntomas. También se puede hacer una muestra delgada de sangre. **Agregue varias gotas** de azul de metileno, y examínelo con un buen microscopio (el microscopio tiene que tener una buena fuente de luz. Se podrá ver bacillus con sus capsulas o esporas.

¡Precaución! Una vez expuesta al aire las esporas del ántrax se desarrollan. Una persona que inhala estas esporas puede desarrollar al ántrax en sus pulmones. La gente que maneja la carne o sangre de animales infectados también pueden desarrollar la enfermedad. Si sospecha que un animal ha muerto de ántrax, evite abrirlo dado que contaminará su suelo para siempre exponiendo también su salud.

Tratamiento: Si el animal solo está respirando con dificultad, aplique una tetraciclina, como si fuera una neumonía. Para los cerdos con las gargantas hinchadas, haga un tratamiento con tetraciclina o penicilina.

Prevención: Existen vacunas disponibles en muchos países. Siga las instrucciones en la etiqueta cuidadosamente para saber cómo cuidar y administrar la vacuna.

Precaución: Vacunar contra el ántrax *durante* una epidemia de ántrax es riesgoso para el técnico o ASA. Los animales que ya están incubando el organismo en el momento de la vacunación todavía pueden enfermarse de ántrax y morir. El dueño puede pensar que la vacuna mató a su animal y pedir alguna devolución por la perdida del animal. Trate de vacunar a los animales en la zona antes que comience una epidemia. A veces esto es difícil. Algunos productores esperan hasta que escuchan que el ántrax se está presentando para recién empezar a vacunar.

La Fiebre Porcina

Esta es una enfermedad porcina viral también llamada **Cólera Porcino**. Esta es muy peligrosa, y de contagio rápido Afecta a todo el cuerpo pero se incluye en esta sección por el hecho que también provoca diarrea.

Síntomas: Los síntomas comienzan con una fiebre, y luego progresan a diarrea y una debilidad. Los cerdos pueden desarrollar una descarga de los ojos y la nariz; y debilitarse en las piernas traseras hasta tambalearse. La mayoría de los animales infectados mueren dentro de una semana, aunque algunos pueden recuperarse.

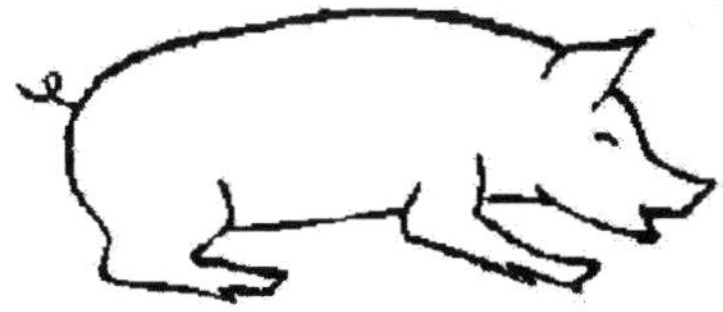

Un cerdo con cólera porcino (la fiebre alta que resulta en respirar con la boca abierta).

Diagnóstico: La diagnosis tentativa se basará en la historia y en los síntomas, y debe ser confirmada por las muestras y observaciones de una necropsia. Durante la necropsia, muchas veces se puede observar úlceras pequeñas en el intestino grueso donde se junta con el intestino delgado. Usualmente la historia indicará que la mayoría de los cerdos están enfermando rápida y gravemente

Tratamiento: Ninguno.

Prevención y Control: Consulte con los veterinarios locales o con el Ministerio de Agricultura para información sobre vacunas disponibles. En la mayoría de los países, es obligatorio informar inmediatamente la presencia de la enfermedad al veterinario distrital. Todos los cerdos enfermos tienen que ser completamente aislados. Personas extrañas no deben acercarse dado que la enfermedad puede propagarse en los alimentos, ropa y aun por medio de las aves.

Enfermedades Hepáticas

Reconocer una enfermedad hepática es difícil, por el hecho que normalmente se presenta junto con otros problemas. Sin embargo, puede considerarse como parte del tracto digestivo.

Síntomas: Los animales que sufren de una **enfermedad aguda del hígado** se decaen rápidamente y dejen de comer. Esta condición se ve más en humanos y perros que en caballos y otras especies animales. Las enfermedades hepáticas en estas especies normalmente son crónicas y pueden resultar en daño permanente al hígado. Una dolencia hepática crónica muchas veces se debe a una infestación de trematodos, larvas inmaduras de lombrices redondas, o por comer plantas venenosas. Un animal con el hígado afectado también puede presentar hinchazón en la garganta.

Diagnóstico: Un animal con problemas en el hígado puede mostrar "ictericia" que muestra amarillamiento debajo de los párpados, en los blancos de los ojos y en las encías. Puede haber diarrea también. Si el animal ya ha muerto, el hígado puede estar endurecido y fácilmente se despedaza.

Tratamiento: El daño del hígado normalmente es permanente. Sin embargo, el alcance del daño es difícil saber. El ASA debe tratar el animal para trematodos hepáticos (si es un problema común en la zona) y otros parásitos. Algunos medicamentos para controlar los trematodos pueden afectar el hígado. Infórmese de qué medicamentos existen en su zona y trate de usar los que no dañan al hígado.

Control y Prevención: Hacer tratamientos regulares contra los parásitos.

12.0 EL SISTEMA RESPIRATORIO

Repaso

Cuando un animal respira, el aire entra por su nariz o boca. El oxígeno, uno de los gases en el aire, es esencial para la vida. El cuerpo toma su energía de los nutrientes en el alimento, pero precisa del oxígeno para lograr ésto.

Desde la nariz hasta los pulmones, el sistema respiratorio provee las vías que permiten la entrada del oxígeno y otros gases al cuerpo. Después de que el oxígeno llega a los pulmones, se traslada adentro de las células rojas. Estas células llevan el oxígeno a todas partes del cuerpo y produce dióxido de carbón (gas de escape). Estos gases de escape son transportados por las mismas células rojas de regreso a los pulmones. Cuando el animal exhala, los gases de "escape" son expulsados del cuerpo.

Cuando hace mucho calor, el cuerpo también se auto refresca utilizando su sistema respiratorio. Aún si un animal de trabajo, como un buey o una marrana, no está sudando, puede refrescarse eliminando aire caliente cuando respira. Es por esto que los animales respiran más rápido, o con sus bocas abiertas, cuando hace mucho calor o cuando están con fiebre.

La Función del Sistema Respiratorio

-Introduce aire fresco (oxigeno) al cuerpo.
-Saca aire "usado" (dióxido de carbón) del cuerpo.
-Mantiene el cuerpo fresco.

Cualquier parte del sistema respiratorio, desde la nariz hasta los pulmones puede ser afectado por varias dolencias. En este capítulo consideraremos los problemas más comunes que afectan el sistema respiratorio en las especies pecuarias.

Los Problemas Más Comunes del Sistema Respiratorio

-Infecciones de la garganta
-Infecciones pulmonares
-Daños crónicos de los pulmones
-Intoxicación
-Reacciones alérgicas

12.1 LOS SÍNTOMAS DE LAS ENFERMEDADES RESPIRATORIAS

El Procedimiento de observación:

Estando parado quietamente a distancia, observe al animal. Un animal sano respira casi sin esforzarse. Sin embargo, si nota cualquier de los siguientes comportamientos, puede existir una enfermedad respiratoria:

> **Los Síntomas:**
>
> -Aumento de la frecuencia respiratoria.
> -La Respiración dificultosa.
> -Se ve supuraciones de los ojos y nariz.
> -Hay tos y estornudos.
> -Hinchazón de la garganta.
> -Hinchazón del Estómago.
> -Presencia de fiebre.

1. **Un aumento en la frecuencia respiratoria** (también puede incrementar por sobrecalentamiento, dolor o miedo).
2. **Respiración Dificultosa**
   - Hinchado de las narices al resoplar
   - Respiración "boca abierta"
   - Estar respirando con el cuello extendido
   - Movimiento brusco o esfuerzo notable de los músculos sobre las costillas
   - Se nota una linea de músculos bien definido sobre las costillas del animal (llamado la "línea de exhalar" asociado con una condición crónica respiratoria conocido como "Enfisema pulmonar crónico" en caballos).

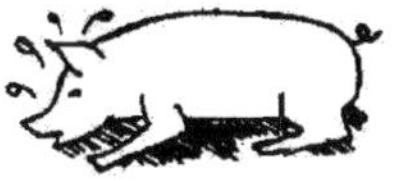

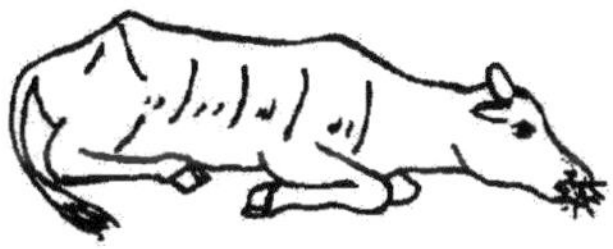

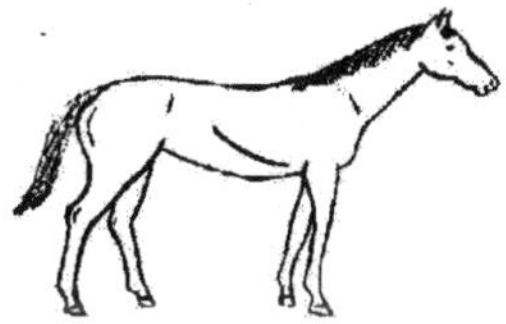

Un caballo con una "Línea de Exhalar".

3. **Una supuración sale** de la nariz o de los ojos.
4. **El animal tose o estornuda**
5. **El abdomen hinchado** – Muchos animales que tienen dificultad en respirar (especialmente bovinos y búfalos) pueden verse levemente hinchado. Esto no se debe a un problema del estómago. Sino, cuando respiran rápidamente, algo del aire va a su rumen en vez de a sus pulmones. Muchas veces, los propietarios se quejan de que su búfalo o buey está con "timpanismo" cuando en realidad tiene una dolencia en los pulmones o garganta.

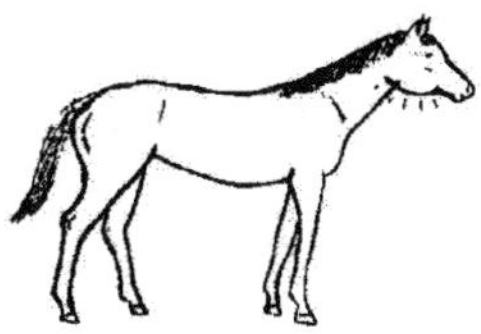

6. **Una hinchazón de la garganta**
7. **Examine el animal cuidadosamente**, incluyendo determinar si tiene fiebre.

12.2 EL DIAGNÓSTICO DE UNA ENFERMEDAD RESPIRATORIA:

Una buena historia clínica es de especial importancia cuando se está decidiendo cómo tratar a un animal con enfermedad respiratoria. En general:

- Los animales con problemas respiratorios crónicos no sanan muy fácilmente – y su tratamiento es costoso.
- Los problemas respiratorios agudos normalmente pueden ser tratados más efectivamente que los problemas crónicos.
    1. Haga la historia clínica. ¿El problema es agudo o crónico?
    2. Examine el animal cuidadosamente. Hay que tomar la temperatura.
    3. Use el siguiente gráfico para guiarle en la selección del tratamiento.

Síntomas de Una Enfermedad Respiratoria

- Aumento en la frecuencia (tasa) de respiración.
- Respiración dificultosa.
- Supuraciones de la nariz y Ojos.
- La tos y estornudos.
- Hinchazón de la Garganta.

---

1. Haga la Historia- ¿Agudo o Crónico?

Agudo (menos de 4 días) 2. Tome la Temperatura		Crónico (más de 4 días) 2. Tome la Temperatura	
Agudo con Fiebre	Agudo sin Fiebre	Crónico con Fiebre	Crónica con Fiebre
Diagnóstico	Diagnóstico	Diagnóstico	Diagnóstico
Bronquitis/ Neumonía	Intoxicación	Neumonía crónica	Trematodos hepáticos/Otros Parásitos
H.S.	Alergia	Tuberculosis	Lombriz pulmonar
Ántrax		Infección de la garganta	Enfisema
			Tuberculosis
Tratamiento:	Tratamiento:	Tratamiento:	Tratamiento:
Tetraciclina	Sulfato de magnesio u otro medicamento para intoxicaciones	Tetraciclina	Medicamentos contra los parásitos
		(¡La recuperación es difícil!)	(¡La recuperación es difícil!)
	Antihistamínico/ Esteroides		
	Antibióticos		

12.3 EL CONTROL Y PREVENCIÓN DE ENFERMEDADES RESPIRATORIAS

Principios Generales:

Hay **muchas causas de enfermedades respiratorias.** Sin embargo, un buen productor puede hacer ciertas cosas para prevenir que los animales padezcan de una enfermedad respiratoria.

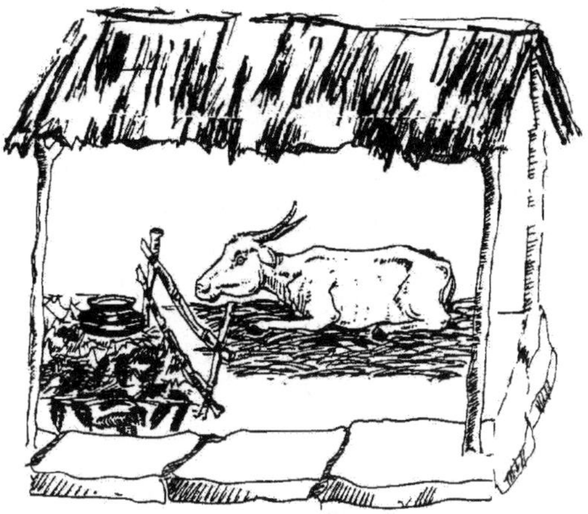

1. **Proteja a los animales de temperaturas muy bajas o altas.** Ponga lo más cómodo posible, al animal enfermo. Provea sombra y agua abundante en clima caloroso y algún resguardo del frío y del viento en clima frío. El estar expuestos a temperaturas extremas debilita a los animales, y se enfermen por ataque de micro organismos comunes que normalmente no causan enfermedades.
2. **Provea aire fresco**, aun durante temperaturas muy bajas. Se debe proteger a los animales del viento, pero no deben estar encerrados en un establo con las puertas y ventanas cerradas.
3. **Separe a los animales enfermos y con tos** de los animales sanos para evitar que la enfermedad se extienda.

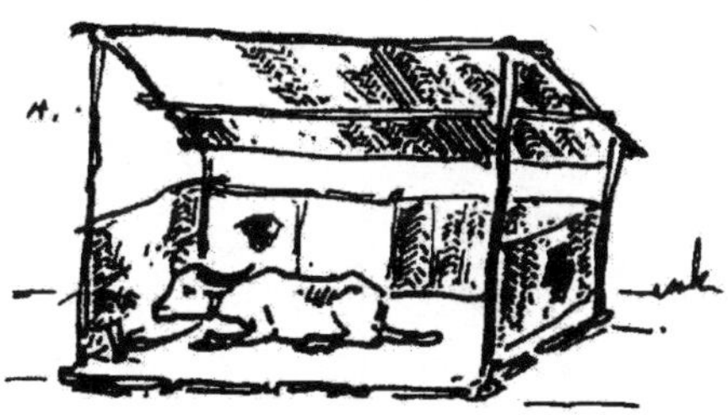

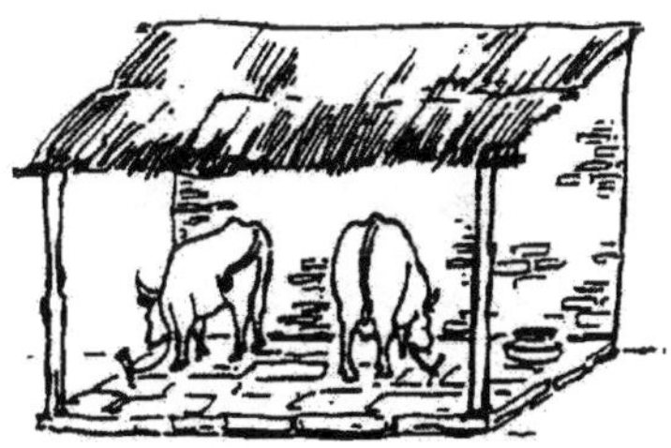

4. Haga tratamientos contra los parásitos en forma regular. Las lombrices pulmonares y las lombrices redondos inmaduros muchas veces dañan a los pulmones, permitiendo que micro organismos dañinos provocan infecciones respiratorias.
5. **Mantenga a los animales bien alimentados.** Los animales que ya son débiles **por estar mal alimentados** y/o por tener **parásitos**, son más propensas a desarrollar problemas respiratorios.
6. **Vacune contra las enfermedades comunes de la zona.**

12.4 DOLENCIAS DEL SISTEMA RESPIRATORIO

12.4.1 Hinchazón de la Garganta

Causas:

- -Infestación de parásitos crónica. Ver capítulo 9.
- -Enfermedades infecciosas:
  - Septicemia hemorrágica. Ver página 205.
  - Ántrax. Ver página 196.
  - La ahoga o estrangula en caballos. Ver página 208.
- -Un objeto, herida o infección en la garganta Ver página183.

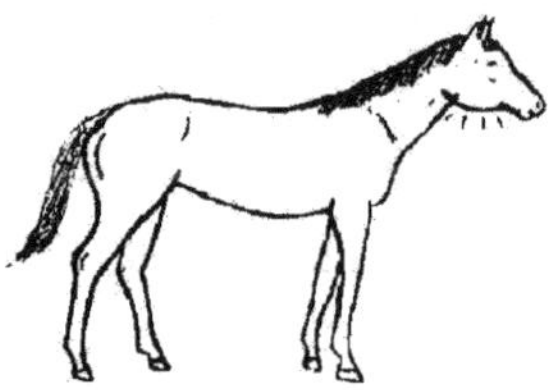

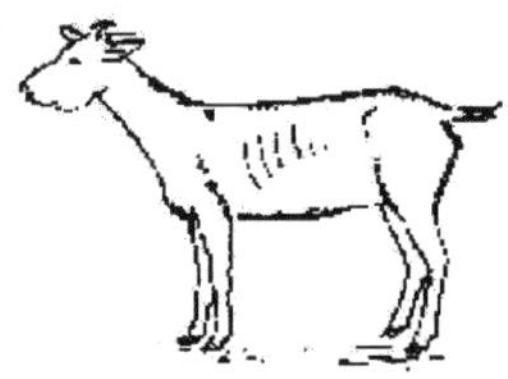

Síntomas:

-Muchas veces asociado con la tos

-Hay fiebre (si la causa es una enfermedad infecciosa).

-Si la causa es una enfermedad infecciosa, normalmente se ven otros síntomas respiratorios

-Si el animal tose cuando el ASA agarra su garganta, es señal de una infección en la garganta

Tratamiento:

1. Si no hay fiebre, haga el tratamiento para el parásito más común (por Ej. el trematodo hepático, lombrices redondos y/o lombrices pulmonares).
2. Si está asociado con una enfermedad infecciosa, haga el tratamiento contra la enfermedad específica
3. Si el animal tiene algo en la garganta, sáquelo y aplique antibióticos.

12.4.2 Pérdida de sangre por la Nariz o Boca

A veces un animal tiene sangre alrededor de la nariz o de la boca. La mayoría de las veces ésto se debe a hemorragias en la nariz o la garganta. Sin embargo, puede proceder de más adentro en los pulmones, provocando tos con sangre (por ejemplo, de un absceso antiguo que revienta y provoca una hemorragia).

Síntomas/Diagnóstico: Determine si la sangre sale de una vía nasal o de los dos. Si proviene de una, puede haber parásitos (sanguijuelas o gusanos de moscas), una herida o un tumor en esa vía. Busque si hay hinchazón. Averigüe si las sanguijuelas son un problema común en la zona.

Si pierde sangre por las dos ventanas y el animal respira con mucha dificultad, hay que sospechar la presencia de sangre en los pulmones. Esta es una condición muy seria y existe poco que el ASA puede hacer para remediarla.

El Tratamiento:

Para gusanos.	Ver páginas 118-119.
Para sanguijuelas nasales.	Ver página 122.

Si hay hemorragia de los pulmones: mantenga quieto al animal y ofrezcale abundante agua para tomar.

El Control/Prevención: Ver secciones sobre sanguijuelas y gusanos de moscas.

12.4.3 Bronquitis

Esto normalmente es un problema respiratorio leve que resulta de una infección pulmonar. Casi siempre es una condición aguda pero puede volverse crónica si no se cura correctamente.

Síntomas/Diagnóstico: La frecuencia respiratoria usualmente se acelera y existe un cambio ligero en la manera en que el animal respira. Una tos leve también es común, puede haber estornudos y una supuración nasal. También existe fiebre.

Tratamiento: Es necesario colocar antibióticos al animal. La tetraciclina es el mejor antibiótico para matar a los micro organismos que provocan problemas respiratorios. Se debe aplicar los antibióticos por 3 a 5 días.

12.4.4 Neumonía

Esto normalmente es un problema respiratorio más serio. Usualmente es una enfermedad aguda. También es causada por una infección en los pulmones. Los animales pueden morir muy rápidamente si no se los cura.

Síntomas/Diagnóstico: La frecuencia respiratoria normalmente es muy acelerada y se nota al animal muy enfermo, muchas veces lucha para respirar, y tiene fiebre alta. También puede haber tos y la garganta puede parecer hinchada.

Tratamiento: Se debe aplicar antibióticos. Una inyección de tetraciclina es la mejor. Sin embargo, si no está disponible, se pueden usar bolos de tetraciclina. El tratamiento tiene que seguir por 3 a 5 días, aun si el animal presenta mejoría antes de este tiempo.

12.4.5 Lombrices Pulmonares

La presencia de lombrices pulmonares muchas veces puede aparentar ser neumonía o bronquitis. Sin embargo, normalmente el animal no tiene fiebre. Ver página 332. La presencia de las lombrices pulmonares hace que el animal sea más susceptible a otros problemas pulmonares como la neumonía.

12.4.6 Enfisema

Esto es un problema crónico que afecta a los pulmones. El tejido de los pulmones se ha dañado y no funciona correctamente. En los animales, el enfisema es bastante común en los búfalos, bovinos y caballos. No se entiende bien la causa. Puede estar asociado con **problemas crónicos de trematodos hepáticos**, tuberculosis, o ser un resultado de la neumonía. En caballos, puede estar relacionado con una alergia.

Síntomas/Diagnóstico: La frecuencia respiratoria es acelerada pero normalmente no hay fiebre El animal se cansa al andar. Usualmente, el animal tiene dificultad al exhalar, dado que el tejido del pulmón ha perdido su elasticidad. Esto puede notarse como un esfuerzo abdominal adicional o de los músculos a los lados de las costillas cada vez que exhala. También puede desarrollarse una "línea de exhalar" sobre las costillas que resulta de un desarrollo compensatorio de los músculos sobre las costillas para ayudar al animal exhalar.

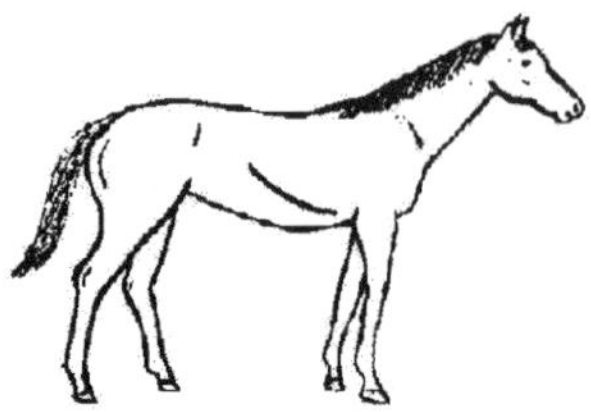

Tratamiento: Normalmente no hay un tratamiento efectivo. Haga un tratamiento contra los parásitos. Las hembras afectadas, pueden seguir produciendo leche si no tiene que esforzarse mucho y si se les lleva el agua y alimento hasta ellas. A veces los caballos mejoran con un tratamiento de antihistaminas. El colocarlos en un ambiente bien ventilado también ayuda al tratamiento.

12.4.7 Intoxicación

Algunos tipos de intoxicaciones provocan problemas respiratorios. Ver la página 81. Por ejemplo, algunas plantas contienen cianuro, que causa dificultades para respirar. El animal saliva mucho y respira aceleradamente. La historia clínica normalmente indicará la posibilidad de haber ingerido algunas plantas venenosas.

12.4.8 Reacciones Alérgicas

Algunos animales tienen una reacción alérgica cuando comen ciertas plantas o cuando son picados por algún insecto o víbora. La reacción puede provocar que toda la cabeza se hincha hasta el punto que el animal no puede respirar normalmente. Ver página 82.

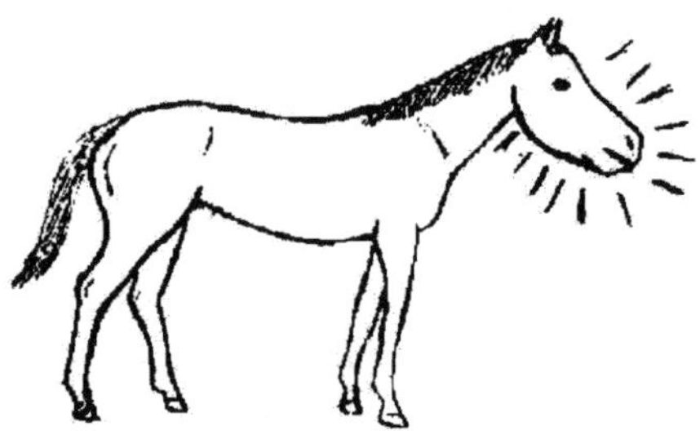

12.4.9 Septicemia Hemorrágica

La septicemia hemorrágica (SH) " se denomina la pasteurellosis septicémica." Es una enfermedad infecciosa aguda que principalmente afecta a bovinos y búfalos. Al parecer los búfalos son los más susceptibles y los animales jóvenes mueren muy rápido. La SH realmente afecta a todo el cuerpo, incluyendo también dificultad al respirar. La SH es causada por una bacteria, *Pasteurella multocida*. Esta bacteria vive en la garganta de los animales que han tenido la enfermedad y luego se recuperaron. Las bacterias son difundidas en la saliva y gotas nasales del animal. El organismo produce una toxina que se traslada por el cuerpo y provoca una enfermedad seria.

Los animales que acaban de ser transportados por largas distancias, o están bajo un estrés por alguna otra razón son susceptibles al SH. También se llama "Fiebre de Embarque" dado que muchas veces se presenta al poco tiempo después de haber sido transportados bajo condiciones difíciles.

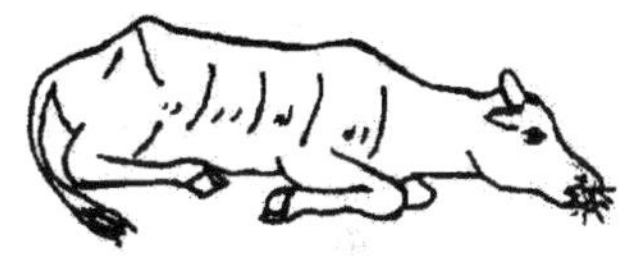

Síntomas:
- La muerte repentina.
- Fiebre alta (104 a 107 grados F, ó 40 a 41.6 C).
- La garganta hinchada (a veces la cabeza entera puede parecer hinchada).
- Dificultad para respirar y tragar.
- La saliva gotea de la boca.
- El estómago puede estar hinchado debido a la dificultad para respirar.
- Presencia de diarrea, a veces con sangre.

Diagnóstico: El diagnóstico se basa en los síntomas y una historia de no estar vacunado contra SH. A veces es muy difícil distinguir SH del ántrax. Sin embargo, en el ántrax, muchas veces se nota sangre negra saliendo de la boca, nariz, o ano y el bazo puede estar agrandado si se hace la necropsia.
Muchas veces, más de un animal está infectado, dado que la enfermedad es muy contagiosa y puede difundirse por toda la comunidad.

Examine el animal muerto: Muchas veces hay pequeñas manchas de hemorragia debajo de la piel, en los intestinos y en el corazón. Se nota un líquido amarillento y pegajoso, en los tejidos de la garganta hinchada. Se puede ver este mismo líquido alrededor del corazón, pulmones y intestinos. Se debe tomar una muestra de sangre del corazón o del bazo para examinarla en un laboratorio.

Tratamiento: En algunos brotes de SH, el tratamiento no tiene éxito. Las inyecciones de tetraciclina en dosis altas tal vez funcionen. Si la tetraciclina no está disponible, entonces utilice cualquier otro antibiótico disponible.

Vacunación/Control: Es importante separar inmediatamente los animales enfermos de los animales sanos. También es clave mantener los animales susceptibles, separados de los animales que pueden ser portadores de las bacterias. (Por esta razón, muchas veces se recomienda sacrificar a los animales que se han recuperado de SH).

Muchos servicios veterinarios gubernamentales proveen vacunas contra la SH (existen varias vacunas). Normalmente tarda por lo menos una semana desde el momento de colocar la vacuna hasta que el animal esté protegido. Por lo tanto, es mejor vacunar antes que se presente la enfermedad.

Una ASA debe explicar cuidadosamente a los productores que una vacuna requiere un periodo de 2 a 4 semanas para proteger al animal. Así el productor entenderá que si un animal muere a la semana después de haberlo vacunado, que no pasó suficiente tiempo para que la vacuna hubiera hecho su efecto.

12.4.10 Tuberculosis (TB)

Esta es **una enfermedad infecciosa crónica** presente en la mayoría de las especies animales, y en los humanos. Debido al hecho que se difunde entre los animales y humanos se la denomina una "**Enfermedad de Salud Pública.**" Una bacteria llamada ***Micobacteria*** es el agente causante de TB. Hay tres principales tipos de esta bacteria: el bovino (bovinos y búfalos), el tipo humano, y el tipo aviar. Los animales y los humanos pueden ser infectados de los tres tipos.

Las personas y los animales con TB en sus pulmones normalmente desarrollan una tos crónica, pierden peso, y lentamente mueren. Los organismos de TB también pueden vivir en otras partes del cuerpo incluyendo en el sistema digestivo, el sistema reproductivo y en la ubre. Los síntomas pueden variar dependiendo de la parte del cuerpo afectado. En los bovinos, la bacteria tiende a ubicarse en los pulmones, mientras que en las aves, prefiere el tracto intestinal. En muchos países, nadie realmente sabe cuantos animales tienen TB. En otros países, los casos son bien documentados tanto en los animales como en los humanos.

Difusión de la Enfermedad:

1. **Por el aire:** La infección normalmente se propaga por la respiración en las gotas de saliva cuando un animal (o persona) enfermo tose. Esto es un problema grave en climas fríos donde los animales están estabulados por varios meses durante el año. Si n o existe una buena ventilación en el establo, los animales son más propensos de respirar aire contaminado
2. **Por el alimento o agua:** Ocasionalmente la infección puede ocurrir por ingerir alimento que contiene la bacteria. Por ejemplo, al tomar la leche de una vaca infectada, pueden infectarse los lechones, terneros o humanos. Cuando un animal toma, la saliva de su boca puede contaminar el agua. Otro animal que se asoma a tomar de la misma fuente de agua puede resultar infectado.

Síntomas: Los síntomas dependen en donde están localizadas las bacterias en el cuerpo. Puede haber síntomas no muy precisos o ningún síntoma. A veces el animal pierde peso lentamente, desarrolla una tos crónica y si es una vaca lechera - baja su productividad. Si el organismo ha infectado al tracto intestinal, el animal puede tener diarrea.

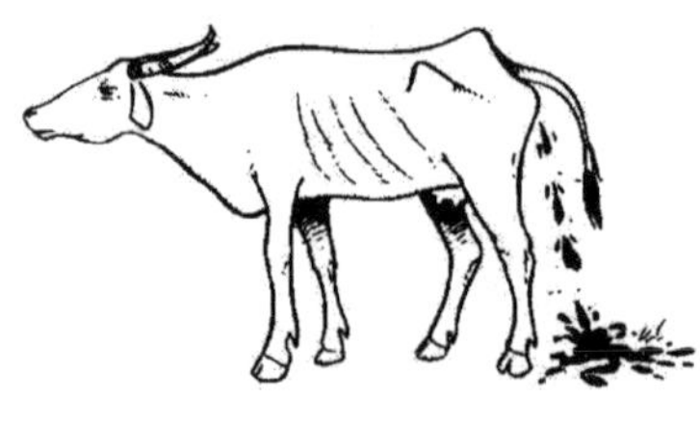

Necropsia: No importa donde terminan ubicadas las bacterias, comienzan a formar un absceso. Estos abscesos son llamados **"tubérculos." Los tubérculos** pueden ser tan pequeños como una partícula de arena. O, pueden ser tan grandes como un huevo. A veces estos **tubérculos** contienen un pus espesa; y a veces pueden ser duras como una piedra. Eventualmente, destruyen el tejido al extremo que los órganos no pueden funcionar normalmente.

1. **TB Respiratoria**: Los **tubérculos** comienzan a crecer en los pulmones. El animal toserá y pierde peso.
2. **TB del sistema Digestivo:** Los **tubérculos** pueden formar alrededor de los órganos del sistema digestivo, (como ser los intestinos), provocando, a veces, una diarrea.

Diagnóstico: Observe los síntomas. Durante la necropsia, trate de preservar un pedazo del tubérculo y del tejido alrededor en una solución de formalina al 10% o glicerina al 50%. Un nódulo linfático cerca al tubérculo también es una muestra muy útil para tomar y preservar. Se pueden enviar estas muestras a un laboratorio para hacer trabajos diagnósticos. Los veterinarios gubernamentales tal vez querrán hacer otras pruebas especiales en otros animales que están en contacto con los animales infectados para determinar cuántos realmente están con la enfermedad.

Tratamiento: No se recomienda curar animales con TB. Debe sacrificarlos para frenar la difusión de a enfermedad

Control: Según las leyes en algunos países, todos los animales tienen que ser tratados con tuberculina, Si un animal da positivo o se confirma que tiene TB, el animal no puede ser vendido. Más bien tienen que ser sacrificados para frenar la difusión de la enfermedad. Haciendo pruebas estrictas a todos los animales y sacrificándo los que tienen TB, la enfermedad puede ser controlada.

En países done la TB es un problema de salud significativa, la organización Mundial de la salud (OMS) recomienda que todos los bebés humanos deben ser vacunado al nacer con BCG. También, se debe tomar una prueba de TB de la saliva de toda persona con una tos crónica. Adicionalmente, toda leche cruda debe ser hervida; y toda la carne debe ser bien cocida para evitar la transmisión de la enfermedad.

12.4.11 Fiebre Efímera:

Esta es una enfermedad viral aguda en bovinos que ocurre esporádicamente; y en algunas oportunidades afectan a varios animales al mismo tiempo. También es conocido como "**la enfermedad de los 3 días."** Es más común que se de en la época lluviosa y se presume que se transmite por insectos. La mayoría de los animales se recuperan por si solos sin ningún tratamiento.

Síntomas: Los animales afectados muestran una fiebre alta repentina, dificultad en respirar, falta de apetito como también cojera y rigidez en las piernas(a veces el animal rehúsa a pararse). Los animales lactantes experimentarán una caída fuerte en la producción de leche. Pueden incluirse otros síntomas como: tembladera, supuraciones de los ojos y la nariz, un exceso de salivación, dificultad para tragar, y liquido acumulado bajo la piel, especialmente alrededor de las articulaciones.

Diagnóstico: El diagnóstico es difícil y basado en los síntomas. Los síntomas pueden incluir una combinación de cojera, fiebre y dificultad para respirar además de que la mayoría de los animales tienden a recuperarse por si solos.

Tratamiento/Control/Prevención: No hay tratamiento disponible. Se debe mantener al animal lo más cómodo posible. Déle aspirina o cualquier otro remedio que alivia el dolor y reduce la fiebre. Si el animal no puede pararse, eche tierra blanda alrededor y provea agua, sombra (cuando hace calor) y protección del viento (cuando hace frío).

12.4.12 Papera Equina – Estrangula o Ahogo

Esta es una enfermedad infecciosa aguda en caballos. Es provocada por una bacteria ***Streptococcus***, que afecta principalmente a animales jóvenes. Provoca abscesos en los nódulos linfáticos en el cuello, que pueden llegar a reventar y drenar por la piel o por las vía nasales. La supuración de estos abscesos contiene la bacteria que es transmisible a otros caballos cuando ellos comen el alimento contaminado.

Síntomas: Los caballos enfermos pierden el apetito, tienen fiebre alta y hay pus drenando por la nariz. El área del cuello normalmente está hinchada y muy dolorida y el caballo muchas veces extiende su cuello para aliviar el dolor. Los abscesos se desarrollan alrededor del cuello y revientan drenando por la piel y nariz. Una vez que los abscesos revientan, el animal mejora rápidamente.

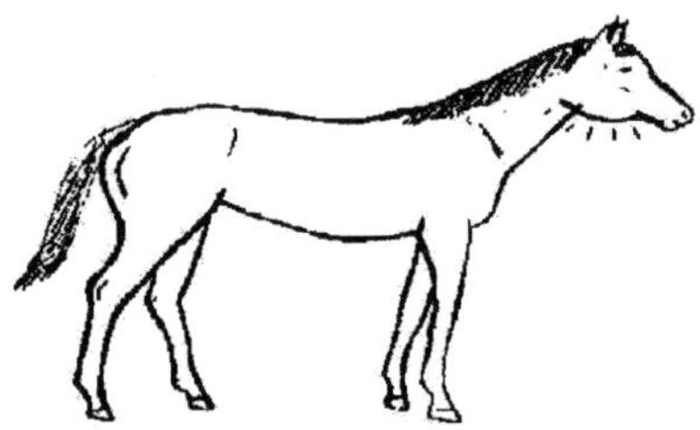

Diagnóstico: El diagnóstico normalmente es fácil y es basado en los síntomas.

El Tratamiento: Use penicilina tan pronto que se notan los primeros síntomas y siga aplicando hasta que el caballo manifiesta mejoría. Trate de colocar una compresa caliente en el absceso (tenga cuidado que la zona afectada es muy dolorida) para madurarlo y luego poder sajar y drenarlo lo más rápido posible. Ver abscesos, página 220.

Prevención: Los caballos diagnosticados con el ahogo deben ser aislados para no contaminar a los demás.

13.0 EL SISTEMA MUSCULAR

REPASO:

La función del sistema muscular es facilitar el movimiento del cuerpo y de los órganos internos.

Para que un músculo funcione bien, se requieren varios elementos:
1. Nervio que trae un mensaje.
2. Nutrientes y oxígeno que llegan al músculo por medio de la sangre.
3. Venas para alejar los nutrientes utilizados.
4. Ejercicio regular para mantenerse fuerte y sano.

13.1 DESORDENES DEL SISTEMA MUSCULAR

13.1.1 Atrofia / Parálisis

Cuando un músculo no trabaja, se encoge y se debilita esto es conocido como **atrofia.**

Atrofia causada por lesiones

La razón común de la atrofia son las lesiones.
1. La Parálisis. Este término refiere a la condición cuando una extremidad no puede moverse. Muchas veces se debe a daños en los nervios conectados al músculo o daños al nervio principal (medula espinal) en la columna vertebral. Para una discusión más completa de la parálisis, ver página 259.
2. Lesiones fuertes a los huesos o coyunturas (por Ejemplo fracturas o artritis) pueden provocar que el animal no pueda utilizar sus músculos, y por ende el músculo se encoje (atrofia). Si el animal recupera su salud, y comienza utilizar el músculo, puede recuperar su tamaño normal de nuevo.
3. La atrofia puede resultar de una lesión al músculo mismo, a los tendones conectados al músculo o a los vasos sanguíneos que llegan y salen del músculo

Deficiencias nutricionales como causa de la atrofia

Ciertas vitaminas y minerales (por Ejemplo, la vitamina E y el selenio) son necesarios para que los músculos funcionen correctamente. Si la vitamina E y/o selenio es deficiente en la dieta de terneros o corderos jóvenes, los músculos no pueden funcionar normalmente. En estos casos puede presentarse una parálisis sin ninguna seña de una lesión.

13.1.2 Abultamientos y Golpes

Abscesos/Hernias/Seromas

A veces se encuentra un animal con un abultamiento en un costado o en su barriga cerca al ombligo, o cerca al escroto. Esto puede ser el resultado de varias causas: un absceso, un hernia o un seroma/quiste. Para más detalles, consulte página 220, la sección "Sistema Integumentario (de la piel)."

13.1.3 Enfermedades de los Músculos

Existen muchas enfermedades causadas por la bacteria ***Clostridium***. Dos de estas enfermedades, llamada **Pierna Negra** y **Edema Maligno,** son similares y tienen síntomas similares.

Pierna Negra

Esta es una enfermedad infecciosa aguda, que es común en algunas zonas geográficas. Se da más en los bovinos. Sin embargo, se ve una enfermedad similar en búfalos, ovinos y muy rara vez en cerdos.

La bacteria que causa la enfermedad (***Clostridium chauvoei (feseri***) se encuentra en los intestinos de los animales y en el suelo. La bacteria forma una envoltura protectora (espora) que le permite sobrevivir por un largo tiempo en el suelo. La bacteria pasa por la pared del intestino y entra a la sangre y luego se traslada a los músculos donde provocan la enfermedad. Estas bacterias también entran por las lesiones en la piel.

La enfermedad se presenta en bovinos de entre 6 meses y 2 años de edad. También, en ovinos, usualmente después de la esquila.

Síntomas:

- La cojera – usualmente es uno de los primeros síntomas.
- Aparece de un rato a otro; y a veces con muerte repentina (entre 1 a 2 días).
- Se queja por el dolor.
- Hinchazón – posiblemente en una pierna, el cuello, espalda, o a un costado.
- Fiebre.
- Respiración acelerada.
- El rumen queda estático.
- La piel del área infectada se vuelve oscura y seca. Se junta aire (gas) en los músculos y debajo de la piel. Cuando se aprieta la hinchazón muchas veces se escucha un crujido causado por el aire acumulado.

Diagnóstico: Se debe tomar una muestra de sangre sacada de la zona hinchada para ser examinada por el veterinario de la zona. (La muestra ayuda distinguir entre Pierna Negra y el Ántrax).
No haga una necropsia en el caso de Ántrax. Sin embargo, si se corta un músculo afectado por pierna negra, se lo notará negra y seca, y tendrá mal olor.

Control y Prevención:

- Enterrar los animales muertos a más de un metro de profundidad para evitar que los perros o algún otro animal lo desentierra. Si es posible, se debe colocar una capa de cal directamente sobre el cuerpo antes de cubrirlo con tierra y piedras.

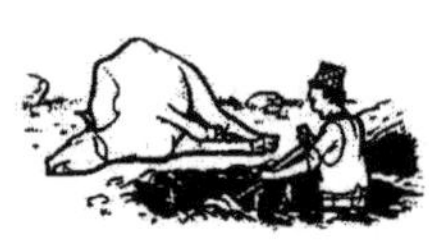

- En zonas donde existe la pierna negra, se debe vacunar a todos los animales entre 6 meses y tres años de edad. Si es factible, se debe vacunar a las ovejas también.

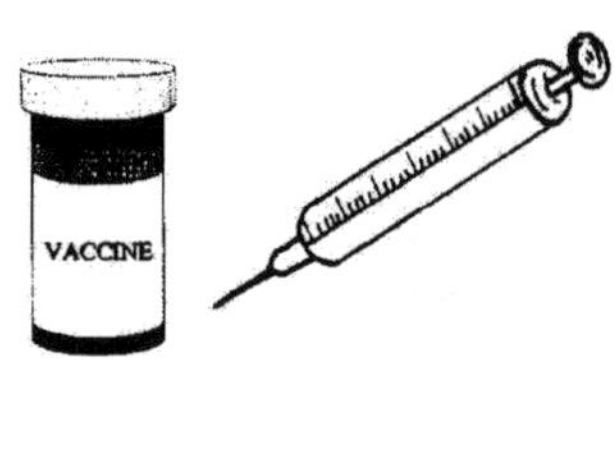

Tratamiento:

- La penicilina y otros antibióticos como la tetraciclina pueden usarse en dosis altas para salvar algunos animales si son tratados temprano, pero la mayoría de los animales mueren aun con tratamiento.

Edema Maligno

Esta es una enfermedad infecciosa aguda, difícil de diferenciar de pierna negra. El edema maligno es más común en bovinos y ovejas pero a diferencia de la pierna negra, también puede presentarse en los cerdos y caballos.

La bacteria, ***Clostridium septicum*** se encuentra en los intestinos de animales y en el suelo. Produce esporas que pueden sobrevivir en el suelo por un largo tiempo. La bacteria normalmente entra al cuerpo a través de las heridas causadas por accidentes, amputación de la cola, castraciones, y por la falta de asepsia en las vacunas. También, puede infectarse el útero si la persona que está ayudando con un parto está con sus manos o brazos sucios.

Síntomas: Son similares a los de pierna negra con la diferencia que menos aire o gas se acumula debajo de la piel. La hinchazón más bien contiene un líquido gelatinoso.

Diagnóstico: En la misma manera que se hace para pierna negra.

Control y Prevención:

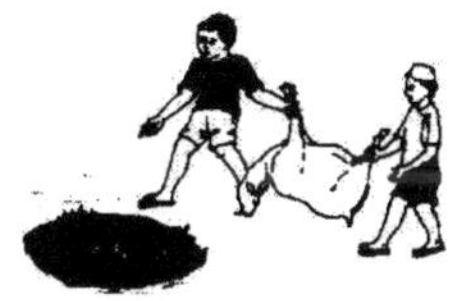

- Entierre los animales muertos en la misma forma que los que mueren de Pierna Negra.
- En una zona donde existe Pierna Negra y edema maligno, todos los animales, especialmente las ovejas deben ser vacunados.
- Todos los partos, castraciones y vacunas deben hacerse con una buena asepsia (aseo).

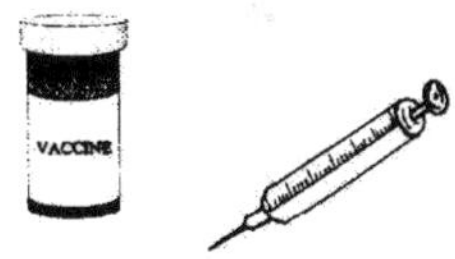

Tratamiento:

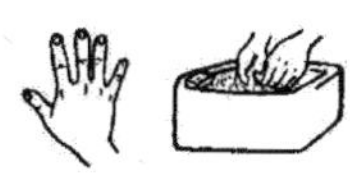

- Se puede utilizar la penicilina y otros antibióticos como la tetraciclina en dosis altas para salvar animales si se los aplica en las primeras etapas de la enfermedad. La mayoría de los animales mueren aún con tratamiento.

Tétano

El tétano es una enfermedad infecciosa aguda encontrada alrededor de todo el mundo. El agente causante es la bacteria, **Clostridium tetani**, que muchas veces comienza a desarrollarse en heridas profundas. Las bacterias producen una especie de toxinas. Esta toxina se traslada por el cuerpo y afecta a los nervios. Por lo tanto los músculos no trabajan adecuadamente pero más bien se ponen rígidos y tienen espasmos. Para una explicación completa del tétano, ver Página 258 (El Sistema Nervioso).

14.0 Piel y Anexos (Incluyendo Cuernos y Pezuñas)

INTRODUCCION:

La piel cubre completamente al cuerpo. El cuerpo está constantemente fabricando piel nueva para asegurar que mientras que la piel vieja se va gastando siempre hay piel nueva por debajo para reemplazarlo. La piel también contiene glándulas sudoríparas, vasos sanguíneos, vasos linfáticos y fibras nerviosas o axones. Los cuernos y las pezuñas (cascos) son parte del sistema. En ambos casos, el tejido duro se desarrolla de la piel blanda. Esta piel contiene células especiales que producen tejido duro. Si estas células sufren daño, tanto el cuerno como la pezuña no se desarrollarán normalmente.

Las funciones de la piel:

- La piel **protege** a los órganos internos de las bacterias y otros elementos dañinos.
- La piel ayuda a **regular la temperatura corporal** (las glándulas sudoríparas ayudan en esta tarea).

14.1 TIPOS DE HERIDAS FRESCAS

Existen tres tipos de heridas: 1. cortes y desgarrones; 2. raspaduras y 3. heridas punzantes (profundas). Las heridas provocadas por un instrumento cortante muchas veces sangran más. Las heridas profundas punzantes son más susceptibles al tétano. Las heridas donde está implicada una coyuntura son muy serias y el animal puede sufrir daño permanente a la articulación aun si se sana la herida.

14.2 EL TRATAMIENTO DE HERIDAS FRESCAS

La mayoría de las heridas sanan naturalmente si se las mantiene limpias y secas.

1) Sujete correctamente al animal, teniendo cuidado de no causar más lesiones

2) Controle cualquier hemorragia excesiva. Ver página 78.

3) Examine el animal para asegurarse que no tiene ningún otro problema, que no haya otras heridas, y que no existen fracturas en el sitio de la herida.

4) Lave sus manos con agua limpia y jabón.

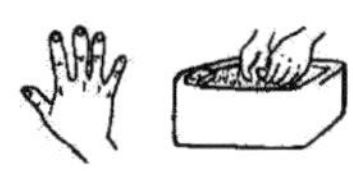

5) Lave la herida con agua limpia y jabón.

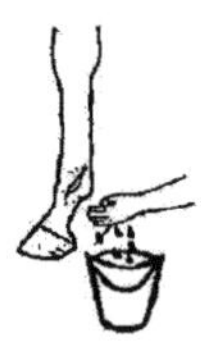

6) Si es posible, corte o afeite el pelo alrededor de la herida. Saque cualquier suciedad, piedras, gajitos, paja, pelo o cualquier otro objeto foráneo.

7) Enjuague la herida con una solución antiséptico diluido como permanganato de potasio, Savlon, iodo, lavandina o jabón común. No use soluciones concentradas dado que pueden dañar aún más a la herida y atrasar el proceso de curación.

8) Determine si la herida debe ser suturada (ver la página 214 sobre criterios para la sutura de una herida). Acuerdese que casi cualquiera herida se sanará sin suturar. Sin embargo, la sutura apura el proceso de cierre y se reduce el desfiguramiento.

9) Si existen gusanos tornillos en la zona, cubra la herida y el área alrededor con un producto efectivo contra ellos. Ver página 120.

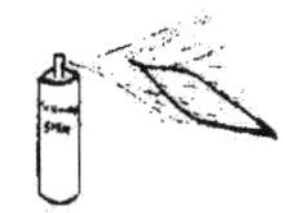

10) Si es una herida punzante, profunda y si hay agua oxigenada o una solución antiséptico a mano, vierte o lance un chorro lo más profundo posible a la herida. Esto hará que la herida sea menos susceptible a una infección de tétano.

11) Si un ungüento o un aerosol de antibiótico está disponible (para gente o animales), cubre la herida con ello.

12) Si es posible, coloque un venda sobre la herida y manténgala limpia. Se puede utilizar casi cualquier material para vendar una herida siempre y cuando esté limpio. Nunca se debe poner una venda demasiada apretada o dañará al tejido alrededor. Dependiendo de la severidad de la herida, la limpieza del ambiente, y la facilidad de manejar al animal, se debe cambiar la venda cada 1 a 3 días. Al mismo tiempo, se debe examinar, lavar y desinfectar la herida.

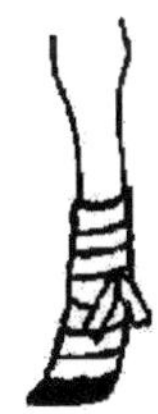

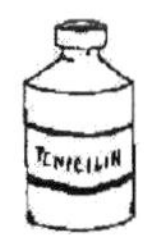

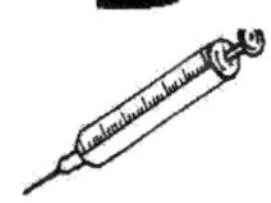

13) Si está disponible un antibiótico inyectable (la penicilina es preferible), aplíquelo por lo menos para una semana o hasta que la herida esté seca y sin inflamación. Esto es especialmente importante si existe tétano en la zona, el ambiente es sucio o hay una coyuntura involucrada.
¡Nota importante: *una venda mojada y sucia es peor que ninguna!* Si el ambiente está mojado y sucio, se tiene que limpiar la herida diariamente, y cambiar la venda al mismo tiempo. Si no se hace esto, es probable que la herida se infecte.

14.3 LA SUTURA/ EL COSIDO

Definición:
"Suturar" una herida es lo mismo que cerrarlo cosiéndola

Sólo ciertos tipos de heridas pueden suturarse con éxito. De hecho, si se suturan algunas heridas son más susceptibles a infectarse. Por lo tanto, solo trate de suturar una herida si llena los siguientes criterios:

Seis criterios para proceder a suturar una herida:

1. Debe ser una herida **reciente** y cosido entre las primeras 12 horas.
2. Tiene que estar **limpia**.
3. Tiene que tener una **abertura** notable. No se debe suturar una herida punzante profunda dado que será más susceptible a infecciones, especialmente el tétano.
4. El **tejido** alrededor de la herida **debe estar sano**. Si el tejido alrededor de la herida está magullado y dañado, la llegada de sangre a la herida sufrirá, en cuyo caso si se costura la herida, no sanará bien.
5. Tiene que haber **alguien** que sabe **como suturar**.
6. Tiene que contar con el **equipo esencial mínimo.**

El Equipo Requerido

Esencial
-Jabón y agua limpia
-Un desinfectante (un alcohol local bebible sirve)
-Un recipiente de metal, vidrio o plástico para poner el desinfectante y los instrumentos
-Un botiquín de sutura (ver a continuación)

Opcional
-anestesia local
-una jeringa y aguja limpiar para inyectar la anestesia local

Un Botiquín de Sutura

Porta agujas o titular de la aguja: Este instrumento es para sostener la aguja durante la sutura. Se puede utilizar pinzas o alicates si no está disponible un porta agujas.

Pinzas "dientes de ratón": Para sostener y manipular los tejidos. Se puede usar pinzas comunes si las pinzas "diente de ratón" no están disponibles.

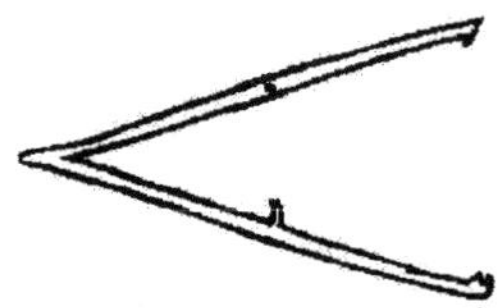

Otras pinzas: Para apretar los tejidos y vasos sanguíneos. Existen varios tipos de pinzas como "pinzas Krile", "pinzas Allis", o pinzas "Mosquito". Es útil contar con uno o dos pares de pinzas para sujetar el tejido y apretar los vasos sanguíneos que están sangrando.

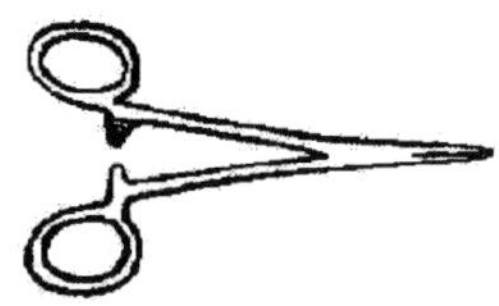

Agujas de Sutura: Son para suturar la piel u otros tejidos. Hay dos tipos:

1. ***La Aguja de corte quirúrgico:*** tiene una punta muy fila de tres costados que permite penetrar la piel fácilmente.
2. ***La Aguja redonda (punta estrecha):*** tiene una punta fila pero liso para sobrepasar músculo y otros tejidos blandos.

El material de sutura (hilo): Existen varios materiales que pueden ser utilizados que se clasifican entre los que eventualmente serán absorbidos por el cuerpo y los que no:

1. ***Las suturas absorbibles*** *(por Ej. catgut):* Para uso interno dado que eventualmente será absorbido. Las suturas absorbibles normalmente no se usan en la piel por el hecho que irritan demasiado a la piel. Estas suturas mantienen su consistencia por 7 a 10 días. Sin embargo, si la herida se infecta, las suturas pueden debilitarse después de 3 días.
2. ***Las suturas no-absorbibles*** *(por Ej. seda, algodón, nylon, pelo de caballo)*: Estos materiales generalmente son usados para la piel y no deben ser sacados hasta después de que se sane la herida (a lo contrario, pueden provocar una infección). las suturas no-absorbibles generalmente son fuertes. Cada uno tienen sus ventajas y desventajas. Por ejemplo, la sutura de seda normalmente es fácil para manipular, pero puede actuar como una mecha absorbiendo cualquier cosa húmeda, posiblemente dando lugar a una infección. El nylon causa la menor inflamación e infección. Sin embargo, es más difícil para manipular. También, por el hecho de ser resbaloso, el nudo puede desatarse si no se lo asegura bien.

Idealmente, el material de sutura debe ser estéril o remojado en alcohol antes de usarlo. El material de sutura viene en varios medidas normalmente marcado como indicado abajo (de lo más grueso a lo más delgado):

3 2 1 0 00 000 0000

Más Grueso ←——————→ Más Delgado

Para animales grandes, normalmente se usa las medidas de 0 a 2. Para animales pequeños, normalmente se utiliza 00-1.

14.3.1 El procedimiento para suturar:

1. Controle la hemorragia aplicando presión o sujetando (con una pinza de sujeción) cualquier vaso sanguíneo que se ve sangrando. Si la arteria o vena es grande, considere tratar de hacer un nudo con una sutura para parar la hemorragia.

2. Escoja una aguja apropiada (de corte o redondo y del tamaño correcto). Una aguja de corte es más fácil para una piel gruesa.

3. Escoja el tipo y tamaño apropiado del material de sutura. En algunos lugares, la fibra local, (Por Ej. el pelo de caballo) es usado con éxito como material de sutura.

4. Coloque el material (aguja, hilo de sutura, titular o porta agujas) en desinfectante por lo menos 20 minutos.

5. Afeite y limpie la herida y el área alrededor completamente. Primero use jabón y agua y luego un desinfectante no irritante. Asegúrese de sacar todo objeto foráneo de la herida.

6. Considere el uso de anestesia local. Si la herida requiere de varios puntos el uso de anestesia local reduce la posibilidad de que el animal o las personas ayudando se lesionen durante el trabajo de sutura (por Ej. cuando se está suturando la cara o pierna de un caballo). Ver la página 217 sobre el uso de anestesias locales.

7. Use un patrón de sutura apropiada (según la siguiente sección).

8. Después de costurar la herida, haga los siguientes pasos.
   - Limpie toda la sangre alrededor de la herida y deje que seque.
   - Aplique un ungüento, polvo o aerosol antibiótico como también una crema, polvo o aerosol anti-mosca para proteger la herida.
   - Coloque una inyección antibiótica como ser una penicilina de larga acción.
   - Ponga una venda a la herida, si es posible, para mantenerla limpia.
   - Instruya al dueño que mantenga al animal en un lugar limpio y seco.

9. Después de 7 a 10 días, revise las suturas y la herida.
   - Si ha sanado bien, corte los puntos y sáquelos.
   - Si no ha sanado, límpiela bien. Si hay una infección menor saque algunas de las suturas (puntos) para permitir el drenaje de la herida. Aplique una inyección de antibiótico.
   - Si está muy infectada, o tiene una infección mayor, que pareciera que se está agravando, saque a todas las suturas, abra la herida para permitir un drenaje completo y déjela sanar como "herida abierta", limpiándola y vendándola diariamente. Aplique antibióticos también.

14.3.2 Tipos de patrones de sutura

Patrón sencillo interrumpido: Este patrón sirve bien para coser músculos y la piel. Es muy fuerte pero toma más tiempo que los otros patrones.

- Empuje la aguja a través de un lado del tejido (use una porta agujas, si está disponible) cerca de la orilla de la herida.
- Empuje la aguja para traspasar el tejido al otro lado de la herida.
- Tire la sutura para juntar las orillas (pero no tan apretado que la piel se arrugue).
- Si se está usando sutura de nylon, asegúrese de atar por lo menos 3 nudos para evitar que se desate.
- Se deben hacer los puntos aproximadamente a los 5mm en animales pequeños y a 10mm de distancia en animales grandes.

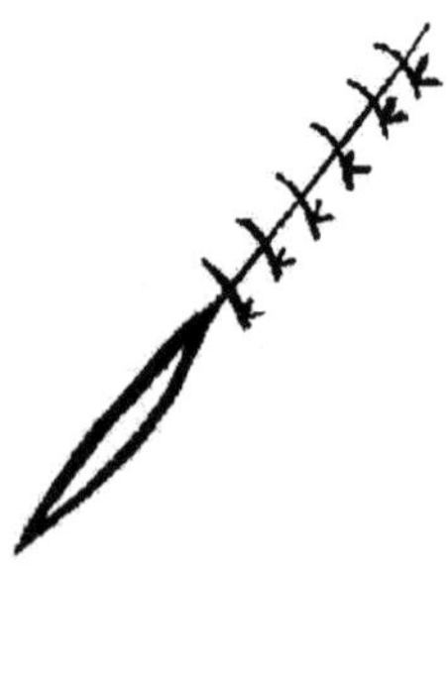

Patrón sencillo contínuo: Este patrón funciona bien también para suturar músculos y piel. No es tan fuerte como el patrón interrumpido pero se lo realiza más rápidamente.

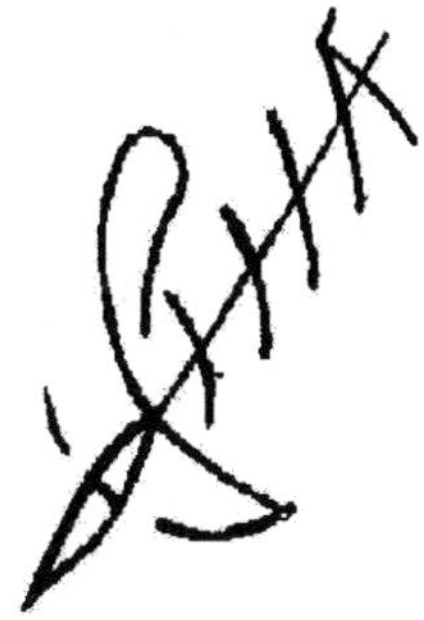

- Empuje la aguja hasta que penetra un lado del tejido (con una porta aguja o alicates, si están disponibles) cerca a la orilla de la herida.
- Empuje la aguja para traspasar el tejido al otro lado de la herida.
- Continúe este proceso sin hacer un nudo hasta que llegue al extremo de la herida, tirando la sutura suficientemente para juntar las orillas pero sin arrugar la piel.
- Se debe hacer los puntos aproximadamente a los 5mm en animales pequeños y a 10mm de distancia en animales grandes
- Al llegar al final de la herida fíjese en toda la línea de puntos. Deben ser lo suficientemente apretados para juntar los dos lados de la herida en una forma que permita que la herida suturada quede plana y lisa. Si no está así, ajuste las suturas (estirándolas o aflojándolas según la situación.).
- Haga un nudo seguro. Ate el nylon y por lo menos 3 nudos, dado que es resbaloso y fácilmente se desata.

El patrón de sutura "colchón": Esto es un patrón fuerte para piel gruesa en animales como los bovinos y búfalos y se realiza rápidamente.

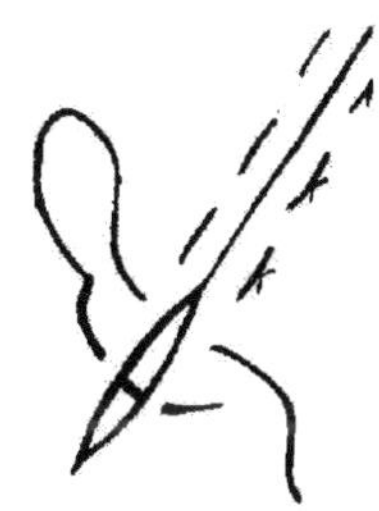

- Empuje la aguja hasta que penetre a un lado del tejido, cerca a la orilla de la herida.
- Empuje la aguja para traspasar el tejido al otro lado de la herida.
- Empuje la aguja para traspasar el tejido otra vez en el mismo lado.
- También empuje la aguja a través del tejido al otro lado de la herida.
- Tire la sutura para juntar la piel de ambos lados.
- Ate el hilo con cuidado, con nylon haga por lo menos tres nudos.)
- Repita el proceso hasta llegar al final de la herida.

14.3.3 Anestesia local para la sutura

Se usa la anestesia local para reducir el sufrimiento del animal durante la sutura de su herida o durante operaciones menores. Normalmente, se le inyecta debajo de la piel, haciendo que se entumezca para evitar que el animal sienta poco o ningún dolor. Dado que el animal no siente dolor, se mueve o reaccione menos a los pinchazos de la aguja, permitiendo que el trabajo avance más eficientemente y con mayor seguridad. Sin embargo, la primera inyección de la anestesia local es dolorosa (pero menos que los múltiples pinchazos cuando está suturando)! Por lo tanto, la sutura de las heridas pequeñas, y la sajada de abscesos muchas veces se hace sin anestesia local.

Varias anestesias locales hay disponibles incluyendo lidocaína, novocaína, lignocaína, y bucaína. Estas anestesias locales normalmente están disponibles en soluciones de alrededor del 2 por ciento. Si son más concentradas que ésto, hay que diluirlos con agua destilada a 2%.

Procedimiento:

- Limpie la piel con jabón y un desinfectante.
- Corte/afeite el cabello alrededor del sitio de la inyección (o de las orillas de la herida) y limpie correctamente la herida (como se explicó en la sección anterior).
- Use una aguja de aproximadamente 2 pulgadas de largo y de 18 o 20 de diámetro. **Tenga cuidado** en sujetar correctamente al animal y advierta a las personas alrededor que el animal podría reaccionar al dolor cuando se inserte la aguja.
- Comenzando en el borde de la herida, inserte la aguja más o menos una pulgada directamente al tejido debajo de la piel. Una vez insertada comience a inyectar la anestesia mientras que va sacando la aguja lentamente para lograr que la anestesia se aplique en una línea a lo largo de la orilla de la herida. Inyecte a través de todo el borde de la herida donde se va poner las suturas. Requerirá más o menos 2 CC de anestesia por cada pulgada de herida.
- Una vez sacada completamente la aguja, insértela de nuevo en la misma forma, pero esta vez, en una parte que ya está entumecida (para que el animal siente menos dolor). Continúe repartiendo la anestesia local a lo largo de la orilla de la herida.
- ¡Espere por varios minutos y pruebe la piel pinchándola con una aguja (pero tenga cuidado que el animal no lastime a alguien!) Cuando el animal no reaccione (la orilla de la herida está entumecida), se puede comenzar a suturar.

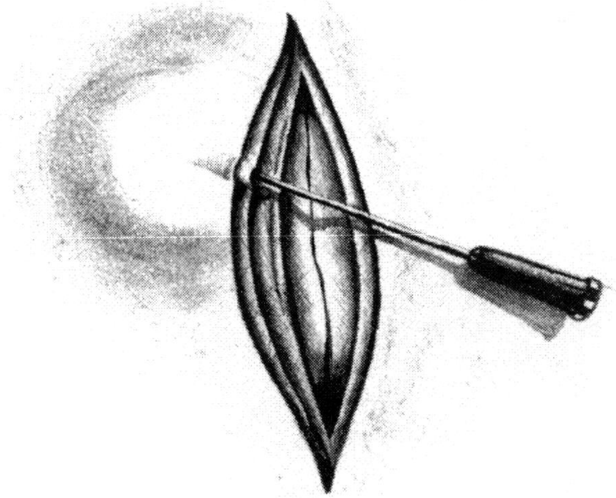

Coloque anestesia local por el borde de la herida para reducir el dolor durante la sutura.

14.4 LAS HERIDAS SANGRIENTAS / HEMORRAGICAS: ESTO ES UNA EMERGENCIA.

Ver páginas 78-79. Primeros auxilios.

14.5 EL TRATAMIENTO DE HERIDAS CRÓNICAS

1. Afeite alrededor de la herida y límpiela. Saque todo el tejido muerto, pus y gusanos. (Ver desinfectantes y antisépticos.)
   - *Saque todos los gusanos*: Una herida no sanará si contiene gusanos de moscas o de tornillo. Por lo tanto, para sacarlos, se puede moler fenol/camfor (naftalina) y mezclarlo con agua y verte la solución en el hueco donde se metió el gusano. Aún que la naftalina no disuelve bien en agua trabaja muy bien y normalmente está disponible localmente. El cloroformo, kerosén, alcohol bebible, y la trementina también funcionan.
   - *Saque todo el material foráneo y establezca un buen drenaje:* Puede ser necesario remojar la herida o aplicar compresas calientes por varios días para - reducir la hinchazón, ablandar el tejido, poder sacar todo tejido viejo y muerto más cualquier material foráneo, y para abrir la herida para establecer un buen drenaje. Si ya hay pus drenando de la herida, inserte un pedazo de tela empapada con un antiséptico para mantener ésta abierta y así permitir que drene por varios días.
2. Nunca trate a suturar una herida crónica. Déjela abierta para drenar y luego sanar.
3. Una vez que el drenaje ha parado, aplique un ungüento, polvo o aerosol antibiótico para proteger contra una infección.
4. Aplique un ungüento, polvo o aerosol para proteger contra los gusanos de la mosca.
5. Si la herida parece infectada, inyecte un antibiótico como ser una penicilina de larga acción.
6. Mantenga el animal en un ambiente limpio y seco, alejado de otros animales, y proporcione un alimento de alta calidad y agua, limpia y fresca. Si se nota que el animal está muy dolorido, déle un calmante.

Si se forma una costra gruesa y la herida parece inflamada, roja o dolorida en los bordes, puede ser que exista una infección. Para confirmar, retire una esquina de la costra y aplique presión (pero tenga cuidado ser lesionado, si el animal reaccione al dolor). Si al apretar sale pus, cuidadosamente hay que sacar toda la costra y limpiar la herida completamente. Si nota que la misma tendrá que drenar unos pocos días, inserte una tela remojada en un antiséptico para mantenerla abierta y drenando. Una vez que haya drenado suficientemente, aplique una crema antibiótico. Observe y limpiela diariamente hasta que comience a sanar correctamente.

14.6 HERIDAS DE MORDIDAS DE ANIMALES SILVESTRES

Trate a las heridas de mordidas de animales como crónicas o agudas, dependiendo cuándo ocurrió la mordida. Recuerde que las heridas de mordidas de animales pueden infectarse fácilmente y muchas veces son bastante dolorosas.

14.7 QUEMADURAS

Las quemaduras pueden ser causadas por calor, fuego, explosiones, corriente eléctrica y a veces por químicos. Las quemaduras superficiales (las que afectan sólo la superficie de la piel) normalmente no son un problema serio. Sin embargo, las quemaduras profundas pueden comprometer toda la piel, los tejidos sub-cutáneos debajo de la piel y a veces hasta los músculos y los huesos. Las quemaduras profundas pueden derivar en infecciones serias, la pérdida de fluidos corporales, y hasta la muerte. En la mayoría de las quemaduras, el tratamiento más importante es mantener el área afectado limpio para evitar infecciones mientras que los tejidos sanen.

Tome las siguientes acciones inmediatamente después de que ocurre una quemadura:

- Aplique agua fría inmediatamente a la zona afectada. Enjuagar con abundante agua fría es especialmente importante en las quemaduras causadas por químicos.
- Enjuague la zona afectada con una solución de desinfectante suave, no irritante.
- En un ambiente sucio, aplique un ungüento antibiótico y, si es posible, una venda para mantener la herida limpia. En un ambiente aseado, considere no vendar la herida, más bien dejar la herida expuesta al aire fresco mientras que esté sanando.
- Si fuera necesario, ponga una inyección de un antibiótico para evitar una infección.
- Provee un buen cuidado adicional dando alimentos de alta calidad, abundante agua limpio y un ambiente limpio y seco alejado de otros animales.
- Observe la herida por lo menos una vez cada dos días para ver si está infectada. Si sospecha que hay una infección, cuidadosamente levante algo de la costra para ver si hay pus. Si es así, lave la herida completamente, aplique una crema antibiótica y coloque una inyección de antibiótico.

14.8 GRUMOS, CHINCHONES Y GOLPES

(Abscesos, Hernias, Seromas o Quistes, Hematomas, Tumores cancerosos)

En algunas oportunidades se observará a un animal con un chinchón grande en un costado o en su barriga cerca al ombligo; o se ven chinchones más pequeños en los mismos músculos. Estos chinchones o grumos pueden ser el resultado de una de las siguientes razones que dicho sea, a veces son difíciles de distinguir:

1. **Un absceso**- un absceso simplemente es un bolsillo de pus. Esto normalmente es el resultado de una herida pequeña que posteriormente se infectó. A veces, la herida es tan pequeña que ni se nota hasta que se forma el absceso. Los abscesos pueden ser un problema grave especialmente en hatos de cabras. Es aconsejable evitar comprar cabras de un hato con problemas de abscesos.

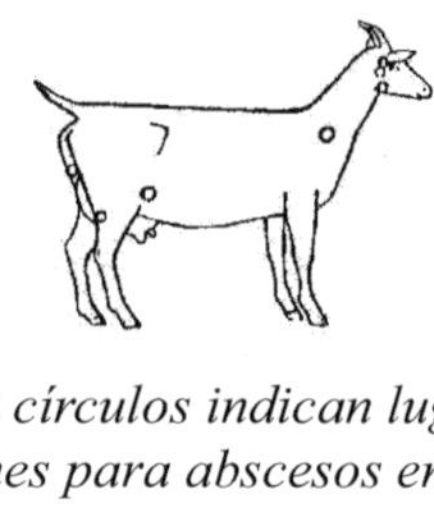

Los círculos indican lugares comunes para abscesos en cabras

2. **Una Hernia**- una hernia es el término que refiere al hecho que una parte del cuerpo penetra a través de un músculo a otra parte del cuerpo.
   - Por ejemplo, si se golpea un animal a un lado, el músculo puede rajarse. Luego los intestinos de la cavidad abdominal pasan por la ruptura del músculo formando un abultamineto debajo de la piel.
   - La barriga en la zona del ombligo, es un lugar común para una hernia. Normalmente, después de nacer la cría y el cordón umbilical ya no tiene uso, los músculos alrededor se cierran alrededor de él. Sin embargo, a veces se queda un pequeño hueco y los intestinos salen por este orificio. Esta condición se llama una "hernia umbilical."

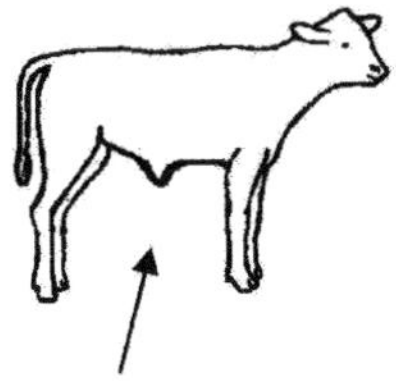

Hernia umbilical

   - Las hernias también ocurren en los escrotos de los machos, llamados hernias escrotales. En este caso, los intestinos encuentran como pasar por un hueco en el cuerpo hasta entrar al escroto. esto puedo provocar problemas en la castración, especialmente en los lechones. Sise abre el escroto de un animal con una hernia escrotal, los intestinos pueden ser cortados por error. Por esta razón, es importante siempre tocar el testículo cuidadosamente antes de comenzar la castración

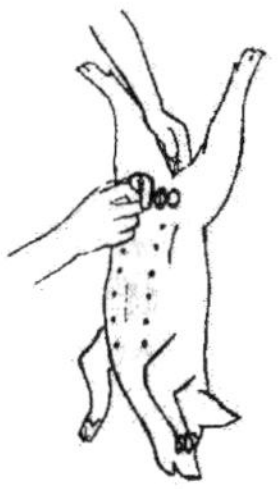

   - **Las hernias son peligrosas** porque si los intestinos o el estomago se atascan en el hueco, pueden ser dañados permanentemente y hasta provocar la muerte.

3. **Seroma o quiste** - Un seroma o quiste es como un absceso, pero en vez de estar lleno de pus se llena de un liquido acuoso.

4. **Hematoma** - Una hematoma es similar a un absceso, pero está lleno de sangre. Esto normalmente ocurre como resultado de una lesión y la ruptura de un vaso sanguíneo.

5. **Tumor canceroso**- El cáncer es una enfermedad compleja que ocurre cuando células del cuerpo comienzan a multiplicarse en forma anormal. A veces estas células crecen juntas en el mismo lugar y forman un abultamiento en la piel o en un músculo. Estos bultos de tejido canceroso son llamados "tumores." No existe un buen tratamiento para la mayoría de los tipos de cáncer a menos que saque el tumor quirúrgicamente. A veces el cáncer se extiende hasta que las células se extienden por todo el cuerpo eventualmente derivando la muerte del animal.
   - **"La Leucemia Bovina"** es un ejemplo de un cáncer en bovinos que se extiende por todo el cuerpo. Es provocado por un virus que crece en los nódulos linfáticos y los hace agrandar. Se puede ver y sentir estos nódulos linfáticos crecidos debajo la piel. NO HAY TRATAMIENTO.

- **Tumores Venéreos** en perros es otro ejemplo de un crecimiento canceroso. Este tumor comienza como una perturbación pequeña que eventualmente se desarrolla a formar una masa grande y rojiza. En algunos países estos tumores normalmente son sacado quirúrgicamente.

Examen y tratamiento de bultos:

- ***Haga una historia clínica detallada:*** Cuando un animal presenta un abultamiento, tome la historia clínica para tratar de distinguir entre una hernia y otras posibles causas del chinchón. Si el animal ha caído o ha sido golpeado, pero no hay una herida, es posible que tenga una hernia.
- ***Examine al animal:*** Toque cuidadosamente para detectar una ruptura en los músculos alrededor de las orillas del abultamiento. También trate de reducir la chinchón (por ejemplo, empujar su contenido hacia adentro del cuerpo). Si siente un hueco en los músculos y/o se puede reducir el tamaño del bulto entonces probablemente hay una hernia.
- ***Controle la temperatura (inflamación):*** Si no puede reducir el tamaño del bulto, toque con cuidado alrededor de la hinchazón para ver si hay un exceso de calor (señal de una inflamación). Si está caliente, entonces puede ser que sea un absceso (aúnque los abscesos viejos muchas veces ya no son calientes).
- ***Prepare sitio para insertar la aguja:*** Afeite el pelo alrededor del área afectada. Luego, límpie con jabón, agua y una solución desinfectante.
- ***Para identificar que tipo de líquido tiene, inserte una aguja estéril por la piel y que penetre el abultamiento:*** Si sale un liquido acuoso claro por la base de la aguja, entonces puede ser un quiste o un absceso que todavía no esta listo para ser sajado (por que todavía no hay pus). Si sale sangre, puede ser un hematoma que normalmente desparecerá con el tiempo y no necesita ser sajada.

- ***Aplique compresas calientes por 3 a 4 días:*** Si es un absceso, las compresas calientes ayudarán a que "madure" (desarrollar pus). Después de 3 a 4 días, haga el mismo tratamiento de limpiar la zona e insertar una aguja para observar el tipo de líquido

- ***Si hay pus, saje el absceso:*** Una vez detectado el pus, puede concluir que tiene un absceso. Un absceso debe ser sajado en su punto inferior y lo mas ancho posible para maximizar el drenaje. Mientras más el drenaje, más rápido se sanará el animal. No se preocupe en usar una anestesia local antes de cortar, pero haga el corte lo más rápido posible. Apriete alrededor del absceso para sacar todo el pus; luego enjuague adentro del absceso detenidamente con agua limpia o una solución de desinfectante.

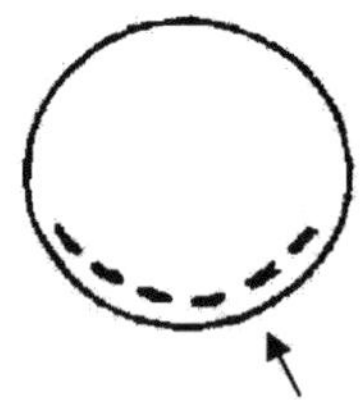

Corte el absceso en su punto inferior para maximizar el drenaje

- ***Mantenga abierto el absceso sajado:*** Una vez que el absceso está abierto, manténgalo abierto por varios días. Lave el absceso con agua limpia o con un desinfectante por varios días para sacar el pus. si el absceso comienza a cerrar demasiado luego y así atrapar algo de pus adentro, inserte una pedazo delgado de tela o gasa de algodón remojado en desinfectante. Mantendrá la incisión abierta permitiendo el drenaje.

- ***Proteja contra los gusanos de la mosca y del gusano tornillo:*** Aplique un aerosol, un ungüento, o un polvo protector contra los gusanos (larvas) de moscas o de la infestación del gusano tornillo.

14.9 LAS ÚLCERAS/VESÍCULAS

A veces una pequeña llaga puede desarrollarse sin ninguna lesión obvia en la piel, labios, encías, lengua o vulva. Se han mencionado estos problemas en otras secciones pero también los mencionamos aquí.

- Una **vesícula** es una pequeña burbuja en la piel llena de líquido. Las vesículas pueden formarse como resultado de quemaduras, picadas de insectos, alergias y enfermedades infecciosas como la Fiebre Aftosa o la Viruela.
- Una **úlcera** refiere a un hueco en la piel que puede ser superficial o profunda. Una úlcera puede desarrollarse después de que una vesicula se revienta (a veces ni se nota la vesícula). Las úlceras profundas pueden llegar a ser crónicas y pueden precisar de mucho tiempo para sanar.

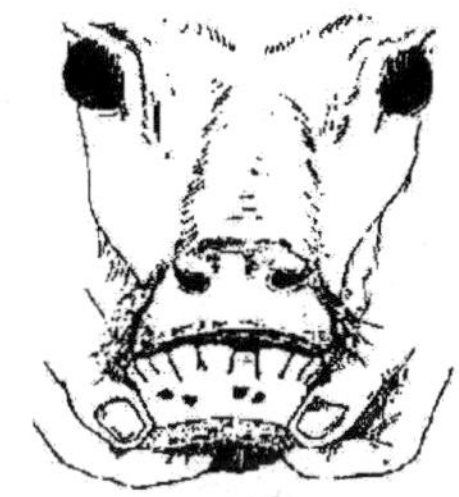

Vesículas en las encías pueden convertirse en úlceras

- El principal tratamiento para las vesículas y úlceras es mantenerlas limpias para evitar infecciones. Generalmente, es mejor si las úlceras pueden quedar abiertas para que el aire ayude a sanarlas. Sin embargo, puede ser recomendable cubrir una úlcera con una venda (si es posible) para evitar una infección si el ambiente reinante es sucio, o si hay muchas moscas.
- Si una úlcera se infecta y contiene pus, etc. se debe curar a la úlcera como una herida infectada. Ver la página 219.

14.10 PUNTOS O MANCHAS CRUJIENTES

Varias condiciones pueden provocar manchas o puntos crujientes en la piel de los animales.

Las Verrugas

- Las verrugas son tumores secos y ásperos que salen en la piel principalmente en animales jóvenes, y son causados por un virus. Se presentan más en bovinos, caballos, perros, y a veces en conejos.
- La mayoría de los animales desarrollan una resistencia al virus con la edad y las verrugas eventualmente desaparecen por sí misma. A veces baja la resistencia y el animales se infecta de verrugas de nuevo. Sin embargo, la resistencia se desarrolla de nuevo y las verrugas desaparecen.

  En Bovinos: Las verrugas normalmente aparecen en la cabeza, cuello, hombros, orejas y también en la barriga y en la espalda. Las verrugas pueden aparecer en el pene de toros jóvenes y en las vulvas de las vaquillas y pueden interferir con la reproducción.

En Caballos: Las verrugas normalmente aparecen en la nariz y los labios, y desaparecen en unas pocas semanas.

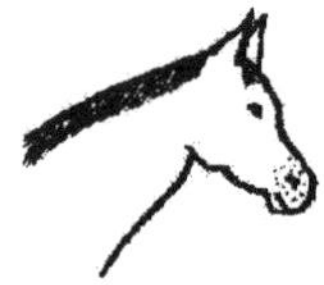

En Perros: Los perros se infectan de dos tipos de verrugas. Un tipo aparece en la boca y muchas veces resultan de infecciones en la boca. El otro tipo es exterior y se parecen a las verrugas de los bovinos.

El Tratamiento / Control de Verrugas: Muchas veces los animales se sanan por sí mismo. No se precisa tratamiento. Trate de controlar la enfermedad separando a los animales infectados de los demás.

La Viruela

La viruela refiere a un grupo de enfermedades que producen erupciones en la piel y eventualmente lesiones cubiertas de costras crujientes. Estas enfermedades son causadas por agentes virales que se difunden de un animal a otro, y a veces indirectamente por medio de insectos.

La Viruela del Ganado: Existen dos tipos de viruela que afectan a los bovinos.

- Uno es mas serio que el otro pero los dos causan llagas en la ubre y los pezones. Estas llagas son doloridas y dificultan al ordeño. Las llagas sanan sin tratamiento pero puede durar uno a dos meses. Las personas tambien pueden ser infectadas por ordeñar a vacas que tienen llagas abiertas; la gente también recupera por sí mismo.

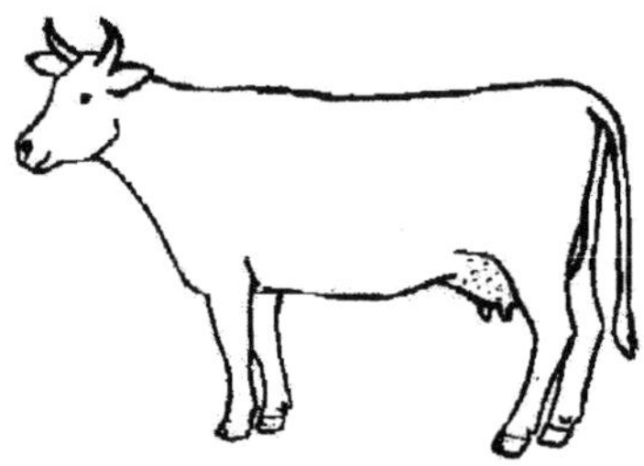

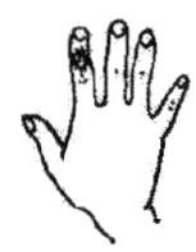

- Un virus similar provoca erupciones en la piel y en los tejidos que revisten las vías del sistema respiratorio y el sistema reproductivo. Esta enfermedad se llama "**dermatosis nodular contagiosa**." Las erupciones muchas veces se caen y el sitio de la piel de donde cayeron se infecta (pero eventualmente sanan).

Viruela ovina y Viruela caprina: Son dos enfermedades similares causadas por virus. Los síntomas en cabras no son tan serios como en ovejas

- **Síntomas:** Los párpados se hinchan; pus y moco salen de las vías nasales; y llagas crujientes se desarrollan en la nariz, orejas y otras áreas que no tiene pelo o lana larga. Cuando se saca la costra de estas llagas, queda una costra de forradme "estrella".

- **Tratamiento:** No hay, sólo hay que proveer un buen cuidado secundario. La mayoría de los animales se recuperan.
- **La Prevención y Control:** Hay vacunas disponibles en algunos países.

Viruela Porcina: Esta es un enfermedad leve que provoca llagas crujientes en la piel de los cerdos. Más adelante las costras se caen y los cerdos parecen "manchados". La mayoría de los cerdos se sanan sin tratamiento

- **Prevención y Control:** Controlar los piojos es importante para evitar que la enfermedad se difunda.

Boca Dolorida (Ectima Contagiosa)

Esta es una enfermedad similar que provoca llagas principalmente alrededor de la boca. Puede afectar la capacidad del animal para comer.

La Tiña o Serpigo

Esta enfermedad cutánea infecciosa es provocada por un hongo y causa llagas secas y crujientes. Ver la página 123.

14.11 CUERNOS O ASTAS ROTAS

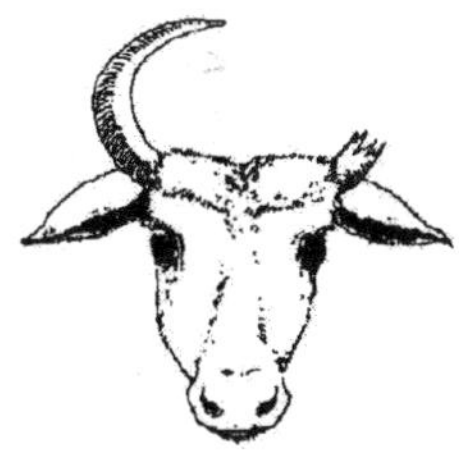

Un cuerno normal es parcialmente hueco. la tercera parte junto a la punta es sólida; y el 2/3 restante es más hueco y contiene vasos sanguíneos. Los animales pueden romper sus propias astas cuando pelean o cuando se atoran sus cuernos en algo (y después tratan de librarse bruscamente). Si la cobertura dura externa del cuerno se raspa o la punta de cuerno se rompe, la condición normalmente no es seria. Sin embargo, si los 2/3 inferior del cuerno se rompe, dos problemas serios pueden resultar., ambos de los cuales requieren de una atención rápida:

- Hemorragias serias (pérdida de sangre) puede ocurrir.
- El hueco del cuerno abre directamente a la cabeza (a los senos nasales). Si gusanos (larvas) infestan la herida el animal probablemente muera.

El Tratamiento de las Astas Rotas:

1. Si es la punta del asta que está roto, se debe limar para dejarla lisa.
2. Si es la cubierta externa dura que ha salido, se debe parar la hemorragia. Esto se puede lograr aplicando presión o utilizando cristales de permanganato de potasio en un trapo de algodón hidrófilo (absorbente) húmedo. Se mantiene el algodón hidrófilo sobre el cuerno hasta que pare la pérdida de sangre. Luego protege la herida contra la infestación de gusanos.
3. Si está rota el 2/3 inferior, se debe sacar el cuerno en su base para lograr que sane.
4. Si tiene disponible un pedazo del alambre especial "hilo de embriotomía", se puede lo utilizar para cortar la base del cuerno. Si no está disponible se lo puede cortar con un serrucho común (Las sierras "Hack" sirven muy bien.)

- Corte el pelo alrededor de la base del cuerno; y limpiarlo con un desinfectante.
- Use aproximadamente 5 - 10 ml de anestesia local alrededor de la base del cuerno.
- Corte la piel alrededor de la base del cuerno.
- Utilizando un hilo embriotomía, coloque el hilo en la incisión hecho en la piel; y comience a cortar moviendo los mangos fijado al alambre.
- Una vez que comience a cortar, no pare dado que el alambre o el serrucho puede atascar y romper.

- Al estar terminando el corte, cuando solo resta la piel, un ayudante debe apoyar el cuerno para evitar que la piel se desgarre.
- Para controlar la hemorragia, use cristales de permanganato de potasio, aplique un fierro caliente por varios segundos, o apriete los vasos sangrientos con una pinzas o alicate.
- Aplique una capa delgada de algodón en los huecos del cráneo del animal para evitar que las moscas pongan sus huevos. El algodón absorbente debe ser delgado para permitir que el aire llege a la herida para secarla. La violeta genciana (si está disponible) funciona bien en la herida misma y la mantiene seca.
- Aplique un ungüento, polvo o aerosol contra las larvas de mosca o gusano tornillo.
- Saque el algodón para observar la herida a los 3-4 días. Si existen señas de infección (pus), limpie el área completamente y aplique un antibiótico.
- Coloque un algodón nuevo a los huecos, violeta genciana (si está disponible) y un producto contra las larvas.

14.12 METODOS DEL DESCORNE:

Algunas personas prefieren que sus animales no tengan cuernos para evitar lesiones a la gente o a otros animales y para tener más espacio (por ejemplo en el comedero). Se puede evitar el crecimiento de los cuernos destruyendo las células que producen el tejido duro del cuerno. Estas células se encuentren debajo de la piel alrededor de la base del cuerno. El proceso de sacar los cuernos se llaman el **descorne**. Normalmente es más fácil y menos traumatico para el animal descornar cuando son jóvenes. Si se hace el descorne correctamente, los cuernos no crecerán de nuevo. Es aconsejable que alguien con experiencia le demuestre como hacerlo la primera vez.

- **En animales más grandes:** En animales mayores de seis meses, el método mencionado arriba para cortar astas rotas con un hilo de embriotomía puede usarse para cortar el cuerno completo - no influye si esté roto o no. También se puede usar un "descornador" manual con un serrucho.

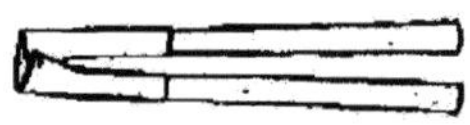

descornador manual

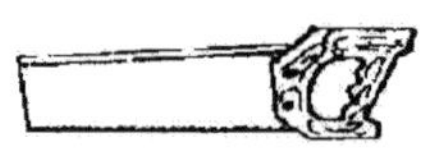

serrucho para el descorne

- **En animales menores: Se** puede cortar o quemar con un fierro caliente o una combinación de los dos métodos. En animales muy jóvenes (menores que una semana), se puede aplicar soda cáustica para evitar que el cuerno se desarrolle.

El Uso de un Fierro Caliente

- Este método puede usarse en algunos lugares en animales menores de dos meses. Tiene que realizarse con mucho cuidado, especialmente en cabras dado que es fácil apretar con el fierro caliente demasiado tiempo y causar daño permanente al cerebro. Si se quema por un rato demasiado corto, el cuerno puede volver a crecer o desarrollar un cuerno corto deformado. Con experiencia, uno aprende cuanto tiempo debe dejar el fierro caliente en contacto con la piel alrededor de la base del cuerno.

- Existen varas que se calientan con corriente eléctrica, fabricadas especialmente para el descorne. Un ASA puede hacer uno de estos fijando un mango de madera a un cilindro de fierro. Se caliente la punta del cilindro hasta que esté rojo y luego colocarlo alrededor del cuerno naciente para quemar la piel (destruir las células de la piel alrededor de la base del cuerno que causan el desarrollo del cuero). Se debe dejar el fierro caliente en un lugar solo unos segundos rotándolo levemente.

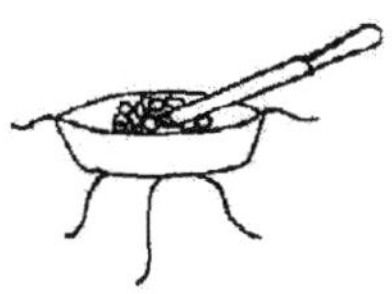

Calentando el cilindro en brasas

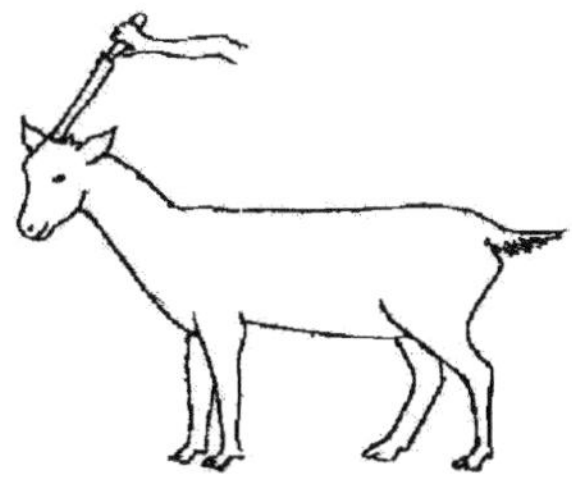

Quemando el tejido alrededor de los cuernos

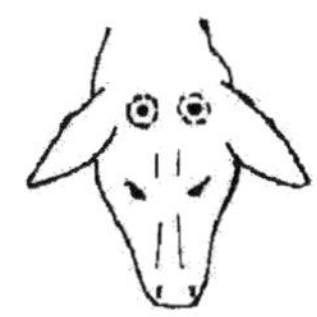

El tejido quemado alrededor de los cuernos

- Después de la quemada, se debe observar al animal por varios días para asegurar que no golpee su cabeza y provoque una hemorragia.

El Corte de los Cuernos

- Este método también se utiliza en animales jovenes.

- Utilizando un cuchillo filo o un cuchillo cilíndrico se corta el cuernito o "brote" que está saliendo. Si se saca cuidadosamente el cuerno y más o menos ½ centímetros de tejido alrededor del cuerno, éste no debe volver a crecer.

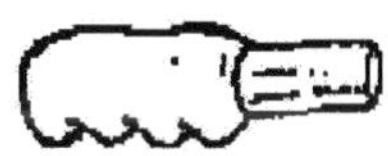

cuchillo cilíndrico

- Se puede parar la hemorragia quemando la piel con un fierro caliente, apretando los vasos sanguíneos con una pinza o utilizando cristales de permanganato de potasio.

El Uso de Soda Cáustica

La soda cáustica es un químico que mata las células que forman un tejido. Viene como pasta o en una forma sólida que parece un lapicero. Al aplicarlo alrededor de la base del brote del cuerno, las células que lo producen mueren, y el cuerno deja de crecer y se cae.

- El ternero debe ser nuevo (alrededor de una semana).
- Se debe cortar el pelo alrededor del cuernito. (Para poder verlo fácilmente.)
- Luego se aplica la punta del lápiz cáustico a esta área con una presión firme moviéndolo en dirección circular alrededor del brote de cuerno. O, si se está utilizando el gel se lo aplica según las instrucciones en la etiqueta.
- Continúe aplicando la soda cáustica hasta que se haya producido un hueco superficial y pare toda pérdida de sangre.
- Evitar utilizar demasiada cantidad de soda cáustica, dado que podría mojarse y chorrear por la cara causando daños a la piel o a los ojos.
- No apriete demasiado fuerte con el lápiz. Si lo hace, la piel se partirá y el tejido será dañado más que lo necesario.

14.13 EL MANEJO DE LAS PEZUÑAS

La pezuña es formada por células especiales encontradas en la banda coronaria. Si se dañan las células en la banda coronaria debido a una lesión o una enfermedad (por Ej. la fiebre aftosa), la pezuña puede deformarse o rajarse. Como consecuencia puede volverse cojo. Ver página 236.

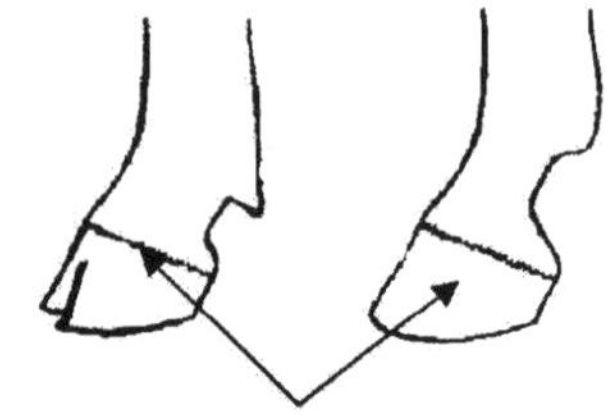

La banda coronaria

Normalmente, las pezuñas de una animal que pastorea no precisan de un manejo especial. A medida que los animales andan en superficies duras, sus pezuñas se gastan y se mantienen en la largura y forma correcta. Sin embargo, si el animal anda solo en superficies blandas, o si son estabulados, sus pezuñas pueden crecer largas y deformadas. Cuando la punta de la pezuña crece demasiado y se encorva hacia arriba, la coyuntura del tobillo se dobla en un ángulo anormal y puede causar daños. Mantener las pezuñas correctamente recortadas ayudará prevenir muchos problemas de los pies y de la cojera.

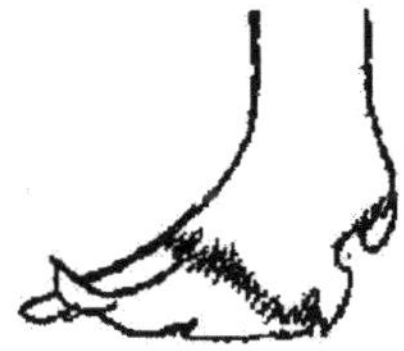

El Recorte de las Pezuñas

Se pueden usar varios instrumentos para recortar el casco de las pezuñas, incluyendo cuchillos, sierras, podadores de cascos especiales, y limas.

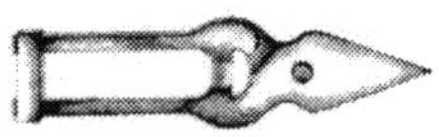

Podadores para cascos de cabras y ovinos

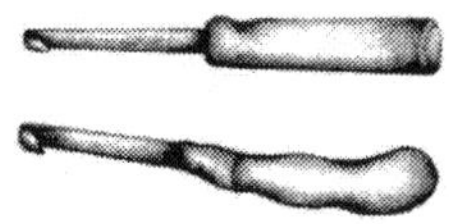

Cuchillos para cualquier casco de pezuña

Se debe cortar el casco suficientemente corto y en la forma recomendado para que la pezuña asiente nivelado sobre la tierra, el tobillo esté en al ángulo correcto y el animal pueda andar normalmente. Hay que sujetar al animal durante el proceso para evitar que éste se espante y se lesione. Se puede entrenar a un caballo a pararse quieto mientras que se está observando o recortando sus cascos. Sin embargo, casi siempre es necesario tumbar a los bovinos y los búfalos. Algunas ovejas y cabras pueden ser sujetadas simplemente levantando su pata para el recorte. A otros hay que volcarlos sentados en sus nalgas.

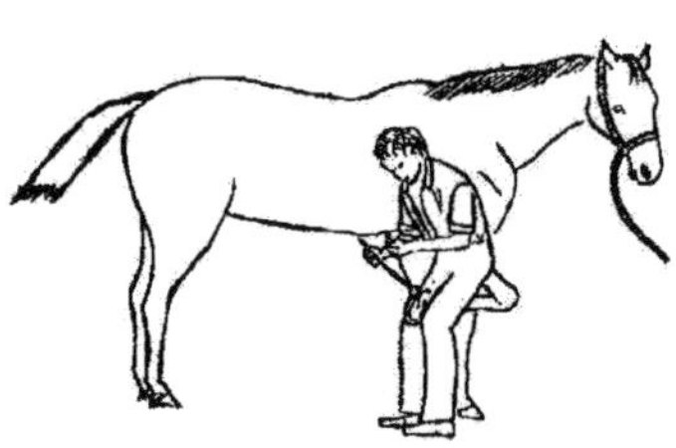

La posición para recortar un casco anterior de un caballo

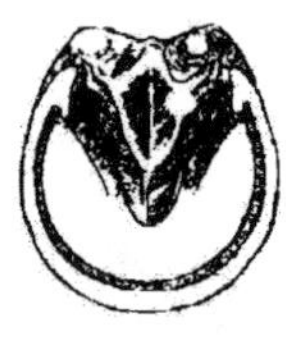

La forma correcta de un casco de caballo (vista desde abajo)

Consejos Básicos Para el Recorte

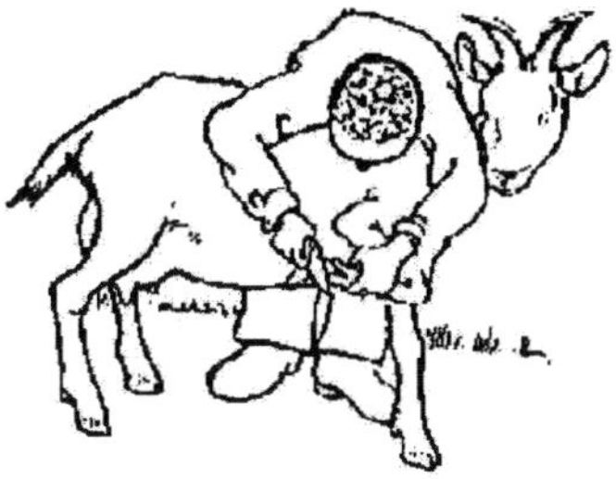

Posición para el recorte del casco anterior de un cabra

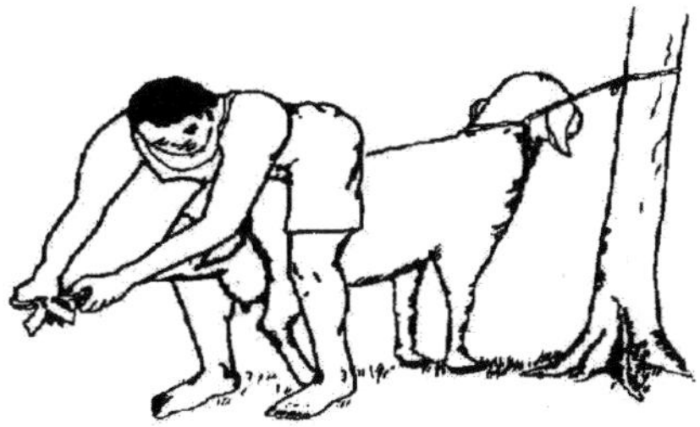

Posición para el recorte del casco posterior de una cabra

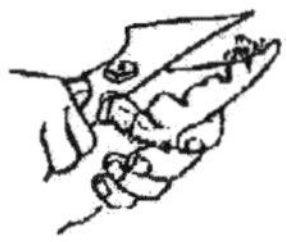

El recorte de los cascos de una cabra o una oveja

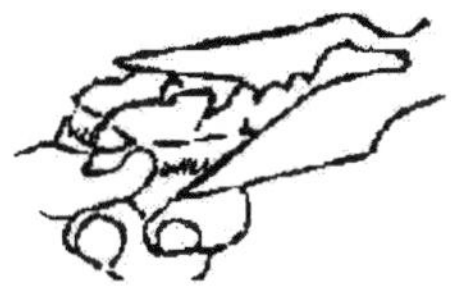

El recorte de los cascos de una cabra o una oveja

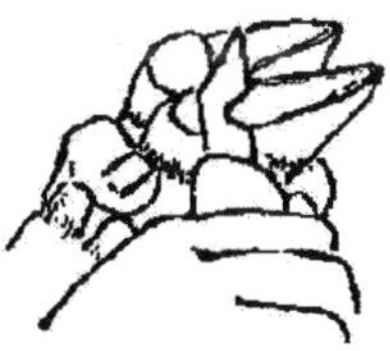

El recorte de los cascos de una cabra o una oveja

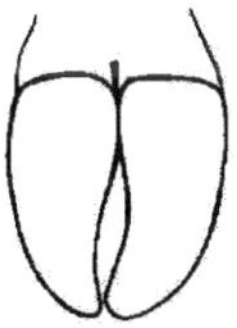

La forma de un casco bien recortado de bovinos ovejas, cabras, llamas y alpacas (vista desde abajo)

14.14 LA PUDRICIÓN DEL PIE

La pudrición del pie es una condición infecciosa seria que afecta a los ovinos y caprinos (y en menor grado a bovinos y búfalos). Es provocado por dos bacterias que trabajan juntas: F.necrophorus y B. nodosus. Estas bacterias inician las infecciones que comienzan entre los dedos del pie. Luego la pezuña o casco se comienza a podrir hasta que los costados de la pezuña se desprenden del fondo del casco.

Los Síntomas:

- Una cojera severa, hasta el punto que el animal tal vez ni quiere pararse.
- Condición general pobre y pérdida de peso dado que el anima no come bien.
- Tejido rojizo e hinchado alrededor de la banda coronaria y entre los dedos.
- Llagas entre los dedos que pueden emitir un mal olor y pus
- La pared del casco se separa o se raja.

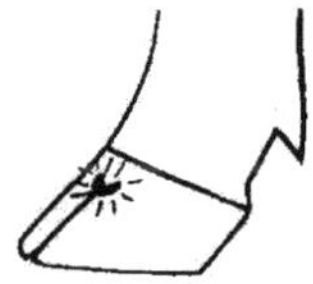

El Diagnosis:

- Basado en la historia y en los síntomas.

Tratamiento:

- Recorte el casco y limpie todas las lesiones. Esto implica recortar el casco hasta que sangre. Hay que abrir todas las bolsillas de pus y sacar todo el tejido muerto.
- Llene las llagas abiertas con algodón remojado en un desinfectante. Luego envolver el pie con una venda.
- Inyecciones con antibióticos ayudarán a controlar infecciones serias (PENSTREP - penicilina con estreptomicina muchas veces funcionan bien).
- Mantenga al animal en un ambiente limpio y seco.
- Cambie la venda cuando se ensucia o se moja.

La Prevención/Control:

- Se puede hacer un baño de pies obligando al animal pasar por una solución de formalina al 10%.
- Mantenga los animales en un ambiente limpio y seco.
- Recorte las pezuñas regularmente.
- No compre animales de hatos donde existe la infección.

15.0 El Sistema Esquelético

15.1 DEFORMIDADES EN LAS PIERNAS

Piernas Deformadas o Dobladas Al Nacer

Algunos animales nacen con las piernas deformadas, es decir que las piernas se doblan hacia adentro o hacia afuera, o la cría no puede las enderezar. A veces, la deformidad no permite que la cría se pare. Si las coyunturas en las piernas no están agarrotadas; y si es posible enderezarlas con un mínimo de fuerza, posiblemente el problema tiene cura.

Tratamiento: Se pueden utilizar los mismos tipos de tablillas descritos en la sección sobre las fracturas. Ver página 233.

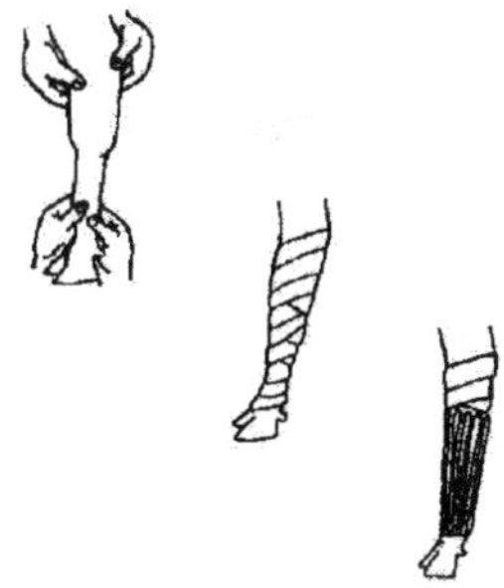

- Enderezarlas piernas con delicadeza lo más que se pueda. Esto ayudará a estirar los tendones que tal vez estén contraídos.
- Antes de colocar una tablilla, ponga bastante relleno alrededor de la pierna para evitar el desarrollo de llagas abajo de la tablilla.
- Ponga la tablilla y fíjela en su lugar.
- Levante al animal para que se pare 3 o 4 veces cada día.
- Saque la tablilla cada 2 o 3 días y observe si hay llagas abajo de ella. Aprovechando que esté quitado la tablilla, haga masaje a la pierna afectada mientras que la doble y la endereza para estirar los tendones y no dejar que las coyunturas se entumecen.
- Cada vez que se reemplaza la tablilla, se debe enderezar la pierna lo más que se pueda a una posición normal.
- Si no hay mejoría en dos o tres semanas de tratamiento, el animal probablemente nunca tendrá piernas normales.

Piernas Agarrotadas

A veces las coyunturas de una cría recién nacida son muy agarrotadas y duras; no se las puede mover. No existe un buen tratamiento para este problema.

15.2 COJERA

A veces un animal no puede andar normalmente. El término para referirse a esta condición general es "cojera". Si un animal no puede mover nada, la condición se llama "parálisis."

La cojera puede ser aguda o crónica. En ambos casos uno siempre tiene que observar primero si hay una fractura.

La cojera normalmente se debe a:

1. **Lesiones en**:
   - -Un hueso, Ver Pág. 233.
   - -Un músculo, Ver Pág. 209.
   - -Una pezuña, Ver Pág. 236.
   - -La piel, Ver Págs. 235-236.
   - -Un nervio, Ver Págs. 209, 259.
2. **Una infección del hueso o coyuntura** Ver página 234.
3. **Deficiencias Minerales**, Ver página 242.
4. **Inflamación en las coyunturas**, Ver página 238.

Cojera por Fracturas

Una fractura se refiere a un hueso quebrado. Una fractura muchas veces es acompañada con lesiones a los tejidos adyacentes incluyendo los vasos sanguíneos y los nervios. Las fracturas pueden resultar de caer, chocar con algo, o ser golpeado por algo.

Las fractures son de tres tipos:

1. **Fracturas simples**: El hueso se rompe en un solo lugar, y no hay ninguna herida en la piel.
2. **Fracturas compuestas**: El hueso se rompe en más que un lugar pero no hay herida en la piel.
3. **Fractura Abierta**: Existe una herida en la piel, se puede ver al hueso fracturado (sea simple o compuesta la fractura); esto puede dar lugar a una infección.

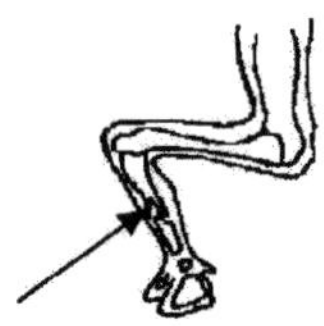

El Examen de Fracturas: Cuando hay sospecha de una fractura, maneje al animal con mucho cuidado pare evitarle más lesiones. A veces, el animal puede estar asustado o con estrés por la fractura y no se calmará hasta que se la estabiliza. Observe la fractura con calma. Observe si hay heridas, hemorragia y si una coyuntura está comprometida con la fractura. Examine a todo el animal por otras lesiones o dolencias. Algunas fracturas son difíciles diagnosticar sin la ayuda de un rayos-X. Un rayos-X es una fotografía de los huesos tomados por una máquina especial. Sin embargo, aun sin una maquina de rayos-X, las siguientes señas pueden ayudar a diagnosticar fracturas:

- Mucho dolor local, causando que el animal cojee, no ponga peso sobre la extremidad afectada, se quede echado, o reaccione fuertemente cuando se toca el área afectada.
- Deformidad o un ángulo anormal del hueso.
- Hinchazón local.
- Un sonido crujiente cuando se manipula el área – dado que las puntas del hueso fracturado se frotan.

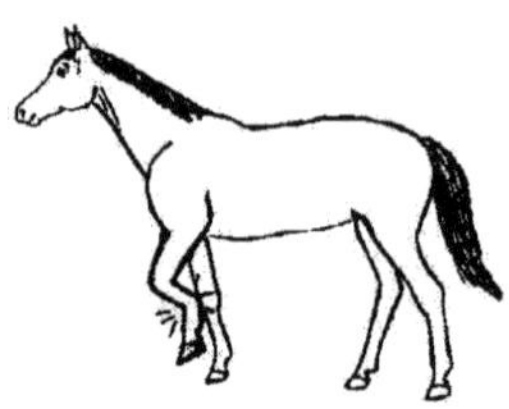

Tratamiento General de Fracturas

La mayoría de las fracturas sanarán si se juntan las puntas de la fractura y las inmobilizan. Sin embargo, puede complicarse la compostura si hay una infección o si una coyuntura está involucrada. Se deben tomar los siguientes pasos para curar una fractura:

1. Asee la herida implicada en la fractura.
2. "Alinee" los huesos.
3. "Inmovilice" los huesos rotos.
4. "Provea un buen manejo complementario" hasta que recupere el animal.

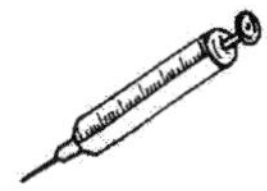

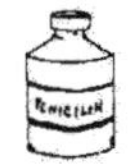

1. **"Limpiar la herida"** (si es que existe). Las fracturas abiertas requieren de una atención especial para evitar infecciones graves de los huesos. Hay que lavar y limpiar la herida minuciosamente. Se debe aplicar un ungüento antibiótico tópicamente. Se debe proteger la herida contra las moscas. Se deben aplicar inyecciones de penicilina para evitar infecciones.
2. **"Alinear" los huesos:** En toda fractura, las puntas rotas deben ser acomodadas para estar correctamente alineadas y lo más cerca posible la una al otro. A veces realinear los huesos es difícil por el hecho que los músculos se contraen y tiran los huesos fuera del punto de alineamiento. A veces es necesario contar con varias personas fuertes para alinear los huesos.

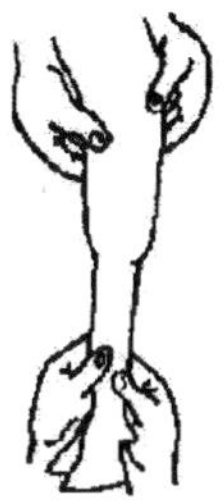

3. **"Fijar" los huesos:** Una vez alineados los huesos, tienen que ser "inmovilizados" (sin poder moverse mientras dure el proceso de curación). Se refiere a esto como la "inmovilización" de la fractura. Hay varias formas para inmovilizar una fractura para evitar que los huesos se muevan. Una manera fácil es la utilización de **tablillas** hecho de pedazos de madera (como de bambú). Las tablillas de madera son más baratas, más fácilmente disponibles y más livianas que el yeso. Son fáciles para fabricar, pero se malogran cuando se mojan (como el yeso también). Las tablillas de madera pueden ser sacadas y reemplazadas fácilmente parra observar y curar las heridas asociadas con la fractura. Se debe colocar una venda debajo de la tablilla como relleno y debe sobrepasar las orillas de las tablillas. Se debe fumigar o espolvorear la venda con un polvo de insecticida para evitar la infestación de larvas de moscas o del gusano tornillo, especialmente si hay una herida.

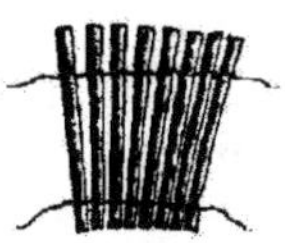

Tablilla hecho de bamboo o madera.

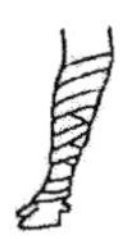

Aplique una venda como relleno para evitar llagas. Antes se debe aplicar una insecticida a la venda para evitar infestación de gusanos

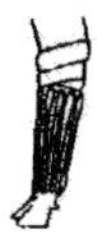

Coloque la tablilla, sobre la coyuntura, encima y debajo de la fractura. El vendaje debajo de la tablillas debe pasar los extremos de la tablilla

4. **"Provee un buen manejo complementario":** Ver Página 234. Esto implica observar la tablilla regularmente, volcar al paciente periódicamente, proveer alimentos de alta calidad, agua limpia y un resguardo adecuado, alejado de otros animales que pueden lastimar al paciente o causarle estrés.

Cuidado Complementario para Pacientes con Fractura:

Consulte la página 78, para información general sobre primeros auxilios. Adicionalmente, los siguientes puntos se aplican específicamente a pacientes que se recuperan de fracturas.

1. **Tiempo requerido:** Generalmente, una tablilla debe quedar puesto en un animal menor por lo menos un mes y en animales grandes por lo menos dos meses. Sin embargo, el tiempo requerido puede variar considerablemente dependiendo de los siguientes factores:
   - *La edad del animal:* Los animales jóvenes se sanan más rápido que los mayores.
   - *El tamaño del animal:* Los animales pequeños tienden a sanar más rápido que animales grandes. Los animales grandes pueden sufrir daño muscular permanente si no pueden pararse o si están echados y sin moverse por mucho tiempo en una superficie dura.
   - *El temperamento del animal:* Es más difícil curar y atender a un animal nervioso con una fractura que a un animal dócil.
   - *Tipo de fractura:* Las fracturas simples sanan más rápido que las fracturas compuestas o abiertas.
   - *Ubicación de la fractura:* La fractura de huesos grandes, o arriba en la pierna, toman más tiempo a sanar que las fracturas más abajo de la extremidad. Las fractures que involucran una coyuntura pueden tardar más en sanar, y el animal puede desarrollar artritis debido a daño permanente a la coyuntura
   - *La capacidad de alinear correctamente la fractura: Las* fractures mal alineadas pueden tardar más en sanar.
   - *La capacidad de inmovilizar el hueso:* Las fracturas mal inmovilizadas tomarán más tiempo para sanar.
   - *Suministro de Sangre:* Las fracturas que reciban un buen suministro de sangre se sanan más rápidamente que las que no reciban un buen suministro.
   - *Infección:* Una infección en el hueso, tejido blando, o coyuntura atrasará la curación o inclusive puede impedir que se sane.
     Se deben considerar todos estos factores antes de tratar una fractura. Varios factores juntos pueden incrementar el tiempo de curación o impedir que la fractura sane. En estos casos, el dueño puede optar por sacrificar al animal.
   - Mantenga al animal sobre tierra blanda y vuelquelo de un lado a otro varias veces por día. Esto evita la formación de llagas en la piel por quedarse echado en un solo sitio. Moverlo también ayuda al flujo de sangre al sitio de la fractura que promueve un proceso de curación más rápido. El animal (especialmente uno más grande y pesado) debe estar sobre tierra blanda, especialmente si no puede pararse. Si no, la presión del peso de su propio cuerpo puede provocar daño muscular permanente.

2. **Levante al animal:** Si es posible, se debe levantar al animal y ponerlo de pie por lo menos una vez al día. Deje que el animal se apoye un rato en sus propias piernas. Esto ayuda a la circulación de la sangre y a mantener su tono muscular.

3. **Provea buen alimento, agua, resguardo y protección de otros animales:** Los animales bajo tratamiento de una fractura precisan de alimento de alta calidad, agua limpia y fresca, y un buen resguardo del calor, sol y frío excesivo. También requieren ser protegidos de otros animales que los pueden lastimar.

4. **Observe/olfatee para detectar infestaciones de larvas, infecciones o tejido necrótico:** Se debe observar las heridas diariamente para detectar posibles infestaciones de larvas de moscas o infecciones de las heridas. Como medida preventiva, las vendas y la misma herida (si es que hay) deben ser rociadas con un polvo o líquido de insecticida para controlar las larvas de moscas o del gusano tornillo. Hay que colocar la venda y la tablilla correctamente para evitar que se corte la circulación. Los animales con una fractura abierta deben recibir inyecciones de antibióticos como la penicilina.
   Si el animal deja de comer repentinamente, tiene fiebre, huele mal (por Ej. olor putrefacto del área de la fractura) o parece estar muy dolorido, se debe sacar la tablilla inmediatamente. Examine la fractura por una posible infección, la infestación de larvas de moscas) gusano tornillo, llagas, o una pobre circulación sanguínea. La pobre circulación sanguínea puede resultar de estar muy apretada la tablilla o la venda, o que estén apretando contra un vaso sanguíneo importante. También puede ser el resultado de no tener suficiente relleno debajo de la tablilla. A veces las arterias que proveen la sangre al hueso y los tejidos adyacentes son dañadas permanentemente por el mismo accidente que fracturó el hueso. Es posible que la fractura nunca sane si las arterias son dañadas.

Coyuntura Dislocada

En algunas oportunidades no hay hueso roto pero los huesos salen de su posición normal en una coyuntura. Esto es conocido como una "dislocación". Si los músculos y los tendones que mantienen la coyuntura en su lugar sufrieron una rotura (no solo estirados), la condición puede ser muy seria.

Tratamiento de Dislocaciones: Primeramente, trate de empujar y tirar la coyuntura a su posición correcta. (Si hay un sonido crujiente cuando se mueven los huesos, quiere decir que también hay una fractura). Entonces haga un tratamiento para un animal con fractura:

1. Para una coyuntura en el muslo, simplemente deje descansar al animal y provee el cuidado diario normal.
2. Para coyuntura en la pare inferior de la pierna, mantenga los huesos en su lugar con la ayuda de una tablilla
3. Provee cuidado complementario como si fuera un paciente con una fractura.

Cojera sin Fracturas Obvias

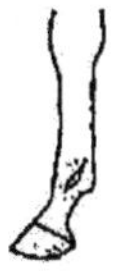

Cojera Causado por Heridas:

La cojera puede resultar de heridas en casi cualquier lugar de la pierna. Dependiendo de la naturaleza de la herida, tal vez sea posible, suturarla. Ver páginas 213-214.

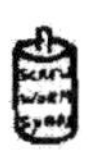

El Tratamiento: Toda herida tiene que ser bien limpiada, y hay que sacar cualquier larva que se encuentre. Se debe aplicar cremas o aerosoles para protegerla contra el agusanamiento.

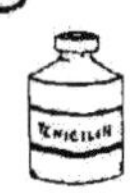

Si la herida está infectada, se debe colocar una inyección de un antibiótico (especialmente si hay riesgo de tétano).

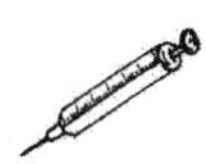

La Cojera Provocada Por Heridas o Abscesos Alrededor del Casco

Una de las causas más comunes de cojera es una herida o absceso en la pezuña o cerca a ella. (La pezuña es parte del sistema de La Piel y Anexos pero se incluye aquí junto con los otros problemas de cojera)

Como Examinar las Pezuñas

- Muchas veces se puede observar/examinar las pezuñas de los caballos, cabras, y ovejas mientras que el animal esté parado, alzando uno de sus pies. Para bovinos y búfalos, se puede levantar cada pie con una soga o mejor tumbando el animal.

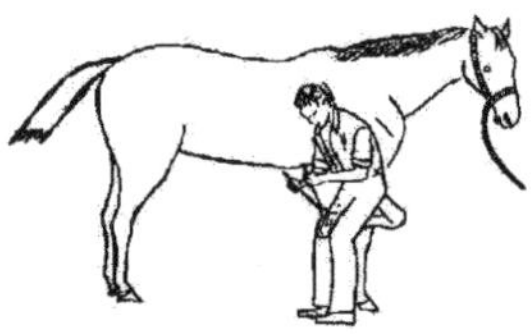
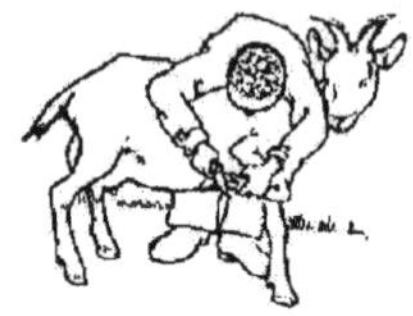
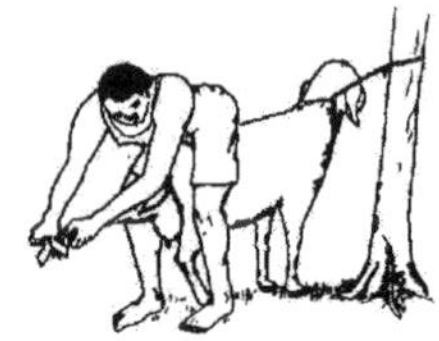
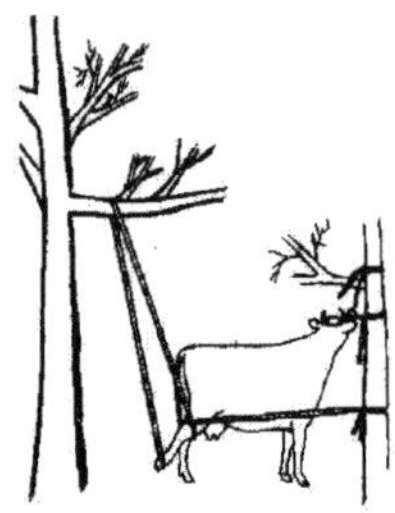
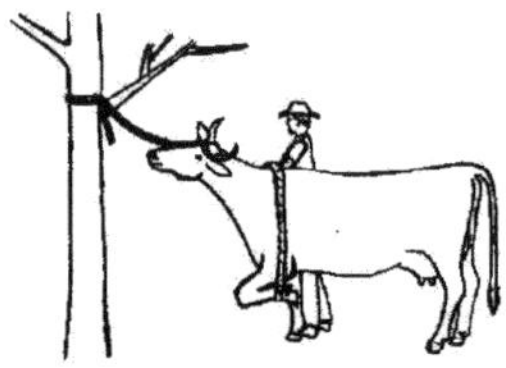
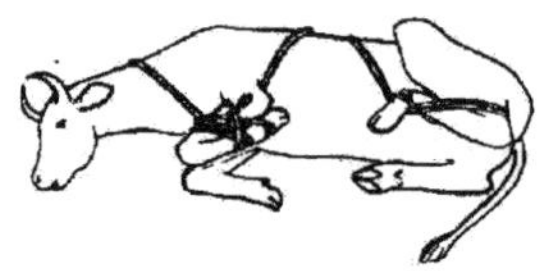

- Una vez sujetado el animal, se limpia la pezuña minuciosamente. Se aprieta el pie en varios lugares para determinar si algún lugar específico está dolorido (al apretar el lugar dolorido el animal rápidamente moverá su pierna).
- Seguidamente, busque puntos pequeños y oscuros en el lado inferior de la pezuña que pueden indicar un absceso o un moretón, especialmente en los lugares doloridos. Se debe recortar estos puntos con un cuchillo de recorte hasta que estén abiertos y superficiales. Si sale pus, es un absceso. Si sale sangre, es un moretón.

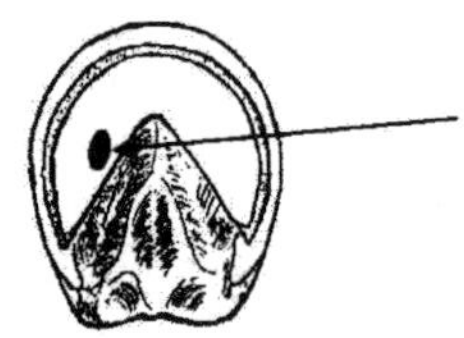

Punto oscuro y dolorido que puede indicar un absceso o un moretón o contusión

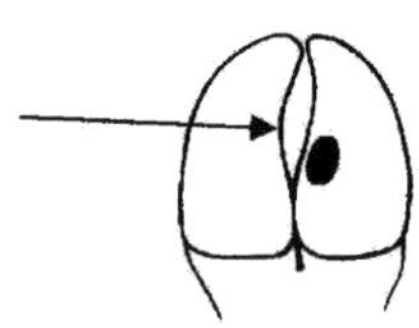

Pezuña de caballo

Pezuña de Vaca, cabra, oveja llama, alpaca

- Al lado inferior de la pezuña de un caballo, apriete la parte blanda triangular conocido como la "rana." Si sale pus, hay una infección en la rana. Ver la próxima página para detalles del tratamiento. Mantenga el animal en un lugar seco y limpio.

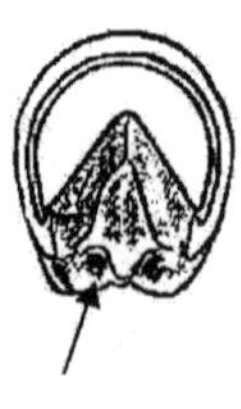

- En animales con pezuña dividida, se debe examinar el espacio entre los dos dedos cuidadosamente para detectar si existe una herida u objeto foráneo.

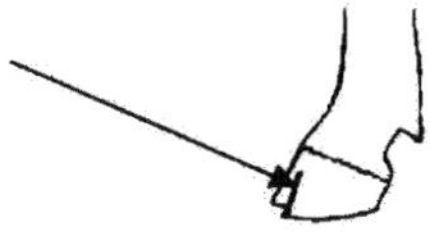

- Se debe examinar la banda coronaria para detectar heridas.

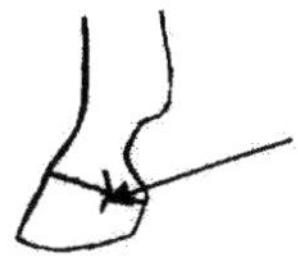

- Se debe examinar toda la pezuña para ver si hay rajaduras o grietas. Si son serias pueden causar cojera y en casos raros una infección.

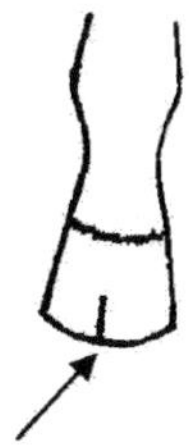

El Tratamiento:

- **Un Absceso o rana infectada**: El tratamiento más importante es recortar el casco o rana para permitir un buen drenaje. Si es posible, el pie del animal puede ser remojado en sal "epsom" o sal inglesa" (si está disponible) o desinfectante. Mantenga el animal en un ambiente limpio y seco. Si no comienza a superarse el problema entre 2-3 días, aplique una inyección de penicilina de larga acción.

Recorte una rana infectada para facilitar un drenaje óptimo

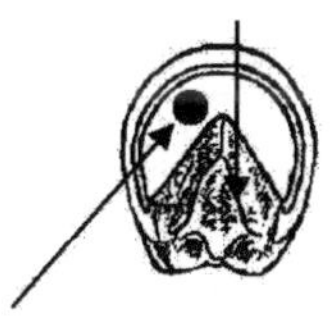

Abra el absceso para facilitar un drenaje óptimo

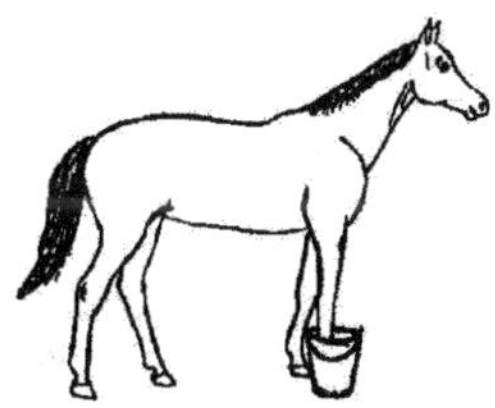

Si es posible remoje, el pie del animal en sal inglesa o una solución diluido de desinfectante

- **Un moretón:** El tratamiento más importante es el descanso. No permita que el animal esté andando en superficies pedrosas o duras durante su recuperación. Si el animal está dolorido, se puede darle calmantes.
- **Una Herida:** Se debe lavar la herida, y sacar cualquier gusano. Aplicar un insecticida para prevenir la re-infestación con larvas de moscas o el gusano tornillo. Si hay indicios de una infección, se debe aplicar una inyección de antibiótico (como penicilina). Si la banda coronaria está afectada, se debe tener mucho cuidado ya que si sufre un daño permanente puede resultar en un casco deformado o rajado. Haga todo a su alcance para evitar una infección y facilitar la recuperación de la herida lo más rápido posible.

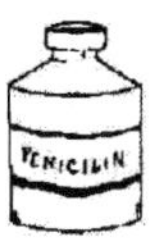

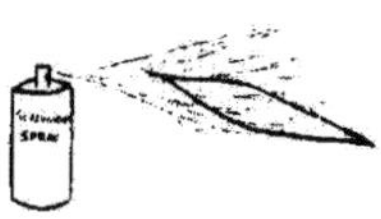

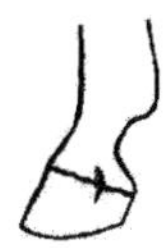

- **Pezuñas Resquebrajadas:** Hay que comenzar el tratamiento recortando la pezuña a su forma normal. Luego con una lima haga una ranura encima de la rajadura para evitar que se alarga más. También, lime una "V" al fondo de la rajadura para evitar que la rajadura tenga contacto con el suelo.

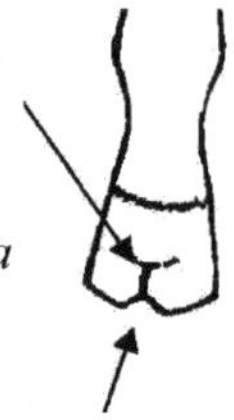

La Cojera debida a Tirones y Esguinces

Cuando se tuerce o se estira un músculo, tendón o ligamento o se los trabaja demasiado, pueden hincharse o provocar dolor y por ende cojera. Se refiere a esta condición como un **tirón** o un **esguince**.

Tratamiento de un Esguince: El tratamiento principal es el descanso. También, se puede dar calmantes. Se puede aplicar cremas para golpes (ver sección de medicamentos más adelante), y el área afectado puede ser remojado con agua fría (por Ej. un chorro frío). Mantenga el animal sobre tierra blanda.

La Cojera Causado por Artritis

Es bastante común ver a vacas, búfalos o bueyes viejos con sus coyunturas agrandadas y doloridas. Esta condición se denomina **artritis** y la mayoría de los productores han visto esta dolencia. Hay dos tipos principales de artritis:

- artritis infecciosa
- artritis no infecciosa (también denominada artritis degenerativa).

La artritis Infecciosa se ve más comúnmente en recién nacido como resultado de una infección del ombligo. Se conoce esta condición como **"mal del ombligo."** Ver páginas 53, 56.

La artritis no infecciosa/artritis degenerativa se presenta en animales mayores debido al desgaste normal de la vida. El cartílago de las coyunturas comienza a degenerarse y ya no provee la función de almohada. El resultado es un animal con coyunturas agrandadas que cojee.

Animales menores pueden sufrir de artritis degenerativa debido a una lesión en una coyuntura o a un excesivo trabajo y esfuerzo. Animales gordos o grandes sufren más de la artritis probablemente debido al peso que se carga sobe las coyunturas. Además, los animales con una pobre conformación de piernas tienden a enfermarse de artritis a una edad menor debido a una mayor carga sobre sus coyunturas. Los animales que paran sobre superficies duras, como ser el concreto, todo el tiempo, pueden desarrollar artritis. En algún momento, un animal con artritis puede tener tanto dolor que no pueda andar y los músculos se atrofian.

Tratamiento: No hay un tratamiento efectivo para esta dolencia. Solo se puede mitigar los síntomas con calmantes.

Prevención:

- La curación correcta de cualquier herida que involucra una coyuntura puede ayudar a evitar la artritis en esa coyuntura.
- No manejar los animales sobre el cemento todo el tiempo.
- No obligar a los animales trabajar demasiado.
- No compre ni utilice animales para la reproducción con pobre conformación de piernas. La mala conformación puede ser heredado por sus crías.

Conformación del Cuerpo

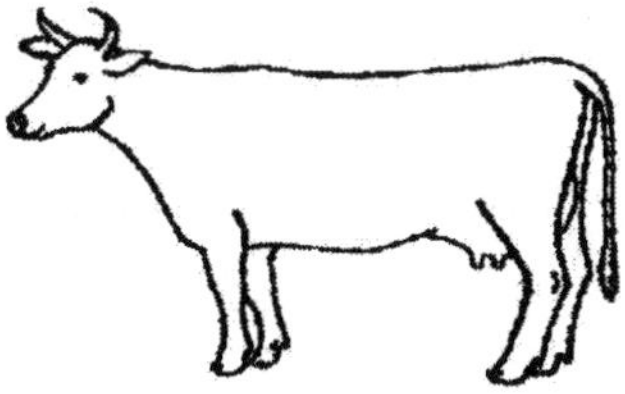

Buena conformación de piernas

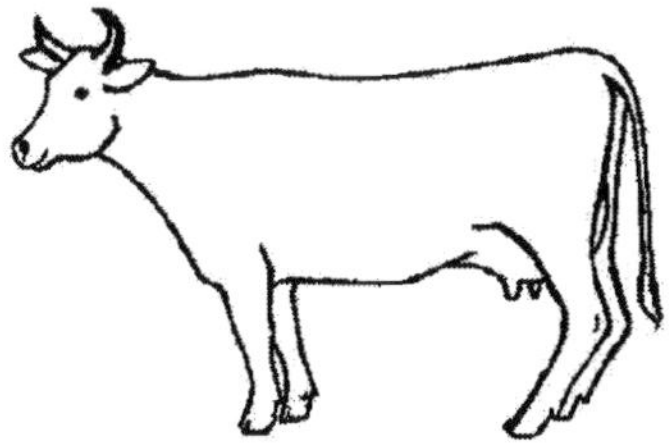

Conformación mala de piernas (Piernas traseras demasiado anguladas)

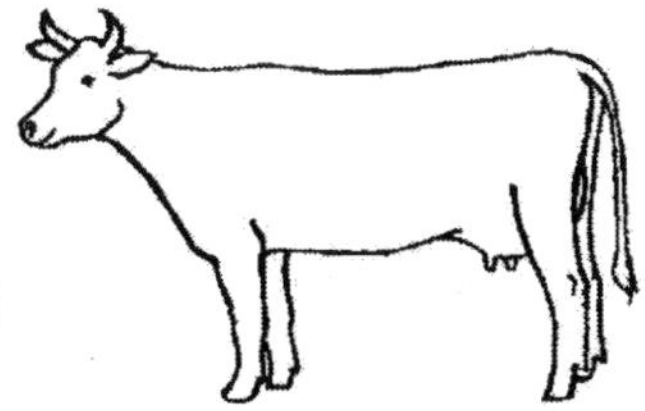

Conformación mala de piernas (Piernas traseras muy rectas)

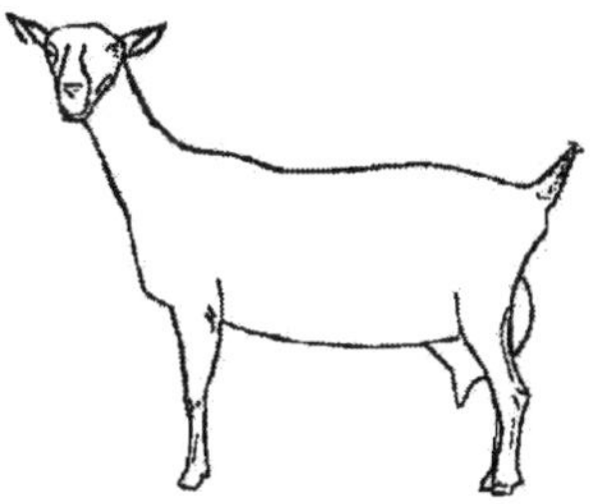

Buena conformación general

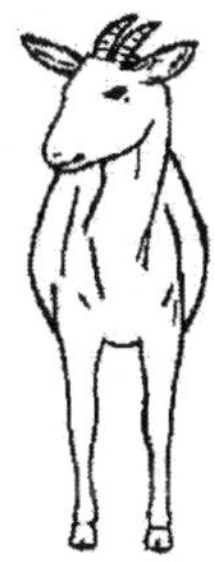

Buena conformación de las piernas

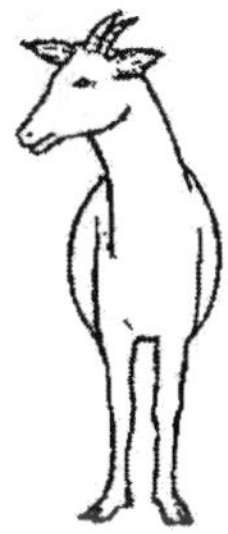

Mala conformación de las piernas

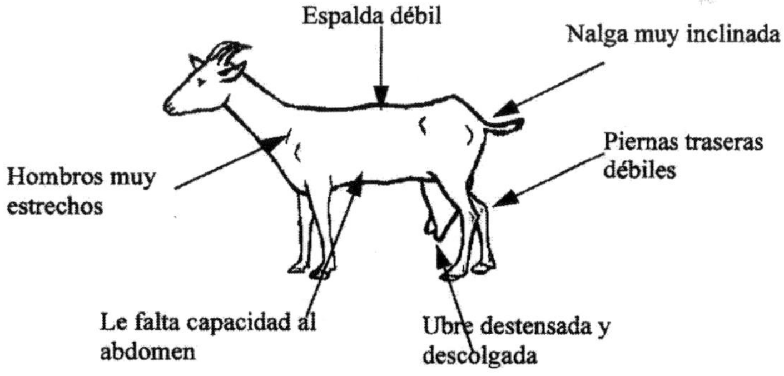

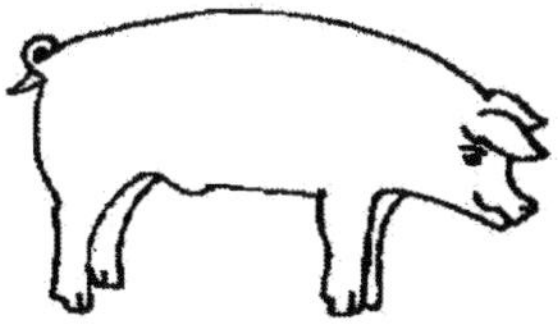

Buena conformación de las piernas

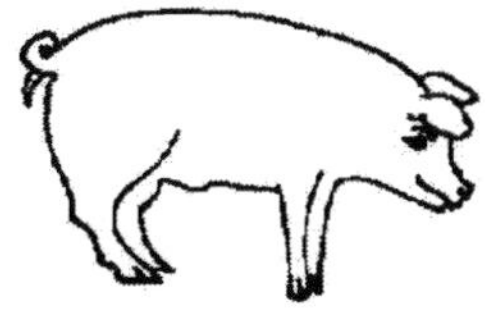

Mala conformación de piernas traseras (piernas traseras débiles)

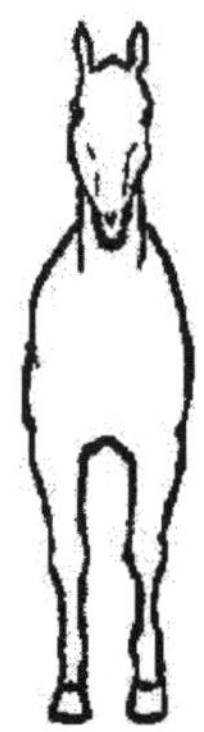

Buena conformación de las piernas

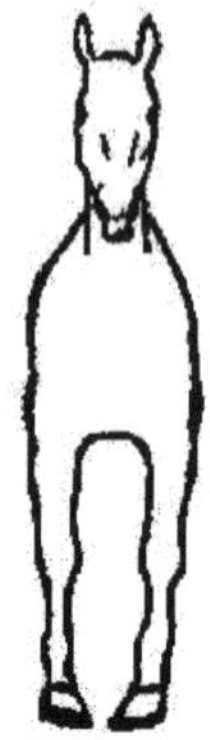

Mala conformación de las piernas – dedos apuntan hacia adentro

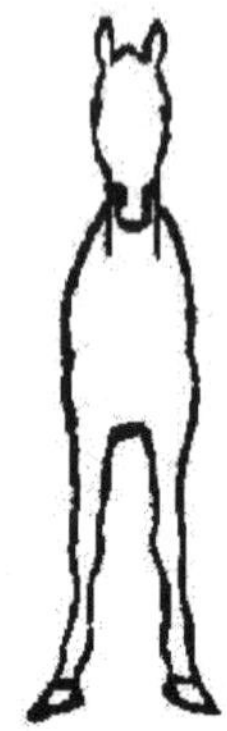

Mala conformación de las piernas – dedos apuntan hacia afuera

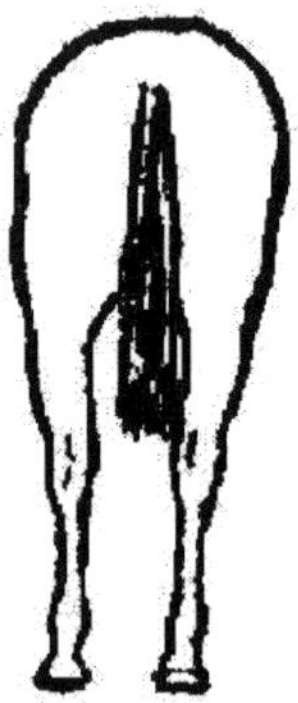

Buena conformación de las piernas

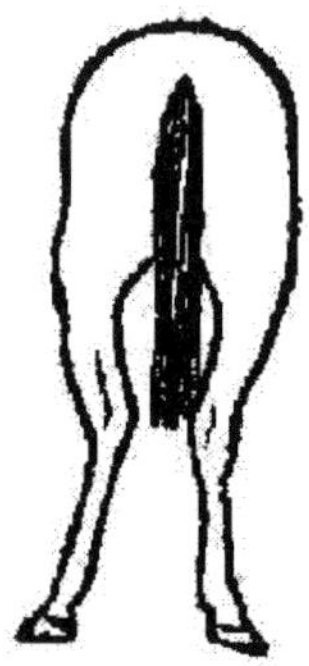

Mala conformación de piernas traseras (dedos apuntan hacia afuera)

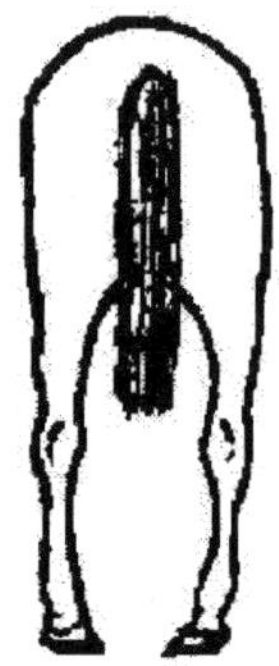

Mala conformación (dedos apuntan hacia adentro)

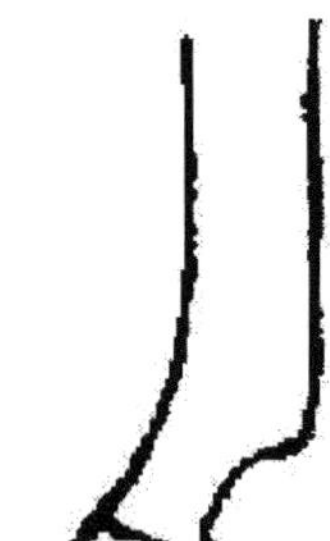

Buena conformación de pierna y pezuña

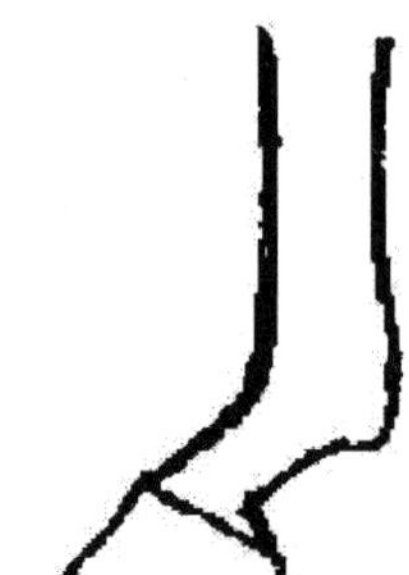

Mala conformación (demasiado inclinado)

Mala conformación (demasiado recto)

Otras fallas comunes en el sistema esquelético del caballo:

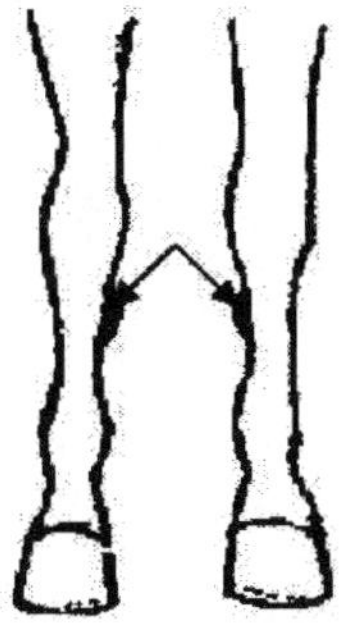

Espigones (inflamación y posiblemente una fractura del hueso caña)

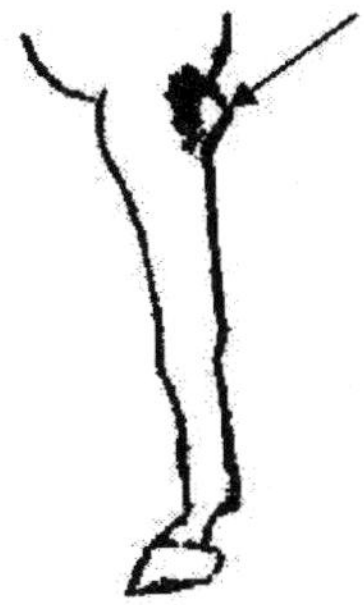

Bursitis del codo (lesión en el codo de la pierna delantera

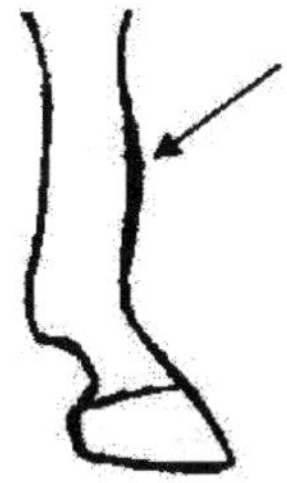

Espinillas (Debilidad de los metacarpianos y/o demasiado trabajo en una superficie dura)

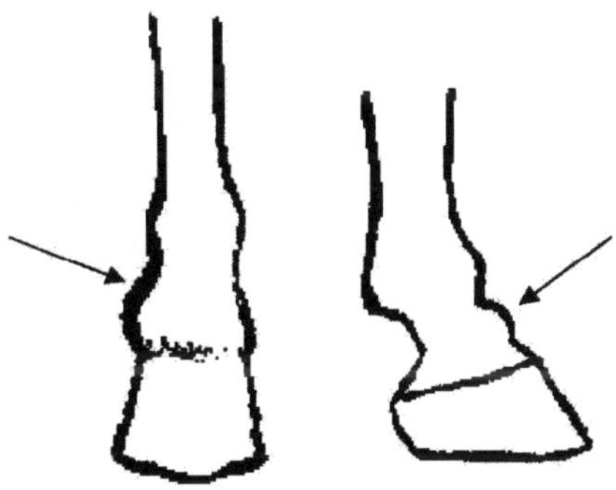

Artritis en la coyuntura menudilla

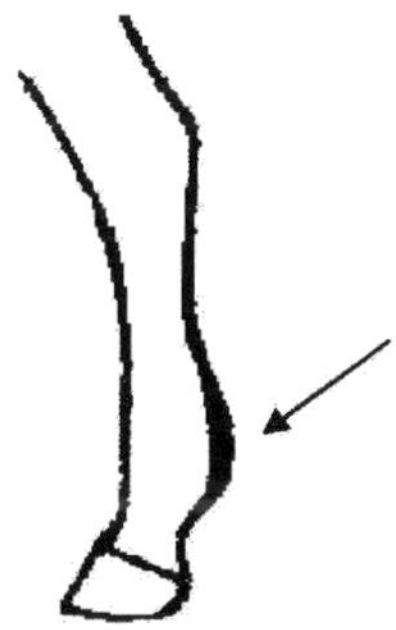

Elongación del tendón (el tendón está inflamado y tal ves roto)

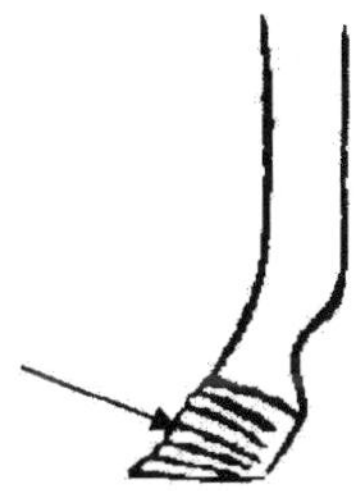

Casco deformado (historia clínica de laminitis)

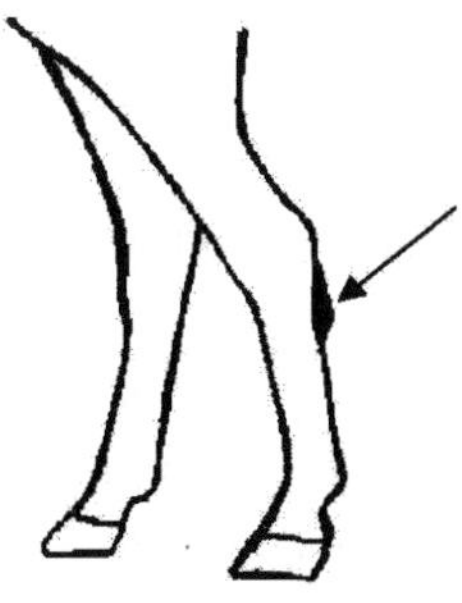

Corvaza (el ligamento lastimado)

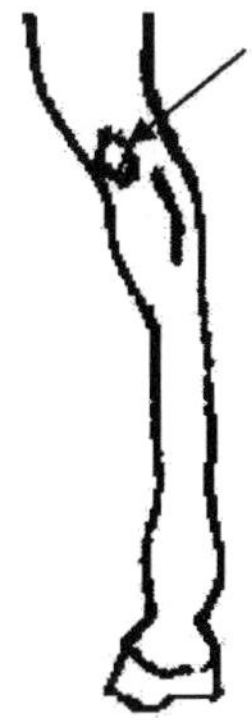

"Windpuffs" (liquido acumulado en la coyuntura por estrés en la coyuntura)

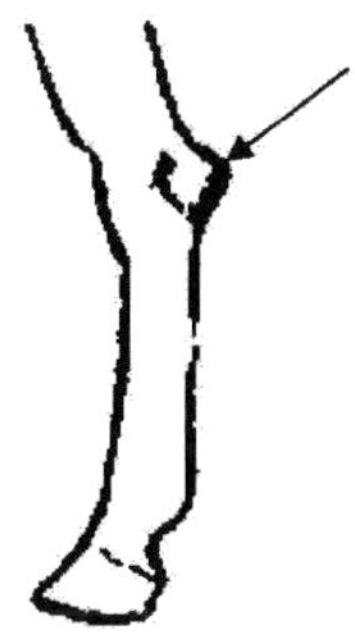

Tenosinovitis tarsal (una inflamación; normalmente debido a una lesión anterior)

Cojera Debida a Deficiencias Minerales

Si el animal está con varios huesos torcidos o deformados, el animal puede estar sufriendo de un problema nutricional. Para ver detalles relacionados con deficiencias minerales, ver páginas 306-310. Generalmente, las deficiencias de calcio /fósforo y vitamina D pueden causar problemas de cojera.

- **la Deficiencia de Calcio** se da muy rara vez. Se puede presentar en caballos de carrera, en bovinos que están en engorde con muchos granos, en ovejas jóvenes, en marranas lactantes que están comiendo sólo granos sin ningún suplemento mineral, y en vacas lecheras de alta producción alrededor del parto. (Ver **la fiebre de leche**, Páginas 148 y 270.)
- **La Deficiencia de Fósforo** es mucho más común por el hecho que el fósforo es deficiente en muchos tipos de suelo. Ver página 309.
- **La Vitamina D** es esencial para que el cuerpo pueda utilizar correctamente el calcio y el fósforo. Por lo tanto, la deficiencia de vitamina D puede estar asociado con la deficiencia de fósforo o presentarse en animales que son estabulados y nunca son expuestos al sol.

Raquitismo

La deficiencia más común asociada con los huesos en **animales jóvenes en crecimiento** se denomina raquitismo. Es causado por una falta de fósforo y/o Vitamina D. Los animales jóvenes cojean debido a tener las rodillas hinchadas. También desarrollan chichones en las costillas. La espalda se arquea el animal prefiere no moverse.

Osteomalacia

Osteomalacia significa "huesos blandos" y normalmente se debe a una deficiencia crónica fósforo/vitamina D en **animales adultos.** Principalmente son vacas lactantes o preñadas que sufren de esta dolencia. Se ponen tiesos y cojean. Además, puede provocar la infertilidad.

El Tratamiento: Cuando se sospecha el raquitismo y osteomalacia se debe proveer suplementos minerales (por Ej. harina de hueso) en su alimento. Ver Páginas 306-08. Asegúrese que el animal esté expuesto al sol regularmente (o si es posible, darle vitamina D en su dieta). **No se afane de curar el raquitismo y osteomalacia aplicando calcio o fósforo en sueros intravenosos. Más bien, provea estos minerales en la dieta normal.**

15.4 INFECCIONES DEL HUESO

Una infección en el hueso se llama "osteomielitis." Las infecciones en los huesos no son comunes en las especies pecuarias a excepción de las siguientes lesiones, particularmente en una fractura "abierta". La Osteomielitis también puede ocurrir si un objeto punzante ha penetrado la piel causando una lesión.

Síntomas:

- El área afectada está caliente, hinchado y dolorido.
- Existencia de fiebre
- Puede estar drenando pus

Nota: Un animal puede estar con un drenaje crónico de pus debido a un trozo de hueso muerto (por Ej. de una fractura vieja). Al tomar la historia clínica, pregunte al dueño si el animal ha sufrido una lesión en el área que está drenado pus (aún si han pasado varios meses).

Tratamiento: Aplique inyecciones de penicilina y saque cualquier objeto foráneo que ha penetrado la piel. La penicilina también protegerá contra el tétano. Si hay un drenaje crónica de pus como resultado de un hueso muerto, hay que sacar al hueso muerto. Sino, no parará la pérdida de pus.

16.0 SISTEMA URINARIO

INTRODUCCIÓN

- Los riñones limpian la sangre y producen la orina. Los riñones también regulan el contenido de agua y sales en el cuerpo.
- Se produce la orina en los riñones y pasa a la vejiga vía los uréteres.
- Ela orina pasa de la vejiga hasta el exterior del cuerpo por la uretra.
  - La uretra en las hembras es grande y se descarga en la vagina
  - La uretra en los machos es angosto y fácilmente bloqueado. Se ubica adentro del pene. Ver página 247.

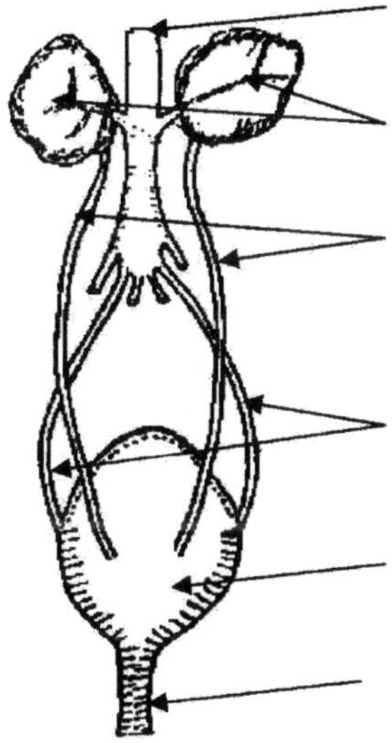

16.1 EL COLOR DE LA ORINA

> En general, la cantidad de orín que produce un animal depende en la cantidad de agua que toma.

Si el animal toma mucha agua, produce más orina y la orina es más diluido. A lo contrario, un animal que no toma mucha agua produce menos orín, pero es más concentrado (de color amarillo vivo). Por lo tanto, la apariencia de la orina del animal, indica cuanta agua está tomando. Si el orín es de color amarillo vivo el animal no ha tomado suficiente agua. Si el orín tiene un color de amarillo opaco, entonces ha estado tomando suficiente agua.

Hay algunas enfermedades que pueden provocar el cambio del color. Por ejemplo, si un animal tiene hepatitis la orina es de un color café barroso (aun que la hepatitis en animales domésticos y caballos es muy raro). Un animal que ha ingerido plantas venenosas, o que tiene una infección en el sistema urinario puede producir orina rojiza (por la sangre que contiene).

16.2 LOS ANIMALES ENFERMOS TAMBIEN NECESITAN TOMAR AGUA

En algunas culturas existe la creencia que animales con ciertas enfermedades no deben tomar agua. Sin embargo, los animales enfermos tienen que producir orín igual que un animal sano. Si no toman agua, las toxinas del cuerpo se van a acumular, haciendo que el animal sea aún más enfermo, provocando que los riñones dejan de funcionar y hasta causar la muerte. Por lo tanto, no importa si un animal esté sano o enfermo, tiene que recibir abundante agua fresca y limpia para tomar.

16.3 ORIN ROJO

"Orín rojo" es un problema común relacionado con el sistema urinario e indica que el orín tiene un color rojizo. Es importante determinar la causa antes de comprar medicamentos caros para su tratamiento. Existe una prueba de campo sencilla para ayudar a distinguir entre ciertas causas del orín de color rojizo. Ver página 287. El término para referir a células sanguíneas rojas en el orín es "hematuria.

16.3.1 Hematuria en Bovinos y Búfalos

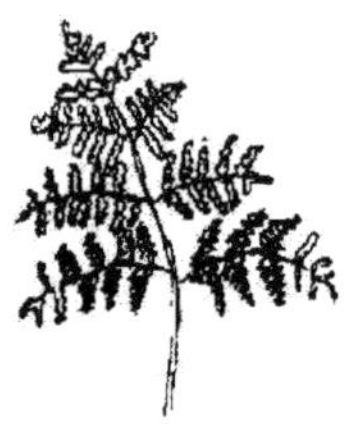

Lesiones en el tracto urinario. Cualquier causante de hemorragia en el tracto urinario puede causar que la orina se tiñe roja. Ingerir cantidades grandes del helecho del helecho (Pteridium aquilinum - bracken fern) por un periodo largo (2-3 meses) puede resultar en una **condición crónica**, especialmente, en bovinos y búfalos (y en menos grado en ovejas). Este helecho causa hemorragias internas. Los síntomas pueden aparecer un largo tiempo después de que el animal ha dejado de comerlo, y puede estar asociado con cáncer de la vejiga.

Nota: Normalmente, los animales no comen el "bracken fern", pero lo harán si tiene mucho hambre (por Ej. durante una sequía cuando hay poco forraje).

Los síntomas: El síntoma mayor es la orina rojiza. El animal también puede estar con fiebre. La condición es crónica y el animal se adelgasa. En algunas oportunidades un animal puede parecer haber recuperado, pero recae en el futuro.

El Diagnosis: El diagnosis de hematuria se basa en observar células rojas en la orina bajo microscopio. Aún sin microscopio, uno puede recoger la orina en un recipiente y dejarla asentar por lo menos una hora para luego observar si células rojas han aparecido en el fondo del recipiente. La diagnosis de esta intoxicación se basa en la historia que indica que el animal ha ingirido esta especie.

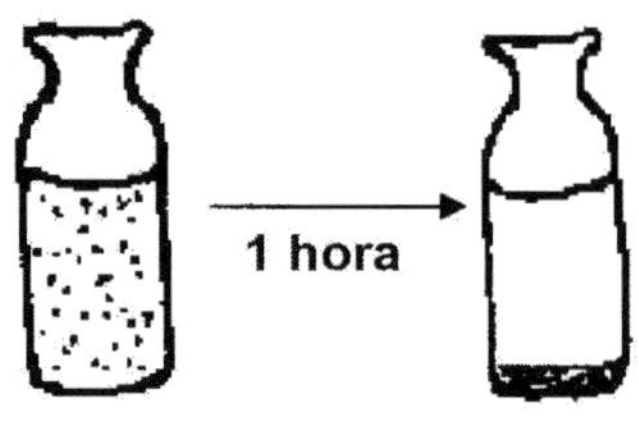

muestra de orina en un recipiente transparente — *células rojas asentadas en el fondo*

Tratamiento: Las opciones de tratamiento son limitadas. El ASA puede proveer abundante agua fresca y limpia al animal. Si el problema ya es crónico, hay menos posibilidad que el animal recupere. Puede ayudar la penicilina si el animal tiene fiebre baja (suponiendo que hay una infección complicando el problema). Algunos diuréticos herbales locales (que provocan que el animal orina más) también pueden ayudar.

Prevención: Tenga cuidado especial durante periodos de sequía (cuando los animales son más propensos a comer plantas tóxicas), no permitiendo que los animales pastoreen en zonas donde se sabe que hay plantas tóxicas como el helecho del helecho (bracken fern).

16.3.2 Hematuria en Cerdos (Orina sangrienta)

En cerdos, el problema de hematuria se ve más comúnmente en las hembras después tres semanas de haber estado con el macho. La orina sangrienta resulta de una infección de un organismo Corynebacterium suis en la vejiga y los riñones. La mayoría de los verracos (aproximadamente 80%) tienen este organismo en los tejidos alrededor de su pene. Si la hembra se lesiona aun que sea levemente o se irrita durante la monta, el organismo puede subir a su vejiga y riñones, resultando en una infección que causa la presencia de la sangre en la orina.

El Tratamiento: Un tratamiento de una semana con antibióticos como la tetraciclina o penicilina, aplicado a la hembra usualmente resuelve el problema temporalmente. Sin embargo, a las semanas o meses después, puede reaparecer. La marrana pierde peso gradualmente. Es mejor sacrificar a la hembra pronto después del tratamiento original (una vez que no hay residuos del antibiótico en su carne y antes de que comience a adelgazar).

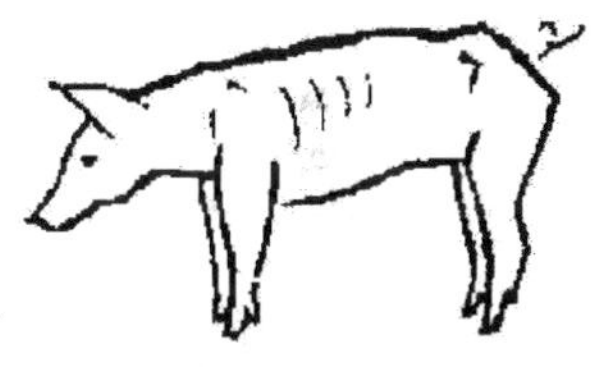

Marrana delgada con hematuria crónica

La Prevención: No existen métodos comprobados para evitar este problema. En hatos con un problema crónico de hematuria, se puede lavar la vaina de todos los verracos con 1 GM de tetraciclina cada seis meses. Esto se logra vaciando varias cápsulas de tetraciclina (por Ej. cuatro capsulas de 250 miligramos o dos capsulas 500 miligramos) en 100 ml de agua y verter lentamente el líquido en la vaina alrededor del pene utilizando una jeringa (¡sin aguja!). No se ha estudiado este tratamiento bajo condiciones clínicas controladas, pero veterinarios experimentados creen que es efectivo en disminuir la incidencia del problema.

16.3.3 Babesiosis: (Piroplasmosis, Fiebre de Garrapata)

Babesiosis es una enfermedad causada por organismos pequeños, llamados *Babesia*, que viven en las células rojas. Ellos causan que las células rojas se revienten y el color rojo de la célula reventada aparece en el orín.

Babesiosis se difunde por la picada de las garrapatas. La garrapata chupa la sangre de un animal ya infectado con babesiosis. Cuando la garrapata pica a otro animal le transfiere la Babesia.

Los síntomas:

- El animal se enferma repentinamente con fiebre y deja de comer. Su respiración y pulso se aceleran.
- A veces el animal desarrolla síntomas nerviosos parecidos a los de la rabia.
- El orín de la mayoría de las especies (menos los caballos) se vuelve rojizo.

- Por el hecho que las células rojas se han reventado, el animal también se pone anémico. Los párpados y las encías se vuelven pálidos como cualquier otro animal con anemia. Si el animal no muere de la fiebre y la infección, pude morir después por la anemia. En un animal muerto el bazo se ve grande y lleno de sangre.

Diagnóstico:
Se puede hacer un diagnóstico tentativo basada en los síntomas y al saber que la babesiosis es un problema en la zona.

En una prueba sencilla, se puede colectar orina en un recipiente y dejar que asiente por lo menos una hora. En animales con hematuria, se verán las células rojas al fondo del recipiente. Pero en animales con babesia, no aparecerán células rojas por el hecho que las células ya se han reventado. Más bién la orina, es uniformemente rojiza de color debido al componente de la célula roja llamado "hemoglobina" que esta dispersado en el orín. Consecuentemente esta condición se llama "hemoglobinuria."

Toma una muestra de orina en un recipiente y deje que se asiente por lo menos una hora

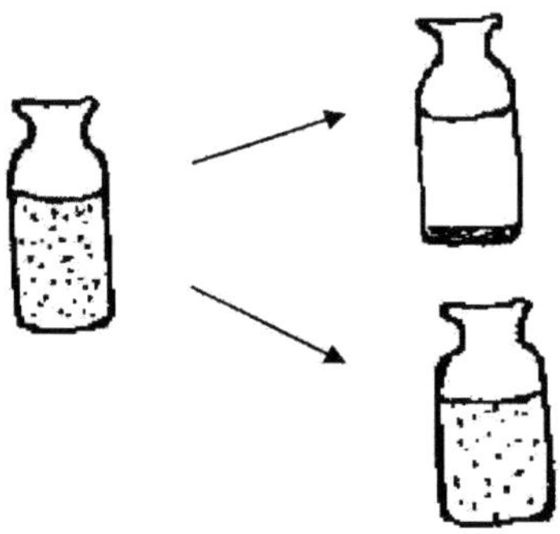

En animales con hematuria, las células rojas se asienten.

En animales con babesiosis, las células rojas no se asienten (por que se han reventado); la muestra se mantiene de un color rojizo uniforme.

Se puede confirmar el diagnosis tomando una muestra de sangre (frotis de sangre periférica). Es decir se manda, la muestra a un laboratorio para un examen microscópico. Se puede ver el organismo *babesia* adentro de las células rojas. Si no hay acceso a un laboratorio para confirmar la diagnosis, debe tratar al animal basado en los síntomas de babesiosis. Una buena respuesta al tratamiento también confirmará la diagnosis.

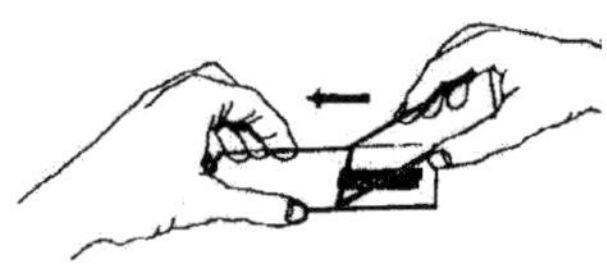

Tratamiento: Hay drogas especiales para tratar a la babesiosis (por Ej. *Berenil*). También es importante un buen cuidado complementario (buen alimento, agua, y protección) dado que el animal puede estar muy enfermo.

Control: Controlar las garrapatas ayudará a disminuir la difusión de la babesiosis. Se pueden vacunar los animales contra la babesiosis (sin embargo en muchos países no está disponible la vacuna). A veces el ASA no tiene una Buena alternativa para prevenir la enfermedad.

Nota: Los animales que recuperan de la babesiosis normalmente desarrollan una resistencia a la enfermedad. Sin embargo, animales nuevos sin resistencia pueden morir si entran a una zona con babesiosis. Si compra animales, hay que estar listo para tratarlos rápidamente tras que aparezca el primer síntoma o pueden enfermarse gravemente y morir.

16.3.4 Otras Causas de Orín Rojo

Además de helecho "bracken fern" mencionado arriba puede haber otras plantas que causan que el orín se vuelve rojo. Pregunte a otros ASAs o veterinarias acerca de las plantas tóxicas en su zona.

16.4 "¡NO HAY ORINA!" / ANURIA

El dueño de un animal puede quejarse que su animal no orine. Su trabajo será determinar si la uretra está bloqueado (y por ende no deja salir a la orina) o si el animal no está produciendo orín.

16.4.1 Deshidratación

La razón más común para la falta de orín es la deshidratación. Asegúrese tomar una historia clínica y averiguar si el animal tiene alguna condición que provoca deshidratación (por Ej. diarrea).

Si un animal no está produciendo orina por estar deshidratado, el tratamiento principal es dar líquidos. Ver página 268. **Nota:** No se debe dar un "diurético" (una droga que estimula a orinar) a un animal deshidratado. Esto solo hará que el animal se deshidrata más y puede provocar la muerte.

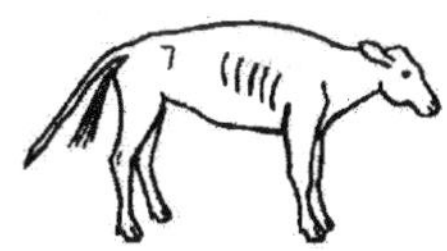

Animal deshidratado con diarrea (y nada de orina)

16.4.2 Uretra Trancada: (Piedras Cálculos, Urolitiasis)

A veces los animales producen "piedras" duras en su vejiga llamadas "cálculos". Pueden ser grandes como un frijol o pueden ser pequeños como un grano de arena. A veces, las piedras pueden trancarse en la uretra y bloquean el paso de orina. La uretra trancada ocurre más comúnmente en los machos por el hecho que la uretra es más delgada especialmente la sección adentro del pene. Una uretra trancada por un cálculo es más común en animales que han sido castrados a temprano edad.

El Tratamiento: El tratamiento de una uretra bloqueada requiere de algunos instrumentos especiales y de capacitación. Se mete un tubo plástico delgado llamada "catéter", por la uretra en el pene hasta que llegue donde está el calculo. Luego, empujando levemente al catéter, se puede llegar a aflojar el cálculo. Si no tiene un catéter puede suavemente masajear el pene. Esto puede ayudar a aflojar a las piedras y pasar por la uretra hacia fuera. **Nota:** A veces se aplica un diurético, con la esperanza que el incremento en la cantidad de orina cree suficiente presión para expulsar a la piedra o cálculo. Sin embargo, esta práctica no siempre es efectiva y puede resultar en un reventón de vejiga.

16.5 PENE FRACTURADO: (FIMOSIS; PARAFIMOSIS)

Cuando el toro persigue a una vaca en celo, el trata de montarla y insertar su pene en su vulva. Si no acierta, es posible que su pene se magulle, se fracture o se hinche. El pene de un caballo o de un toro también puede hincharse por otras lesiones, como ser pateado por otro animal. La hinchazón puede impedir el flujo de sangre al pene causando la necropsia (muerte) del tejido.

- Si el pene se hincha mientras que esté extendido, en algunas oportunidades no puede retraerse. Estro se llama **parafimosis**. Si un pene flácido y retraído se hincha a veces no puede exteriorarse. A esta condición se llama **fimosis**.

  Síntomas / Diagnóstico: El pene y/o el tejido alrededor del pene está hinchado. En algunos casos el animal puede tener problemas para orinar. Toda la barriga puede hincharse. Si el tejido del pene se muere, puede comenzar a infectarse, o toda la zona puede llenarse de larvas de moscas.

  El Tratamiento: El tratamiento no es fácil. Generalmente no es posible la cirugía.
  - Se debe lavar minuciosamente el pene y los tejidos alrededor. se debe sacar cualquier tejido negro y muerto.
  - Se debe aplicar antibióticos. La penicilina de larga acción es una buena alternativa por el hecho que también protege contra el tétano.
  - Se debe sacar cualquier gusano de la zona afectada y luego aplicar algún producto que protege contra los larvas de mosca y del gusano tornillo.
  - En el caso de parafimosis, cuando el pene no puede retraerse a su lugar dentro del prepucio, trate de reducir la hinchazón y suavemente empujar el pene hacia adentro de la vaina (prepucio). Se puede reducir la hinchazón bañando el área afectada con agua fría, aplicando hielo o un trapo remojado en sulfato de magnesio, y/o dándole Lasix al animal. Si el pene sale de nuevo, vuelve a empujarlo hacia adentro de nuevo y ponga una sutura en la punta de la vaina para mantener retraído al pene unos días. Una vez logrado esto y cuando la hinchazón ha disminuido, se puede sacar la sutura. Si no se puede lograr empujar el pene hacia adentro del prepucio, hay que lavarlo seguido para evitar que el tejido se seque y para reducir la hinchazón.
  - En el caso de fimosis, cuando el pene está atrapado adentro del cuerpo, trate de estirar suavemente al pene para extenderlo. A veces es necesario masajear al pene cerca al escroto, y aún más arriba en el caso que esté atascado allí.

16.6 VEJIGA REVENTADA

En algunos casos cuando la uretra está completamente trancada por piedras o alguna hinchazón inhibiendo completamente que el animal orine. La vejiga se agranda y el animal sufre mucho dolor. Finalmente, la vejiga puede reventar y el orín entra a la cavidad abdominal, alrededor del estómago y los intestinos. La mayoría de los animales mueren por esta condición.

Diagnóstico: El animal trata de orinar pero no puede. El animal también está dolorido.

Tratamiento: No hay un buen tratamiento para esto. Por lo tanto si un caprino macho o búfalo tiene completamente bloqueada la uretra, tal vez la mejor opción es sacrificarlo para carne antes que la vejiga se rompe.

16.7 CISTITIS

Esto es un término general que refiere a infecciones de la vejiga urinaria.

Síntomas: El animal pude tener fiebre, orina frecuentemente y pude tener pus o sangre en el orín. También el animal puede hacer fuerza o mostrar dolor cuando trata de orinar. si hay pus en la orina, se debe tomar una historia clínica completa. Esto debido a si un animal tiene una infección uterina también tendrá pus en la vagina y por ende puede aparecer en la orina.

Diagnóstico: Basado en lo síntomas. O, puede tomar una muestra de orina y examinarla bajo un microscopio para determinar si se detecta la presencia de células blancas

Tratamiento / Control: Se debe dar antibióticos; y se debe dar abundante agua al animal para que tome. Algunas personas también agregan unos pocos gramos de sulfato de magnesio u otras sales al agua para tomar. Esto hace que el animal tenga más sed y así toma más agua, y como consecuencia orinará más que lo normal. Esto ayuda a eliminar los organismos y enjuaga a las heridas que pueden haber en la vejiga. Otros medicamentos como *Lasix* y remedios locales también pueden ayudar al animal orinar más.

Sistemas del Cuerpo y los Problemas Veterinarios Relacionados con Ellos

17.0 Sistema Nervioso

Introducción:

Los problemas del sistema nervioso son desafiantes para diagnosticar y tratar por el hecho que distintos problemas pueden causar signos clínicos similares. ¡Adicionalmente, una dolencia del sistema nervioso puede presentar diferentes síntomas en diferentes especies! En este libro dividimos los problemas del sistema nervioso en los cinco grupos detallados abajo, aun que a veces existe superimposición entre los grupos.

Para todos los problemas nerviosos, **tomar la historia,** es muy importante. Por ejemplo, es útil saber que un animal al inicio actúo agresivamente o anormalmente nervioso, aún que en el momento que se lo está observándo esté paralítico. O, una historia puede aportar información crítica como haber estado expuesto a venenos, o haber sido mordido por un perro agresivo. También es importante un estudio del ambiente del animal (incluyendo donde ha estado en el último mes) como también el hacer **un examen físico completo**.

CINCO GRUPOS DE PROBLEMAS DEL SISTEMA NERVIOSO

1. Comportamiento raro, agresivo, nervioso o alocado, ver página 250.

Los animales muchas veces desarrollan convulsiones, coma o parálisis posteriormente

-Rabia	Página 251.
-Intoxicación	Página 83.
-Objeto atorado en la garganta	Página 184.
-Dolencia/falla del hígado) caballo	Página 197.
-Cetosis (vaca)	Página 253.
-Intoxicación con sal (cerdos)	Página 269.
-Fiebre de Leche	Página 270.
-Hipomagnesemia	Página 271.
-Deficiencia de Vitamina A	Página 311.
-Pseudorabia	Página 252.

2. Andar en círculos, ceguera, o empujar objetos con la cabeza ver página 256.

-Listeriosis	Página 280.
-Parásitos (en cerebro)	Página 338.
-Deficiencia de Vitamina A	Página 311.

3. Cabeza inclinada, ver página 257.

-Infección del oído	Página 257.
-Parásito (en cerebro)	Página 338.

4. Agarrotamiento, tembladera, convulsiones y coma, ver página 83.

Los siguientes problemas muchas veces terminan así:

-Intoxicaciones	Página 83.
-TétanoTétano	Página 258.
-Rabia	Página 251.
-Pseudorabia	Página 249.
-Fiebre de Leche	Página 270.
-Hipomagnesemia	Página 271.
-Intoxicación salina	Página 269.

5. Parálisis, ver página 259.

-Lesiones o trauma	Página 78.
-Parásitos (en la columna cervical)	Página 121.

17.1 ANIMALES CON COMPORTAMIENTO RARO: AGRESIVO, NERVIOSO O ALOCADO

Varios problemas distintos causarán a un animal actuar extraño o loco. *Si la rabia es un problema en la zona, siempre tiene que ser considerado como un posible diagnóstico.* Sin embargo, no cada animal que se porta raro sufre de la rabia. En algunas partes del mundo, la rabia es casi desconocida o no existente. A veces es difícil lidiar con una situación de un animal que se comporte alocado, por que no sólo cuesta hacer el diagnóstico sino que el animal puede ser peligroso y puede haber pánico en la comunidad relacionado con el caso.

¡Tenga cuidado! Un animal con una dolencia del sistema nervioso tienen más probabilidad de lesionar a la gente o a otros animales.

Problemas Que Incitan a Un Animal A Actuar Raro o Loco

- **¡La Rabia!**
- Venenos (plantas o algunos tipos de insecticidas)
- Un hueso u otro objeto trancado en su garganta dificultando la ingestión de alimentos
- Falla del hígado debido a la fasciola hepática u otra causa
- Bajo nivel de azúcar en la sangre / cetosis (en bovinos)
- Intoxicación salina en cerdos
- Hipomagnesemioa
- Fiebre de la leche
- Deficiencia de Vitamina A
- Pseudorabia

¿Qué Hacer?

1. Tome **una historia correcta**. Asegure hacer las siguientes preguntas:

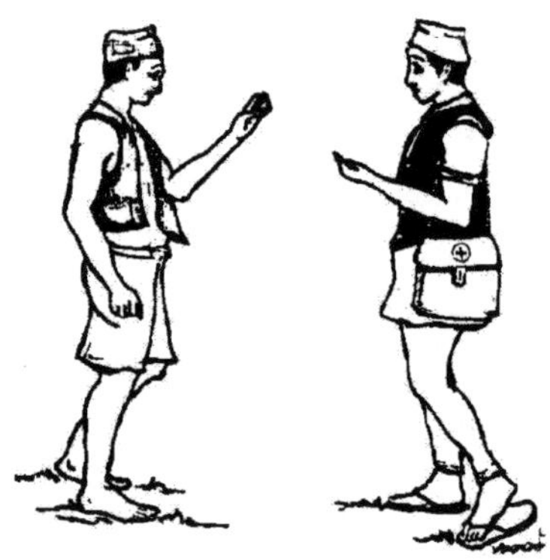

- ¿El animal ha sido mordido últimamente (también observe por si hay mordeduras)?
- ¿El animal se ha lesionado recientemente (observe por señas de lesiones)?
- ¿Han habido o existen otros animales con los mismos síntomas en la zona (si fuera así, examínelos también)?
- ¿Se sabe de un animal con rabia en la zona recientemente?
- ¿Por cuanto tiempo el animal está con estos síntomas?
- ¿Ha habido algún contacto con insecticidas, venenos o plantas venenosas (pregunte donde ha dormido o pastoreado el animal en el último mes y luego vaya a observar el área)?
- Si se trata de cerdos, pregunte si ha habido una carencia de agua. ¿Hay sal en el alimento?
- Con que se ha alimentado el animal en los últimos tres meses?
- ¿El animal recién ha dado a luz? ¿Esta lactando?
- ¿Cuando fue la última vez que se hizo un tratamiento contra los parásitos?

2. **Examine al animal** minuciosamente.

Si existe cualquier posibilidad que el animal esté infectado con la rabia, ponga guantes de plástico (o una bolsa de plástico) sobre las manos durante el examen.

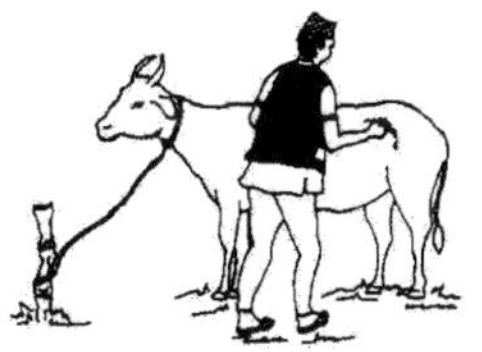

> **Nota: Si** hay personas que han sido mordidos por un animal que actuaba nerviosamente, informe al oficial de salud más cercano.

17.1.1 La Rabia

¿Que debe hacer una ASA cuando un animal actúa de forma rara? ¿Que debe hacer cuando un perro alocado ha corrido por una comunidad mordiendo a animales y a personas? Estas son situaciones bastante comunes para un ASAs en zonas donde existe **rabia.**

El agente causante de la rabia es un virus que afecta al sistema nervioso de todas las especies pecuarias y de la gente (pero no afecta a las aves.) Es una enfermedad de salud pública gravísimo por el hecho que una vez que un animal o una persona lo contrae, no hay un tratamiento y es fatal en casi 100% de los casos.

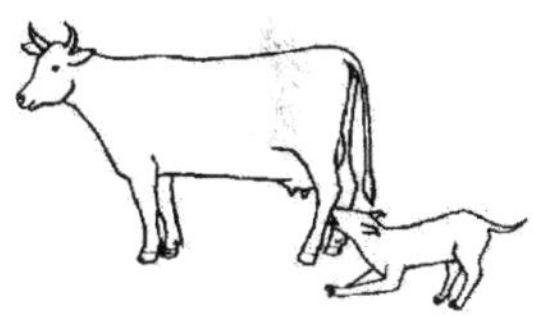

La rabia se difunde por medio de la **saliva de animales con rabia,** muchas veces al morder. Ciertas especies como ser los perros, mofetas, murciélagos y mapaches son conocidas como propagadores de le enfermedad.

El virus de la rabia se mueve del sitio de la mordida al cerebro utilizando los nervios como su vía de transporte. Este proceso normalmente tarda 3 a 8 semanas, pero en algunos casos, puede tardar más que 6 meses. Al llegar al cerebro, el animal comienza a actuar de forma rara, parecer débil, especialmente en las piernas traseras, y (debido a parálisis en los músculos del la garganta), babea, deja de comer, y tiene una voz que suena rara. Puede dar la impresión que el animal tenga algo atorado en su garganta.

> **Precaución:** Muchas ASAs han sido expuestos a la rabia examinando la garganta de un animal que supuestamente tenía algo atorado en la garganta!

¿Cuando contagia el animal a otros?

El animal está en estado contagioso cuando está demostrando los signos clínicos.

¿Cómo determino si alguien ha sido expuesto?

Cualquier persona que ha tenido contacto con la saliva o tejido nerviosos (por Ej. el cerebro) de un animal sospechoso debe se considerado como "expuesto", especialmente si la saliva o el tejido estuvo en contacto con una herida o membrana mucosa (tejido alrededor del ojo, nariz o la boca) de la persona.

¿Qué se puede hacer después de estar expuesto a la rabia?

Después de estar expuesto, lave el área afectado con jabón y agua (el jabón mata al virus), y si es posible, enjuague con un desinfectante. Luego busque una vacuna post-exposición *inmediatamente.* **No espere que se presenten síntomas.** Si una persona o un animal reciben esta vacuna *antes que* se comiencen los síntomas, se puede parar al virus antes que llegue al cerebro, y así se puede salvar la vida del animal o la persona. Una vez que comiencen los síntomas, la persona o el animal morirán.

Síntomas: Los síntomas varían. *Sin embargo, todos los animales cambian su comportamiento y la mayoría dejan de comer.* Los bovinos muchas veces parecen tener debilidad en las piernas traseras. Generalmente, un animal demostrará "**la rabia furiosa**" o "**la rabia muda.**" "La rabia furiosa" implica que el animal se comporta agresivamente. "La rabia muda" quiere decir que el animal se comporte apático, sin ganas y débil. A veces, su mandíbula inferior se cuelga abierta. Todos los animales eventualmente quedan paralizados y mueren. La mayoría de los animales afectados mueren entre 4 a 5 días de manifestarse los primeros síntomas. Si el animal está vivo todavía 14 días después de los primeros síntomas, probablemente no padezca de rabia.

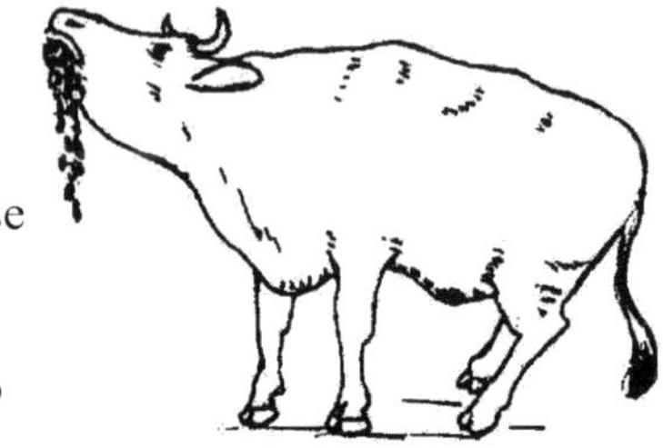

Diagnóstico: Se puede hacer un diagnóstico tentativo basado en los síntomas y en la historia clínica. Si en la historia hay una mordida, y si la rabia es común en la zona, hay que asumir que el animal tiene rabias. La diagnosis puede confirmarse sacando cuidadosamente el cerebro (utilizando guantes para evitar ser expuesto al tejido del cerebro) para que posteriormente en un laboratorio se haga uno de los siguientes exámenes:

1. *La prueba de inmunofluorescencia directa:* una prueba rápida y efectiva, pero que requiere de tejido cerebral fresco que ha sido guardado en hielo.
2. *Inoculación Suspensión de cerebro de ratones:* Una prueba preciso que requiere tejido fresco de cerebro, pero es más lento que una prueba inmunofluorescencia.
3. *La Prueba Cuerpos de Negri:* Es una prueba menos preciso (puede no identificar la rabia en algunos casos), pero la ventaja es que no requiere de tejido cerebral fresco. Quiere decir, que se puede colocar el cerebro en una solución de 50% glicerina o 10% de formalina y transportarlo por largas distancias. Sin embargo, dado que la prueba es menos precisa, las personas mordidas por un animal deben recibir las vacunas anti-rábicas aún si esta prueba sale negativa.

En muchas zonas alejadas, hacer pruebas de laboratorio es imposible, y por lo tanto se tiene que seguir las siguientes medidas.

Medidas para tomar si se sospecha de un caso de rabia (sin acceso a un laboratorio para una reconfirmación):

> **¡Lave todas las mordidas minuciosamente con jabón y agua, y,** si es disponible un desinfectante!

1. Se debe lavar inmediatamente las heridas de las mordeduras (en animales o humanos) con agua y jabón y si es posible con un desinfectante. Use guantes para lavar las heridas para evitar ser expuestos al virus de la rabia.
2. Todas las personas mordidas deben comenzar con la vacuna post-exposición rabies lo más pronto posible. **Nota:** Si las mordidas son cerca a la cabeza, es aún más apremiante recibir las vacunas post-exposición dado que el virus llegará más rápido al cerebro
3. Si el animal está actuando muy rara y agresivo, se debe matarlo lo más pronto posible par evitar mayor sufrimiento y mayor difusión de la rabia. Al mismo tiempo, asegure que todas las personas que han sido expuestas al virus se someten al programa completo de vacunación post-exposición. Si no lo mata, agarre al

animal y átelo dentro de un corral o establo para tenerlo bajo observación 14 días. Sigua dándole alimento y agua. Si sigue vivo después de 14 días, se puede eliminar a la rabia como el diagnostico y las personas recibiendo el programa de vacunación pueden suspenderlo. Si al animal le viene una parálisis y se muere durante el periodo de 14 días, se puede asumir es un caso de rabia. Asegure que todas las personas expuestas completen el programa de vacunación post-exposición.

Las Vacunas contra la Rabia

Existen muchos tipos de vacunas utilizados alrededor del mundo Sin embargo, se puede clasificar a todas en dos grupos generales:

1. **Vacunas pre-exposición** son inyecciones aplicadas en intervalos regulares (por ejemplo, cada año) antes de posibles contactos con la Rabia. Consulte a un veterinario local para más información sobre que vacunas están disponibles en su zona para animales. Para animales silvestres, hay vacunas pre-exposición efectivas que se puede aplicar dejando la vacuna impregnada en alimentos que ellos van a comer.
2. **Vacunas post-exposición** es una serie de inyecciones que se aplican después de un posible contacto con un animal rabioso. Este tratamiento normalmente es efectivo en evitar el desarrollo de la rabia si se aplica *antes de que comiencen los síntomas* en el animal/persona expuesta a la enfermedad.
   El Control / Prevención: Todos los perros en la zona deben ser vacunados en forma regular con una vacuna **pre-exposición** contra la rabia. Las ASAs juntamente con la comunidad pueden organizar una campaña de vacunación. Deben pedir apoyo a los veterinarios del gobierno.

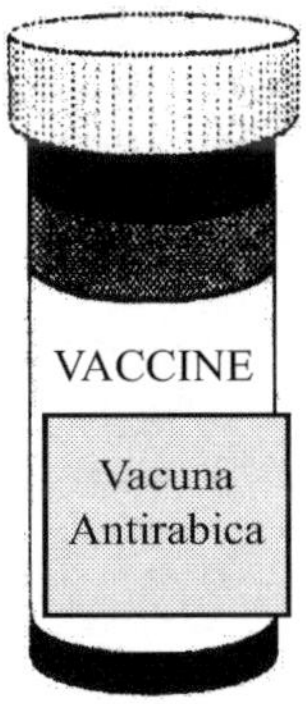

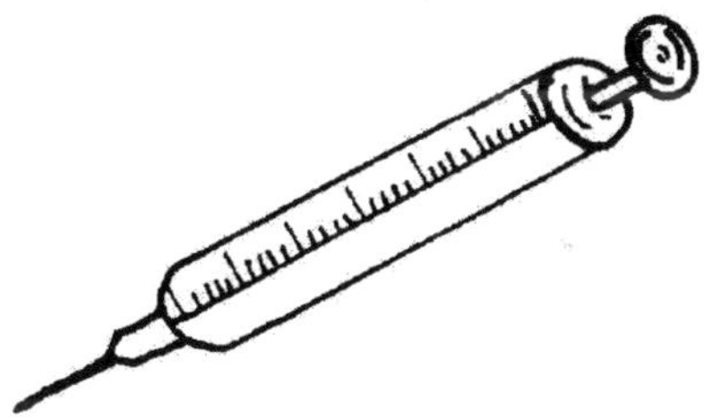

17.1.2 La Cetosis/Acetonemia en Bovinos y Ovinos ("Toxemia de la Preñez" o "Hipoglicemia")

Esta no es una enfermedad infecciosa. Ocurre en vacas a las pocas semanas de haber parido y en las ovejas (y rara vez en vacas) durante las últimas etapas de la preñez. Cuando ocurre durante las últimas etapas de la preñez, se llama "toxemia de la preñez", y afecta principalmente a las ovejas cargadas con mellizos y trillizos. Las vacas o ovejas que están gordas durante la preñez son más susceptibles de sufrir de la cetosis. En vacas, la cetosis (acetonemia) después de parir normalmente, es una complicación de otro problema como son la mastitis, metritis, neumonía o problemas estomacales que provocan que la vaca deja de comer, resultando en un nivel bajo de azucares en la sangre (hipoglicemia) En las ovejas, la acetonemia resulta del hecho que la hembra no está ingiriendo suficientes calorías para llenar la demanda de energía de los 2 o 3 fetos más sus propios requerimientos. Ver páginas 271-272.

Síntomas/Diagnóstico: Los síntomas no son muy precisos. La mayoría de las vacas y ovejas con cetosis dejan de comer y se vuelven lánguidos. También, pueden ser afectados neurológicamente (actuar de forma rara). La producción de leche se disminuye. Las ovejas (y vacas) con la toxemia de la preñez muchas veces mueren.

El Tratamiento de cetosis en vacas:

1. Aplicar 500 ml de 50% glucosa en la vena.
2. Dar glicol de propileno o glicerol dos veces al día.
3. Curar a cualquier otro problema que está afectando a la vaca.

El Tratamiento de la toxemia de la preñez toxemia en las ovejas (y a veces en vacas)

1. Dar glicol de propileno o glicerol dos veces al día.
2. Considerar efectuar una cesárea para sacar a los fetos, especialmente si la madre es de mucho valor. Si se hace suficiente tarde en la preñez las crías tal vez sobreviven.
3. Proveer alimento y agua de alta calidad para motivar el animal a comer (un técnico o ASA pude inclusive moler el alimento y darlo por medio de un tubo estomacal.
4. Proveer una buena protección contra los elementos.

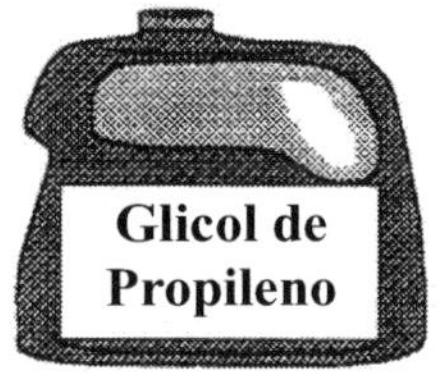

Nota: La toxemia de la preñez es difícil curar; probablemente el animal morirá, especialmente si no comienza el tratamiento temprano

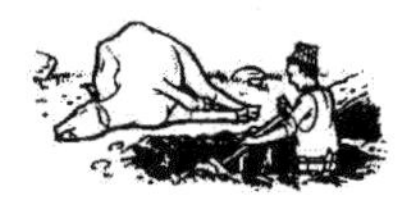

La Prevención/Control: No permita que las vacas o ovejas se engordan demasiado durante la preñez. Hay que dar suficiente alimento durante las últimas etapas de la preñez. Si una vaca recién parida se enferma con mastitis, o metritis comience la curación inmediatamente.

Nota: A veces, ayuda hacer caminar a todo el rebaño de ovejas. Observe regularmente si hay síntomas en algunas ovejas, y curar inmediatamente.

17.1.3 Toxicidades Comunes e Intoxicaciones

Resumen

La palabra **"toxicidad"** significa lo mismo que intoxicación. Quiere decir que un animal ha ingerido una sustancia que no puede procesar (un veneno), resultando en un efecto dañino o "tóxico" al cuerpo. Muchas sustancias no son tóxicas en pequeñas cantidades, pero sí en dosis más grandes. La presencia de una toxina en la sangre se llama "***toxemia.***" Los síntomas de una toxicidad varían dependiendo del tipo de veneno ingerido al cuerpo. No está en el alcance de este libro hacer un repaso de todas las toxicidades, pero hemos incluido las más comunes en los diferentes capítulos según el sistema corporal afectado. La acción a tomar más importante cuando se sospecha de una toxicidad es trabajar una buena historia. Examine el área donde el animal ha estado (para ver si hay plantas tóxicas, venenos para ratas, etc.), verifique el alimento, agua, y los medicamentos que ha recibido (incluyendo la cantidad o dosis). Consulte si hay otros animales en la zona con los mismos síntomas. Conduzca un examen completo del animal afectado.

Ejemplos de diferentes tipos de intoxicaciones:

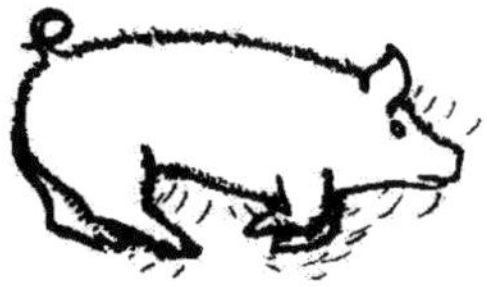

Intoxicación salina es una condición que se da más comúnmente en los cerdos. Normalmente, el cuerpo necesita sal para mantenerse saludable. Sin embargo, si el cerdo no ingiere suficiente agua mientras que come una cantidad normal de sal en su dieta, la sal en realidad comienza a actuar como un veneno dado que se concentra demasiado. El cerdo tiembla, entra en convulsiones y pude morir. Ver páginas 55, 269, 313.

Intoxicación por picada de víbora es otro tipo de intoxicación. El veneno de las víboras, aun en pequeñas cantidades, provoca efectos dañinos en el cuerpo.

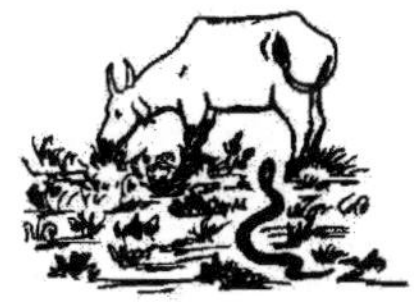

Una toxemia es una condición que se da como resultado de varias enfermedades como la septicemia hemorrágica, metritis, mastitis y las infecciones del ombligo. Las bacterias fabrican toxinas que se trasladan por la sangre y actúan como un veneno en el cuerpo. Estas toxinas afectan muchos órganos distintos y el animal puede enfermarse gravemente en varios sistemas del cuerpo al mismo tiempo. Esta es una condición muy seria y muchas veces resulta en la muerte.

Intoxicaciones Comunes

Los animales comúnmente sufren de intoxicaciones debido a:

- Comer demasiados granos de golpe Ver página185.
- Ingerir venenos (plantas y otros) Ver página 80.
- Picadas de víboras e insectos Ver página 82.
- Tocar o ingerir algunos tipos de insecticidas Ver página 83.
- Ingerir suplementos minerales, o alimento salado, sin suficiente agua Ver página 55.
- Toxemia de enfermedades infecciosas como septicemia hemorrágica metritis, mastitis, infecciones de ombligo, etc. Ver página 267.

17.2 SI ANDAN EN CIRCULOS, HAY CEGUERA, O APRETAN LA CABEZA CONTRA OBJETOS

17.2.1 Listeriosis

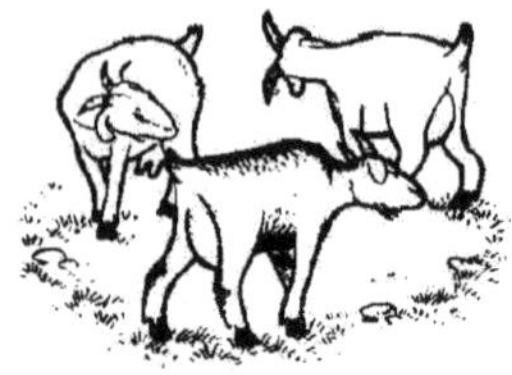

Se ve esta enfermedad más en los rumiantes. Es causada por una bacteria que muchas veces se asocia con comer ensilaje podrido. También es considerada una Enfermedad de Salud Pública, dado que la bacteria puede provocar abortos y la muerte en personas si comen queso o toman leche cruda, o si tocan el feto abortado o la placenta de la madre infectada. Ver página 280.

Síntomas/Diagnóstico: Se puede confundir esta enfermedad con la rabia (Ver página 251), con una deficiencia de Vitamina A (Ver página 311), con Gid (ver página 338) y con una infección en el odio interior profundo. (Ver página 257).

1. Los animales se ven débiles y deprimidos. Están con fiebre.
2. Los animales actúan como si fueren ciegos. Su cabeza se inclina a un lado. Tal vez andan en círculos. Pueden estar empujando contra una pared con la cabeza Los músculos de la cara muchas veces están paralizados.
3. Eventualmente el animal colapsa y muere.
4. Si el animal llega a enfermarse gravemente, usualmente muere aún con tratamiento. Los caprinos y ovinos mueren rápido, dentro de los 3 días. Los bovinos sobreviven más, tal vez hasta dos semanas.
5. A veces los animales con Listeriosis no demuestran ninguno de estos síntomas simplemente abortan.

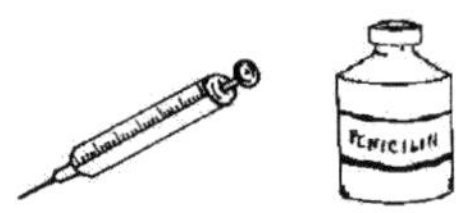

El Tratamiento: Los animales pueden sobrevivir dándoles penicilina antes que se enferman demasiado. Si no hay penicilina disponible, use tetraciclina.

La Prevención/Control: No se debe dar ensilaje podrido a los animales. Se debe enterrar la placenta y fetos muertos de abortos. Recuerde, los humanos pueden enfermarse de esta enfermedad. Por lo tanto se deben manipular, la placenta y el feto abortado con guantes plásticos.

17.2.2 Parásitos en el Cerebro

Algunos parásitos tienen etapas inmaduras que pueden trasladarse al cerebro del animal. Cuando esto ocurre, muchas veces parece ciego, anda en círculos , o aprieta su cabeza contra la pared etc. Algunos ejemplos son:

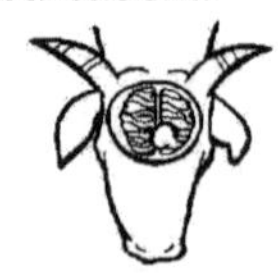

Quistes de tenia en el cerebro (“Gid”)	Ver página 338.
Una asta rota infestada con larvas	Ver página 225.

17.2.3 Deficiencia de Vitamina A

La deficiencia de Vitamina A puede causar que los animales pierdan la vista de noche. Algunos animales, especialmente bovinos, tropezarán, y andarán raramente.

17.3 CABEZA INCLINADA

Hay varias enfermedades que causan que los animales andan con su cabeza inclinada en una posición notablemente anormal. Aún que pueden comportarse de forma rara, estos animales normalmente no se vuelven agresivos como algunos animales afectados por la rabia.

17.3.1 Infecciones del Oído

Una infección del oído se llama **otitis**. Una infección seria del oído que se ha extendido hasta el oído interior muchas veces provoca que el animal incline su cabeza a un lado. Los animales con infecciones en el oído interior muchas veces están alertas y usualmente comen y toman agua. Ver Capítulo 20.

El control de los ácaros del oído es un paso importante para el control de otitis – especialmente en conejos. Ver Capítulo 9. Las lesiones y picadas de otros insectos también pueden causar infecciones del oído. Es importante curar las infecciones sencillas antes que penetran más adentro del oído.

Los Síntomas:

- Animales que tienen infecciones en el oído a menudo rasgan sus oídos.
- A veces se nota descargas de pus o sangre en el mismo.
- En infecciones severas, la cabeza se inclina a un lado.
- La infección puede estar acompañada con fiebre.

El Diagnóstico: Basado en los síntomas.

El Tratamiento:

Para *infecciones sencillas* (la cabeza no está inclinada)

- Limpie el oído exterior con una solución diluida de desinfectante/ antiséptico. (No vierta líquido a los oídos de caballos, mulas o burros).
- Use un ungüento antibiótico (ungüentos oculares sirven bien) o Benzoato de bencilo.
- Aplique una inyección de antibiótico si hay fiebre.

Para *e infecciones severas* (la cabeza está inclinada a un lado):

- Aplique tetraciclina o penicilina (IM) para dos semanas

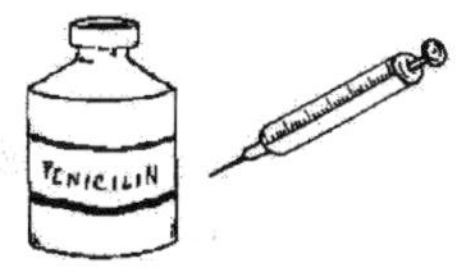

El Control: Haga el control de ácaros, garrapatas y otros parásitos.

17.3.2 Parásitos en el Cerebro

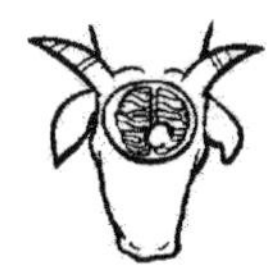

Ver "Gid." Página 338.

17.4 RIGIDEZ, TEMBLADERA, CONVULSIONES

17.4.1 Convulsiones y Coma

Muchos problemas comienzan con el animal actuando excitado y temblando; luego demuestran rigidez y convulsiones. Muchas veces la enfermedad deja inconsciente al animal seguido de la muerte. Tomar una buena historia clínica es muy importante en estos casos.

Los siguientes problemas a menudo terminan en convulsiones y coma:

-Ingerir Venenos	Ver página 83.
-Tétano	Ver página 258.
-La Rabia	Ver página 251.
-Pseudorabia	Ver página 249.
-Fiebre de Leche	Ver página 270.
-Hipomagnesemia	Ver página 271.
-Intoxicación salina (cerdos)	Ver página 313.

17.4.2 El Tétano

Esta es una enfermedad infecciosa encontrada en todo el mundo. Es causada por la bacteria, *Clostridium tetani*, que se multiplica en las heridas y otros lugares que no están expuestos al aire. Se encuentren las bacterias en las heces de los humanos y animales como también en el suelo.

Si estas bacterias entran a lo profundo de una herida, al útero, cordones umbilicales o heridas de castraciones donde no hay aire, se multiplican y producen una toxina (veneno). La toxina se difunde por todo el cuerpo y afecta a los nervios.

Los caballos son muy sensibles a esta enfermedad. Los bovinos, ovejas, caprinos, y cerdos también pueden infectarse. Los humanos pueden infectarse si el organismo entra por una herida o por el útero. Las crías recién nacidas pueden enfermarse si el cordón umbilical se ensucia y si la madre de la cría no fue vacunada contra el tétano (llamado Toxoides de Tétanos).

Síntomas: Se empiezan a ver los síntomas aproximadamente una semana después de la entrada de la bacteria al cuerpo. A veces, ni se ve una herida.

1. Falta de apetito.
2. Rigidez en los musculos de la cola, orejas, mandíbulas, cuello y piernas. En cerdos, las orejas y la cola se paran rectos.
3. Un tercer párpado sale sobre el globo ocular. (Se ve como una tapa roja saliendo de la orilla interior del ojo.)
4. Convulsiones o temblores particularmente en respuesta a ruidos fuertes.
5. Herida(s), cordón umbilical o útero infectado.
6. Muerte debido a inanición, falta de agua o asfixia por el debilitamiento de los músculos respiratorios.

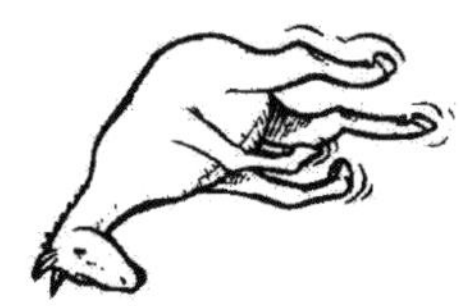

Diagnóstico: Basado en los síntomas.

Tratamiento:

1. Limpiar completamente y desinfectar cualquier herida.
2. Inyecte grandes dosis de penicilina IM o SC; y colocar antibióticos (preferiblemente penicilina) en la herida.
3. En algunos países hay una anti-toxina disponible para desactivar la toxina (queda en el cuerpo aún después de que muere el organismo del tétano). Sin embargo, la dosis requerida para curar un animal grande con una anti-toxina normalmente hace que no sea factible el tratamiento.
4. Provee alimento y agua limpia. Ayude al animal a comer y tomar si es necesario.

El Control/Prevención: Es difícil tratar al tétano; pero se lo puede prevenir.

1. **Vacunar con Toxoides de Tétanos**: En algunos países, todos los caballos son vacunados con Toxoides de tétanos. En los países en vías de desarrollo, normalmente está disponible solo para mujeres embarazadas; pero no para animales. Si hay aplique según las instrucciones en la etiqueta.

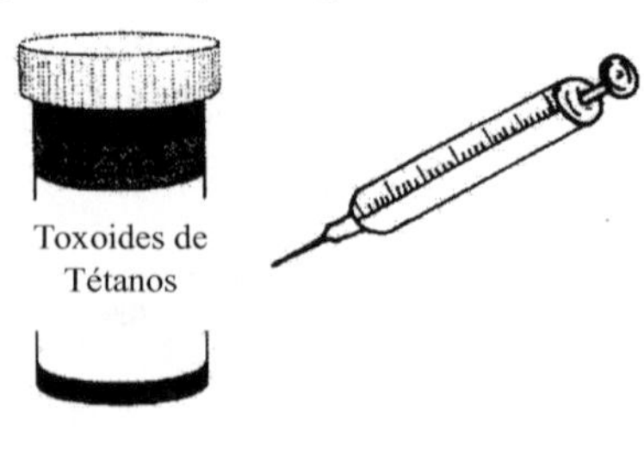

2. **Al castrar,** tenga cuidado y use técnica aséptica. Si el tétano es un problema grave en su zona, inyecte a los caballos y a los cerdos penicilina de larga acción como norma en la castración.

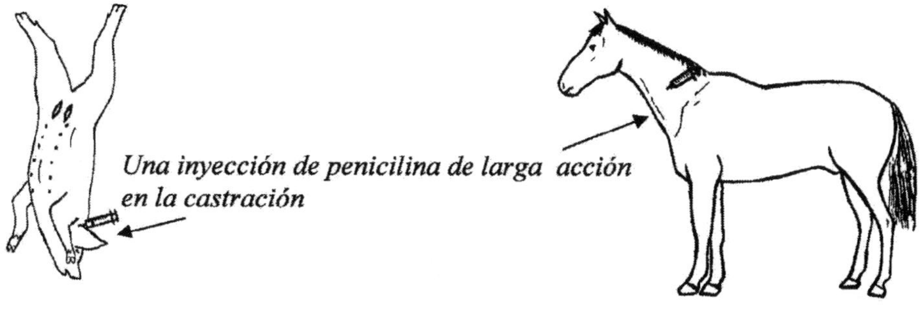
Una inyección de penicilina de larga acción
en la castración

17.5.0 PARÁLISIS

Para que un animal pueda mover las distintas partes de su cuerpo y los músculos, tienen que estar funcionando normalmente. Adicionalmente, los nervios que van hacia los músculos tienen que estar funcionando correctamente.
La parálisis es el término que refiere a la condición cuando un animal no puede mover cierta parte de su cuerpo. Muchas veces es provocada por daño a los nervios.

Síntomas/Diagnóstico:

1. Parálisis causada por **lesiones**: A veces solo una pierna se encuentra paralizada, pero más a menudo las dos piernas traseras están paralizadas y el animal no puede parase. Muchas veces esto se debe a un accidente donde el animal ha caído y dañó a su cordón espinal. O, puede ocurrir por daños a los nervios de las piernas durante el parto.
   Nota: Los animales pesados que no pueden levantarse por alguna razón, pueden sufrir daño permanente a los nervios y músculos que se aplastan por su propio peso. (Especialmente si están echados en una superficie dura).

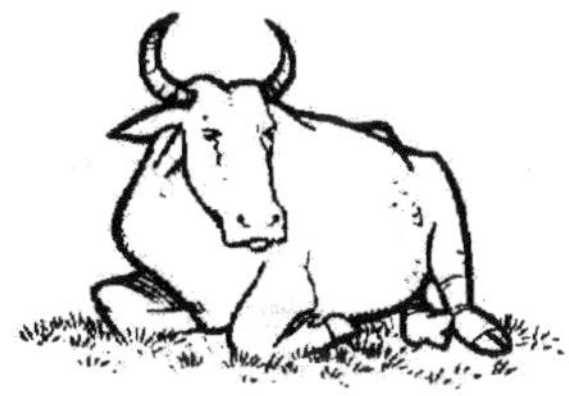

2. Parálisis provocada por **deficiencias nutricionales:**
   a. **Aguda:** Esto puede ocurrir por la deficiencia de calcio en el momento del parto (Ver página 270); o por deficiencia de magnesio cuando come mucho pasto fresco (Ver páginas 272, 310).
   b. **Crónica:** Un animal delgado y mal nutrido simplemente puede hacerse más flaco y débil con el tiempo. Eventualmente, llega al punto de no poder andar o moverse.
3. Parálisis por **causas no determinadas:** A veces es imposible determinar la razón de la parálisis.

Tratamiento: Para todos los casos, el tratamiento es básicamente el mismo. (Ver página 148, "vaca caída"). Si la columna vertebral está dañada no hay tratamiento. El dueño o el técnico/ASA solo puede proveer un cuidado complementario, calmantes, y medicamentos anti-inflamatorios (como aspirina) cuando se ve que el animal está incómodo. Espere algunas semanas para observar si el animal mejora por si solo.

18.0 Los Sistemas Circulatorio, Sanguíneo y Linfático

18.1 EL SISTEMA CIRCULATORIO

18.1.1 Un Repaso Del Sistema Circulatorio

El sistema circulatorio lleva la sangre a todas partes del cuerpo. La sangre lleva el alimento y el agua a las células del cuerpo y también saca los desechos. Los sistemas circulatorio, respiratorio y sanguíneo trabajan juntos para proveer oxigeno a las células del cuerpo. El oxígeno es esencial para mantener vivas las células para poder cumplir sus funciones. El sistema circulatorio se compone del corazón, arterias, venas y capilares.

Un Diagrama del Sistema Circulatorio

Nota: Las arterias principales están con sombra. Las venas principales blancas.

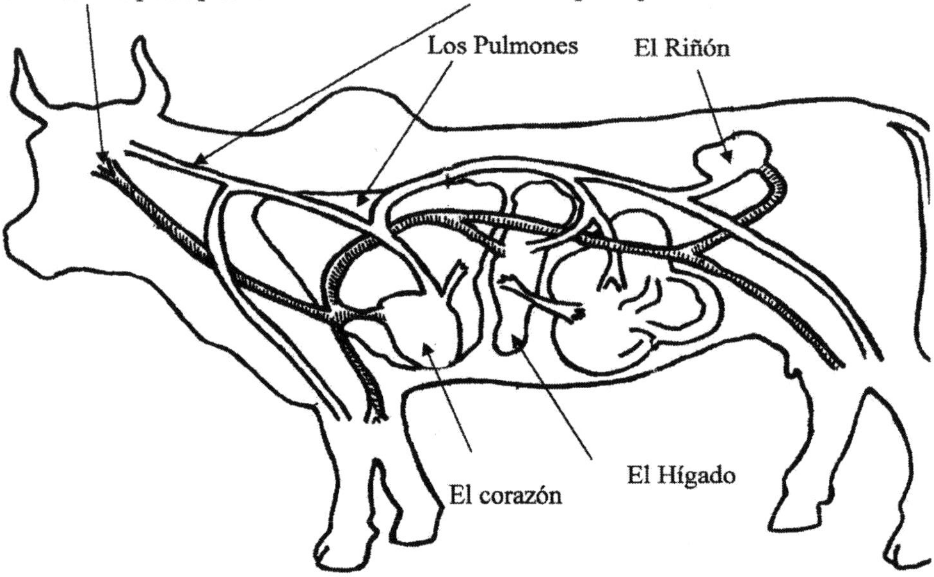

Problemas Asociados con el Sistema Circulatorio

Son muy pocos los problemas comunes del sistema circulatorio. Los problemas como el ascáride "heartworms" (común en perros) no son tocados en este libro.

La Enfermedad de Hardware (Reticulopericarditis traumática)

Si el corazón deja de bombear sangre, un animal morirá casi instantáneamente. Una falla cardiaca en animales comúnmente se relaciona con haber ingerido accidentalmente un clavo o alambre. Una vez ingerida, estos fierros penetran la pared del estomago y el diafragma y luego pinchan al corazón. Está condición es denominada "hardware disease" en inglés y es explicado con más detalle en el capítulo sobre el sistema digestivo. Ver página 189.

Shock o Insuficiencia Cardiaca
Este es un término para referirse a una falla en el funcionamiento normal del sistema circulatorio. La insuficiencia puede resultar de una pérdida de sangre, una infección grave, un absceso interno que revienta o una lesión. Se habla sobre el tema bajo Primeros Auxilios. Ver página 85.

18.2 EL SISTEMA SANGUÍNEO

18.2.1 Un Repaso del Sistema Sanguíneo

El sistema sanguíneo está formado por células sanguíneas rojas, células sanguíneas blancas, plaquetas, y plasma (suero de la sangre).

Funciones del Sistema Sanguíneo:

- Llevar alimento y agua a los tejidos.
- Transportar oxígeno a las células.
- Sacar el dióxido de carbono y otros desechos de los tejidos.
- Proteger el cuerpo de las bacterias y toxinas (Inmunidad, Ver página 89).
- Proveer los materiales necesarios a las glándulas para que puedan segregar.
- Distribuir hormonas y enzimas.
- Radiar calor a través de todo el cuerpo.
- Parar una hemorragia con la formación de coágulos.

18.2.2 Problemas que Afectan al Sistema Sanguíneo

Anemia
Anemia es la condición de "sangre delgada" debido a la deficiencia de células sanguíneas rojas en la sangre. Esta sangre "delgada" no puede llevar suficiente oxígeno a todos los tejidos del cuerpo. Usualmente, la anemia es provocada por parásitos internos o externos, como también de cualquier enfermedad crónica que destruye las células rojas de la sangre. (Como ser la babesia).

Síntomas: Se explican los síntomas en la sección de parasitología. Ver página 329.

- Color pálido debajo de los párpados (en vez de un rosado saludable).
- A veces se acumula líquido debajo de la mandíbula.
- Letárgico, falta de energía.

Diagnóstico:

- Si no hay equipos de laboratorio especializados, el diagnóstico se basa en los signos clínicos.
- En el laboratorio, un técnico puede contar el número de células rojas en una muestra sanguínea o puede medir la cantidad de hemoglobina (la sustancia que se encuentra dentro de las células rojas.

Tratamiento:

- Haga el tratamiento para controlar parásitos internos.
- Si existen, haga el tratamiento para el control de parásitos externos.
- Cure cualquier condición crónica existente.
- Déle una dieta bien equilibrada nutricionalmente.

Control:

- Un tratamiento en forma regular para los trematodos y larvas y un buen control de parásitos externos evitará la mayoría de los problemas.
- Una buena dieta es fundamental para evitar la anemia.

Cáncer de la Sangre:
Hay ciertos tipos de cáncer que afectan las células de la sangre. Un tipo es la "leucemia" que puede ser diagnosticada con una muestra de sangre. La leucemia interfiere con la capacidad del cuerpa construir inmunidad. No hay un buen tratamiento para los animales con leucemia. Ver página 273.

18.3 EL SISTEMA LINFÁTICO

18.3.1 Un Repaso del Sistema Linfático

El sistema linfático se compone de los nódulos linfáticos y los vasos linfáticos.

Las Funciones del Sistema Linfático

- El sistema linfático se comunica con el sistema circulatorio. Toma agua y líquidos de los tejidos y los lleva de vuelta a la sangre.
- El sistema linfático también ayuda proteger al cuerpo. Trabaja con las células blancas sanguíneas para eliminar varios gérmenes cuando entran al cuerpo.

Los Nódulos Linfáticos
Los nódulos linfáticos (también llamada glándulas linfáticas) están ubicados por todo el cuerpo incluyendo en el cuello, entre las piernas traseras, en el pecho y en el abdomen. Estos nódulos actúan como un filtro, sacando las células y organismos muertos (como agentes virales y virus bacterianos) que no deben estar en la sangre. Las células blancas sanguíneas también se multiplican en los nódulos linfáticos.
Si cualquier nódulo linfático se agranda, hay una probabilidad de una infección en alguna parte del cuerpo, o más raramente un cáncer. Al abrir un animal muerto, observe para determinar si hay nódulos hinchados. Para diagnosticar algunas enfermedades, es importante sacar y juntar varios nódulos linfáticos y colocarlos en formalina o alcohol. Se deben enviar estas muestras al laboratorio para ser examinadas. Si fuera posible pregunte al laboratorio exactamente que muestras necesita y cómo tomarlas.

La Inspección de la Carne
Cuando se sacrifican los animales en un camal, muchas veces se inspecciona la carne para ver si hay señas de cualquier enfermedad que podría afectar a los humanos. Primeramente, el inspector observa a los nódulos para ver si hay indicios de una infección. Normalmente no se puede vender la carne si hay señas de una infección.

19.0 El Sistema Endocrino

19.1 REPASO DEL SISTEMA ENDOCRINO

El sistema endocrino está formado por las glándulas y hormonas. Las glándulas están ubicadas en diferentes partes del cuerpo y producen las hormonas. Una hormona es la sustancia química que, una vez producida por una glándula, entra a la sangre y se traslada por todo el cuerpo. Las hormonas actúan como "mensajeros químicos" para controlar el trabajo de diferentes órganos. La función de las hormonas reproductivas está explicada en el Capítulo 10. Ver página 131. Otras hormonas controlan el crecimiento, la presión sanguínea, el equilibrio químico en la sangre y los tejidos como también la coordinación entre muchos sistemas dentro del cuerpo. En este capítulo se explicará sobre el aspecto del sistema endocrino que afecta el trabajo del los ASAs.

La Glándula Pituitaria Posterior y la Oxitocina

La oxitocina es una hormona producida en la glándula pituitaria posterior, en el cerebro. Cuando un animal bebe o comienza a amamantar, la glándula pituitaria de la madre libera oxitocina que afecta al útero y la ubre. La oxitocina tiene dos funciones principales.

1. Provocan la contracción de los músculos del útero durante el parto (para expulsar a la cría y la placenta
2. Causa la bajada de la leche de la ubre hacia los pezones.

Usos prácticos de la Oxitocina: A veces se inyecta oxitocina a la cerda durante el parto para apurar el nacimiento de los lechoncillos. La oxitocina también ayuda a expulsar la placenta y otras secreciones del útero; o después de tratar un prolapso del útero, estimula la contracción del útero.

La Glándula Tiroides y el Bocio

La glándula tiroides consta de dos partes, una a cada lado de la tráquea justo debajo de la laringe. La función de la tiroides es sacar el iodo de la sangre y usarlo para hacer una hormona llamada "hormona de crecimiento". Esta hormona es necesaria para el desarrollo normal del cerebro y del cuerpo.

"El Bocio" es el término utilizado para referir a una glándula tiroides agrandada. Un bocio resulta de la deficiencia del iodo. La glándula tiroides se agranda en su esfuerzo por elaborar más de la hormona de crecimiento, a pesar de la falta de iodo. El Bocio (o deficiencia de iodo) es más grave en los fetos y animales menores resultando en fetos muertos al nacer, retraso en el crecimiento, debilidad, y retraso mental. Si las crías de los bovinos, ovinos o caprinos nacen muertos, siempre hay que observar si hay un bocio. Si encuentra un bocio, proporcione "sal iodada" a las demás madres preñadas. Ver página 310.

Glándulas Adrenales y Esteroides

Las glándulas adrenales o suprarrenales son dos pequeñas glándulas ubicadas cerca a los riñones. Las hormonas producidas por estas glándulas comúnmente son llamadas los "esteroides", "corticoides" o "cortisona"

Esteroides, Corticoides y Cortisona

Las ASAs y otros técnicos tienen que saber de estas hormonas dado que muchas veces se las usa y se las abusa en inyecciones. Comúnmente se las llama "inyecciones de esteroides". Dexametasona es un esteroide usado en la medicina veterinaria para reducir inflamaciones y curar reacciones alérgicas. Ver página 85.

Precaución: Los esteroides reducen la capacidad del animal a defenderse de infecciones y pueden provocar el aborto. No utilice los esteroides en un animal con infección o que esté peñada.

20.0 Órganos de Los Sentidos Especiales

REPASO

Los nervios sensorios, traen sensaciones generales de todas las partes del cuerpo al cerebro. Los cuatro órganos más importantes que proveen sentidos especiales son:

la lengua, para el sentido del gusto.
la nariz, para el sentido del olfato.
el ojo, para el sentido de la vista.
la oreja, para el sentido del oído.

20.1 LA LENGUA

La lengua no solo es importante para saborear sino también para lamer, masticar, tragar y vocalizar. Las dolencias de la lengua son explicadas en el capítulo del sistema Digestivo. Ver página 182.

20.2 LA NARIZ

La nariz es importante para oler, respirar y para realzar el apetito.

20.3 EL OJO

El ojo es un órgano complejo y delicado. Está protegido por los huesos que rodean, los párpados, las pestañas, las cejas y las lágrimas. La luz entra al ojo por la cornea (superficie exterior) y luego por una abertura (llamado la pupila), para después pasar por un lente que ayuda a clarificar o enfocar lo que se está viendo. La luz finalmente golpea el fondo del ojo llamado la retina que envía el mensaje (de lo que se está viendo) por el nervio óptico al cerebro para ser interpretado. La función de la pupila es permitir que entre la cantidad correcta de luz al ojo. Cuando hay bastante luz, la pupila se reduce para permitir que solo una pequeña cantidad de luz entre. Cuando hay poca luz, la pupila se abre para que entre la máxima cantidad de luz.

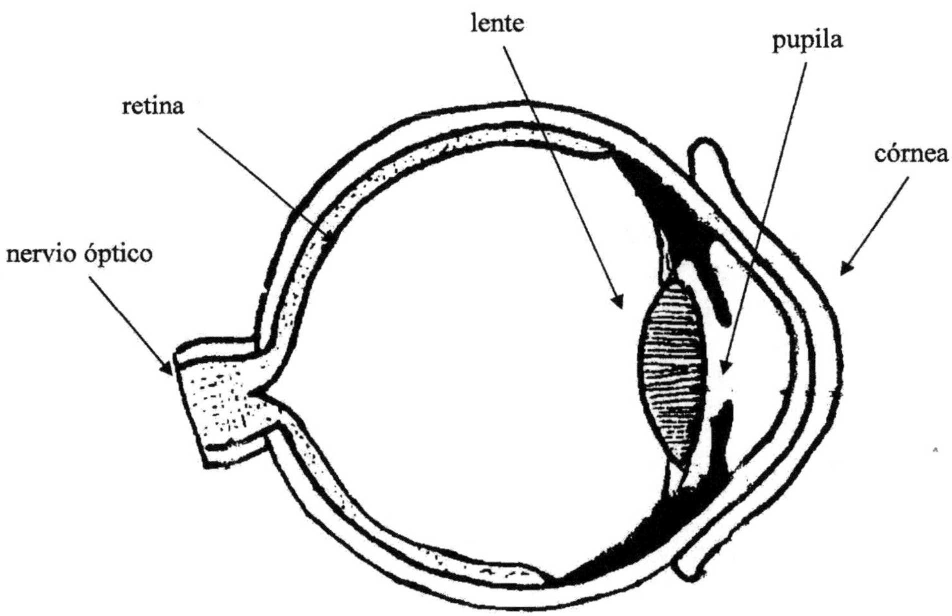

20.3.1 Heridas o infecciones en el ojo

Las heridas o infecciones en el ojo resultan en un exceso de lágrimas, parpadeo, supuraciones o nubosidad del ojo. La inflamación del tejido rosado alrededor del ojo se llama "conjuntivitis." En los bovinos, un tipo de mosca puede portar una bacteria que causa el "ojo rosado." En algunos lugares, los vacunos padecen de un cáncer del ojo, especialmente ojos con pelos blancos a su alrededor. Ver página 85.

Diagnóstico:

- Sujete correctamente al animal y lave sus manos.
- Examine el ojo por la presencia de cualquier objeto foráneo. También observe por rasguños o úlceras en la cornea (superficie delantera del ojo). Una cornea rasgada o con úlcera es muy dolorida y provoca mucho parpadeo, sensibilidad a la luz, lagrimeo y a veces hinchazón (el animal ni puede abrir el ojo). Una cornea lastimada puede verse nublosa. A veces un rasguño puede ser difícil detectar aunque esté causando mucho sufrimiento al animal. Si está disponible, un tinte especial (llamado "flourescein") puede colocarse en el ojo para detectar cualquier rasguño (el tinte causa que el rasguño toma un color de verde subido).
- Si no hay señas de una herida, examine la conjuntiva (tejido rosado alrededor del ojo). Si está rojo y con mucho moco, puede estar infectado.
- Trate de determinar si la condición es aguda o crónica (pregunte al dueño por cuanto tiempo ha existido la condición). Los problemas crónicas son más difíciles y a veces es inútil tratar.
- Los vacunos con cáncer del ojo tienen una corteza o costra gruesa, que invade el tejido alrededor del ojo y sobre su superficie.

El tratamiento de un ojo lesionado o infectado:

- Sujete al animal correctamente.
- Enjuague al ojo con agua hervida (enfriada). Si está disponible, agregue ácido bórico a razón de 1 ml ácido bórico por 100 ml de agua. Use algodón absorbente u otro material suave y limpio para asear alrededor del ojo.
- Saque cualquier material foráneo, si es posible hacerlo.
- Aplique un ungüento antibiótico, o gotas especiales fabricadas para los ojos (normalmente denominados "oftálmicos" o "para uso en los ojos"). Se debe aplicar la crema por lo menos dos veces al día y las gotas 6 veces al día. (Las gotas son menos prácticos para uso en el ganado).
- Mantenga al animal en un lugar con sombra u oscuro dado que la luz solar es molestosa para un ojo lesionado.

Nota: No hay tratamiento para el cáncer del ojo.

Precaución:

- Solo utilice cremas o gotas fabricadas especialmente para los ojos.
- Nunca usa un ungüento o crema que contiene esteroides en un ojo lesionado o infectado dado que los esteroides pueden empeorar el problema.

20.3.2 Como sacar gusanos del ojo

- Diluye una anestesia local estéril con agua destilado para hacer una solución de aproximadamente 0.5% y lance varios choros de unos milímetros del ojo. Espere varios minutos y lave el ojo con abundante agua destilada. Los gusanos deben salir con la lavada del agua destilada. Ver página 86.

20.4 EL OIDO

El oído se divide en tres partes:

1. El oído externo es la parte del oído que se ve afuera de la cabeza (la oreja), como también de la abertura hacia las otras partes del oído.

2. El oído medio consiste de una membrana, llamado el "tímpano", que juntamente con huesitos finitos a los cuales está conectado con el externo, vibran cuando el sonido entra. El oído medio también está conectado a la garganta por un ducto pequeño.

3. El oído interno es la parte interior que está conectado directamente al cerebro.

20.4.1 La Otitis

Una infección del oído es conocido como una otitis, que normalmente es causado por bacterias. Una otitis no es muy común en las especies pecuarias incluyendo a los caballos, pero puede darse por medio de heridas o picadas de insectos en el oído. Los ácaros del oído también pueden provocar infecciones, especialmente en los conejos.

Síntomas:

- El animal muchas veces sacude su cabeza y rasga su oreja por que le pica.
- En infecciones graves, sangre o pus puede salir del oído.
- El animal también puede estar con fiebre.

Diagnóstico:

Basado en los síntomas.

Tratamiento:

- Lave el oído minuciosamente con agua limpia o una solución diluida de un desinfectante o antiséptico el (agua oxigenada funciona muy bien) **La Excepción: No** vierta líquido en los oídos de caballos, mulas o burros.
- Seque el oído utilizando un algodón o tela limpia.
- Ponga un ungüento o crema antibiótico o benzoato de bencilo en el oído
- Coloque una inyección de antibiótico si el animal tiene fiebre.

21.0 Enfermedades Diversas

Este capítulo incluye condiciones que no "pertenecen" a un sistema en particular del cuerpo. También incluye algunas enfermedades que son menos comunes.

21.1 DOLENCIAS QUE AFECTAN A MAS QUE UN SISTEMA

21.1.1 Toxemia

Una toxina es una sustancia que actúa como un veneno en el cuerpo. Una "toxemia" refiere a una toxina en la sangre que provoca una dolencia grave en muchos sistemas del cuerpo y a veces la muerte. Una toxemia puede resultar de enfermedades o condiciones como SH, metritis, mastitis o infecciones del ombligo. Ver páginas 154-6, 196, 205. El ASA debe tratar de determinar la causa de la toxemia.

Síntomas/Diagnosis:

- Pobre circulación de la sangre evidenciada por un pulso débil y acelerado.
- Las encías alrededor de los dientes, la piel adentro de la vulva o la conjuntiva (tejido alrededor del ojo) se vuelven un color rojo oscuro o morado.
- A veces se presenta una fiebre inicialmente; pero mientras que progrese la toxemia, la temperatura corporal del animal puede caer por debajo de lo normal.
- Una respiración rápida.
- Usualmente también exista otra dolencia que esté provocando la toxemia.

Nota: Ofrezca agua al animal. Si el animal toma, es una buena seña que la toxemia no ha avanzado mucho aún.

El Tratamiento: La toxemia trae el peligro de muerte. Es particularmente seria si la temperatura del animal ha caído por debajo de la temperatura normal.

- Trate de decidir cual es la causa principal de la toxemia (por Ej. metritis, mastitis etc.) y trate de curar a esta condición.
- Si no se puede determinar la condición causante de la toxemia, y el animal sigue alerto y en un estado razonable, trátelo con dosis grandes de antibióticos como la tetraciclina o penicilina.
- Un animal con toxemia normalmente recupera o muere rápidamente. Si el animal comienza a recuperar, ofrézcale alimento de alta calidad y agua frecuentemente.

21.1.2 Deshidratación: Deficiencia de Agua

El agua es el nutriente más importante y compone aproximadamente 50% del peso del animal. El agua en el cuerpo es mezclado con cloruro de sodio (sal) y otros minerales (también llamados "electrolitos) como son el potasio y el calcio. Cuando el cuerpo pierde agua (por una diarrea, el vómito, el sudor), también pierde algunos de estos buenos minerales y se crea un desequilibrio entre ellos. Este desequilibrio puede causar problemas con el funcionamiento de las células, el flujo sanguíneo, el latido del corazón y el trabajo de los riñones. Si los riñones fallan, los desechos se acumulan en el cuerpo. Luego el animal desarrollo síntomas de toxemia, pierde la consciencia, y muere. Un corazón que palpita en forma anormal también puede provocar la muerte.

Algunos animales obtienen agua por medio de los forrajes que ingieren. Sin embargo, la mayoría de los animales tienen que tomar agua para sobrevivir. Los animales enfermos, las madres lactantes y los animales recién nacidos precisan tomar agua fresca y limpia.

Los Síntomas de la Deshidratación:

- La boca y nariz seca.
- Letargia.
- Orina oscura o una disminución en la producción de orina.
- Cuando se pellizca un pliegue de piel y lo larga, la piel tarda en volver a su lugar (no es “elástica”). Ver página 49.
- Los globos de los ojos son sumidos (una seña de deshidratación severa).

El Diagnostico: Basado en los síntomas.

El Tratamiento:

El mayor tratamiento para la deshidratación es ingerir agua. Sin embargo, es probable que se hayan perdido algunos minerales corporales por la diarrea o por el sudor. Hay soluciones orales de rehidratación que ayudan a reemplazar estos minerales y así restaurar la salud del animal deshidratado. Si esas soluciones no están disponibles, provee el animal con agua natural y limpia.

Sobres de Sales para Rehidratación Oral para Animales Pequeños

- En muchos países, sobres de sales de rehidratación oral están disponible a precios bajos. “Normalmente están disponibles para uso humano en postas sanitarias o en farmacias. Algunos países fabrican su propio producto. Otros países logran obtener sobres repartidos por UNICEF. En ambos casos se puede usar estos sobres para animales. Prepárelo según las instrucciones en la etiqueta. Usualmente se vacía el contenido de un sobre en un litro de agua fresca limpia.

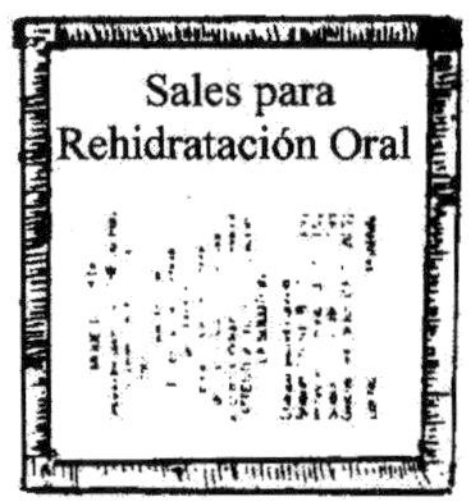

  ¡Advertencia!! Nunca den la solución de sales de rehidratación con menos agua de lo indicado. Haciendo la mezcla demasiado concentrada puede empeorar la condición del animal.

Una Preparación Casera (especialmente para animales grandes)

- Si no está disponibles los sobres de rehidratación en el mercado, se puede preparar una mezcla casera mezclando dos cucharadas soperas de azúcar y una cucharilla de té de sal en un litro de agua limpia. Si hay a disposición, agregue unas gotas de jugo puro de lima o limón (para proveer potasio) a la solución.

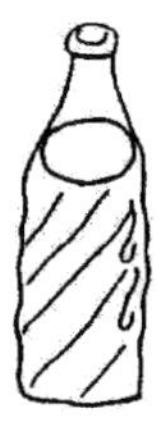

1 litro de agua fresca y limpia

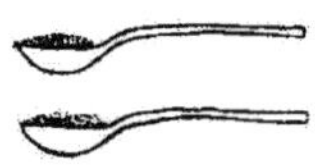

2 cucharadas soperas de azúcar

1 cucharilla de té de sal

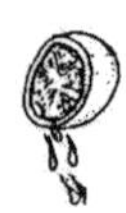

gotas de limón o lima

Como Mejorar la Mezcla Casera de Rehidratación

- Si está disponible la harina de arroz, use 2 cucharadas de harina en vez de azúcar. La harina de arroz normalmente es más barata que el azúcar, provee energía y ayuda a espesar la diarrea.
- Si hay sodio de bicarbonato disponible, reemplace la cucharilla de sal con 1/2 cucharilla de bicarbonato y 1/2 cucharilla de sal.

¿Cuanto Líquido Se debe Dar?

¿Cuánto sales de rehidratación se debe dar? En teoría, se debe dar al animal por lo menos la misma cantidad que la cantidad de su diarrea.

> Mientras más severa la diarrea, se debe dar más solución de rehidratación.

Como Dar La Solución de Rehidratación

- Si el animal está demasiado débil para tomar, hay que obligarlo a tomar el líquido. Se puede dar la solución a animales pequeños o los bebes lentamente. Use una cucharilla pequeña o una jeringa (sin la aguja) dándole tiempo al animal para tragar. Un animal deshidratado muchas veces se encuentra muy débil y tiene que ser manejado con suavidad. Hay que dar los líquidos lentamente, permitiendo al animal tragar. Se puede obligar a los animales grandes a tomar utilizando un tubo estomacal. Ver página 66.
- También se pueden dar líquidos por vía intravenosa por alguien que sepa la técnica. Hay que dar los líquidos lentamente y al mismo tiempo monitorear el corazón por latidos irregulares. Si el corazón comienza a latir en forma irregular, deje de dar la solución por la vena. Comience de nuevo, lentamente, una vez que el corazón vuelva a bombear normalmente.

La Prevención de la Deshidratación:

- Cuando un animal padece de diarrea, comience a dar agua o una solución de rehidratación inmediatamente (no espere hasta que esté deshidratado).
- Ayude a animales débiles o enfermos a tomar agua.
- Provea agua fresca y limpia a los animales.

21.1.3 La Privación de Agua o Toxicidad Salina En Cerdos

Los cerdos que reciban sal en su dieta pero insuficiente agua pueden desarrollar una condición llamada "toxicidad salina" "intoxicación salina" o "privación de agua". El ultimo término es el más apropiado dado que los cerdos normalmente desarrollan está condición cuando reciban cantidades normales de sal en su dieta, pero una cantidad inadecuada de agua.

El problema puede comenzar horas después de la privación de agua. La toxicidad salina ocurre más comúnmente cuando hay un cambio en el manejo y no se toma en cuenta el factor agua, la fuente de agua es interrumpida, hay corriente eléctrica en el agua, o cuando se está dando suero u otros subproductos lácteos que tienen un alto contenido de sales en la dieta.

Los Síntomas:

- sed y constipación.
- el animal tambalea.
- pérdida de la vista
- tembladera y convulsiones.
- se echa de un lado y patea con las cuatro piernas.
- entran en coma y mueren en pocos días.

Nota: Los síntomas de la "privación de agua" son similares a los síntomas de la rabia, pseudorabia, cólera porcina, fiebre porcina africana y edema.

El Diagnóstico:

- Basado en las señas clínicas y la privación de agua en la historia clínica.

El Tratamiento:

- No existe un buen tratamiento.
- Dar agua a animales que ya están demostrando síntomas muchas veces empeora la situación.
- Algunos ASAs administran un medicamento llamado "valium" que es un "anti-convulsivo", en combinación con "furosemida" que es un "diurético" Los diuréticos son una clase de drogas que eliminan del cuerpo líquidos y ciertas sales. En algunos casos este tratamiento puede ayudar.

La Prevención:

- La prevención depende de un manejo ágil que tiene la capacidad de reaccionar rápidamente cuando hay una falla en la provisión de agua.
- Si se sabe que va a haber una falla inevitable en la provisión de agua no provea sal a los puercos o alimentos con sal, hasta que resuelva el problema del agua.

21.2 ALGUNAS DOLENCIAS RELACIONADAS CON AL PREÑEZ

21.2.1 Hipocalcemia - "La Fiebre de Leche"

La hipocalcemia ocurre un poco antes o después del parto, especialmente en vacas, búfalas, cabras u ovejas de alta producción. En este momento, es cuando se moviliza un alto requerimiento de calcio para producir la leche y por ésto, los niveles del calcio en la sangre pueden decaer a niveles demasiados bajos, lo que causa que los músculos y el corazón se debiliten. Normalmente el cuerpo almacena alrededor de 90% de su calcio en los huesos pero cuando no puede liberar este calcio rápidamente por el inicio de la producción de leche, viene la llamada. "Fiebre de leche" que puede resultar en una muerte repentina si no se la trata rápidamente.

Los Síntomas:

- debilidad y a veces no puede pararse.
- la temperatura corporal más baja que lo normal.
- constipación (a veces).
- timpanismo debido a que no puede eructar normalmente (a veces).

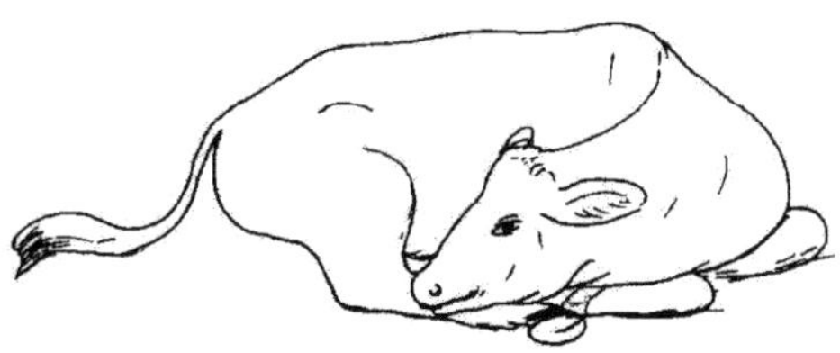

El Diagnóstico:

- De la historia y observando los síntomas.

El Tratamiento:

- Si el caso es muy serio y el animal está por morir, administre **gluconato de calcio** por **vía intravenosa** (esta es una solución hecha especialmente para este problema), según las instrucciones en la etiqueta.
- si el caso es menos serio (el animal está parado pero débil), aplique el gluconato de calcio por vía subcutánea en 3 o 4 lugares donde la piel es suelta (cuello, atrás de las piernas delanteras etc.). Aplique la dosis mencionada en la etiqueta.
- Ordeñe la vaca un poco pero no saque toda la leche, hasta que se recupere de la fiebre de leche.

Advertencia: Aplique lentamente el calcio por **vía intravenosa**. Observe el latido del corazón mientras que se está aplicando el calcio. Si el corazón comienza a latir irregularmente, deje de aplicar el calcio inmediatamente. Cuando el latido vuelve a la normalidad, comience de nuevo, pero muy lentamente y monitoreando de cerca el latido.

La Prevención:

- Durante la última etapa de la preñez, no provea alimentos con altos niveles de calcio (como heno de alfalfa o lucerna) a la madre.

21.2.2 La Cetosis en Bovinos

La cetosis también es conocida como acetonemia post parto, acetonemia nerviosa, dispepsia o fiebre lenta. Normalmente, se presenta después de unos días o varias semanas después del parto. Es una enfermedad secundaria dado que el animal deja de comer por otras causas (por Ej. mastitis, metritis, fiebre de leche, placenta retenida). Esto provoca que los niveles de azúcar disminuyan. Cuando eso ocurre, la mayoría de las vacas de alta producción comienzan a "quemar" la grasa almacenada en su cuerpo. Pronto comienzan a mostrar los síntomas de cetosis. Ver página 253.

Los Síntomas:

- El olor de los ketones puede sentirse en la orina o la respiración.
- Anorexia (el animal no come), y constipación.
- Caída rápida en la producción de leche.
- Letargia, o nerviosismo y tembladera.
- Tambalea al andar, no puede levantarse.
- Puede existir una causa primaria como fiebre de leche, mastitis, metritis o una dislocación (torsión) del abomaso.

El Diagnóstico:

- Basado en los síntomas y en la historia.
- Existen unas tiras reactivas especiales para la orina y así confirmar la cetosis. Cuando se coloca la tira en el orín, inmediatamente se vuelve de un color específico.

El Tratamiento:

- Aplique 500-1000 ml IV de una solución glucosa al 40%.
- Si el animal mejora, probablemente tenía cetosis. Continúe el tratamiento dándole también glicol de propileno diariamente (200-500 ml oralmente) por varios días.
- Haga el tratamiento para cualquier condición causante de la cetosis
- Si el animal no responde, hay que reexaminarlo.

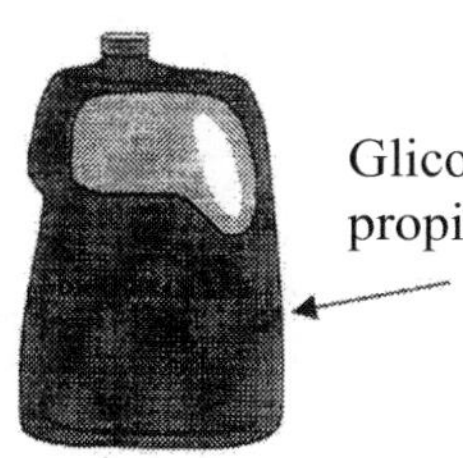

La Prevención/Control:

- No permita que las vacas preñadas se engorden demasiado por que esto aumenta el riesgo de cetosis

21.2.3 Toxemia de La Preñez Ovina (cetosis en ovejas preñadas)

Esta condición también se llama "Enfermedad de los Gemelos" dado que es más común en hembras preñadas con gemelos o trillizos. Normalmente ocurre durante las últimas semanas de la gestación, cuando los fetos están creciendo rápido y están utilizando mucha glucosa del cuerpo de la madre. El nivel de glucosa en la sangre de la madre cae y su cuerpo comienza a quemar grasa. Como resultado aumenta el nivel de ketones en la sangre. Está condición puede iniciarse cuando algo altera la alimentación de la madre (por Ej. una enfermedad, moverse rápidamente, o estrés climático durante una tormenta). Ver páginas 253, 254.

Los Síntomas:

- Tal vez se percibe el olor de los ketones en le respiración o en el orín.
- Debilidad; incapacidad de pararse.
- Anorexia (no come).
- Síntomas nerviosos como andar en círculos, tics, ceguera, embestir objetos inmovibles con la cabeza.

El Diagnóstico:

- Basado en los síntomas y la historia.

El Tratamiento:

- Ningún tratamiento es muy efectivo menos una operación de emergencia para sacar a los corderos de la matriz, o una dosis de dexametasona para inducir el parto de la madre.
- Coloque glucosa por vía IV (200 ml al 40%).
- Si está en los inicios de la enfermedad, déle glicero de propileno a la oveja oralmente hasta que mejora.

La Prevención/Control:

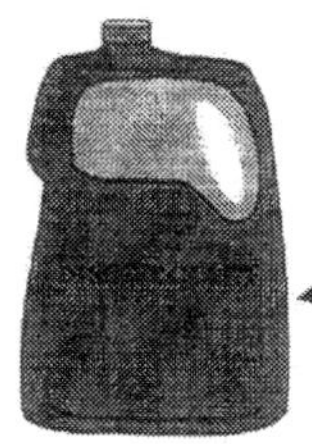

Glicol de propilena

- No permite que las ovejas engorden temprano en la primera etapa de la preñez.
- Las ovejas preñadas deben hacer ejercicio seguido.
- En la última etapa de preñez asegure que ingiere suficiente carbohidratos.
- Su una o más ovejas se enferma con toxemia de la preñez, incrementa la cantidad de granos en la dieta de todas las hembras. Considere aplicar una dosis de glicol de propileno si está disponible y observe de cerca para la aparición de síntomas para comenzar el tratamiento temprano.

21.3 DIVERSAS ENFERMEDADES NO INFECCIOSAS

21.3.1 Hipomagnesemia / Tetanía de Forrajes

Esta enfermedad se presenta en vacas de alta producción que pastorean en gramíneas abundantes y frescas o potreros de trigo, especialmente aquellos que han sido abonados con nitrógeno y potasio. Este forraje normalmente tiene niveles bajos de magnesio que puede derivar en una deficiencia de magnesio. A veces está asociado con hipocalcemia en vacas lecheras también

Los Síntomas:

- similar a cetosis.
- tambaleo
- el animal puede caerse y mover sus piernas frenéticamente.
- temblores musculares.

El Diagnóstico:

- Basado en los síntomas (y conocimiento que esta es un problema en la zona).

El Tratamiento:

- Aplique una solución mineral comercial IV que contiene tanto el calcio como magnesio. (Aplicar según las instrucciones en la etiqueta.)

La Prevención/Control:

- En áreas donde la hipomagnesemia es un problema, hay que darles más magnesio en la dieta. Hay muchas maneras de hacer esto, entre ellas es dar óxido de magnesio o una mezcla de compuestos de magnesio. Consulte con un veterinario local.

21.3.2 El Cáncer

El cáncer es la condición de que cuando ciertas células del cuerpo se multiplican anormalmente. Se denominan a estas células anormales como "células cancerosas" y pueden difundirse por todo el cuerpo por medio del sistema sanguíneo o linfático. Las células cancerosas que invaden otras partes del cuerpo son llamadas células "malignas" Las células cancerosa que no se difunden son denominadas "benignas." Las células malignas tienden a invadir órganos como el hígado, corazón, cerebro y pulmones y eventualmente pueden matar al animal. Se refiere a un grupo de células cancerosas coleccionadas en un lugar como un "tumor".

El cáncer es conocido con diferentes nombres dependiendo del tipo de célula que se multiplica anormalmente. Por ejemplo, el cáncer de las células sanguíneas blancas se llama leucemia, el de los nódulos linfáticos – linfoma, de ciertas células de la piel – carcinoma, de células óseas – osteosarcoma. Algunos tipos de cáncer son más comunes en algunas razas, o familias de una especie, como también en ciertas zonas geográficas. Adicionalmente, ciertos virus pueden causar cáncer.

Generalmente, no hay un tratamiento efectivo y barato que esté disponible para un cáncer maligno en las especies pecuarias. El animal se morirá lentamente (o se lo puede matar o sacrificar.) Se pueden sacar los tumores quirúrgicamente curando es a un cáncer benigno o, si se hace temprano en su desarrollo, previniendo que células malignas se extiendan en el cuerpo.

Para intentar parar que las células malignas se multipliquen, se utilizan Rayos X (llamado terapia de radiación) o ciertos químicos (quimioterapia). Sin embargo, esto normalmente no es factible en el ganado vacuno y caballar.

21.3.3 Leucemia o Leucosis Bovina (Linfoma)

En algunos países, la leucemia o leucosis bovina es uno de los tipos de cáncer más comunes en el ganado. El agente causante es un virus y puede difundirse entre el hato inyectando a muchos animales con la misma jeringa y aguja. Los síntomas muchas veces son vagos y generales, haciendo que sea difícil diagnosticar el problema. Los animales afectados pueden tener los nódulos linfáticos hinchados y pueden enfermarse frecuentemente. No hay tratamiento.

21.3.4 El Carcinoma de Células Escamosas

El carcinoma de células escamosas es uno de los más comunes tumores de la piel. En los vacunos, tienden aparecer alrededor del ojo, especialmente donde el pelo es de color blanco. Pueden deformar o destruir completamente el ojo y el área alrededor del mismo. En caballos, este cáncer ocurre más alrededor del ojo y el ducto genital (la vulva en las yeguas y el pene en los potros/capones), y se extiende lentamente. Normalmente no hay un tratamiento efectivo, aunque la extirpación quirúrgica del área afectado puede ayudar. En los vacunos, muchas veces se extirpa el ojo afectado y el animal pude seguir produciendo leche o reproducir por un periodo largo.

21.3.5 El Melanoma en Caballos

El melanoma ocurre en caballos de color gris. Tiende a comenzar alrededor de la vulva y normalmente se extiende a los órganos internos. El caballo puede perder peso y mostrar varios síntomas (por Ej. cólico) dependiendo a que órgano invade las células cancerosas.

21.3.6 Tumores en la Vejiga

Estos tumores pueden ocurrir en los vacunos que comen el helecho-helecho "Bracken Fern" por un periodo extendido. Una vez que este tumor ha comenzado a crecer en la vejiga, no hay un tratamiento médico para curarlo. Sin embargo, en algunas oportunidades el animal se recupera temporalmente por si solo. Ver página 244.

21.3.7 Tumores Venéreos en Perros

Estos tumores se difunden por el coito. Comienzen pequeños y llegan a ser una masa roja grande. En algunos países se los extirpa, quirúrgicamente y con mucho éxito

21.4 ENFERMEDADES INFECCIOSAS DIVERSAS

21.4.1 Ocena o Rinitis Atrófica

Esta es una enfermedad infecciosa en puercos, que destruye los huesos nasales, y a veces deforma las mandíbulas del los cerdos. Pueden existir varias causas del problema, pero una principal es la bacteria llamada "Bordetella bronchiseptica."

Los síntomas:

- Los síntomas a menudo comienzan con estornudos, luego los huesos de la nariz y las mandíbulas se deforman y el animal puede llegar al punto de no poder masticar normalmente.

El Diagnóstico:

- Basado en los síntomas (el hocico deformado) o, al sacrificar el animal, se ve que los huesos nasales estén deformados o destruidos.

El Tratamiento:

- No hay tratamiento una vez que el hocico esté torcido.

La Prevención:

- Controlar o prevenir el problema en un hato involucra una combinación de: buen aseo, buena ventilación y dar sulfonamidas en el alimento. En algunos países, existe una vacuna. los productores deben evitar comprar puercos de piaras que tienen este problema.

21.4.2 Erisipelas

Erisipelas es una enfermedad bacteriana en puercos. Esta se presenta en dos formas: aguda y crónica. Se encuentra en la mayoría de los países del mundo.

Los Síntomas:

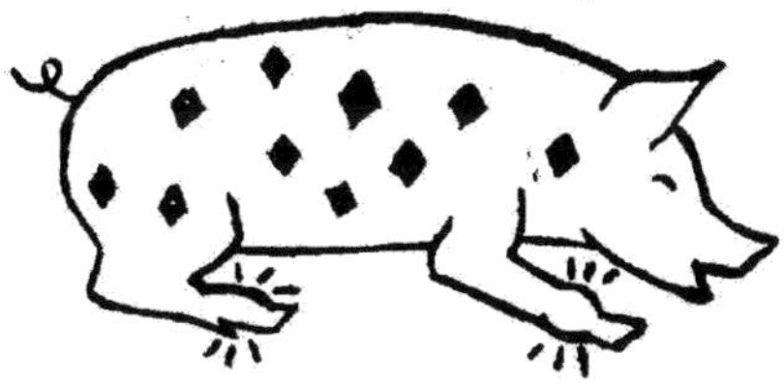

La Forma Aguda:

- Fiebre alta
- Respiración dificultosa
- Coyunturas calientes y hinchadas
- Piel rojiza o morada especialmente en las orejas, hocico y abdomen
- Áreas rojizas, levantadas con forma de diamantes, en la piel en todo el cuerpo (especialmente en la espalda y los costados)
- La muerte dentro de 6 días

La Forma Crónica:

- Áreas rojizas, levantadas con forma de diamantes, en la piel por todo el cuerpo
- Las puntas de las orejas y la cola pueden caer.
- Cojera debido a artritis
- Cansancio, respiración difícil, y un color azulado (en vez de un Rosado sano)) debido a daños en las válvulas del corazón.
- A veces la muerte repentina relacionada con los daños a las válvulas dañadas.

El Tratamiento:

- Penicilina es la droga escogida. Si no es disponible trate de usar tetraciclina.

Prevención/Control:

- Hay vacunas que pueden disminuir la severidad de la enfermedad o protegen los lechones hasta la edad de sacrificarlos. Hay que vacunar los cerdos procreadores cado año.

21.4.3 Tripanosomiasis

Tripanosomiasis en el ganado es causado por un grupo de protozoo (Tripanosomas) encontrados en algunas zonas de Afríca. Normalmente se presenta como una enfermedad crónica en vacunos, ovejas, perros, cerdos, camellos, caballos y la mayoría de los animales silvestres. Se difunde por medio de las picadas de la mosca tse-tse. Algunos animales locales han desarrollado una buena resistencia al organismo por el hecho de tener piel gruesa razón por la cual las moscas no pueden morderlas. Existen aproximadamente 12 especies diferentes de tripanosomas. Cuatro de las más importantes son: T. congolense, T. vivax, T. brucei, y T. simiae.

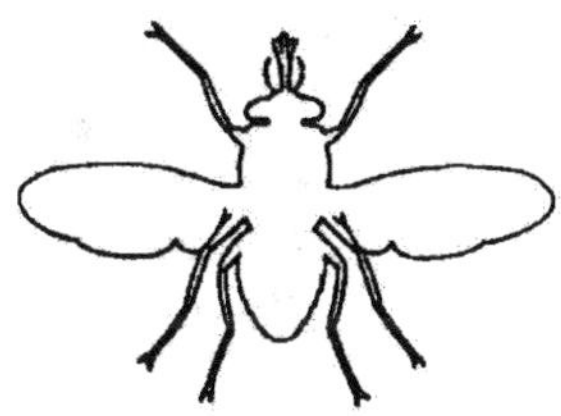

Mosca Tse - Tse

Los Síntomas:

- Fiebre
- Abortos
- Pérdida de Peso
- Anemia y debilidad
- Nódulos linfáticos hinchados
- Reducción en la producción de leche

El Diagnóstico:

- Animales flacos y delgados
- Se puede ver el parásito examinando una muestra de sangre bajo microscopio

El Tratamiento:

- Hay varios medicamentos disponibles contra la tripanosomiasis (por Ej. *Berenil*). Sin embargo, los tripanosomas muchas veces desarrollan resistencia a las drogas. . Si la tripanosomiasis es un problema en su zona, averigüe en el Ministerio de agricultura o a un veterinario local reconocido que medicamentos son más efectivos. Siga cuidadosamente las instrucciones de su uso.

El Control/Prevention:

- Se puede lograr un buen control controlando al insecto Ver página 118.

21.4.4 El Moquillo

Está es una enfermedad viral muy contagiosa en perros que provoca problemas en el sistema respiratorio y nervioso. Se encuentra el moquillo en todo el mundo y se propaga fácilmente por gotas de saliva en el aire o por objetos contaminados. La mayoría de los cachorros son expuestos y muchos mueren. Los perros jóvenes son especialmente susceptibles a moquillo si no han sido vacunados.

Los Síntomas:

- Una fiebre 1 - 3 días que luego desaparece, y luego regresa por una semana.
- Pérdida de apetito y energía.
- Muchas veces una descarga espesa de los ojos y de la nariz y se ven rojos los ojos.
- Posiblemente se presenta una diarrea.
- Los perros que recuperan de estos síntomas iniciales a veces desarrollan síntomas nerviosos que pueden ser fatales. Estos síntomas incluyen tics nerviosos, crisis epilépticas, y deambular sin rumbo.

El Diagnóstico:

- Basado en los síntomas, especialmente en perros jóvenes.

El Tratamiento:

- Un buen cuidado complementario.
- Aplicar paracetamol puede ayudar a bajar la fiebre.

El Control / Prevención:

- Existen vacunas efectivas contra moquillo en muchos países.

21.4.5 Peste Des Petits Rumiantes (PPR)

La Peste des Petits Ruminants (PPR) también se denomina "pseudo-peste bovina." Es una enfermedad viral aguda, de los rumiantes pequeños que causa fiebre, lesiones en la boca, infecciones intestinales y neumonía. El virus PPR virus es muy similar al virus que causa la peste bovina. La evidencia sugiere que afecta a las ovejas, cabras y ciertas especies de ciervos, y puede confundirse con la peste bovina o neumonía contagiosa. Aun que los vacunos pueden infestarse con el virus, normalmente no se enferman y no transmiten la enfermedad. La PPR es común en el Africa y en el Medio Oriente. Recientemente, ha causado problemas en Asia también.

Los Síntomas:

- Los animales demuestren una fiebre alta y el hocico seco.
- Puede haber una supuración aguada de la nariz, seguido, a varios días, por una descarga con pus que emana un mal olor.
- Se encuentra lesiones en la boca y al sacrificar el animal o al hacer una necropsia se ven lesiones en todo el sistema digestivo.
- Diarrea.
- Neumonía.
- A veces la muerte a los 21 días.

Evidencias en la Necropsia:

- Presencia de lesiones podridas en la boca, estómago y intestinos.
- Neumonía.

El Diagnóstico:

- Basado en los síntomas y los resultados de la necropsia.
- Si es factible, se debe confirmar la diagnosis aislando el virus en un laboratorio.

El Tratamiento:

- No hay un tratamiento específico. Sin embargo, el uso de antibióticos y antiparasitarios puede reducir el número de animales que mueren.

La Prevención:

- Una vacuna contra PPR puede estar disponible en su región. Si no hay, la vacuna contra la peste bovina es efectiva. Durante una epidemia, tiene dos opciones:

1. Vacunar en un círculo alrededor de la zona afectada (pero no en la zona misma).
2. Vacunar en el área afectada pero vacunar sólo a animales que se ven sanos.

Precaución:

- Vacunar dentro del área donde se ha presentado la enfermedad puede salvar la vida de más animales. Pero, tiene sus riesgos; los productores pueden echarle la culpa al ASA por los animales que se enferman después de la vacunación. Por lo tanto, si decide vacunar dentro del área, tiene que hablar muy claro con la comunidad. Hay que explicar que es probable que hayan animales incubando el virus en el momento de la vacuna y pueden enfermarse e inclusive morir (de la enfermedad y no de la vacuna). También hay que explicar que la vacuna toma varios días hasta que haga efecto, y el animal puede enfermarse en este lapso de tiempo.
- No use la vacuna antigua GTV para la peste bovina dado que ésta puede empeorar la situación.

21.5 LA MUERTE REPENTINA

A veces un animal muere de un momento a otro – sin que el dueño haya visto algún síntoma. Existen varias razones para esto y han sido explicadas en otros capítulos:

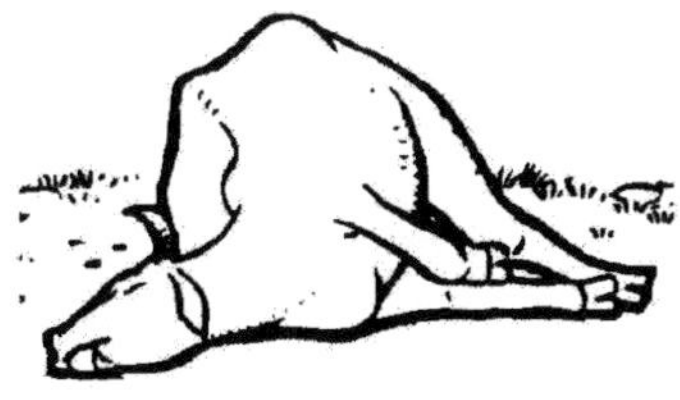

- Venenos. Ver página 81
- Enfermedades agudas como Ántrax, Pierna negra o Septicemia Hemorrágica.
- Falla cardiaca por un alambre penetrando el corazón o alguna otra razón. Ver página 189.
- Hipomagnesemia. Ver Página 272.

Como siempre hay que tomar una historia clínica completa. Considere hacer una necropsia para determinar la causa de la muerte, especialmente si existe la posibilidad de salvar a la vida de otros animales en la misma condición.

Precaución: Si sospecha que un animal ha muerto de ántrax (sangre oscura sale de la boca, nariz u otra parte del cuerpo) no lo abra.

22.0 Enfermedades de Salud Pública

En este libro usamos el término *Enfermedades de Salud Pública* para referir a enfermedades que afectan la salud tanto de los animales como de los humanos y son causadas por micro-organismos infecciosos. El término técnico para una enfermedad que puede pasar de un animal a los humanos es *"una enfermedad zoonótica o una zoonosis"*.

22.1 LEPTOSPIROSIS

Anteriormente mencionamos la leptospirosis como una enfermedad que provoca abortos en animales domésticos. Ver página 162. La bacteria (llamado Leptospira) que causa la leptospirosis puede también provocar una enfermedad en personas. La gente que trabaja con animales o que están en contacto con agua que está contaminado por el orín de animales infectados son los más susceptibles a contactar la leptospirosis. Esto incluiría trabajadores de los camales, los cuidantes de animales, y ASAs, como también las personas que trabajan en arrozales, sistemas de aguas servidas, minas y cañaverales. La leptospirosis puede también afectar a personas que toman o nadan en el agua donde perras, ratas u otros animales han orinado.

Los Síntomas

- Una fiebre repentina, dolores de cabeza, conjuntivitis, dolores musculares, nausea/ vomito, y diarrea. En casos más serios se puede presentar ictericia, hemorragias puntiformes en la piel, y/o problemas renales que podrían poner en riesgo la vida.

La Diagnosis

- Se requiere de pruebas laboratoriales especiales.

El Tratamiento

- En casos serios, se puede requerir de tratamientos de apoyo. Esto incluye medidas como la rehidratación, el control de la fiebre alta, como también el tratamiento de una insuficiencia renal y/o del equilibrio electrolito en la sangre.
- La persona enferma tiene que estar en reposo y tomar bastante agua. Los síntomas generales (dolor de cabeza, fiebre, dolor muscular) pueden seguir, o reaparecer por hasta 1 a 2 meses después de la aparición de los primeros síntomas
- Se debe aplicar antibióticos como la doxiciclina, aunque a veces los mismos antibióticos pueden ocasionar una subida en la temperatura corporal al inicio (debido a la destrucción de los organismos de Leptospira).

La Prevención / Control

- Se debe advertir a dueños de animales y a los empleados de los mataderos acerca de la enfermedad y como tomar las precauciones necesarias (por Ej. poner ropa protectora para evitar un contacto directo con los tejidos y el orín
- En una zona donde se sabe que existe la leptospirosis evite tomar agua, bañarse o nadar en las lagunas y riachuelos de la zona.
- Los animales no deben tener acceso a las fuentes de agua para consumo humano.
- Se debe desaguar las bajuras si es posible.
- Practique un buen control de los roedores incluyendo la protección de la comida y el manejo de la basura.
- En algunos países existe una vacuna tanto para humanos como para animales.

22.2 TENIA HIDATIDICA

Echinococcus granulosis es una tenia en cuyo ciclo la larva adulta se encuentra en el intestino del perro, aunque no enferma al perro. La tenia pone huevos que pasa hacia afuera en las heces. Si estos huevos son ingeridos por ovejas/cabras, puercos, búfalos o vacunos que está pastoreando, se desarrollarán quistes en los animales. Un humano también puede infestarse si por accidente se pone en contacto con heces de perro y luego toca su boca con las manos.

Quiste Hídatica / Hidatidosis

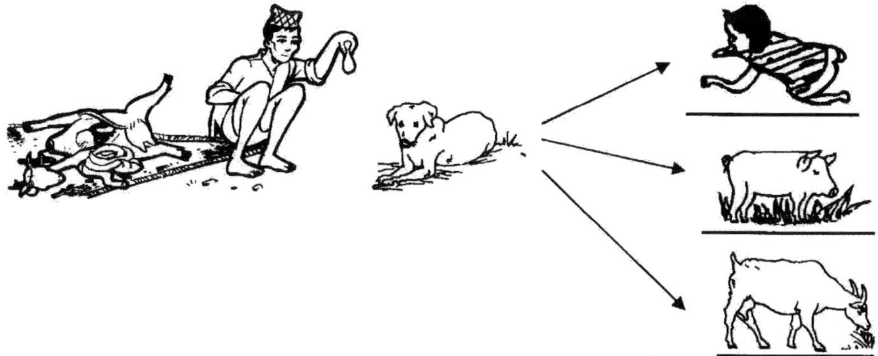

Estos quistes pueden crecer grandes y destruir los tejidos en su alrededor. Por ejemplo, una persona puede sufrir de dolencias pulmonares o hepáticas. Al tomar rayos x se ven quistes grandes en o cerca a los pulmones o el hígado. En esta situación es precisa una cirugía complicada para extirpar el quiste para salvar la vida del paciente. En la naturaleza esta enfermedad sigue desarrollándose cuando se matan animales con quistes para comer su carne. Si el carnicero corta los quistes y los bota y luego un perro los come, el ciclo comienza de nuevo.

Estos quistes se han convertido en un problema grave de salud pública en algunos países. Esta condición es conocida como una "**hidatidosis**", **equinococosis** o **enfermedad de quiste hídatica.** Se ve la hidatidosis más comúnmente en áreas donde los pastores mantienen un contacto cercano con sus ovejas y donde también tiene contacto permanente con los perros.

Los Síntomas/Diagnosis

- Los síntomas en una persona depende de la ubicación de los quistes (muchas veces en los pulmones, el hígado o el cerebro). Se puede hacer la diagnosis con rayos x y una historia de la enfermedad en la zona.

El Tratamiento

- El tratamiento más común es una cirugía. Algunos de los últimos medicamentos contra los parásitos parecen tener efectos positivos.

La Prevención/Control

Existen varios métodos para controlar la enfermedad:

- Una persona debe lavar sus manos después de manejar perros o heces de perros.
- Hay que tratar regularmente a los perros con medicamentos para controlar la tenia. Esto evita la proliferación de los huevos de la tenia en las heces de los perros. Praziquantel es un nuevo medicamento que es seguro y efectivo y debe tomarse cada 6 semanas. Sin embargo, no mata a todos los huevos en las heces. Por lo tanto, después del primer tratamiento aún es importante manejar con cuidado las heces.
- Cuando se sacrifican los animales no se deben dar los quistes a los perros para comer. Hay que enterrarlos o quemarlos.

22.3 LA TRIQUINOSIS

La triquinosis es causado por un pequeño gusano llamado Trichinella. La triquinosis es una enfermedad de animales silvestres y animales domésticos (especialmente en cerdos) y también puede infectar a los humanos. La infestación ocurre por comer carne mal cocida (o basura) que contiene los quistes de trichinella. Una vez ingerido, los quistes pierden su cobertura externa en el tracto intestinal y se desarrollan a su estado adulto donde producen huevos. Los huevos incuban larvas que entran al flujo sanguíneo y forman quistes en los músculos y órganos. Los quistes aparecen como capsulas blancas, pequeñas (1mm de largo) de forma de limón.

Los Síntomas

- Mientras que estén en el intestino, las larvas pueden provocar vómito, dolor y diarrea. (Los síntomas aparecen aproximadamente 4 días después de comer carne infectada.)
- Mientras que estén penetrando los músculos y tejidos (7 a 10 días después de comer carne infestada), las larvas puede causar dolor de músculos, dolor de cabeza, escalofrío, fiebre y hinchazón de los párpados. En casos más raros puede haber un sarpullido, como también síntomas respiratorios y neurológicos.
- Los síntomas normalmente duran alrededor de 10 días, pero a veces el dolor muscular puede persistir por meses.

El Diagnóstico

- Basado en la historia clínica de haber comido carne cruda o mal cocida.
- Pruebas de laboratorio especiales que existen para diagnosticar la triquinosis.

El Tratamiento

- No hay un buen tratamiento fuera del tratamiento sintomático (por Ej. controlar el dolor).

La Prevención/Control

- Esta enfermedad ha sido controlado efectivamente en algunos países cocinando los desechos antes de alimentar a los cerdos con ellos, y no permitiendo que los cerdos andan sueltos (y coman desechos crudos).
- La inspección de la carne también ayuda a reducir el problema. En algunos países, técnicos examinan la carne bajo microscopios especiales para detector si hay infestación de trichinella
- Para evitar la enfermedad en humanos, toda la carne debe ser cocida a una temperatura de por lo 70 C. Congelar la carne también mata la larva de trichinella.

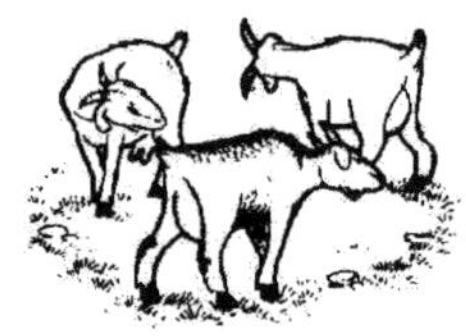

22.4 LA LISTERIOSIS

Se mencionó **la listeriosis** anteriormente como una enfermedad nerviosa. Ver Página 256. También fue mencionada como una causa de abortos y muerte en humanos.

La Listeriosis es provocada por una bacteria (Listeria) que se encuentra comúnmente en el sistema digestivo de muchas especies de animales y en humanos. Usualmente esta bacteria provoca enfermedad en bebés de menos de un mes de edad y en personas de la tercera edad quienes se encuentren débiles por otras razones. A veces la enfermedad provoca que las mujeres embarazadas se enfermen y sus bebés pueden nacer muertos o mueran al poco tiempo de nacer. A veces, los casos de Listeriosis están asociados con tomar leche no pasteurizada o comer queso de animales infectados.

Los Síntomas/Diagnóstico

- Hay bebés que nacen muertos o mueren al poco tiempo después de nacer. Los adultos que están debilitados por cáncer u otras dolencias pueden desarrollar síntomas de un resfrío.
- Se hace el diagnóstico haciendo un cultivo del organismo de la sangre o del líquido espinal-cerebral (el líquido alrededor del cordón espinal y del cerebro. Se requiere de una técnica especial para lograr este tipo de cultivo.

Tratamiento

- Si se sospecha la existencia de Listeriosis, se debe aplicar antibióticos a la persona. La ampicilina funciona bien.

El Control

- El buen aseo y la pasterización de la leche y productos queseros son importantes. Los animales que han abortado deben ser aislados de los otros animales. Los fetos muertos y la placenta deben ser enterrados o quemados, y la gente debe evitar el contacto directo con los fetos o los tejidos (usar guantes de plástico cuando tocan los tejidos).

22.5 LA RABIA

Se habla de la rabia en el Capítulo 17. Ver página 251-253.

El Tratamiento

- Si un animal o una persona has sido expuesto a la rabia, lo más urgente y lo más importante es lavar el área contaminada con jabón y agua. El virus de la rabia muere fácilmente en la presencia del jabón.
- El próximo paso urgente a seguir es que la persona expuesta se haga colocar una serie de inyecciones antirrábicas estas están disponibles en muchos países.

La Prevención

- En la mayoría de los países, la fuente más común de la rabia son los perros. Si esto es el caso en la zona donde trabaja usted y hay un problema así, se debe efectuar una campaña de vacunación antirrábica en los perros. Además todos los perros sueltos o silvestres deben ser atrapados y encuatados o eliminados Estas son dos estrategias muy efectivas para controlar la rabia en la mayoría de los países.

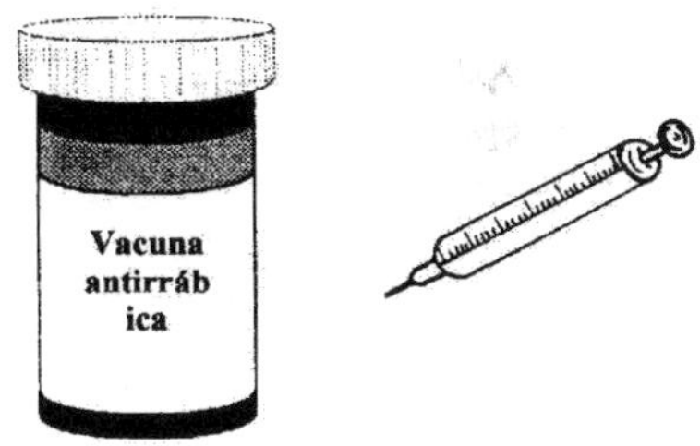

22.6 LA BRUCELLOSIS

Se cubrió la brucelosis en el Capítulo 10. Ver página 161.

El Tratamiento

- Las personas accidentalmente expuestas a la brucelosis deben tomar 500 miligramos de tetraciclina, oralmente, cuatro veces al día por dos semanas.

La Prevención /Control

guante plastico

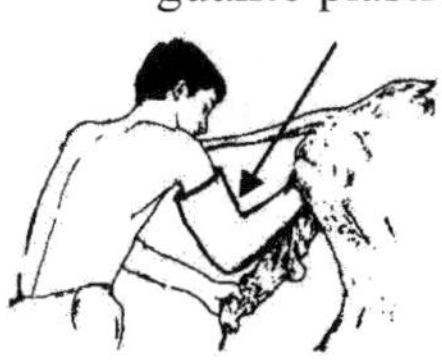

- **Nunca** trate a un animal que recién ha abortado y con placenta retenida sin ponerse un guante de plástico. Siempre lave sus manos y sus brazos después del trabajo.
- En muchos países, las autoridades del gobierno exigen pruebas de sangre para identificar a animales positivos. Los animales infectados tienen que ser sacrificados.
- En algunos países, hay una vacuna contra **Brucelosis** aprobado para uso en los vacunos. Esta vacuna tiene que ser manejado con cuidado según las instrucciones en la etiqueta y las normas en del país.
- Las crías abortadas y las placentas deben ser enterrados o quemados. No deje que otros animales los toquen.
- Si la leche no está pasteurizada, se la debe hervir antes de ser tomada para matar la bacteria *Brucella,* como también a otros micro-organismos dañinos.

22.7 LA TENIA PORCINA

Se habló de esta condición en el Capítulo 27. La enfermedad es conocida como cisticercosis. Ver la página 339.

Un Repaso: El adulto de esta tenia vive en el intestino de los humanos (animal huésped) y puede provocar diarrea y dolores abdominales. Secciones completas de la tenia se desprenden y pasan afuera en las heces. Cada uno de estas secciones de la tenia puede contener muchos huevos de tenia. Si un cerdo (huésped intermediario) come las heces humanos infestadas de tenia, los huevos se incuban en el estómago y el intestino del cerdo, naciendo allí la próxima generación de larvas. Las larvas se trasladan a varios músculos del cuerpo y forman pequeños quistes que pueden perdurar por varios años. Luego cuando se sacrifica el cerdo para su carne, estos quistes son ingeridos por los humanos. Si la carne está bien cocida, los quistes mueren y no pasa nada. Sin embargo, si la carne está mal cocida o comido en forma cruda, los quistes se abren y se desarrollan tenias maduras adentro del tracto digestivo de la persona. De esta manera el ciclo del parásito comienza de nuevo.

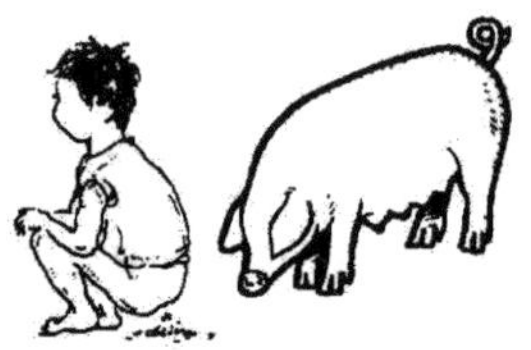

Los puercos comen heces humanos con segmentos de la tenia

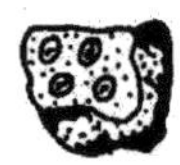

La carne con quistes.

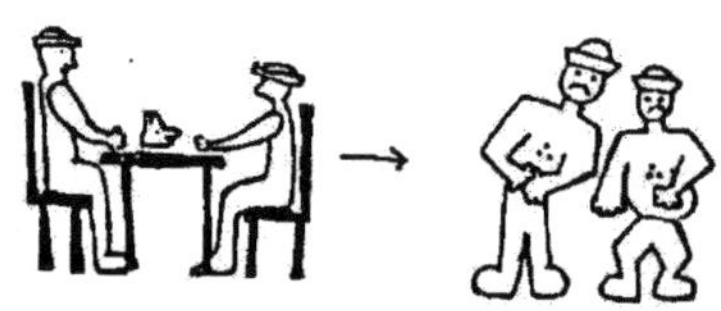

Los humanos comen carne con quistes y se infestan

El Tratamiento

- Trate a los humanos infestados con productos anti-parasitarios adecuados y efectivos contra las tenias.

El Control / Prevención

- No permita que los puercos coman material fecal humana. Asegure que los humanos utilicen letrinas y que los cerdos no anden sueltos. (así no pueden comer heces humanas).

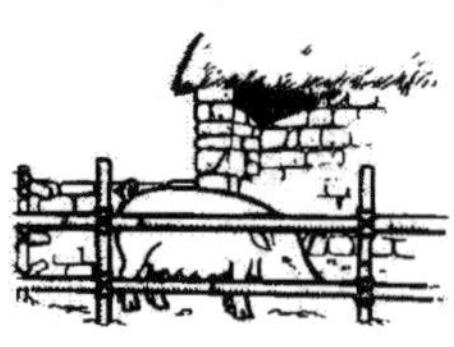

No deje sueltos a los cerdos

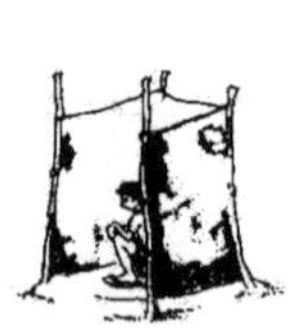

Use letrinas

- Cocine bien la carne de cerdo antes de comerla. Calentar la carne hasta 50 grados C matará a los quistes en la carne. Antes de cocinar la carne, corte la carne en pedazos chicos para asegurar cocerlo bien.

23.0 Procedimientos de Laboratorio

Los ASA's pueden tomar muestras para enviar a un laboratorio o pueden hacer pruebas sencillas ellos mismos. Utilizar un laboratorio puede ayudar a confirmar un diagnóstico, facilitando así escoger el mejor tratamiento para los animales que ya estén enfermos. También, ayuda en el desarrollo de medidas preventivas para animales que pueden haber sido expuestos a la misma enfermedad, que aún no esten enfermos. Cuando sea posible, siempre comuniquese con un laboratorio antes para saber qué muestras hay que tomar, cómo tomarlos y cómo enviarlas al laboratorio, como también para avisar al laboratorio aproximadamente cuándo las muestras podrían llegar.

23.1 LOS INFORMES

Un informe debe acompañar siempre a la muestra enviada a un laboratorio o a un animal enviado para una necropsia. El informe debe incluir la siguiente información:

- Especie, raza, edad, y sexo
- la historia completa del caso
- las vacunas recibidas
- los hallazgos principales del examen físico
- los hallazgos principales del estudio del ambiente del animal (por Ej. tipo de manejo, posible contacto con plantas o sustancias toxicas)

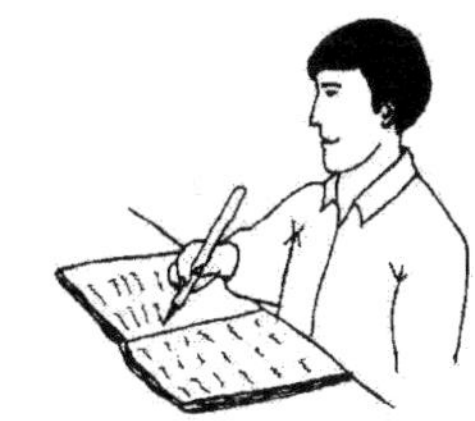

- la ubicación del animal cuando los síntomas comenzaron
- la ubicación del animal en el último mes (para determinar posibles contactos)
- el número y tipo de otros animales afectados por síntomas similares
- cualquier tratamiento hecho (cuándo, qué, y cuánto), y la respuesta al tratamiento dado.

23.2 LAS NECROPSIAS

Una "necropsia" es el examen y anatomía de un animal después de su muerte. El propósito de la necropsia es tratar de determinar la causa de la muerte. Durante una necropsia, se pueden tomar muestras para llevar a un laboratorio.

Precaución: En primer lugar, acuerde que un animal puede haber muetro de una enfermedad zoonótica) una enfermedad que puede afectar a humanos). Pongase guantes plásticos (o bolsas plásticas) sobre sus manos cuando se hace una necropsia, especialmente si se sospecha de brucelosis o rabia.

Si se sospecha de **ántrax** (si el animal murió repentinamente y sangre negra sale de su boca) no haga una necropsia! Más bien, entierre al animal a una profundidad de por lo menos 1 metro). La sangre contaminada con ántrax expuesta al aire causará que el organismo de ántrax forme esporas que definitivamente contaminarán el suelo. Las esporas de ántrax en el suelo serán un riesgo a los humanos y otros animales en el futuro.

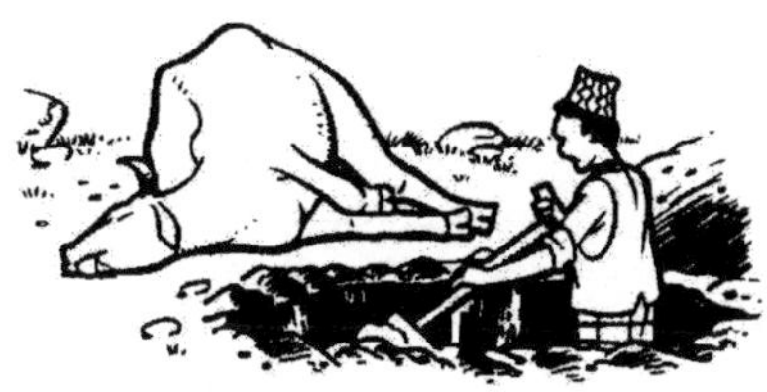

23.2.1 Como Hacer Una Necropsia (para toda especie menos aves):

1. Tome una historia clínica completa.
2. Examine la parte externa del animal cuidadosamente (para heridas, diarrea, parásitos externos).

La Preparación del animal

3. Posicionar el animal sobre su costado derecho.
4. Corte la piel del animal en una línea recta por el medio de su barriga, desde el esternón hasta la ingle. Tenga cuidado de no cortar los músculos ni los órganos internos. Separe cuidadosamente la piel de los músculos debajo de la piel (puede ser necesario un cuchillo para realizar esto).
5. Corte la piel y los músculos que sostienen la pierna delantera izquierda cerca al cuerpo en su posición normal y coloque esta pierna delantera hacia un lado apartado de las costillas. En forma similar, corte la ingle y la coyuntura de la cadera y coloque la pierna izquierda trasera hacia atrás.
6. Acomode la piel que se ha desprendido y el brazo y pierna izquierda encima del animal para servir como una repisa. Este "estante" puede ser utilizado para colocar los órganos y tejidos para su revisión.
7. Corte los músculos de la barriga desde el esternón hasta la ingle, tomando el cuidado de no rajar los intestinos o el estómago.
8. Inserte un cuchillo entre las costillas y corte desde la columna vertebral hasta el esternón. Luego corte siguiendo el cartílago que conecta las costillas al esternón.
9. Separe las costillas una de la otra y empújelas hacia arriba y atrás, causando que se rompan cerca de la columna.

La observación de las entrañas del animal

10. Examine el bazo primero Si está agrandado, blando, de un color morado sangriento, y el animal ha muerto rápidamente, puede ser un caso de ántrax. Suspenda la necropsia inmediatamente. Tome una muestra de sangre y entierre al animal. Envíe la muestra al laboratorio para ser examinado. Comience a tomar usted antibióticos (por Ej. penicilina o tetraciclina) para su misma protección.
11. Corte los tejidos que mantienen los órganos internos en su lugar y sáquelos con cuidado. Coloque los órganos en la repisa que ha hecho con la piel y las piernas. No agujeree el estomago.
12. Líe el esófago en la entrada al estómago y corte encima del nudo.
13. Líe el recto a nivel de los huesos pélvicos y corte por debajo del nudo.
14. Saque el estómago y los intestinos y colóquelos a un lado.

15. Saque el hígado, los riñones, y cualquier nódulo linfático que pareciera hinchado.
    - También observe los testículos u ovarios y útero y la vejiga urinaria.
    - Examine el hígado para ver si hay trematodos cerca a los ductos de bilis. Corte el hígado en tiras y vea si está endurecido. Normalmente el hígado no es duro y puede ser fácilmente aplastado con los dedos.
    - Observe a todos los órganos para ver si hay hemorragias.
16. Saque y observe el diafragma, corazón y pulmones. Abra la traquea y los bronquios principales y obsérvelos. Existen gusanos etc. en los bronquios?
17. Se pueden tomar muestras frescas de cualquier órgano o nódulo linfático que se ve anormal para enviar al laboratorio. Ver a continuación.
18. Normalmente los pulmones son de color rosado. Los pulmones dañados tendrán un color oscuro (como el color del hígado). Pruebe los pulmones cortando un pedazo chico y colocándolo en el agua. De un pulmón sano el pedazo flotará; de un pulmón enfermo, se baja al fondo.
19. Para determinar si hay Listeriosis abra el cráneo y busque quistes.
20. Para la rabia, se debe abrir el cráneo y sacar el cerebro. **Tenga cuidado y ponga guantes o bolsas plásticas en sus manos.** Si está cerca al laboratorio la mitad del cerebro debe poner en hielo para enviar al laboratorio; y la otra mitad en formalina al 10% para enviar también.
21. Abra el rumen, estómago, y los intestinos y observe si hay gusanos (larvas).
    - A veces los gusanos se ven como pequeños pedazos de hilo en el abomaso o en los intestinos. Uno los puede ver en la pared del abomaso si uno mira detenidamente.
    - También, puede tomar una muestra del contenido de la superficie del abomaso y colocarlo en una malla de ventana. Se lava la muestra y se examina par a ver si hay gusanos (en la malla).
    - Se debe notar cualquier presencia de sangre en los tejidos de las paredes del sistema digestivo o en el sistema mismo.
22. Si las coyunturas están hinchadas, debe abrirlos para examinarlos. ¿Están con pus o sangre?
23. Hay que enterrar al animal.
24. Limpie todos los instrumentos usados con agua y luego desinfectar.
25. Lave sus manos minuciosamente.
26. Cualquier hallazgo anormal debe ser anotado en uniforme, junto con la historia clínica.

23.2.2 Una Necropsia en Aves

1. Saque las plumas del lado abdominal del cuerpo y coloquelo sobre su espalda con las alas ligeramente abiertas.

2. Abra la carcasa haciendo una incisión en la barriga cerca al esternón.

3. Corte las costillas hacia delante y descendente en cada lado.

4. Levante y saque el esternón.

5. Agarre los órganos abdominales y arránquelos hacia arriba y afuera.

6. Sujete firmemente el sistema digestivo cerca de la molleja y córtelo encima.

7. Observe el corazón, los pulmones, hígado y riñones.

8. Abra y observe el esófago, buche, faringe y laringe; también la traquea y el pico.

9. Abra todo el sistema digestivo y observe si hay presencia de parásitos y hemorragias.

10. Tome nota de cualquier nódulo linfático hinchado o cualquier otro hallazgo anormal.

11. Haga el aseo correspondiente y un informe como se indicó arriba.

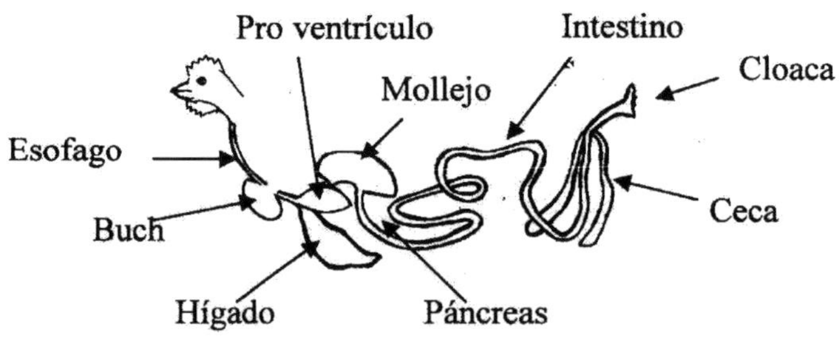

El tracto digestivo de un ave

23.3 MUESTRAS DE TEJIDOS

Se toma un pequeño pedazo de tejido (solo un 1 cm cuadrado) para enviarlo al laboratorio. Si esto no es posible, **se pueden enviar muestras de un grosor no mayor de 1 cm en formalina al 10%.** Tiene que haber suficiente formalina para no dejar que se pudra el tejido. Con este objeto, se tiene que agregar 10 veces más formalina que el volumen del tejido. Los frascos de formalina tienen que ser bien sellados o filtrarán. Un informe debe acompañar a cada muestra.

23.4 MUESTRAS DE ORÍN

Hematuria refiere a la presencia de sangra en la orina.
Hemoglobinuria es la condición de hemoglobina (solo el color) en la orina.

Tanto la hematuria como la hemoglobinuria hacen que el orín se vuelva rojizo. Sin embargo, es muy importante distinguir entre los dos para poder hace el tratamiento correcto. La siguiente prueba no precisa de un centrífugo o ningún otro material especial. Simplemente requiere de un frasco de medicamento viejo o un vaso de té.

La Prueba de Orín Por Sedimentación para Hematuria y Hemoglobinuria

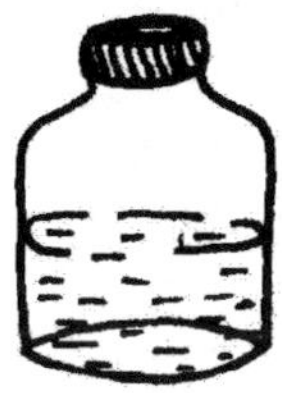

Un Frasco con Orina Rojiza
Deje que asiente sin moverlo por lo menos 1 hora

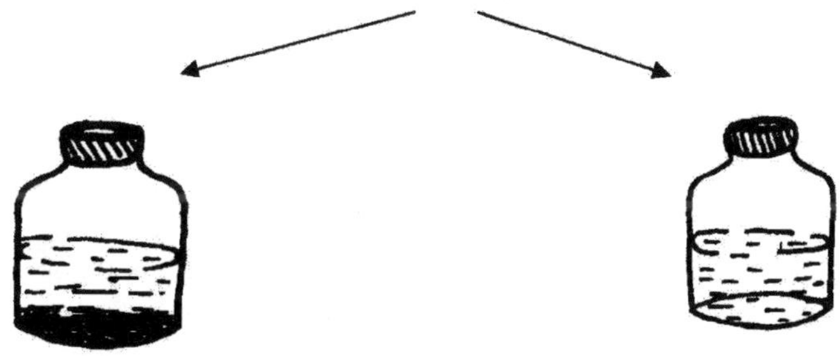

Hematuria

La mayoría del color se asentará al fondo del frasco como sedimento. El orín está encima del sedimento.

Este tipo de muestra viene de una herida o tumor en el sistema urinario. Estas heridas son causadas por piedras en el sistema o por un cáncer (por Ej. de comer helecho helecho). Si se examina con un microscopio se verán células sanguíneas rojas en el sedimento del fondo.

Hemoglobinuria

En este caso se ve el frasco igual que al comienzo. No hay una sedimentación del color al fondo del frasco. Este tipo de orina resulta de la Babesiosis o de comer plantas que tienen pigmentos rojos. Al examinar el orín bajo un microscopio, no se observa células rojas sanguíneas.

23.5 MUESTRAS FECALES

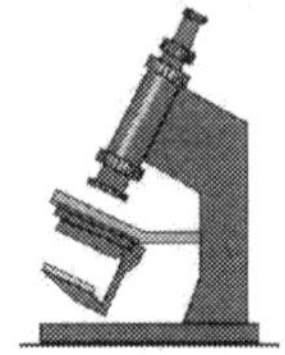

Muchos tipos de parásitos ponen huevos que salen del cuerpo en las heces. Al examinar las heces por medio de diferentes procedimientos, tal vez sea posible identificar el parásito que está viviendo adentro del animal. Esto se llama un "**examen fecal**". La mayoría de los exámenes fecales requieren de equipos especiales, incluyendo un microscopio.

¿Cuándo es Necesario un Examen Fecal?

- No es necesario hacer un examen fecal cada ves que un animal demuestra señales de tener parásitos internos. Sin embargo, si un animal ya ha sido tratado por los parásitos más comunes dentro de las últimas 3 a 4 semanas, y aún está con diarrea o con otros síntomas es mejor realizar el examen.
- ¿Si la muestra sale positiva, hay que analizar porqué? ¿Se aplicó el medicamento correcto? ¿La dosis aplicada fue suficiente? ¿Se derramó el medicamento o se quedó al fondo del frasco al aplicarlo?

Tipos de Exámenes Fecales

Hay muchos tipos de exámenes, pero sólo unos pocos son apropiados para los ASAs. En este libro hablaremos brevemente solo de 3 tipos de exámenes fecales:

- Frotis fecal directo
- Flotación Fecal
- Sedimentación

Se Requieren Muestras Frescas

Ciertos tipos de parásitos son observados mejor con ciertas pruebas fecales. Para todo tipo de examen es esencial una muestra fresca. Si la muestra es vieja y seca, los resultados no serán confiables. En general, se debe hacer el examen antes de que pasen 12 horas de haber salido del animal. (Si se guarda la muestra en una heladera puede alargar este tiempo mínimo).

El mejor tipo de examen para cada uno de estos parásitos:

-Trematodos (flukes)	Método de sedimentación
-Nematodos (lombrices redondas)	Método de flotación
-Cestodes (tenias)	Método varia según el tipo de la tenia
-Coccidia	Método de flotación

23.5.1 Algunos Ejemplos de Huevos de Parásitos

¿Qué se ve? En general, las siguientes reglas son confiables (pero también existen excepciones!)

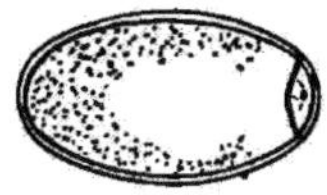

Los huevos de tremátodos son relativamente grandes y tienen una capsula (opérculo) en un extremo del huevo. Los huevos de los tremátodos del hígado son un poco más chicos, y de color más café amarillento que los huevos del trematodo del rumen.

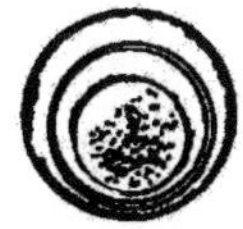

Las lombrices redondas grandes tienen huevos bastante redondos con una cáscara gruesa.

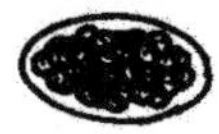

Los huevos de las **Lombrices redondas pequeñas** normalmente son más pequeños, tienen una cáscara delgada y son de forma alargada.

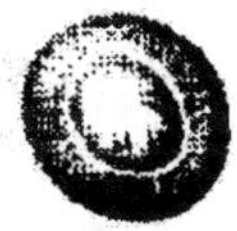

Las tenias ponen huevos que normalmente son un poquito más grandes que los huevos de las lombrices redondas pequeñas. Son de forma bastante redonda y tienen una cáscara gruesa. A veces se notan varias "líneas" dentro del huevo mismo.

23.5.2 El Método de Frotis Directo:

El frotis directo es el método más sencillo. Con este método se puede ver casi la mayoría de los tipos de huevos. Sin embargo, no es muy exacto y es fácil confundirse. Por el hecho que sólo se examina una muy pequeña cantidad de materia fecal, muchas veces los resultados son negativos aun cuando hay huevos en el resto de las heces. Además de ver los huevos de parásitos, uno también ve todo tipo de material no digerido como pedazos de grama, polen, tierra etc. y se vuelve muy confusa.

El Procedimiento:

- Se mezcla una pequeña cantidad de heces frescas (una gota) con varias gotas de agua en un portaobjetos microscópico.
- Examine bajo un lente de bajo poder. Si piensa que ha visto un huevo cambie a un lente de mayor potencia, y examine el huevo con más detalle.

Los Resultados:

- Si se observa un huevo, la muestra es positiva. Sin embargo, si no se ve un huevo, no se puede afirmar con certeza que la muestra fue negativa. Simplemente puede decir que no se observó un huevo. **Si la muestra es negativa el animal tiene todas los síntomas de parásitos internos, debe hacer el tratamiento para parásitos internos; o debe hacer un examen fecal específico (como sedimentación o flotación).**

23.5.3 El Método de Sedimentación:

Este es un buen método por que permite buscar específicamente los huevos del trematodo del hígado. Además es fácil realizar. Se basa en el hecho que algunos huevos son más pesados que el agua y se van al fondo en una solución con heces. Si hay heces en una solución de agua, los huevos de trematodos y huevos de algunas tenias gradualmente se asienten al fondo de la muestra.

El Procedimiento:

- Coloque aproximadamente una cucharilla de heces frescas en un vaso transparente.
- Llene el vaso hasta la mitad con agua fresca y bata con un palito limpio.
- Cole esta solución con un colador de té común (una sola capa) a otro vaso de té transparente.
- Enjuague el filtro con agua limpia hasta llenar el vaso nuevo.
- Déjelo asentar por 30 - 60 minutos para permitir que los elementos más densos se sedimenten en el fondo.
- Vierta el agua limpia de la parte superior del vaso. Hay que dejar el sedimento.
- Llene el vaso de Nuevo con agua y permita que asiente otra vez por 30 minutos. Otra vez saque el agua limpia de encima. El sedimento tiene que quedar. Repita este paso de nuevo si el tiempo permite. .
- Agregue azul de metileno al sedimento (no es esencial pero ayuda en la identificación de huevos de trematodo del hígado).
- Mezcle varias gotas del sedimento con agua limpia en un porta objeto limpio.
- Examine toda la muestra debajo de un microscopio usando un lente de poder mediano para buscar huevos de trematodos del hígado y del rumen.
- Si la prueba sale negativa (no se ven huevos) prepare una prueba más y repítela dos veces más.

Nota: No es necesario dejar que la muestra se sedimenta tres veces; simplemente permite facilitar la prueba.

Los Resultados:

- Observar un huevo implica que la muestra dio positiva. Sin embargo, aún si las tres pruebas son negativas, el animal podría estar infestado con trematodos del hígado. Es posible que se analizó un pedacito de heces que fue negativo. Si existe duda, en base a los síntomas observados, proceda con un tratamiento contra los trematodos.

23.5.4 El Método de Flotación:

Este método de examen fecal se basa en el hecho de que algunos huevos son muy livianos y tienden a flotar en la superficie de una solución de heces. Para logar que los huevos floten aún mejor, se tiene que hacer que el agua sea más "densa" que lo normal, causando que los huevos livianos floten a la superficie rápidamente. Los huevos de lombrices redondos, ooquistes coccidiales y los huevos de algunas tenias son livianos y tienden a flotar a la superficie de la solución fácilmente.

Use sal común, azúcar o sulfato de magnesio para hacer una "solución de flotación" concentrada. Generalmente, use agua tibia y siga batiendo, agregando sal o azúcar hasta que no disuelve más. (Con azúcar esto requiere más o menos 0.35 Kg de azúcar en un ½ litro de agua). Algunas personas consideran que una solución de azúcar es mejor por el hecho que es más pegajosa; y por lo tanto los huevos tienden a apegarse al microscopio más fácilmente.

El Procedimiento:

- Prepare una solución saturada como se explicó anteriormente.
- Mezcle una pequeña cantidad de heces frescas (1/4 - 1/2 cucharada de té) con varios ml. de solución saturada en el fondo de un tubo de ensayo de 10-12 ml.
- Agregue más solución saturada hasta que se llene el tubo de ensayo y que sobrepase levemente la orilla del tubo
- Cuidadosamente coloque una cubierta antideslizante o un portaobjetos de microscopio encima del tubo de ensayo. Si se forman burbujas de aire cuando se coloca el portaobjetos, sáquelo y trate de colocarlo de nuevo con más cuidado.
- Deje todo quieto por 30 - 45 minutos.
- Saque el portaobjetos o cubierta cuidadosamente de encima del tubo. (Si se usó una cubierta colóquela encima de un portaobjeto limpio, Si se usó un portaobjetos, coloque una cubierta limpia encima de éste).
- Examine bajo un microscopio. Primero utilice un lente de menor potencia y luego cambie a otro de mayor potencia cuando piense que ha observado un huevo. Hay que examinar toda el área del la cubierta; no examine en un solo punto.

Los Resultados:

- Si la muestra no era fresca, o si se la dejó a sentar demasiado tiempo, los huevos reventarán y no podrá verlos. Además, los ooquistes coccidiales (huevos) son muy delgados y difíciles de ver. A muchos se los ven como pequeñas burbujas de aire.

23.6 EL FROTIS DE SANGRE

Hacer un frotis de sangre refiere el proceso de tomar un a gota de sangre y extenderla en una capa delgada sobre un portaobjetos de microscopio. En casos de enfermedades como la Babesiosis y Tripanosomiasis, es muy importante tomar muestras de sangre y lograr realmente ver el organismo causante. Aún si no está disponible un microscopio, prepare un frotis de sangre y envíelo a un laboratorio para su observación.

Como Preparar un Frotis de Sangre:

- Para la Babesiosis y Tripanosomiasis, se precisa de un frotis bastante grueso. A lo contrario para Ántrax y otras enfermedades, un frotis delgado es mejor.
- De animales vivos: Se precisa de una sola gota de sangre. Por lo tanto, es más fácil tomar una muestra de una vena de la oreja.
  - Ubique una vena en la oreja y púncela con una aguja esterilizada y fila.
- De animales muertos: Tome la sangre de la oreja. Tenga cuidado de ponerse guantes y tomar sólo una gota pequeña si se sospecha ántrax.

Como Hacer Un Frotis de Sangre Delgado para Ántrax y Otras Enfermedades:

- Recuerde – sea cauteloso si sospecha de ántrax. Una pequeña gota de sangre de la oreja de un animal muerto es suficiente. Proteja sus manos.
- Se coloca una gota muy pequeña de sangre cerca a un extremo del portaobjetos.
- Rápidamente, con otro portaobjetos se toca la gota de sangre con un extremo del portaobjeto. esto permite que la gota de sangre se extiende en forma ecuánime por toda la orilla
- Se pone el segundo portaobjeto a un ángulo de 45 grados al portaobjetos inferior que debe estar encima de una superficie plana.
- Empuje el portaobjetos superior suavemente a lo largo del inferior extendiendo la sangre por su recorrido.

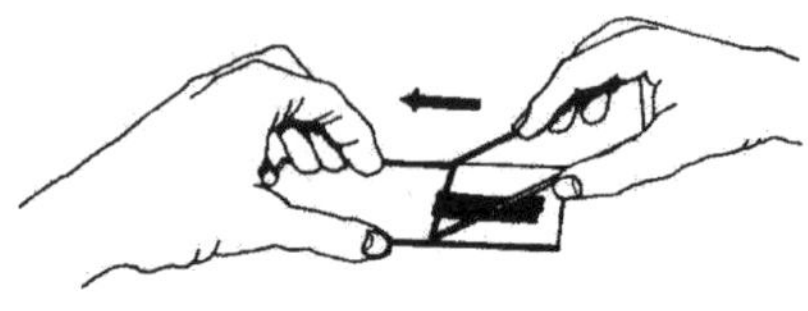

- Deje que se seque el frotis. Se debe preparar un Segundo frotis.
- No haga el frotis muy grueso por que dificulta el examen.
- Después de hacer el segundo frotis, se juntan los dos portaobjetos, espalda a espalda, con las dos superficies con sangre hacia fuera. Envuélvalos en un papel delgado.

Como Hacer Un Frotis de sangre Gruesa para Babesiosis y Tripanosomiasis:

- Se coloca una pequeña gota de sangre cerca al centro de un portaobjetos de vidrio limpio.
- Esparza la sangre con un palito de fósforo limpio. (Enjuague la cabeza del palito de fósforo de antemano y permita que seque).
- No haga demasiado grueso el frotis o se dificulta la observación.
- Permite que se seque.
- Se prepara un segundo frotis y se lo permite secar.
- Después de hacer el segundo frotis se juntan los dos portaobjetos, espalda a espalda, con las dos superficies con sangre hacia fuera. Envuélvelos en un papel delgado.
- Se mandan estas muestras al laboratorio junto con un informe que describe el caso.

23.7 MUSTRAS DE INSECTOS Y DE LOMBRICES/TREMATODOS

Cuando se compra formalina en el mercado normalmente es una solución al 40%. La glicerina que se compra es 100% glicerina. Se necesitan diluir los dos según la situación. Para preparar una solución al 10% de formalina, agregue 25 ml de una solución al 40% a 75 ml de agua. Esto nos da 100 ml de una solución al 10%.

Para <u>Parásitos Internos:</u> (lombrices, trematodos, larvas de moscas, quistes) Ponga en formalina. Nematodos: solución al 3.5%; Cestodes: solución al 5 a 10%; Trematodos: solución al 10%. No coloque demasiados en un frasco o pueden echarse a perder. Siempre debe haber 10 veces más formalina que parásitos en cada frasco.
<u>Insectos Grandes:</u> Atrape los insectos con cuidado para no dañarlos. Sujételo pasando un alfiler delgado por el tórax. Guarde en una cajita especial o en un frasco, para protegerlo del polvo, etc.
<u>Insectos Pequeños y de Cuerpos Blandos:</u> Coloque en formalina al 10%.
<u>Insectos pequeños y de Cuerpos Duros:</u> Coloque en glicerina al 5%. (Si no hay glicerina disponible, utilice alcohol concentrado. Aún los alcoholes locales sirven.) Todos los frascos deben estar bien sellados. Además se debe colocar una cinta alrededor del la tapa para evitar la evaporación.

Capítulo 24.0 Sanidad Aviar

INTRODUCCIÓN

La sanidad aviar es un tema difícil y complejo. En este capítulo cubrimos algunos de los problemas sanitarios más comunes en gallinas en la mayoría de los países. Estos incluyen:

- Enfermedades infecciosas como la Newcastle, viruela, Pullorosis-Tifosis, enfermedad crónica respiratoria, coccidiosis y la enfermedad de Gumboro; como también las infestaciones de parásitos internos y externos como son las lombrices y los piojos.

- Algunas deficiencias nutricionales, debido a que un alimento bien balanceado y bien mezclado tal vez no esté disponible. (Este problema puede ser especialmente severa si las gallinas son manejadas en forma confinada).

24.1 ENFERMEDADES INFECCIOSAS

Se pueden evitar muchas enfermedades infecciosas en aves con una santidad e higiene apropiada. Generalmente, las bandadas que se manejan separadas de otras gallinas tienen menos problemas que las gallinas que se mezclan con otras bandadas. Las siguientes reglas son fundamentales para prevenir casi todas las enfermedades infecciosas en gallinas.

- **Evitar el contacto con otras gallinas**
- **Nunca deje que extraños/visitantes entren al gallinero.**
- **Entierre a toda gallina muerta inmediatamente, mate y saque toda gallina débil y enferma de la bandada.**

Algunas enfermedades infecciosas pasan de una generación a otra por medio del huevo. Aun que el huevo puede parecer y gustar normal, puede contener los microorganismos que infectan al nuevo pollito. Para prevenir estas enfermedades, es necesario hacer pruebas a las gallinas. Si los exámenes demuestran que la gallina está portando la enfermedad, aun que se la ve sana, no se debe guardar sus huevos para incubar.

24.1.1 La Newcastle

La Newcastle es una enfermedad letal que afecta a pollas y gallinas de toda edad. El agente causante es un virus. Se propaga muy rápidamente y puede matar la mayoría de las gallinas en una zona. Normalmente, afecta a los sistemas nervioso y respiratorio.

Los Síntomas:

- Fiebre, depresión y pérdida de apetito.
- Cabeza hinchada, y a veces las barbillas también
- Una supuración aguosa de las vías nasales y los ojos, con respiración dificultosa.
- Síntomas nerviosos como la torcedura de la cabeza, parálisis y un andar borracha, las alas relajadas y apartadas del cuerpo.
- Diarrea verde; muchas veces con sangre.
- Muerte repentina.

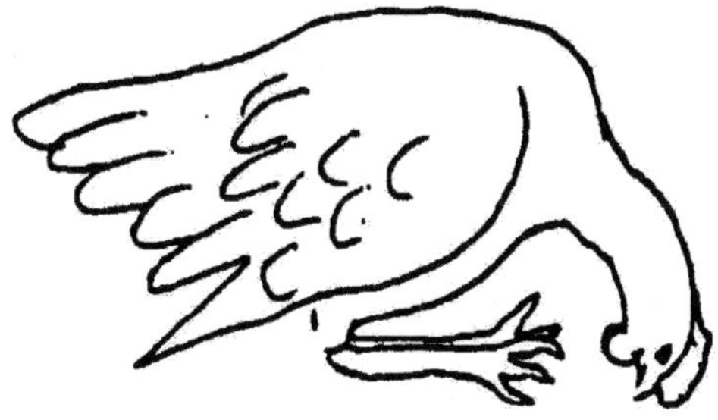

Hallazgos en la Necropsia:

- Hemorragia (puntos rojos) e hinchazón en la pared del esófago, proventrículo y cualquier parte del intestino. Es particularmente típico en Newcastle, una hemorragia en o cerca a la unión del esófago y el proventrículo.
- Manchas necróticas (manchas amarillas), rodeado por tejido rojizo hinchado en la pared intestinal.
- Hemorragia en los músculos, con líquido en los pulmones (edema).
- A veces en una gallina ponedora: un huevo roto en la cavidad abdominal.

El Diagnóstico:

- Basado en los síntomas y hallazgos de la necropsia.
- No hay una historia de haber vacunado contra la Newcastle.

El Tratamiento:

- No hay un tratamiento efectivo.
- Mate y entierre todas las gallinas enfermas.

La Prevención/Control:

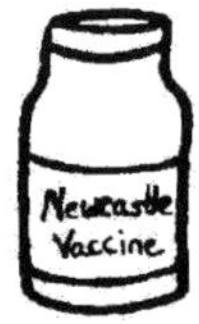

- Vacune contra la Newcastle según las instrucciones del fabricante (usualmente de uno a cuatro días de edad y una segunda dosis unos días después):
  - ⇒ colocando gotas en el ojo o en las vías nasales o,
  - ⇒ en el agua de tomar, o por aspersión con equipos especiales

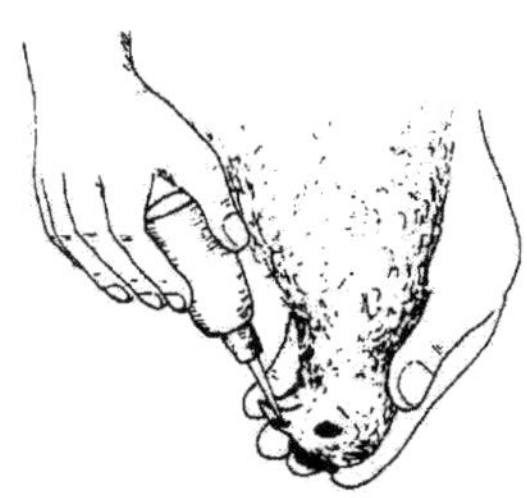

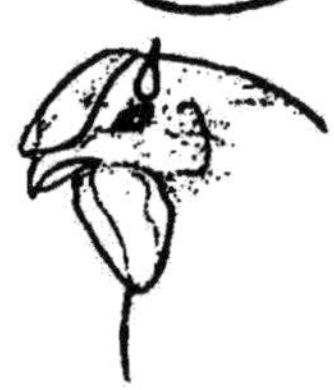

- Mantenga las aves aisladas de otras. Nunca permite visitantes dentro del gallinero.
- Entierre las gallinas muertas inmediatamente y mate y/o saque toda gallina débil y enferma del gallinero.

Nota: *Hay que usar inmediatamente cada frasco de vacuna que se abre.* No guarde ningún frasco para utilizar después. Se estima que pronto habrá una vacuna para mezclar en el alimento.

24.1.2 La Viruela Aviar

La viruela aviar es una enfermedad de gallinas que se propaga lentamente por los mosquitos. Es causado por un virus que afecta las gallinas de toda edad. Se presenta en dos formas. La forma seca que provoca lesiones en la piel (costras), y la forma húmeda que causa lesiones en la boca y garganta. La húmeda puede provocar ahogo se la traquea, se tapa.

Los síntomas:

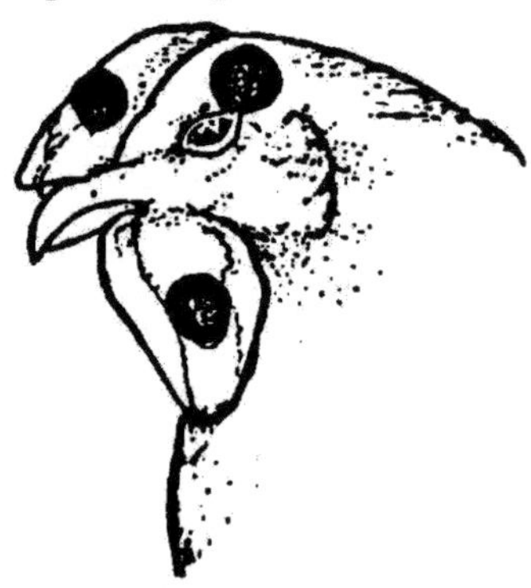

- Lesiones en las partes del cuerpo sin plumas (cabeza, ojos, piernas, etc.) que más adelante pueden formar costras y echar pus.
- Lesiones en la lengua, boca y traquea que pueden provocar la muerte por ahogo.
- Los párpados pueden quedar prendidos inhibiendo la vista para poder comer o beber.
- Los pies y las piernas hinchadas

Hallazgos en la Necropsia:

- Lesiones, especialmente costras, en la cara y los pies.
- Lesiones en la boca y la garganta.

El Diagnóstico:
- Basado en los síntomas, resultados de la necropsia, y la historia.

El Tratamiento:
- Separe todas las gallinas infectadas.
- Provea un manejo especial a las aves afectadas:
  - un acceso fácil a alimento y agua.
  - limpie las lesiones y apliqué un ungüento antibiótico o violeta de genciana.
  - apliqué un ungüento ocular a los ojos. **No ponga un ungüento para la piel en o cerca a los ojos.**

La Prevención / Control:

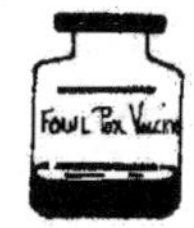

- Agregar vitaminas o antibióticos en el agua, es beneficioso.
- Use la Vacuna para viruela según las indicaciones del fabricante (lea la hoja de instrucciones)). Normalmente, se aplica la vacuna a las 6 y 8 semanas de edad, con un refuerzo 6 a 8 semanas después.
- Reduzca la cantidad de mosquitos alrededor del gallinero drenando las áreas bajas donde reproducen los mosquitos. Durante un episodio, puede ser necesario fumigar contra los mosquitos en y alrededor del gallinero.

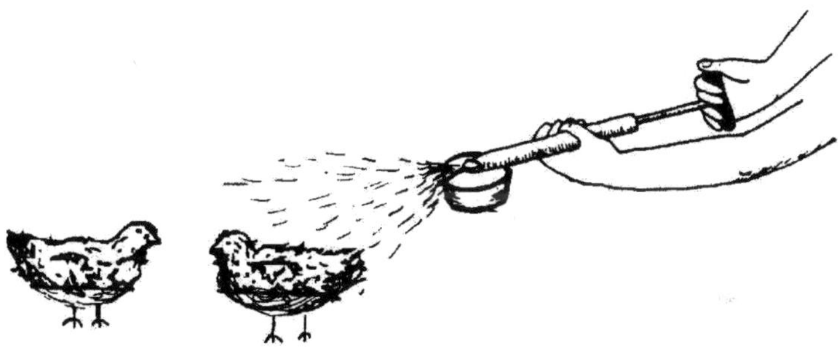

24.1.3 La Pullorosis (Diarrea Blanca Bacilar) y Tífosis Aviar

La pullorosis y tífosis aviar son enfermedades muy similares. De hecho el tratamiento y la diagnosis son tan similares que lo tratamos como una enfermedad en este libro.

La pullorosis también es denominada la "Diarrea Blanca Bacilar". Es una infección aguda o crónica causado por la bacteria Salmonella pullorum. La tífosis aviar también es una enfermedad infecciosa causada por una bacteria similar denominada, Salmonella gallinarum. Las dos enfermedades pueden ser transmitidas en el huevo. Esto quiere decir que las aves que sobreviven la enfermedad quedan como portadores y trasmiten la enfermedad a la siguiente generación por intermedio de los huevos. Se pueden identificar a las gallinas portadoras con una prueba de sangre. No se deben incubar los huevos de las gallinas portadoras.

Los Síntomas de Pullorosis:

- Las gallinas se ponen lánguidas y muchas veces tienen una diarrea blanca.
- Muchas pollitas mueren en las primeras 2 a 3 semanas de edad.
- Las aves enfermas parecen estar con frío. Se amontonan y no comen.

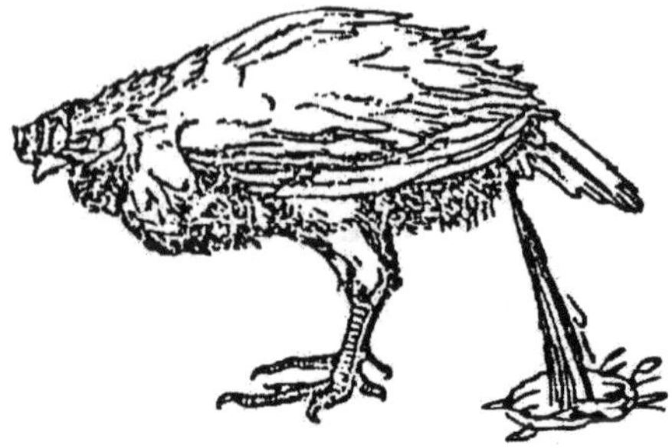

Los Síntomas de Tífosis Aviar:

- Depresión y falta de apetito.
- Tienen más sed – por la fiebre.
- Una diarrea verde-amarrilla.
- La cresta pálida y las plumas erizadas.

Hallazgos en una Necropsia (Pullorosis):

- Inflamación en los intestinos (color rojo).
- Pequeñas puntos amarillos en el corazón, pulmones e hígado.

Hallazgos en una Necropsia de Tífosis Aviar:

- El hígado agrandado de color verde.
- El bazo y riñones hinchados.
- El intestino delgado agrandado con contenido "aguoso".

El Diagnóstico de Pullorosis y Tífosis Aviar:

- Basado en los síntomas y los resultados de la necropsia.

El Tratamiento para Pullorosis y Tífosis Aviar

- Déles "medicamentos de sulfa" o "furacín" a las gallinas
  - ⇒ Las sulfas pueden aplicarse en el agua o se puede dar tabletas de sulfa insertándola al fondo de la boca de la gallina. Use una dosis apropiada según tablas de medicinas.

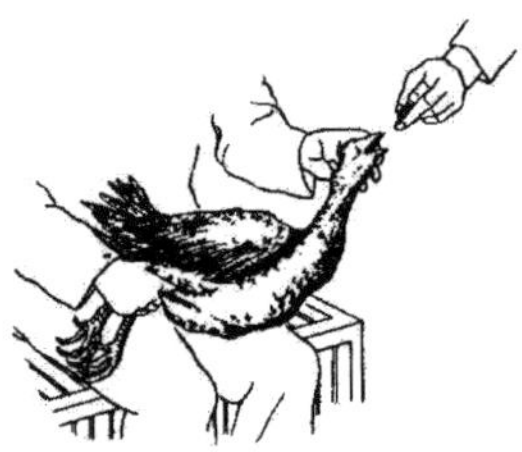

Sulfa por una pastilla

  - ⇒ se puede disolver el Furacín en el agua. Siga las instrucciones en la etiqueta que normalmente indica 0.5 gramos de polvo de Furacín en 1 litro de agua. Aplica por 5 a 10 días

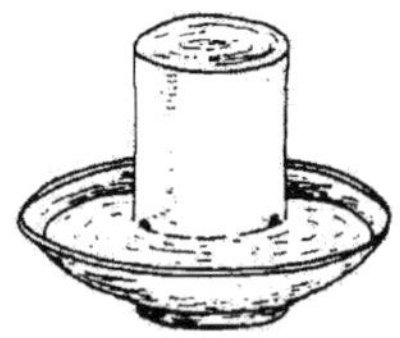

Furacin en el agua

- Importante: Provea agua limpia fácilmente accesible para motivar a las gallinas a tomar.

La Prevención / Control:

- Inicie los pollitos bebés tomando agua con Furacín.
- Seleccione los huevos de incubación de gallinas que dan negativo en la prueba de sangre "plato rápido". Las gallinas que dan positivo a esta prueba o que tuvieran diarrea Blanca deben ser sacrificadas. No guarde los huevos de ellas para la incubación.
- Un buen manejo de sanidad.

24.1.4 La Enfermedad Crónica Respiratoria.

La enfermedad crónica respiratoria es un enfermedad transmitido por huevo causado por un micro organismo llamado "Mycoplasma gallisepticum. El traslado, el hacinamiento, o un estrés provocado a las gallinas de cualquier forma, pueden dar inicio a ésta. La enfermedad es compleja dado que se precisa de tres o más factores para su desarrollo. Un factor es la presencia de organismos micoplasmas. El segundo factor necesario es un estrés. La tercera condición es la presencia de otra bacteria como la E. coli.

Los Síntomas:

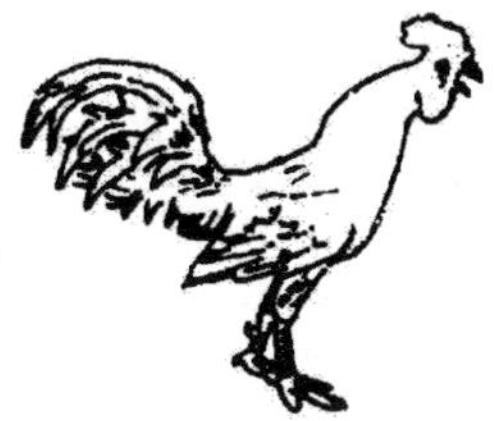

- Descargas de los ojos y vías nasales.
- Una respiración dificultosa.
- Falta de apetito para alimento y agua.
- Las afectadas están lánguidas y parecen estar con fríc
- Una pobre tasa de crecimiento.

Hallazgos en la Necropsia:
- Un pus espeso y amarillento (como queso) alrededor del corazón, en los pulmones y las bolsas de aire.
- Inflamación en la traquea (de color rojo).
- Los senos nasales inflamados (más rojo de color) y con moco.

El Diagnóstico:
- Basado en los síntomas.

El Tratamiento:
- Con Antibióticos
  - Inyecciones de Tilosin (la mejor opción si está disponible y económico).
  - Tetraciclina en el alimento o en el agua.
  - Inyecciones de Penicilina.
  - Eritromicina o Furazolidona.

El Control:
- En parrilleros: criar un solo grupo a la vez (llamado "un programa de todos adentro, todos afuera"). Limpie y desinfecte entre cada grupo.
- Compre los pollitos bebés de una buena empresa criadera que puede garantizar no tener micoplasma. Los pollitos pueden costar más de estas empresas.
- Haga pruebas de sangre a las gallinas. Use huevos para la incubación solo de las gallinas que erogan resultados negativos.

24.1.5 La Coccidiosis

Se habló de esta enfermedad en la sección sobre parásitos pero lo tocamos de nuevo aquí dado que es una enfermedad común y letal en las aves. La coccidiosis es causada por un protozoo llamado coccidio. Una forma particular de esta enfermedad es que los coccidios viven en el ciego del intestino grueso. Esta forma provoca una diarrea sangrienta y la muerte repentina, especialmente en gallinas en pleno crecimiento. Los coccidios se difunden cuando las aves sanas tienen contacto con aves infectadas.

Los Síntomas:

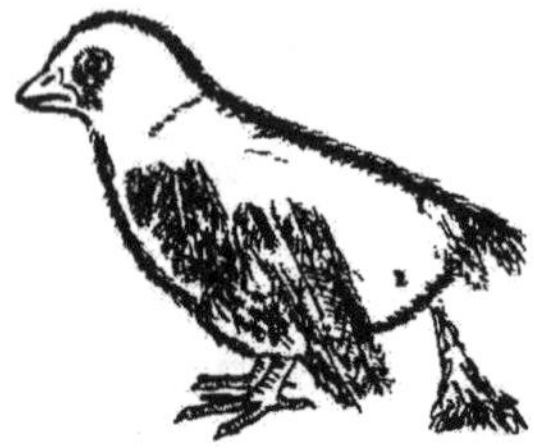

- Diarrea rojiza (con sangre) y muerte especialmente en aves jóvenes.
- Depresión y merma en el apetito.
- Pobre ganancia de peso y baja en la producción de huevos.
- La cresta puede ponerse pálida.

Hallazgos en la Necropsia:

- El ciego agrandado y contiene sangre.
- El intestino cerca al ciego se ve grande y podrido.
- Puntos o líneas blancas en la pared intestinal.
- Un examen microscópico de materia raspada del intestino demuestran ooquistes coccidiales (huevos).

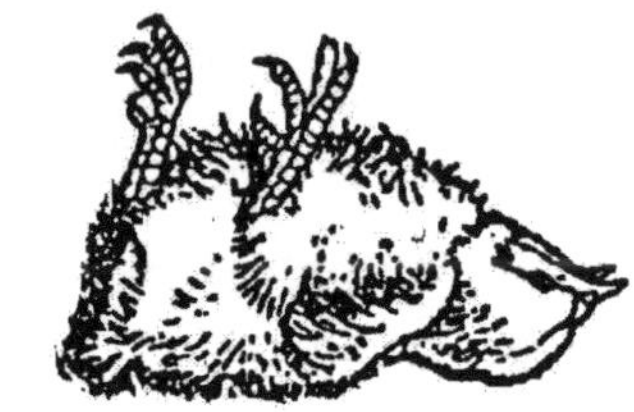

El Diagnóstico:

- Basado en los síntomas y la necropsia.

El Tratamiento/Prevención:

- Existen varias drogas que se usan para curar a la coccidiosis. Entres ellas hay *amprolium al 10%, sulfaquinoxalina, y sulfametazina* (*Sulmet*). Averigüe qué medicamentos están disponibles en su zona y siga las instrucciones de la etiqueta.
- Existe una vacuna llamada *Cocci-Vac* que en futuro cercano puede estar disponible para prevenir la coccidiosis.
- Hay varios medicamentos para poner en el alimento o el agua y prevenir o controlar la coccidiosis; como ser *monensina, lasalocid, y salinomicina*.
- Para parrilleros: críe sólo un grupo a la vez ("programa de todos adentro, todos afuera") y limpie y desinfecte bien entre cada grupo.
- Puede ser necesario criar las gallinas en jaulas suspendidas del piso, o en pisos de malla o "slats" (tablillas) para reducir las infecciones de coccidiosis. En estos sistemas se mantienen las gallinas separadas de su estiércol permanentemente.

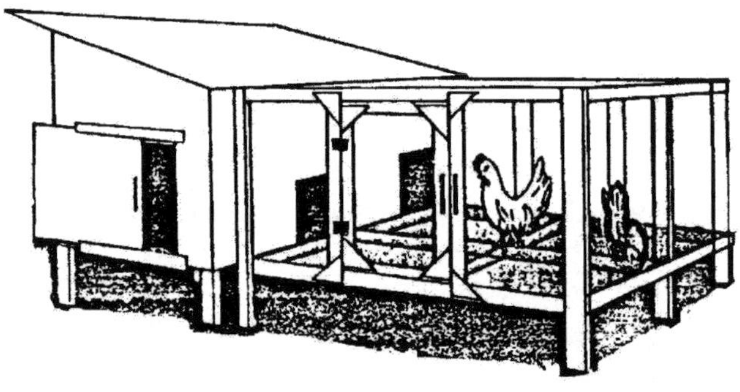

Gallinas criadas en pisos de malla o tablillas, separadas de su estiércol.

24.1.6 La Enfermedad de Gumboro (Una enfermedad de gallinas jóvenes)

Esta es una enfermedad muy infecciosa que se propaga rápidamente entre aves jóvenes. Es causada por un virus que muy fácilmente se pasa de un gallinero a otro en la ropa de la gente, por insectos y otras vías. En algunas oportunidades pareciera que el virus es más virulento que en otras, y más aves mueren durante un solo episodio.

- Las aves de menos de tres semanas normalmente no mueren de la enfermedad. Sin embargo, destruye la capacidad de la gallina a resistir a otras enfermedades. Las aves que sobreviven de la enfermedad pueden morir después de otras enfermedades – aún si están debidamente vacunadas y tratadas.
- Las aves de 3 - 6 semanas de edad muchas veces mueren rápidamente.
- Las aves de entre 6 - 18 semanas pueden enfermarse pero es muy raro que ocurra.

Los Síntomas:

- Las aves pierden su coordinación muscular.
- Es común una diarrea acuosa, junto con plumas sucias alrededor del ano.
- Muchas veces más de 20% de las aves mueren, pero otras recuperan en menos de una semana.

Hallazgos en la Necropsia:

- La Bursa de Fabricio (bursa cloacal) hinchada y posiblemente con puntos rojos (sangre).
- Los músculos del pecho y de las piernas muchas veces son hinchadas y pueden estar punteado con manchas de sangre.

El Diagnóstico:

- Basado en los síntomas y la necropsia.

El Tratamiento / Prevención:

- No hay tratamiento.
- Existen varias vacunas. Algunas son más fuertes que otras; es bastante confuso. Busque consejo de las autoridades en cuanto a qué vacuna es mejor para su zona.
- Las bandadas reproductivas deben ser vacunadas 1 o más veces durante su periodo de crecimiento. Si tienen resistencia las gallinas madres, los pollitos que nacen tienen mayor posibilidad de adquirir resistencia a la enfermedad.
- Pruebas de sangre periódicas de las gallinas reproductoras ayudará a determinar si han sido vacunadas o no.
- después de un episodio de esta enfermedad, es necesario desinfectar el gallinero muy cuidadosamente. Se debe dejarlo vacío para varios meses para estar seguro que el virus haya muerto. Solo después de estos pasos debe repoblarse gallinero.

24.1.7 Los Parásitos Internos

Los parásitos internos comunes en gallinas incluyen las lombrices redondas (grandes y pequeños) y las tenias. Pequeñas lombrices en el ciego, también pueden ser un problema dado que portan un organismo que causa “cabeza negra” en pavos. Para evitar la infestación de gallinas con estas lombrices, no se debe criar juntos los pavos y las gallinas. Muchas lombrices se difunden cuando aves sanas tienen contacto con el estiércol de aves infestadas (que contiene huevos de la lombriz). Por lo tanto, los problemas de parásitos internos son más comunes en gallinas criadas sobre el piso que en las aves que están criados sobre pisos elevados de malla o tablillas.

Los Síntomas:

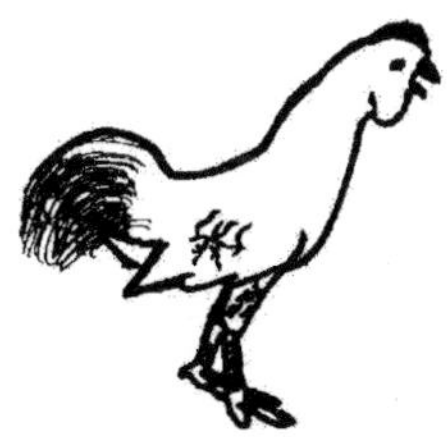

- Las gallinas se enflaquecen, no ganan peso o no ponen la cantidad de huevos que deben.
- Pueden estar con diarrea
- Al sacrificar las gallinas se observa lombrices, en los intestinos

El Diagnóstico:
Basado en los síntomas y al encontrar lombrices en los intestinos en la necropsia.

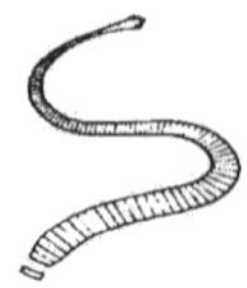

Cestoides (tenia)

Lombrices redondos o del ciego

El Tratamiento:
- Para las lombrices redondas, darle piperazina a las gallinas cada 2 o 3 meses.
- Para la tenia, lombrices del ciego, y lombrices redondas: existen varios medicamentos herbales, como ser las píldoras de *Wormal*, que se pueden dar cada 2 o 3 meses. *Wormal* mata lombrices redondas, la tenia, y las lombrices del ciego.

Nota: No es necesario utilizar piperazina si se usa *Wormal*.

La Prevención / Control:
- Al igual que con la coccidiosis los pisos de malla y tablillas suspendidos son mejores. Esto evita el contacto directo de las gallinas con el estiércol infestado.

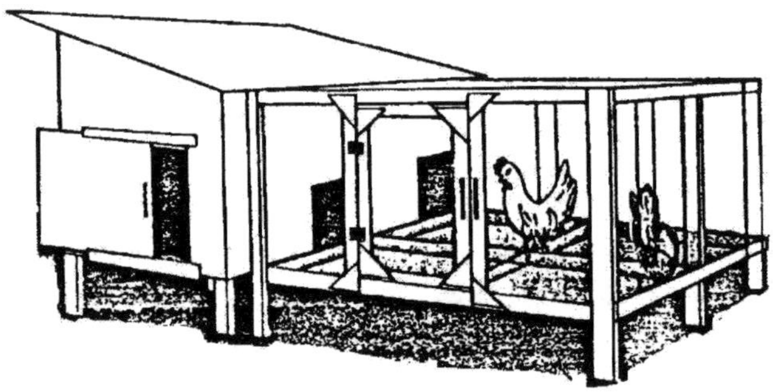

24.1.8 Los Parásitos Externos

Los ácaros, pulgas, piojos, y garrapatas son parásitos externos comunes en las aves. Las picadas de pulgas y ácaros dañan a la piel. Los ácaros, garrapatas y pulgas chupan la sangre y causan anemia (sangre delgada) que reduce la producción de huevos. Algunos parásitos externos son portadores de otras enfermedades como la viruela y spirochetosis.

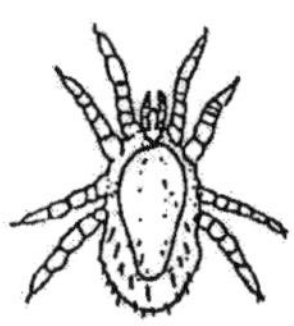

Ácaro

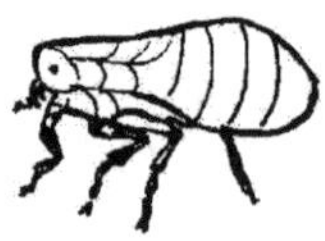

Pulga

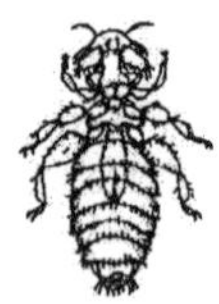

Piojo

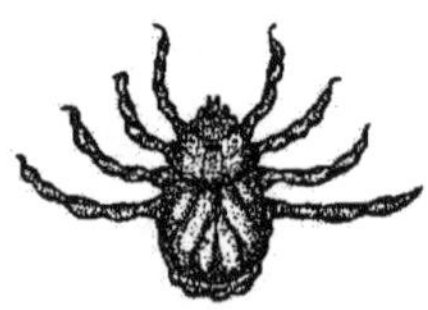

Garrapata

Los Síntomas:

- Los piojos, muchas veces son visibles con el ojo humano, causan daños a la piel y a veces provoca la formación de costras.

- Los ácaros que causan "pierna escamosa" provocan que las piernas se vean hinchadas y deformes. Los ácaros rojos (también llamados ácaros nocturnos) atacan durante la noche y pueden causar una anemia severa que debilita a las aves y baja notablemente la producción de huevos. Los ácaros de las plumas producen costras y anemia que reduce la producción de huevos. Los ácaros de plumas se ven como partículas de polvo movedizos.

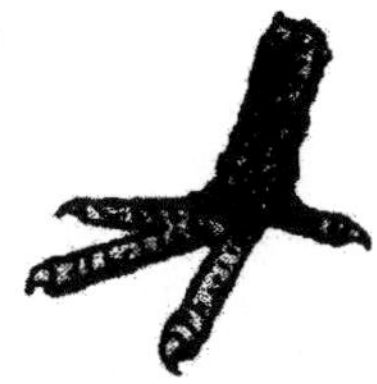

- Las pulgas pueden penetrar la piel y provocar úlceras.

- Los mosquitos chupan la sangre de las aves y pueden causar una baja en la producción de huevos o inclusive la muerte. Los mosquitos también son portadores de varias enfermedades virales como la viruela.

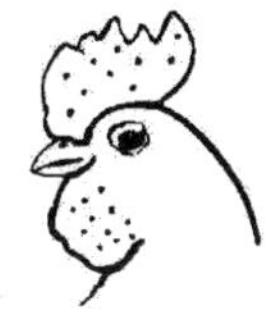

Pulgas en la barbilla y cresta

- Las garrapatas atacan de noche y chupan la sangre causando anemia y una baja producción de huevos. Muchas veces, se puede observar puntos rojos donde chuparon. Las garrapatas también son portadores de "spirochetosis."

El Tratamiento:

Polvorea con malatión al (5%) o cumafos al (5%) según las instrucciones en la etiqueta. Se debe repetir la aplicación según las instrucciones (normalmente cada 4 semanas).

Para el daño de los ácaros de la pierna, se puede sumergir las piernas en kerosén. Sin embargo, hay que tener cuidado en no dejar que el kerosén toque las plumas o la piel.

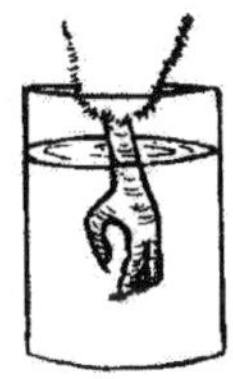

Advertencia: Los insecticidas pueden ser tóxicos si no se utilizan correctamente. El malatión líquido de 57% debe ser mezclado primero con agua según las instrucciones (normalmente 30 cc en 4 litros de agua) dado que es demasiado fuerte para aplicar directamente.

24.2 LAS DEFICIENCIAS NUTRICIONALES

Las aves generalmente crecen muy rápido y tiene requerimientos nutricionales específicos. Debido a este crecimiento rápido, las deficiencias nutricionales usualmente se hacen evidentes rápidamente. Esto ocurre cuando se ha usado un ingrediente de pobre calidad, cuando hubo un error en la fábrica de alimentos, o si el alimento ha sido guardado por mucho tiempo en un lugar caliente y ha perdido sus vitaminas. (La calidad de un alimento comienza a deteriorarse después de sólo dos semanas). Las deficiencias nutricionales en aves puede afectar la fertilidad, tasa de incubación, el emplume y el crecimiento. Para evitar deficiencias. Se deben usar ingredientes de alta calidad, incluyendo una pre-mezcla de vitaminas comercial y usar el alimento antes que las vitaminas pierdan su valor. Por lo tanto es mejor comprar alimento de un dueño honesto con una fábrica de alimentos confiable que tiene acceso a ingredientes de alta calidad.

24.2.1 Deficiencias de Calcio y Fósforo

Las deficiencias de calcio y de fósforo normalmente ocurren junto con la deficiencia de Vitamina D. Si estos tres nutrientes no están en la dieta en proporciones correctas, las gallinas no crecerán como deben. Los huesos sufren, resultando en "raquitismo." Las ponedoras no pueden pararse, y muchas veces ponen huevos de cáscara blanda. Gallinas criadas en jaulas son especialmente sensibles a las deficiencias de calcio y fósforo.

Los Síntomas:

- Huesos blandos, cojera, andar con las piernas rígidas, coyunturas hinchadas y picos blandos.
- Incapacidad de pararse, especialmente en gallinas enjauladas (llamada "fatiga de jaula").

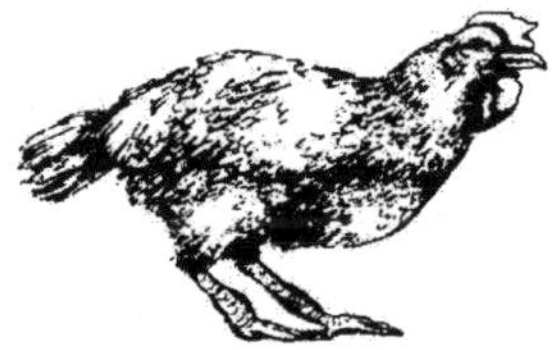

Gallina con piernas débiles

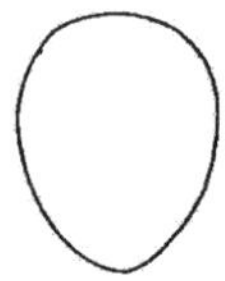

Cáscaras Blandas

- Plumas rizadas, pobre crecimiento, pobre producción de huevos, huevos con cáscara delgada y blanda.

El Diagnóstico:

- Basado en los síntomas, observaciones de la necropsia y un análisis del alimento.

El Tratamiento / Prevención:

- Saque las gallinas paralíticas de las jaulas o póngalas en el piso o el suelo; o inserte un piso de cartón en la jaula hasta que se recuperan.
- Compre alimento de un lugar confiable que adiciona las cantidades correctas de vitaminas y minerales a la ración. Agregue vitamina D_3 soluble en agua al agua que toman.
- La conchilla (de la concha de ostras) es una buena fuente de calcio. Se puede dar a libre voluntad en un comedero aparte, o esparcido encima del alimento a razón de medio kilo por 100 gallinas adultas.

Advertencia: Si hay que guardar alimento para más que un mes en un ambiente caluroso, es mejor agregar las vitaminas en el agua, siguiendo las instrucciones en la etiqueta del producto, hasta que haya alimento fresco disponible de nuevo.

Capitulo 25.0 Apéndice Nutricional
Más detalles Sobre Nutrición Básica

25.1 TIPOS DE ESPECIES PECUARIOS

Repaso: Un primer paso importante en entender los detalles de nutrición animal es dividir las especies pecuarias en dos grupos principales.

Los Que Comen Forraje

Estos son los animales que tienen sus sistemas digestivos adaptados para comer cantidades grandes de forraje y otros alimentos "fibrosos". Tienen bacterias y protozoo en sus estómagos e intestinos que les ayuda a digerir este tipo de alimento. Este grupo incluye a los vacunos, búfalos, ovejas, cabras, llamas, alpacas, caballos, mulas y burros. Además de poder comer forrajes, estos animales también pueden digerir granos y otros alimentos más caros.

Nota: Las ASAs tienen que tener cuidado en no aplicar medicamentos (como ser antibióticos) oralmente que podrían dañar a las bacterias y protozoo que viven en el estómago y intestinos de los animales que comen pasto.

Los Que No Comen Forrajes

Este tipo de animal puede comer pequeñas cantidades de grama tierna y verde, hortalizas pero principalmente requieren otros tipos de alimentos. Este grupo incluye los cerdos, gallinas, perros, gatos, y la mayoría de las aves (los humanos también están en este grupo). Estos animales no pueden digerir alimentos como pastos maduros. Requieren más bien comer granos, verduras o carne para sobrevivir.

25.2 LA COMPOSICIÓN DE LOS ALIMENTOS

Los alimentos pueden dividirse en dos categorías basado en la cantidad de agua en el alimento.

1. ***El agua***
   Cada alimento contiene algo de agua.
2. ***La Materia Seca***
   En el laboratorio, después de haber sacado toda el agua de un alimento, sólo queda la materia seca. La material seca contiene los otros cuatro nutrientes: la proteína, energía, minerales y vitaminas, además de las sustancia que el cuerpo no puede utilizar (desperdicios). Los desperdicios salen del cuerpo como estiércol.

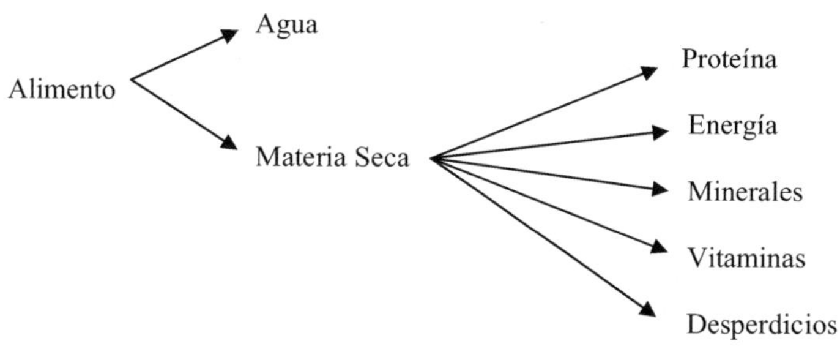

25.3 LA MATERIA SECA

La cantidad de "materia seca" varia según cada alimento. Por ejemplo, un forraje verde, y fresco contiene aproximadamente 70 por ciento de agua y 30 por ciento de materia seca. Los granos de maíz secados son compuestos de 15 por ciento de agua y 85 por ciento de materia seca. Aún la harina de maíz que parece seca contiene 10 por ciento de agua y 90 por ciento materia seca. La paja también tiene alrededor de 10 por ciento de agua y 90 por ciento materia seca.

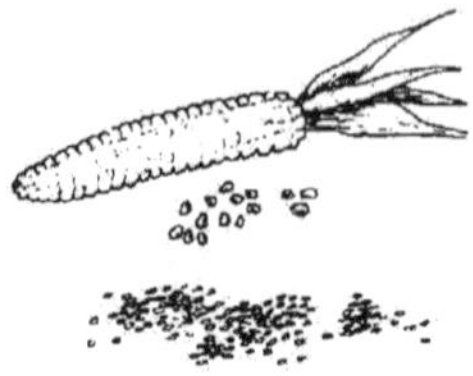

85% materia seca

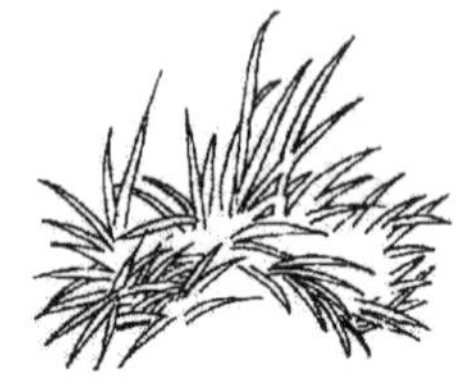

30% materia seca

¿Por qué es importante saber esto? Mientras más alto el contenido de material seca, más agua tiene que tomar el animal. Si a un animal le falta el agua, perderá su apetito y se volverá desnutrido, aún si hay alimento disponible. Esto es especialmente cierto cuando el alimento es seco como ser la paja, o granos de cereales.

Algunos productores no dan agua a sus animales, creyendo que reciben suficiente agua de los forrajes. ¡Sin embargo, los animales tienen que tomar suficiente agua fresca todos los días para estar saludables y productivos!

25.4 LA DIGESTIBILIDAD

La digestión se refiere al proceso en que el cuerpo reduce el alimento a sus componentes más chicos, que luego entran a la sangre y son trasladados por todo el cuerpo. Estos componentes contienen los cinco nutrientes principales utilizados por el cuerpo para el crecimiento, mantenimiento y producción.

Es difícil reducir algunos alimentos a sus componentes mientras que para otros es relativamente fácil. El término técnico para este concepto es la **digestibilidad**. Mientras más digestible un alimento, más fácil es reducirlo a los nutrientes básicos que el cuerpo utiliza. El alimento con mucha fibra, como el forraje viejo y seco o la paja es menos digestible.

¿Por que es importante saber de la digestibilidad? Un animal puede comer mucho alimento pero seguir perdiendo peso. Esto puede deberse a que sea un forraje viejo y fibroso, que no es muy **digestible**. La mayoría de un alimento de este tipo no es utilizado, pasando afuera del animal como estiércol.

***La Digestibilidad de las Gramíneas**:* En general, **un forraje es mas nutritivo y digestible si se corta para alimento antes o justo cuando comienza a florecer.** Antes que florece una gramínea es fácilmente digestible y tiene más vitaminas. Sin embargo, después de florecer, la planta comienza a secarse, se vuelve menos digestible y pierde sus vitaminas. Los componentes fácilmente digestibles son reemplazados por sustancias menos digestibles como "la lignina."

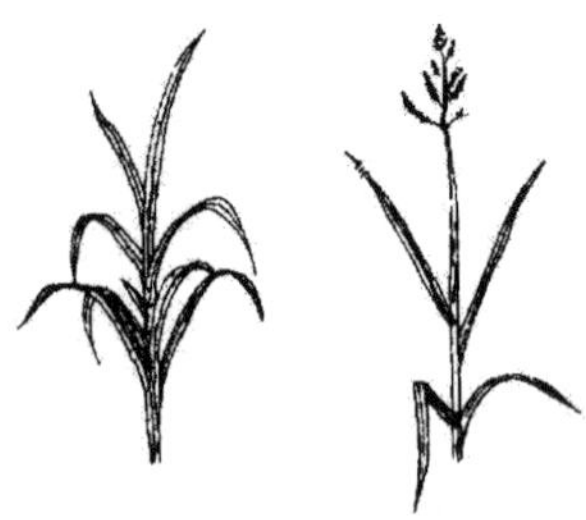

Los forrajes son más digestibles si se los corta, antes o cuando comienzan a florecer.

Por lo tanto, se deben alimentar a los animales con forrajes antes de que éstos maduren demasiado. Si se los utiliza en el momento correcto, los forrajes proveen la mayoría de los nutrientes (menos la sal) que requiere un animal "comedor de forrajes". **Nota: Aún para hacer heno, se deben cortar los forrajes cuando son verdes y tiernos para hacer el heno más nutritivo y sabroso.**

25.4.1 Alimentos Fibrosos y Concentrados

Algunos nutricionistas pecuarios dividen los alimentos para animales en dos categorías generales: **fibrosos** y **concentrados**.

Los alimentos fibrosos son alimentos "voluminosos" que contienen mucha fibra y pequeñas cantidades de nutrientes. Estos alimentos son importantes para los animales "forrajeros" para estimular su sistema digestivo y mantenerlo funcionando correctamente. Algunos alimentos fibrosos (como forrajes verdes y tiernos y un heno de buena calidad), son bastantes nutritivos dados que son muy digestibles. Alimentos fibrosos de plantas maduras son mayoramente fibras y no son muy digestibles ni nutritivos. Estos alimentos de poca digestibilidad incluyen la paja, pastos muy maduros, rastrojo de maíz, afrecho de arroz y ensilajes de baja calidad.

Los concentrados contienen grandes cantidades de nutrientes en pequeñas cantidades de alimento. Hay concentrados de energía - (que contienen altas cantidades de energía) como granos cereales o sub-productos de estos granos como el afrecho de arroz o torta de semilla de mostaza. También hay concentrados proteicos (con un alto contenido de proteína) como ser torta de soya, harina de pescado, o harina de sangre. Los animales no comedores de forrajes (cerdos, aves, perros, gatos y humanos) requieren concentrados en sus dietas.

Se debe comprar los concentrados sólo de fuentes confiables. ¡Los ingredientes y sus proporciones deben estar señalados claramente en la etiqueta!

Un Resumen de la Digestibilidad

1. Los animales que comen forrajes pueden digerir más alimentos fibrosos debido a las bacterias que tienen en su estómago e intestinos. Los agentes de salud animal tienen que tener cuidado en no dar medicamentos por vía oral que puedan dañar a estos bacterias y protozoo beneficiosos.

2. Los animales "no-comedores de forrajes" con estómagos sencillos (como los humanos, gallinas y cerdos) no pueden digerir alimentos fibrosos. Requieren más concentrados para mantenerse sanos.

3. Mientras más nueva y tierna sea una gramínea, más nutritivo y digestible será. Los forrajes tiernos, verdes, y **digestibles** suplen la mayoría de los nutrientes requeridos por todas las especies "comedores de forrajes" (menos la sal).

25.5 DEFICIENCIAS NUTRICIONALES

Repaso: En cualquier momento que un animal no ingiere suficientemente de un nutriente, hay una deficiencia de este nutriente. Por ejemplo, si no hay suficientes minerales, el animal tiene una "deficiencia mineral." Si no ingiere suficiente proteína existe una "deficiencia de proteína." Los animales con dietas deficientes de un nutriente, muchas veces tienen deficiencias de otros nutrientes también.

25.5.1 La Deficiencia de Proteína

Esta es la deficiencia más común, especialmente en animales jóvenes en pleno crecimiento. Para evitar la deficiencia de proteína, hay que proveer más alimentos proteicos a los animales jóvenes desde el destete hasta que se acercan al tamaño de madurez. Las hembras necesitan más proteína durante la ultima 1/3 de la preñez y mientras que estén lactando.

25.5.2 La Deficiencia de Energía

Las madres que dan de lactar presentarán una deficiencia de energía y se pondrán delgadas si no reciben más alimentos ricos en energía mientras estén en este proceso. Las marranas que llegan a ser deficientes en energía muchas veces son infértiles por varios meses después del destete. Las vacas que ingieren suficiente energía no se empreñarán hasta que destetan a sus crías.

En animales jóvenes, las deficiencias de energía y proteína muchas veces ocurren juntas y se empeoran si hay problemas de parásitos. Puede ser difícil saber cual es el problema mayor. Sin embargo, la experiencia demuestra que si un animal forrajero come bastante pasto verde y tierno (y es tratado regularmente contra los parásitos), muchas veces mejora rápidamente.

25.5.3 Las Deficiencias de Minerales

Principios Generales: Los suelos pueden ser deficientes en algunos minerales esenciales. Los animales que comen forrajes de estos suelos pueden desarrollar deficiencias de estos mismos. En zonas tropicales, es común que los suelos sean deficientes en fósforo. A veces, los minerales están presentes en el suelo pero en formas no utilizables para un animal. En algunas zonas hay que hacer un análisis del suelo para conocer las deficiencias existentes.

¡Advertencia! Los vendedores de productos muchas veces tratan de vender suplementos minerales y vitamínicos innecesarios, especialmente en forma inyectables, dado que los productores a menudo creen que una inyección es más efectiva que algo dado por la boca. Las inyecciones de la mayoría de las vitaminas y minerales sólo duran por un corto tiempo. Pueden ser útiles para comenzar la recuperación de un animal con una deficiencia severa. Sin embargo, casi siempre es más económico y mejor en el tiempo, proveer vitaminas y minerales como parte normal de la dieta del animal.

Muchas veces el problema más importante es que al animal le faltan proteína y energía. ¡Este problema no se resolverá con una inyección! El animal necesita más alimento que contenga proteína y energía. Una vez que ésto problema esté resuelto, se puede resolver el problema de una deficiencia crónica de minerales, no con inyecciones, sino alimentar a los animales con una fuente local de minerales.

¿Qué hacer? Antes de gastar dinero en mezclas de minerales caros haga lo siguiente:

Busque consejo de una persona confiable en nutrición animal (o posiblemente de nutrición humana) y que no sea empleado de una compañía de venta de mezclas minerales.

Trate de lograr información del Ministerio de Agricultura relacionado con los tipos de suelo en su zona y sobre deficiencias de minerales conocidos.

El Tratamiento y La Prevención de Deficiencias Minerales

1. Busque consejo de una persona competente y confiable de la zona.

2. Provea fuentes económicas locales de minerales en la dieta. ¡No compre inyecciones caras!

Busque fuentes de minerales locales y económicos que se puedan dar a los animales. ¡Acuérdese, que la mayoría de las deficiencias minerales no requieren de inyecciones costosas!

Una excepción: Deficiencias específicas requieren de inyecciones de emergencia para salvar la vida de un animal como en el caso de la deficiencia de calcio después del parto. Ver Fiebre de Leche Páginas 148, 270.

La Prevención de Deficiencias Minerales

Las siguientes mezclas de minerales son económicas y ayudan a evitar deficiencias. Dar estas mezclas puede ser especialmente beneficiosa para **animales en crecimiento**, y **hembras preñadas o produciendo leche**.

Se pueden dar las mezclas minerales **"a voluntad"** o mezclado en cantidades apropiadas con los granos o ensilajes si los animales están alimentados regularmente con estos alimentos. "A voluntad" quiere decir que el animal puede comer el producto en cualquier momento según su "voluntad". Los animales que reciben los minerales a libre voluntad tienen menos problemas con deficiencias o excesos de minerales. Las mezclas minerales deben ser colocadas en cajones u otros recipientes disponibles a los animales, pero protegidas de la lluvia. Al proveer los minerales "a voluntad", siempre debe haber agua fresca disponible.

1. Sal con Minerales

En zonas donde las deficiencias de minerales son comunes, tal vez valga la pena proveer "sal con minerales." Este tipo de sal tiene varios minerales, incluyendo iodo, adicionado, pero normalmente no incluye fósforo y calcio. Esta sal especial a veces está disponible en los servicios pecuarios gubernamentales a un precio muy razonable. Las sales con minerales, sal yodurada, o sal común deben ser dado en forma regular a razón de 500 gramos por 100 kilos de alimento; o se lo puede proveer "a voluntad". ¡No olvide de proveer bastante agua fresca al mismo tiempo!

Los animales que reciben minerales y agua "**a voluntad**" tienen menos problemas con deficiencias o excesos de minerales.

2. Mezclas Minerales "hechas en casa"

Las siguientes mezclas minerales pueden ser hechas en casa y son muy útiles – especialmente si se sospecha de deficiencias de fósforo.

Mezcla #1 (La mejor): - 1 parte de piedra de fosfato defluorado
- 2 partes de hueso molido (o harina de hueso tratado al vapor)
- 2 partes de sal yodurada o (sal con minerales)

Mezcla #2 (Mejor): - 1 parte harina de hueso
- 1 parte de sal yodurada, sal con minerales, o sal normal

Mezcla #3 (Regular): - 1 parte de sal yodurada, sal con minerales, o sal normal
- 4 partes ceniza de madera

De las tres mezclas mencionadas, l primera es la mejor; la segunda le sigue y la tercera es la de menor calidad; Sin embargo, la tercera es la más fácil para preparar y es mejor que no dar ninguna fuente mineral.

- En zonas donde no hay minerales disponibles, la ceniza de madera puede ser mezclada en el alimento a razón de una cucharilla de 5 ml por 40 Kg. de peso vivo, por día. Tenga cuidado de no utilizar cenizas de árboles conocidos como tóxicos.

25.5.4 Las Deficiencias de Minerales Más Comunes

La Deficiencia de Calcio y Fósforo

El calcio y el fósforo son importantes para la formación de huesos y dientes y para el funcionamiento correcto del los músculos y los nervios. Son especialmente importantes en la dieta de animales en crecimiento, preñadas y lactantes. Dado que la leche es una buena fuente de calcio y fósforo, los animales que están chupando raramente presenten deficiencias de estos minerales. Normalmente se habla de calcio y fósforo juntos, dado que la proporción entre estos dos minerales en una dieta es importante.

La Deficiencia de Calcio: La deficiencia de calcio se encuentra más comúnmente en cerdos o gallinas alimentados solo con granos de cereales. Estos granos tienen un alto contenido de fósforo pero son bajos en calcio. Las marranas con esta deficiencia se sienten como un perro (no funcionan sus piernas traseras) y a veces ni pueden pararse. La deficiencia de calcio en gallinas provoca dificultad o imposibilidad de andar, huesos blandos, coyunturas hinchadas, pobre crecimiento, plumas rizadas y la producción de huevos con cáscaras blandas. En casos raros, la deficiencia de calcio se presenta en vacas de alta producción en los días cercanos al parto.

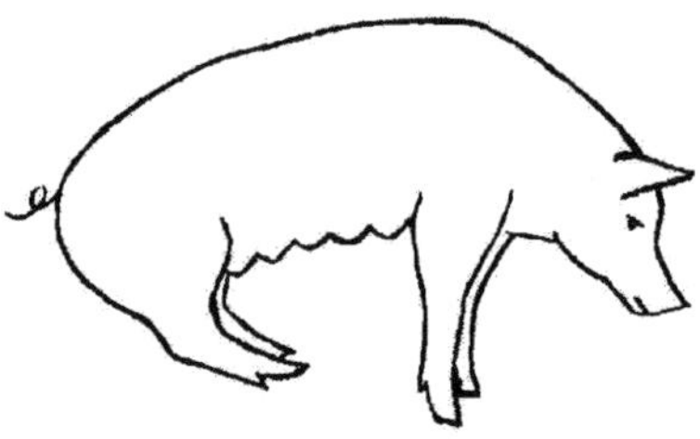

Una marrana con las piernas traseras paralizadas debido a una deficiencia de calcio

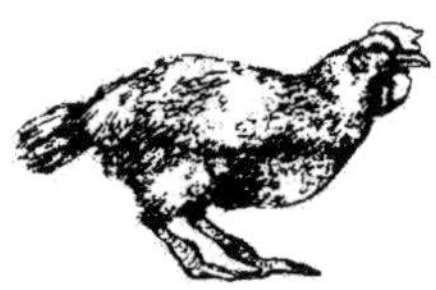

Una gallina con piernas débiles y las coyunturas hinchadas debido a una deficiencia de calcio

La Deficiencia de Fósforo es más común. Muchos suelos tropicales son deficientes en fósforo. La deficiencia de fósforo usualmente es un problema crónico.

Los Síntomas / Diagnóstico

1. Pérdida de apetito
2. Debilidad y parálisis en las piernas traseras, fallas reproductivas, y baja producción de leche
3. El animal mastica madera, huesos, y otros materiales en un esfuerzo para encontrar fósforo y en animales jóvenes, se presentan coyunturas doloridas e hinchadas (llamada "raquitismo").

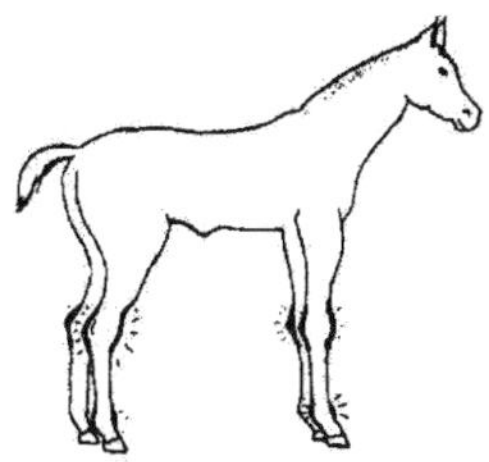

El Tratamiento de la Deficiencia de Calcio/Fósforo
Se trata a la deficiencia de fósforo dando mezclas de minerales que contienen fósforo. El fosfato dicálcico y piedra de fosfato defluorado son buenas fuentes de fósforo.

La Deficiencia de Sal

Todos los animales y los humanos necesitan sal regularmente en sus dietas. La sal se compone de dos minerales principales, **el sodio** y **el cloro**. La sale son necesarias para el correcto funcionamiento de los músculos y los nervios.

Una deficiencia de sal puede ocurrir cuando los animales trabajan duro y sudan excesivamente, o cuando no obtienen suficiente sal en su dieta.

Los Síntomas/Diagnosis: Los animales con deficiencia de sal ansían la sal, y masticarán y lamerán a varios objetos en un esfuerzo de encontrar sal. Pierden su apetito, se enflaquecen, y tiritan y tiemblan. Eventualmente morirán.

El Tratamiento de la Deficiencia de sal se hace fácilmente, utilizando mezclas minerales o dando sal común. Es muy improbable que un animal coma demasiada sal si hay una fuente de agua fresca a disposición.

La Deficiencia de Yodo

Se necesita una pequeña cantidad de yodo en la dieta animal para el desarrollo normal. Es especialmente importante en la dieta de una hembra preñada.

La deficiencia de yodo parece presentarse sólo en algunas zonas. El Ministerio de Salud o de Agricultura debe conocer las zonas de deficiencia de yodo en el país y tal vez hayan instalado programas de prevención (por lo menos para los humanos).

Los Síntomas/Diagnosis

1. Bocio (coto): Si muchas personas en la zona tienen bultos en el lado de su cuello (bocio), entonces la zona probablemente la tierra de la zona es deficiente en yodo.
2. Las animales preñadas con deficiencia de yodo muchas veces dan a luz a crías débiles o muertos. Si se abre la cría muerta, la glándula tiroides aparecerá roja y agrandada.

El Tratamiento de la Deficiencia de Iodo

En zonas deficientes de yodo, tal vez sea posible comprar sal yodurada (sal con yodo agregado) o uno puede ofrecer "sales con minerales" Si n o hay sal yodurada disponible y si las crías que nacen parecen débiles, agregue yoduro de potasio a sal común a razón de 2.2 gramos de yoduro de potasio por10 Kg. de sal.

La Deficiencia de Magnesio

Se requiere del magnesio, como el calcio, para el buen funcionamiento de los músculos y nervios.

Se observe la **deficiencia de magnesio** más seguido en las ovejas, cabras y vacas de alta producción cuando cambian de comer forraje maduro a **forraje abundante y verde**. Comúnmente se llama tetania de los pastos, tambaleo de los pastos o "hipomagnesemia."

Los Síntomas/Diagnosis

Se encuentra a algunos animales muertos sin haber mostrado síntomas previos. Otros animales pueden comportarse extraños y nerviosos por varios días, y luego caerse rápidamente, entra en convulsiones y morir en pocas horas. Las convulsiones se presentan con temblores fuertes del cuerpo y movimientos frenéticos de las piernas.

El Tratamiento

Aplique calcio/magnesio en la vena en una solución preparado especialmente para este propósito. Siga las instrucciones de la etiqueta cuidadosamente. Este medicamento tiene que aplicarse lentamente mientras que uno monitorea el latido del corazón. Si el latido se vuelve errático, pare la aplicación intravenosa hasta que se normalice y comience de nuevo aún más lentamente. Los animales que no están muy graves pueden curarse con una inyección de calcio/magnesio debajo de la piel (subcutáneo).

La Prevención

Incluye al magnesio en la mezcla mineral que se está usando o abono con magnesio en los potreros.

SINTOMAS DE LAS DEFICIENCIAS VITAMINICAS MAS COMUNES

Deficiencia de Vitamina A

- ceguera, ojos nublados, lagrimeo excesivo
- cabeza inclinada a un lado
- falta de coordinación, tambaleo, mareo
- infertilidad
- pezuñas deformadas piel y pelo áspero
- crías nacen deformadas, sin ojos, ciegos, débiles o muertos
- enfermedades respiratorias y diarrea

Deficiencia de Vitamina B

(Las deficiencias de Vitamina B son raros en rumiantes y caballos, pero ocurren en gallinas y cerdos)

<u>Biotina</u>

-En cerdos: llagas en los pies, camadas reducidas

-En gallinas: plumas rizadas, piernas deformadas, piel escamosa en los pies y alrededor del pico.

<u>Colina</u>

-En cerdos: comportamiento descoordinado, hombros anormales.

<u>Niacina</u>

-En Cerdos: diarrea, pérdida de peso, piel y pelo áspero.

<u>El Ácido Pantoténico</u>

-En Cerdos: "andar como ganso" y diarrea.

-En Gallinas: plantas de los pies hinchadas, plumas caídas o andrajosas, párpados prendidos, costras alrededor de la boca.

<u>Riboflavina</u>

-En Cerdos: pobre crecimiento, infertilidad, falta de apetito, piel áspera, crías nacen muertas

-En gallinas: parálisis con los dedos encorvados.

<u>Tiamina</u>

-En rumiantes que han comido granos o ensilaje: andan en círculo o se vuelven ciegos.

La Deficiencia de Vitamina C

-No ocurre a excepción de en los cuis (conejillas de indias).

La Deficiencia de Vitamina D

-Muy raro. Puede darse en animales expuestos al sol y/o que comen forrajes.

-En gallinas: huesos débiles y pone huevos con cáscaras blandas.

La Deficiencia de Vitamina E

-rigidez en los músculos de recién nacidos, las crías nacen débiles o muertos.

-un alto número de vacas con placenta retenida (normalmente 5% o menos).

-tambaleo en gallinas.

-muerte repentina en credos en alto crecimiento.

La Deficiencia de Vitamina K

-muy raro; ocasionalmente se presenta en animales pastoreando en trébol dulce, que provoca que la sangre no coagule y que exista una hemorragia excesiva.

La Deficiencia de Vitamina A

La deficiencia de Vitamina A es **el tipo de deficiencia vitamínica más común en animales.** Se precisa de la vitamina A para lograr huesos normales, la reproducción, protección contra las enfermedades y para la vista. Normalmente la vitamina A se encuentra en forrajes frescos nuevos y verdes o alimentos que son de color amarillo como varias frutas y vegetales. Hay muy poca Vitamina A en forrajes viejos. Un alimento que ha estado guardado bastante tiempo, especialmente bajo condiciones de calor, puede perder su vitamina A.

Los Síntomas/Diagnosis: Los animales con deficiencia de Vitamina A muchas veces tienen problemas oculares. Tal vez no ven de noche, o sus ojos forman lágrimas, se vuelven nublosos, o hasta completamente ciegos. También pueden ser infértiles o tener diarrea, o padecer de problemas respiratorios, pezuñas deformadas, o el pelo y piel secos. Los animales nacidos de madres con una deficiencia de Vitamina A tal vez no tengan ojos, sean ciegos, deformados, débiles o nacen muertos. Los cerdos con esta deficiencia pueden tener la cabeza inclinada a un lado. Los vacunos pueden tambalear y presentar mareo.

El Tratamiento de la Deficiencia de Vitamina A: El tratamiento a largo plazo es alimentar los animales con forrajes frescos y verdes o frutas y verduras de color amarillo –verde. Por ejemplo, frutas o verduras pasadas de maduras pueden ser utilizadas como alimentos para animales. Para animales con una deficiencia severa, una sola inyección de Vitamina A a aprox. 2000 UI/100 libras (45 Kg.) es una solución a corto plazo efectivo.

Las Deficiencias de Vitamina B

Las deficiencias de Vitamina B son raras en las especies comedores de forrajes dado que los microorganismos en su tracto digestivo fabrican estas vitaminas. Las inyecciones de Vitamina B pueden ser útiles para estimular el apetito de una animal que no está comiendo. Sin embargo, se tiene que identificar el problema base y superarlo. Los rumiantes que comen ensilaje pueden sufrir de una deficiencia de tiamina que provoca ceguera y el síndrome de andar en círculos. Se debe inyectar a esos animales con tiamina. En los cerdos y las gallinas, las deficiencias de vitamina B pueden presentarse especialmente si están recibiendo un solo alimento que no contienen estas vitaminas. Es menos probable que se presente si está recibiendo una variedad de alimentos, Se pueden agregar fuentes de Vitamina B al alimento o al agua para curar y prevenir esta enfermedad.

La Deficiencia de Vitamina E

Normalmente se encuentra la Vitamina E en la mayoría de los alimentos naturales. Sin embargo, el heno viejo, la paja y los granos de cereales pueden presentar deficiencias de Vitamina E. Los alimentos guardados por un periodo largo pueden perder su contenido de Vitamina E. Las funciones de la Vitamina E y el selenio (un mineral) son muy interrelacionadas y por lo tanto muchas veces se habla de los dos juntos.

Los Síntomas/Diagnosis: La deficiencia de Vitamina E afecta a los músculos de animales jóvenes que están amamantando. Los músculos desarrollan manchas de color blanco y no pueden funcionar correctamente, haciendo que el animal demuestra rigidez e incapacidad de pararse. A veces el músculo cardiaco de los animales bebés no funcionan normalmente y la cría puede nacer débil o morir rápidamente.

El Tratamiento de la Deficiencia de Vitamina E: El tratamiento a corto plazo requiere de varias inyecciones diarias de una combinación de Vitamina E y selenio. Hay que seguir exactamente la dosis indicada en la etiqueta. Adicionalmente, y para tratamientos a largo plazo, se deben dar alimentos ricos en Vitamina E. El pasto verde de alta calidad es una Buena fuente de Vitamina E.

¡Acuerde: Las inyecciones vitamínicas no son la solución a largo plazo de una dieta pobre!

25.5.5 Sobrecargo de Minerales

Una sobrecarga de minerales ocurre cuando un animal come demasiado de algún mineral y se enferma. El problema más común involucra la **sal**.

La Toxicidad Salina

La Toxicidad Salina por la Falta de Agua

Un animal puede comer alimento saldo sin problemas – si tienen suficiente agua para tomar. Aún si hay demasiada sal mezclada con el alimento, un animal normal no sufrirá, por el hecho que tiende a tomar suficiente agua por la cantidad de sal ingerida. **"La toxicidad salina" ocurre cuando los animales ingieren sal y no hay suficiente agua para tomar.** El problema no es realmente un exceso de sal sino la falta de agua.

La Toxicidad Salina Debido al Consumo Obligado

Según algunas costumbre locales, a los animales no se les da sal en su alimento ni "a voluntad". La costumbre es que a cada animal se les da "una mano" de sal más o menos una vez al mes. Se obliga al animal a tragarla metiendo la sal en la boca. Esto causa problemas, especialmente en animales que trabajan o los que tienen insuficiente agua a disposición.

Los Síntomas

Los síntomas generales incluyen: no tener apetito y un comportamiento anormal.

La Toxicidad Salina en Cerdos

Los cerdos que sufren de toxicidad salina parecen ciegos y sordos. Se sienten en posiciones raras, sacuden sus cabezas y se caen al suelo. Eventualmente se echan en un lado, tiemblan, entra a convulsiones, mueven sus piernas por adelante y atrás y mueren.

Un cerdo temblando y con convulsiones debido a la toxicidad salina

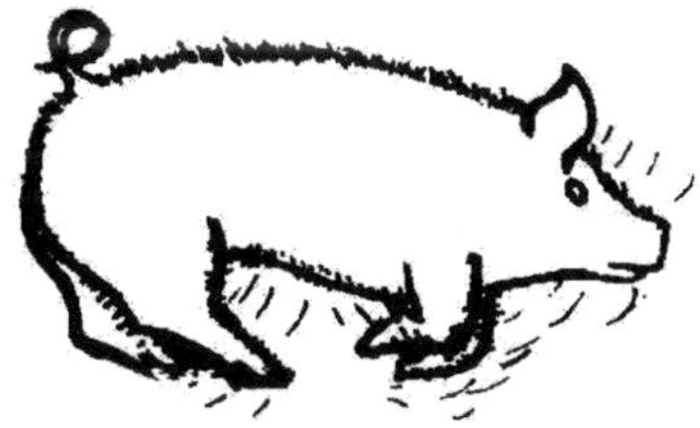

La Toxicidad Salina en Bovinos

A los bovinos les puede dar vómito, diarrea y el deseo de orinar continuamente. Pueden tambalear, tropezar o rastrear sus pies traseros. Después de obligar a animales de trabajo a comer sal, pueden colapsar y no pueden trabajar.

El Diagnóstico de la Toxicidad Salina

La diagnosis se basa en los síntomas y la historia que los animales estaban recibiendo sal sin suficiente agua; o una historia que, se obligó a los animales a comer sal entre los últimos días.

El Tratamiento de la Toxicidad Salina

Proporcione agua para los animales afectados. Sin embargo, no les de todo el agua que desean de golpe, dado que ésto puede empeorar los síntomas. Por lo tanto darles pequeñas cantidades pero frecuentemente. Por ejemplo, déle un litro de agua a un buey, cada media hora hasta que el animal ya no tenga sed. Los animales con síntomas muy severos tienden a morir a pesar del tratamiento.

La Prevención de la toxicidad salina y Otras Sobrecargas de Minerales
Siempre provee abundante agua limpia y fresca. Es decir, tener agua disponible a voluntad todo el tiempo para que tomen los animales; o provea toda el agua que quiere el animal varias veces al día. Explique a los productores los peligros de obligar a los animales a ingerir sal o de restringir el agua. Los dueños normalmente comprenden si se explica que los humanos no comemos toda la sal de un golpe; y que también tiene sed después de comer sal. Ocurre lo mismo con los animales.

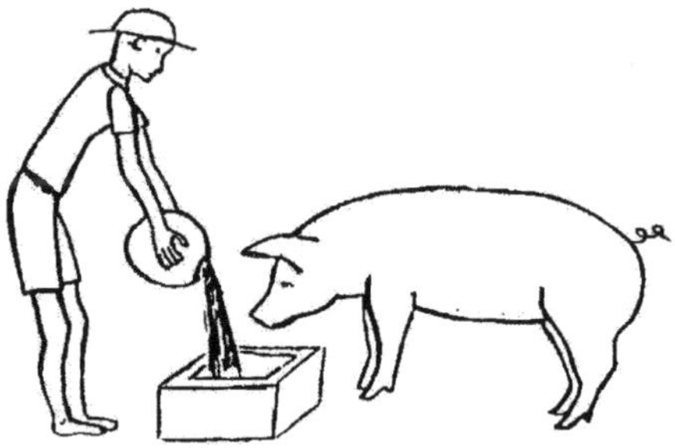

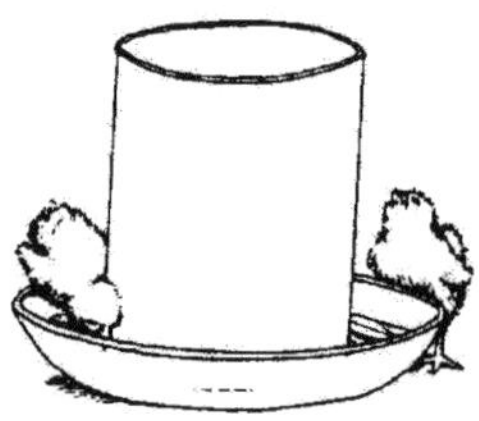

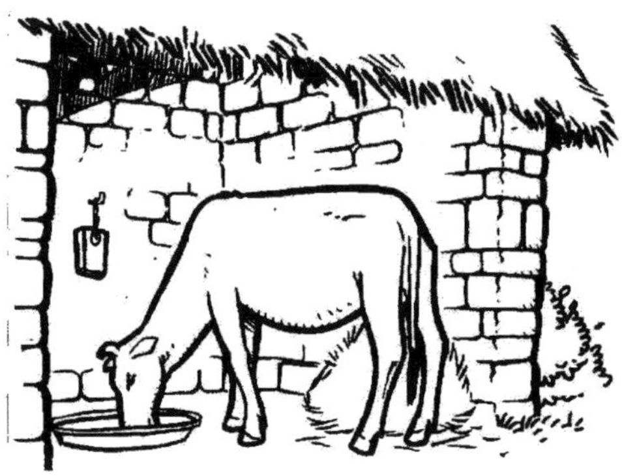

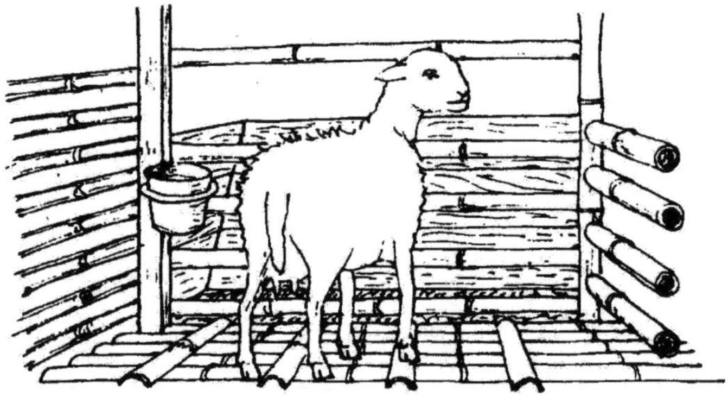

Capítulo 26
El Uso de Insecticidas para el Control de Parásitos Externos

UN BUEN EJMEPLO DEL USO DE PESTICIDAS: EL CONTROL DE GARRAPATAS

Hay varios métodos efectivos para aplicar acaricidas y otros pesticidas.

1. **Fumigación:** Utilizando equipos especiales, algunos pesticidas son mezclados con agua y aplicado a los animales por fumigación.
2. **Polvos / Bolsas de Polvo:** Algunos pesticidas se aplican directamente como polvos o se colocan los polvos dentro de bolsas en las cuales los animales se frontan.
3. **"Frotadores de Espalda":** Algunos polvos se mezclan con aceites y se coloca la mezcla en "frotadores de espalda" donde ellos lo hacecn.
4. **Aplicaciones Directas:** Utilizando un trapo, esponja, o brocha se aplican algunos pesticidas directamente al área de la piel que está infestada con los parásitos.
5. **Pour-On**: Estos insecticidas son derramados en chorros pequeños en la espalda del animal. Son absorbidos por la sangre y luego matan los parásitos externos ubicados en casi cualquier parte del cuerpo.
6. **Baños de inmersión:** Algunas medicinas se mezclan en grandes cantidades de agua para luego bañar o sumergir los animales en la solución. Este método requiere de un estanque especial para poder "bañar" a los animales.
7. **Inyecciones:** Estas son inyecciones como ivermectina que matan la mayoría de los parásitos internos y externos.

26.1 Fumigación

La fumigación utiliza equipos que transforman los pesticidas liquidos en una neblina fina.

Ventajas: Este método es preferible para caballos por que ellos se lastiman fácilmente en los baños. La fumigación es más suave que los baños y se recomienda para animales de alto valor, vacas son preñez avanzada, vacas con ubres grandes y animales débiles. Dado que los equipos necesarios son más baratos que construir las "bañeras" y se utilizan volúmenes reducidas de pesticidas, la fumigación es más recomendable cuando se tiene que tratar a un número reducido de animales.

Desventajas: El sistema de fumigación toma tiempo: animal por animal, es difícil usar este método en hatos o rebaños grandes. Además es fácil no cubrir todas las partes del cuerpo durante la fumigación. Se precisan aproximadamente diez litros de mezcla por animal en bovinos y equinos mayores para mojar completamente la piel.

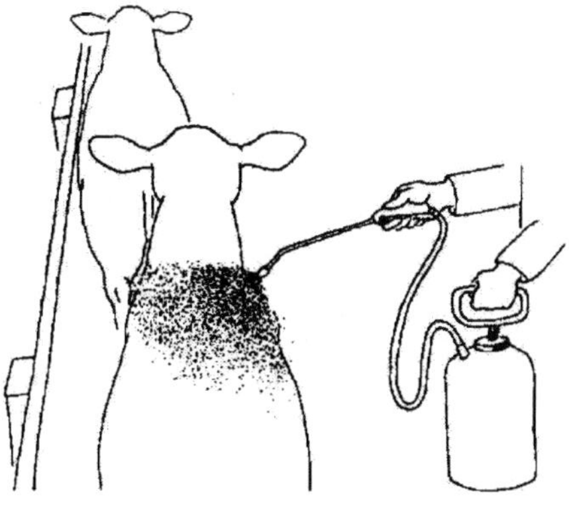

26.2 Polvos / Bolsas de Polvo

Algunos pesticidas se aplican directamente como polvos o se coloca los polvos dentro de bolsas en las cuales se frotan los animales

26.3 Aplicación Directa de Pesticidas

Este método consiste en utilizar un trapo, esponja, o brocha para aplicar pesticidas directamente al área de piel que está infestada con los parásitos.

Ventajas: A veces es necesario aplicar pesticidas directamente al área del animal donde están ubicados los parásitos. Por ejemplo, garrapatas de dos y tres huéspedes tienden a agruparse en las orejas o alrededor del escroto, ubre, cola, y vulva donde los animales no pueden fácilmente quitarlos frotando su cuerpo contra algo. Estos tipos de garrapatas difunden enfermedades. A veces, aun después de baños o fumigaciones estas garrapatas no caen. Aplicaciones directas matan a las garrapatas y protegen contra la re-infestación.

Nota: Los acaricidas con bases de aceite o grasa matan las garrapatas y protegen contra la re-infestación por más tiempo que las acaricidas con base de agua.

Desventajas: Este proceso consume mucho tiempo. También, antes de aplicar los productos a las orejas o piel, es preferible cortar los pelos largos (con tijeras de puntas redondas) para permitir que el producto se aplique directamente a las garrapatas.

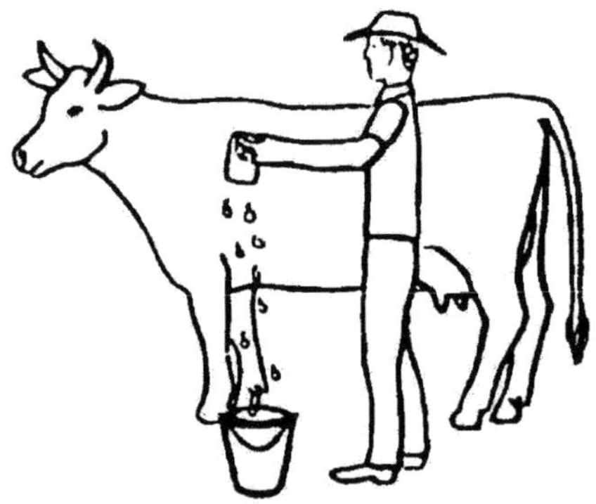

Aplicación Directa de Pesticidas

26.4 "Frotadores de Espalda" (Backrubbers):

Algunos polvos se mezclan con aceites y se colocan en "frotadores de espalda" donde los animales pueden frotarse, Ver página 116, Capitulo 8 para más detalles.

26.5 Aretes

Algunos aretes son impregnados con pesticidas y lentamente liberan los químicos dentro del cuerpo del animal.

26.6 "Pour-on" Pesticidas

"Pour-on", un término en ingles, se refiere al proceso de vertir una pequeña cantidad de un pesticida preparado especialmente para este método de control sobre la espalda o lomo del animal. El acaricida es absorbido por el cuerpo del animal y matará a las garrapatas hasta en los lugares escondidos como en los oídos, alrededor de la cola y vulva o entre las piernas. Acuérdese seguir cuidadosamente las instrucciones y verificar que el producto es para uso de "pour on". También, asegúrese que no tiene efectos dañinos para la especie de animal que quiere tratar. La mayoría de los "pour ons" son preparados para uso en bovinos.

Desventajas:

- Hay que sujetar el animal en forma individual para la aplicación.
- Estos productos son más caros que otras pesticidas (acaricidas) para controlar garrapatas.

Ventajas:

- No hay necesidad de comprar una fumigadora o construir una bañera.
- Se puede trasladar fácilmente el acaricida hasta el animal en vez de traer el animal al baño
- No se necesita agua para mezclar con los productos "pour on".

Dibujo de aplicación de Remedios tipo "Pour-On"

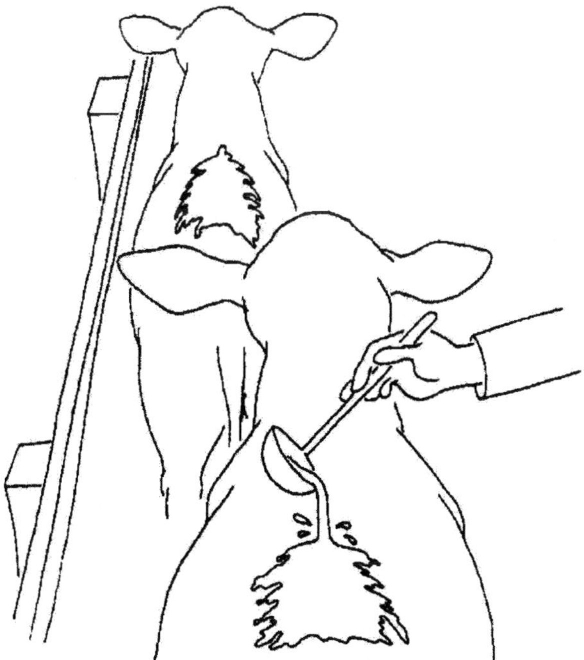

26.7 Baños de inmersión

Los baños son útiles cuando se trata de un gran número de animales, especialmente cuando se quiere controlar garrapatas en bovinos, ovinos, llamas y alpacas. Los baños son bastante eficientes. Sin embargo, los costos iniciales son mayores por tener que construir el estanque o "bañera".

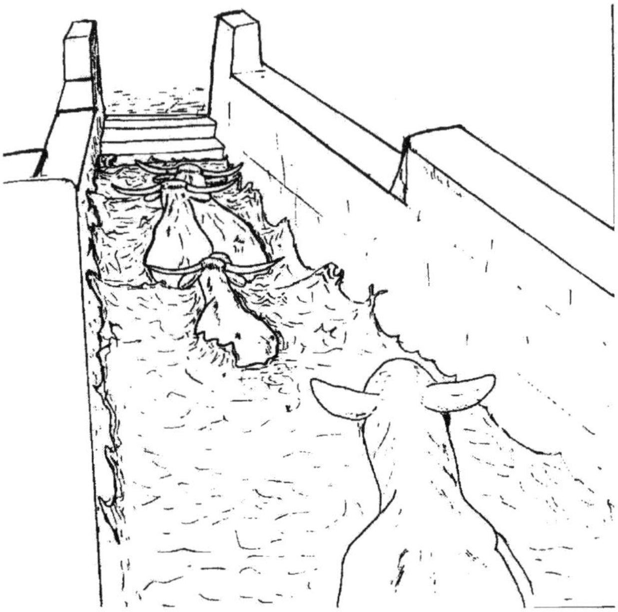

26.7.1 Cómo construir buenos estanques

- Deben estar ubicados en lugares donde el drenaje no puede contaminar el agua de consumo humano y animal.
- Debe ubicarse de tal manera que los animales no tengan que nadar para llegar o salir del baño
- Debe estar cubierto para prevenir la dilución con la lluvia y para reducir la evaporación (se puede perder hasta 500 litros semana en zonas calientes, ventosos o áridos).
- Deben tener la largura y profundidad necesaria para permitir la inmersión completa del animal y solo la anchura que permite que un animal pasa a la vez. Normalmente en un buen tanque de inmersión caben 9,000 a 14,000 litros.
- Los encargados deben tener acceso a lo largo del estanque para poder ayudar a animales en apuros. Deben estar disponibles sogas y palos dentados al lado del tanque para este propósito
- Deben contar con un corral con piso duro (por limpieza) que desemboque en el tanque.
- Debe contar con una rampa para baño de pies de 8 metros en la entrada al tanque. Se debe hacer grietas pocas profundadas en esta sección para abrir las garras de la pezuña. La rampa debe limpiarse después de cada baño.
- Debe contar con un punto de lanza al baño del corral a la entrada y no resbaloso.
- En la salida deben tener una rampa de la anchura de un animal. En esta rampa debe drenar la solución del baño hacia el tanque y permitir cualquier tratamiento individual requerido.

Modificaciones para pequeños hatos: Existe una opción alternativa para pequeños hatos que utiliza menos solución de inmersión. Se construye un estanque de menos profundidad con capacidad de alrededor de 2250 litros y sumerge el animal sólo hasta el flanco. Se lo sujeta cuando está parado en el tanque y con un balde se echa la solución encima del animal para completar el tratamiento. Se ha usado este método con éxito en África del Este.

26.7.2 Estanques para baños de inmersión para bovinos y búfalos

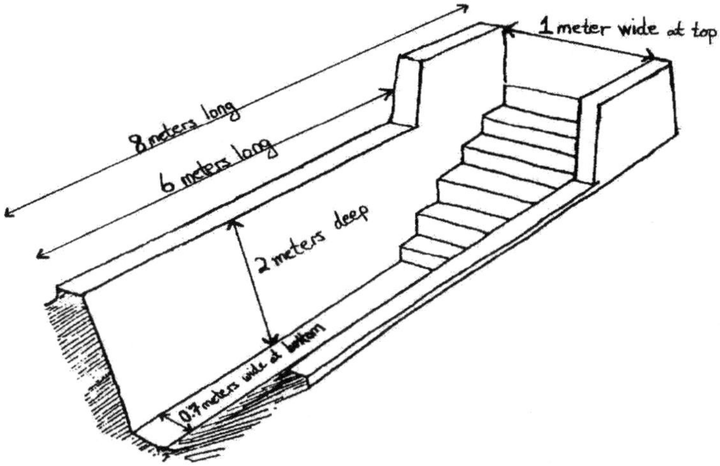

26.7.3 Estanques de inmersión alternativos para ovinos y caprinos

Se usa principios similares para construir y manejar estanques de inmersión para ovinos y caprinos, solo que son de menor tamaño. Como alternativa, una bañera sencilla puede hacerse cortando un barril aceitero por la mitad a lo largo y construir un marco para estabilizarlo. Se sumergen los animales manualmente en el medio barril. Tal como con los bovinos hay que seguir al pie del la letra las instrucciones de cómo mezclar los productos. Los ovinos y los caprinos son más sensibles a toxicidad de acaracidas que los equinos y bovinos. Verifique el volumen del barril. Por ejemplo, en un barril de 200 litros cortado por la mitad debe caber 100 litros de solución. Sin embargo, esto tiene que ser verificado antes de preparar la mezcla para estar seguro que la concentración sea correcta.

200 litros

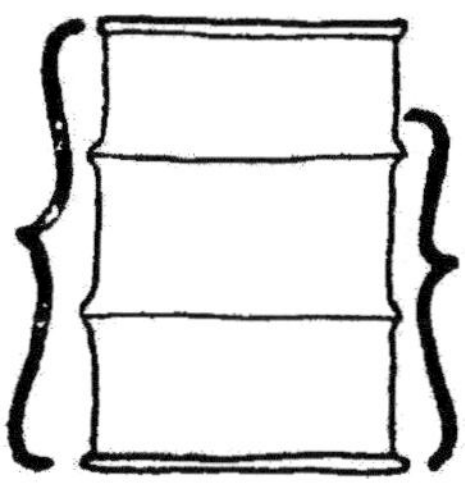

170 litros

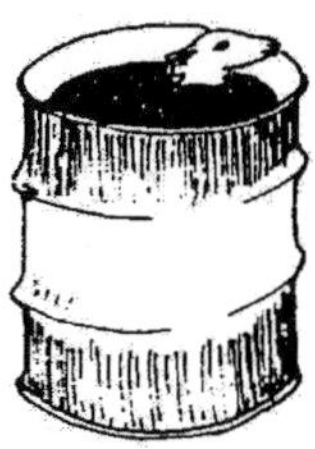

26.7.4 Estanques normales de menor tamaño para ovinos y caprinos

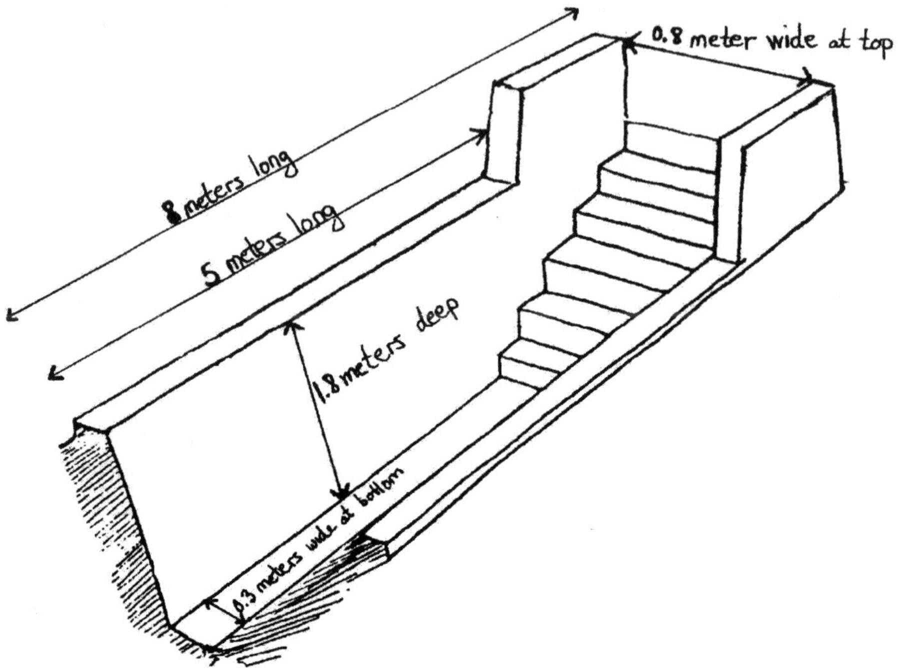

26.7.5 Manejo del estanque de inmersión

¡La solución de inmersión puede ser tóxico se no se la prepara correctamente!

Es muy importante que se mezcle la cantidad correcta del concentrado de inmersión con la cantidad correcta de agua. Esto es importante por dos razones:

- Si hay demasiado acaricida para la cantidad de agua, la solución puede ser tóxica y se puede envenenar a los animales.
- Si no hay suficiente producto para la cantidad de agua, la solución no matará a las garrapatas y todo el trabajo de inmersión será una perdida de tiempo, dinero y energía.

¿Cómo se calcula la cantidad correcta?

1. Verifique el volumen aproximada del estanque.
   Acuérdese: volumen = largo x anchura x profundidad
   Dado que el estanque es de una forma irregular, es más fácil:
   - calcular una anchura promedia de .85m (1metro + 0.7m /2)
   - calcular que la rampa de salida ocupe la mitad de volumen por 2 metros

Ejemplo: Volumen = largo x anchura x profundidad

Volumen = 6.0 metros x 0.85 metros x 2 metros = 10.2 metros^3 (cuerpo principal del tanque)

$\frac{2.0 \text{ metros} \times 0.85 \text{ metros} \times 2 \text{ metros}}{2}$ = 1.7 metros^3 (rampa)

11.9 meters^3

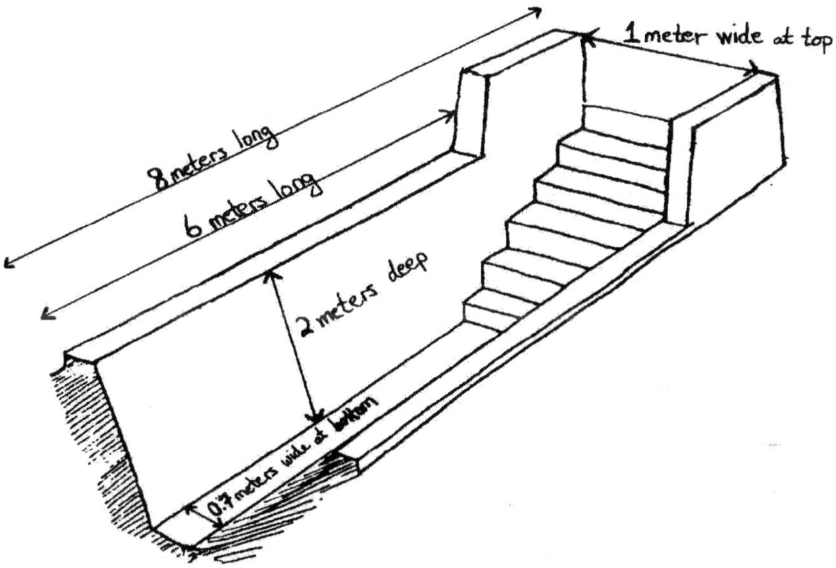

2. Marcar en forma permanente el nivel de cada 5000 litros en la pared del estanque o en una vara medidor (de madera o hiero). Los últimos, 5000 litros para llegar al nivel normal reinmersión deben ser marcados con más precisión con marcas cada 500 a 1000 litros. En zonas donde, las inundaciones son comunes, se debe marcar cada 500 litros por encima del nivel normal de inmersión hasta llegar al nivel de rebalse.

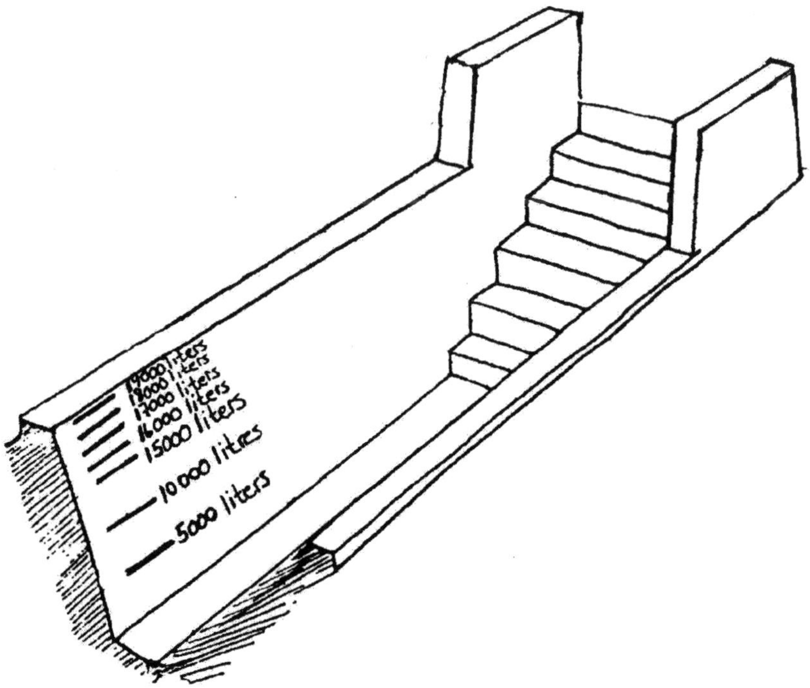

3. Saque toda la basura del estanque.

4. Escoja y compre un producto concentrado apropiado, basado en productos que han sido efectivos en su zona, la disponibilidad, el costo y la seguridad ambiental.

5. Lea y siga cuidadosamente las indicaciones de la mezcla y su uso.

6. Llene el estanque con la cantidad correcta de agua.

7. Agregue la cantidad correcta del concentrado. Derrámela uniformemente sobre la superficie del agua y batirla hasta que esté bien mezclada.

   NO UTILICE LOS ANIMALES PARA MEZCLAR O BATIR LA SOLUCIÓN DE INMERSIÓN

8. Mantenga un registro de la fecha y número de animales bañados, la fecha y cantidad de concentrado utilizado para reponerla, la fecha del drenaje completo y rellenado del estanque, el nombre del concentrado de inmersión utilizado en cada oportunidad, y cualquier otra observación o problemas.

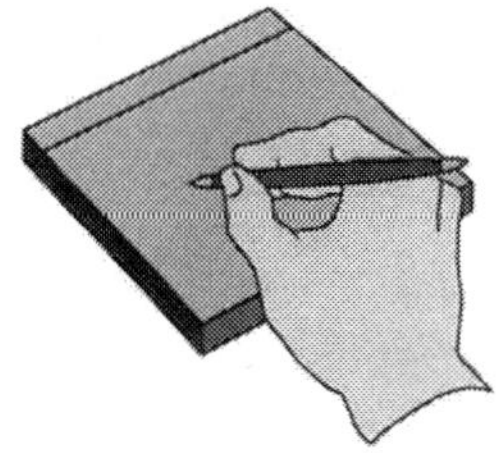

26.7.6 El rellenado del estanque de inmersión

Dado que los acaricidas son menos efectivos en agua sucia, se debe drenar periódicamente (o bombear) y rellenar los estanques cuando se "ensucia" la solución de inmersión. La frecuencia de cambiar la solución depende del tamaño del estanque, tipo de suelo, la cantidad de lluvia y las medidas de manejo tomados para mantener limpia la solución. Zonas con suelos arcillosos y/o altas precipitaciones ensuciarán las soluciones más rápido que zonas arenosas y/o secas.

Una guía general para el rellenado:

- Los estanques de inmersión con un volumen de 9,000 hasta 13,000 litros deben ser drenados y rellenados con una solución nueva después de bañar 20,000 a 25,000 cabezas de ganado.
- Los estanques con un volumen de 13,000 hasta 18,000 litros deben ser drenados y rellenados con una solución nueva después de bañar 30,000 a 35,000 cabezas de ganado.

26.7.7 Rellenado parcial de la solución – el sistema de contar cabezas

A veces es necesario hacer un rellenado parcial del estanque debido a la perdida de agua del uso y la evaporación. ¿Cómo se calcula cuanto agua y cuánto concentrado agregar para la rellenada? Un método se denomina "el conteo de las cabezas" y se basa en el dato que se pierde 2,83 litros de agua por cada cabeza bañada. Es necesario contar con la siguiente información para realizar el cálculo.

- El número de animales bañados desde la última rellenada parcial o completa.
- La "dosis de rellenada" indicada en la etiqueta del concentrado o producto utilizado.
- La formula para usar es:

$$\frac{\text{2.83 litros x número de animales bañados}}{\text{dosis en la etiqueta}} = \text{litros del concentrado requerido}$$

26.7.8 Principios del buen manejo de los baños de inmersión

- **Temprano en la mañana, nada de lluvia:** Es mejor realizar los baños de inmersión temprano en el día en climas calientes, y si es posible, no durante tiempo lluvioso.

- **No con sed:** Se deben traer los animales en forma tranquila y calmada al corral de entrada y deben tomar agua antes de entrar al baño. De lo contrario, los animales saciarán su sed tomado la solución de inmersión.

- **Con calma y quietud:** Para minimizar el estrés del baño de inmersión, se deben manejar los animales con la mayor calma y quietud posible, permitiéndoles entrar al baño de pies en fila única y pasar por el baño a su propio paso.

- **Sumergir las cabezas:** dado que muchos animales aprenden a entrar al baño sin sumergir la cabeza, una persona con ropa con protector, debe pararse al lado del estanque con una palca para sumergir las cabezas con la mayor suavidad posible.

- **Tratamiento simultaneo:** Para el control óptimo de losgarrapatas, todos los animales en la propiedad, que comparten las mismas áreas de pastoreo, deben ser tratados simultáneamente.

- **Fumigar animales débiles y preñadas:** Animales enfermos o débiles deben ser fumigadas y no pasar por el baño. De la misma manera, las hembras que van a parir antes de un mes, deben ser fumigadas. Esto evitará la ruptura del útero y/o el aborto.

Intervalo entre los tratamientos con acaricidas

- Para un control óptimo de garrapatas, se tiene que romper su ciclo reproductivo. Por lo tanto, es mejor aplicar acaricidas antes que las garrapatas hembras se hinchen y pongan sus primeros huevos.

- Si la especie dominante es de las de un solo huésped (por ej. Boofilus), el intervalo entre dos tratamientos debe ser de 12 días para un control excelente o 21 días para lograr un buen control.

- Si la especie dominante es de 2 o 3 huéspedes, el intervalo entre los dos tratamientos deben ser siete días. Si la infestación es fuerte, es mejor dar 4 tratamientos con un intervalo de tres, cuatro y tres días respectivamente. Este proceso debe ser complementado por aplicación directa al lado interior de las orejas como también en áreas alrededor del escroto, ubre, ano y vulva.

Capítulo 27.0 Apéndice Sobre Parásitos Internos Un Plan Integral para El Tratamiento y Control de Parásitos

27.1 ALGUNAS DEFINICIONES

Hospedero Definitivo

- Se refiere al organismo en lo cual un parásito adulto vive y se reproduce como el huésped definitivo o principal.

Hospedero Intermediario

- El huésped u hospedero intermediario es el organismo por el cual un parásito inmaduro de desarrolla. A excepción de la tenia, el parásito normalmente no causa daño serio en el hospedero intermedio.

Larva

- Etapas inmaduras de varios parásitos también son llamados larva. Las larvas muchas veces provocan daño a órganos internos si migran a través del cuerpo.

27.2 COMO AFECTAN LOS PARÁSITOS AL CUERPO

Los efectos de parásitos internos pueden incluir anemia, diarrea y crecimiento retardado. Estos efectos son especialmente serios en animales jóvenes pero pueden afectar a todas las edades.

27.3 PARASITOS INTERNOS Y LA RESISTENCIA

Un animal puede tener parásitos y mantenerse sano por el hecho de haber desarrollado resistencia a los parásitos. La resistencia del animal depende en su edad y estado general de salud como también de la presencia de anticuerpos debido a haber estado expuesto anteriormente a los parásitos.

27.4 TIPOS DE PARASITOS INTERNOS

Nombre Común	Categoría	Ubicación en el cuerpo del huésped
Nemátode (Gusano) Grande	Nemátode	Intestino delgado
Nemátode (Gusano) Pequeño	Nemátode	Estomago y intestino delgado
Lombriz Pulmonar (nemátode pequeño)	Nematodo	pulmones
Fascíola hepática	Trematodo	hígado
Fascíola del rumen (paramphistomes)	Trematodo	rumen
Tenia	Cestodo	Intestino[1]; órganos y tejidos[2]
Coccidia	Protozoo	Intestino delgado y grueso
La Babesiosis	Protozoo	sangre
La Tripanosomiasis	Protozoo	sangre

[1] en el hospedero definitivo

[2] en el hospedero intermedio

27.5 LOS NEMÁTODES (GUSANOS) GRANDES Y PEQUEÑOS - INFORMACIÓN GENERAL

Todos los nemátodes tanto los grandes como los pequeños irritan y dañan los tejidos del estómago y el intestino, resultando en una pobre asimilación de alimentos y tasa de crecimiento. Algunos nemátodes redondos dañan al hígado y los pulmones cuando sus larvas migran por el cuerpo. Los nemátodes grandes pueden bloquear los intestinos. Las lombrices pulmonares (un tipo de nemátode pequeño) irritan los bronquios causando tos, el incremento en el riesgo de infecciones pulgares y una apariencia general no saludable. Todos estos efectos son especialmente serios en animales menores.

27.5.1 Los Nemátodes (Gusanos) Grandes en el Intestino Delgado

Los caballos, cerdos, gallinas, bovinos jóvenes, búfalos, perros y gatos pueden ser infestados por los nemátodes o lombrices grandes que viven en el intestino delgado. Los ovinos y cabras no se infestan con estas lombrices.

Ciclo Biológico de los Los Nemátodes Grandes

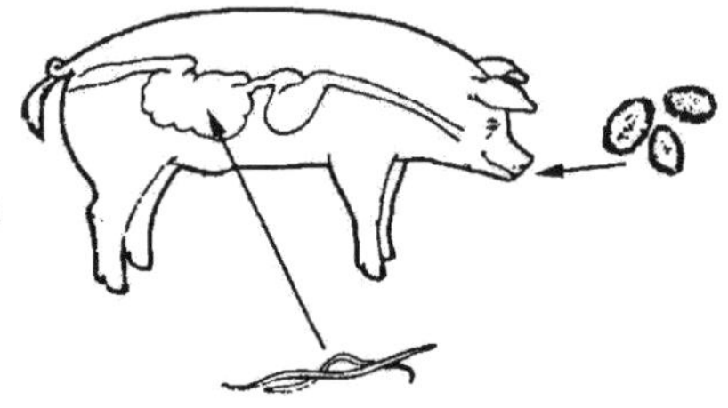

1. Los nemátodes adultos en el intestino delgado ponen huevos que son expulsados en las heces. Estos huevos tienen que mantenerse en el ambiente por varias semanas y desarrollarse en una etapa más madura antes que pueden infestar a otro animal. Bajo ciertas condiciones, los huevos pueden sobrevivir por varios años en el ambiente.
2. Los huevos son ingeridos por otro animal y si están en la etapa correcta, revienten en el intestino delgado.
3. Las larvas pasan por la pared del intestino entrando al sistema sanguíneo y por este medio a varios órganos como el hígado y pulmones, dañando cada órgano por donde pasan.
4. Finalmente, las larvas vuelven a los pulmones, son expulsados por la tos y tragados por el animal. Las larvas maduran al estado de adulto en los intestinos delgados.

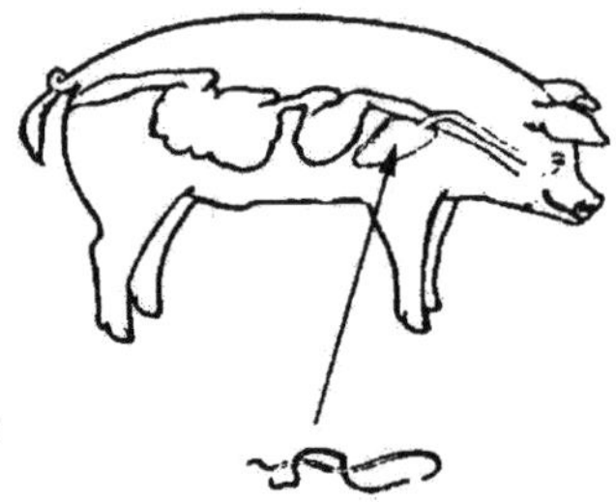

El ciclo completo dura entre uno a dos meses.

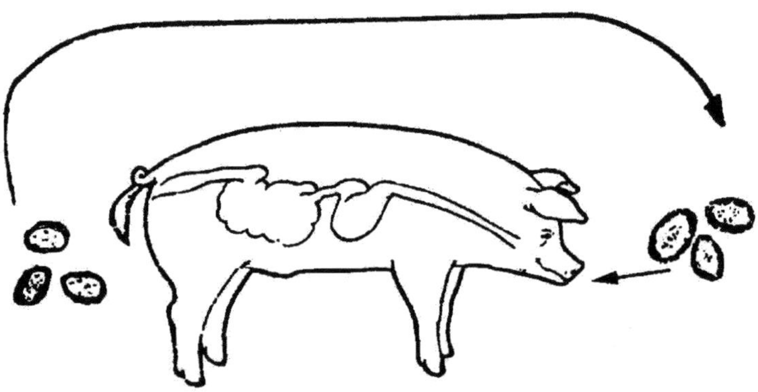

Síntomas

- Principalmente afecta a los animales menores. Demuestran un pobre crecimiento, se ven sufridos, pueden toser y pueden tener diarrea o constipación como también el bloqueo completo de los intestinos.

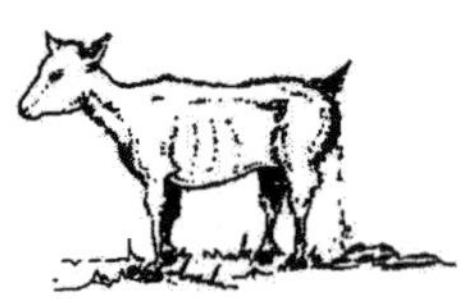

Diagnóstico

- La diagnosis normalmente se basa en los síntomas, el hecho de no haber aplicado remedios contra parásitos y saber que los gusanos redondos son un problema en la zona.
- *Necropsia:* En un animal muerto, se pueden observar puntos blancos en el hígado. Estos puntos son cicatrices causadas por las larvas migrando por el hígado.
- *Laboratorio:* Utilizando un microscopio, se puede observar los huevos de las lombrices en los heces. Sin embargo, los animales pueden estar enfermos debido a las larvas y sin encontrarse huevos en las heces.

Tratamiento

- El tratamiento más económico es con piperazina que normalmente se encuentra en el mercado. Otros remedios trabajan bien contra los nemátodes redondos pequeños pero no son tan efectivos contra los grandes y son bastante caros. Se debe aplicar anti-parasitarios cada 3 a 6 meses según las condiciones locales.

Control

- Los huevos pueden sobrevivir por años en un ambiente húmedo y fresco. Los rayos solares directos y ciertos desinfectantes matan a los huevos. Todo animal en riesgo debe recibir tratamientos contra las lombrices regularmente. Cada animal nuevo que entra al hato debe ser tratado antes de entrar en contacto con los otros animales. Además, a las hembras preñadas se debe aplicar anti-parasitarios para reducir la infestación de sus crías.

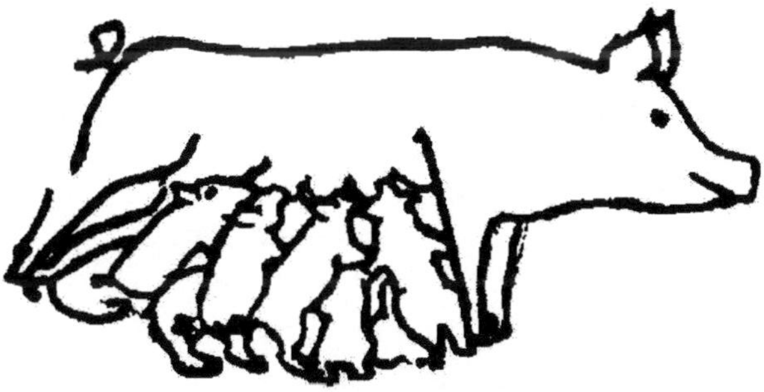

- Para prevenir la infestación con los nemátodes grandes en los lechoncillos, una cerda preñada debe ser tratada durante el último mes de preñez.

Información Especifica de Nematodes Grandes en los Animales Que Afectan

Los Nemátodes Grandes en los Búfalos y Bovinos

Neoascaris vitulorum es la nematodo (hasta 25 centímetros de largo) encontrado en los terneros de bovinos y búfalos. Los adultos son resistentes a *Neoascaris* pero los terneros pueden enfermarse de este gusano hasta los 6 meses de edad. Los terneros pueden infestarse antes de nacer.

Nota: Algunas personas mezquinan el calostro de los terneros pensando que esto evita la infestación de los nemátodes. Sin embargo, esto no previene la infestación y es muy riesgoso dado que el calostro protege al recién nacido de muchas enfermedades.

Tratamiento

- Darle piperazina a los terneros y repitir el tratamiento a las cuatro semanas. Aplique la dosis según la etiqueta.

Control

- El tratamiento constante de animales menores infestados controlará la enfermedad.

Nemátodes Grandes en Ovejas y Cabras

Normalmente no se encuentren estos gusanos en ovejas y cabras.

Nemátodes Grandes en Cerdos

Ascaris suum es el nemátode comúnmente encontrado en el intestino delgado de cerdos menores y adultos. Los gusanos dañan al hígado y pulmones y hacen que los pulmones sean más susceptibles a otras infecciones. A diferencia de los nemátodos redondos en bovinos y búfalos, Ascaris sum no infesta a los lechoncillos antes de nacer.

Tratamiento

- Piperazina es el tratamiento más económico. Dosifica según las instrucciones en la etiqueta. No espere un análisis fecal positivo para hacer un tratamiento contra Ascaris suum. Todos los animales (menores y mayores) deben ser tratados por lo menos cada seis meses.
  Las cerdas preñadas deben recibir piperazina durante el último mes de preñez. Acuérdese, que es mejor prevenir que curar!

Control

- Los huevos pueden sobrevivir años en condiciones húmedas, pero mueren después de varias semanas de estar expuestas a rayos solares. las jaulas de parición deben estar limpias, vacías y expuestas al sol por varias semanas antes de meter la marrana. Los lechoncillos y sus madres deben estar separados de otros puercos en un ambiente limpio y seco. De nuevo las madres preñadas deben ser desparasitadas durante el último mes de preñez.

Nemátodes Grandes en Caballos.

Parascaris equorum es la lombriz redonda grande que afecta a los caballos. Su ciclo biológico es similar al de los cerdos. Es un problema sólo en caballos jóvenes causando cólico y a veces obstrucción de los intestinos.

Tratamiento

- Piperazina es el más económico. Dosifique según instrucciones en la etiqueta. Pueden estar disponibles otros productos en el mercado que controlan a los gusanos redondos como también a otros parásitos.

Control

- Mantenga a las madres y crías en ambientes limpios y tratar a los potrillos con remedios contra los nemátodes durante su primer año de vida (comenzando desde un mes).

Los Nemátodes Grandes en Aves

Ascaridia galli es la lombriz redonda grande de muchas aves domésticas. Este es el gusano más chico comparado con los otos nemátodes grandes comunes. Comparada con aves sanas, las aves pequeñas con resistencia baja por enfermedad o deficiencias nutricionales, son mucho más susceptibles a sufrir un ataque de este gusano.

Tratamiento

- Haga un tratamiento a todas las gallinas por lo menos cada 6 meses dependiendo de la severidad del ataque. Dosifique según las instrucciones de la etiqueta.

Control/Prevención

- Buen manejo sanitario y tratamientos programados regularmente controlan el problema

Nemátodes Grandes en Perros

Toxacara canis es la lombriz redonda grande que ataca a los perros y es de importancia en la salud pública. Su ciclo biológico es similar al del nemátode en bovinos y búfalos. Los cachorros sufren más y pueden ser infestados antes de nacer. Los niños que están en contacto con los cachorros pueden ser infestados con Toxacara canis y pueden sufrir daño a su hígado, cerebro, pulmones y ojos.

Tratamiento

- Piperazina es el producto más económico aun que hay otros productos que son efectivos también como ser thiabendazole, pyrantel pamoate, mebendazole). Dosifique según las instrucciones en la etiqueta.

Control

- Para prevenir la expulsión de los huevos en los heces (y la posible infestación de los seres humanos), los cachorros y sus madres deben recibir un tratamiento cuando los cachorros cumplan dos semanas de edad y luego cada tres semanas hasta que el cachorro cumple los tres meses. El tratamiento debe continuarse regularmente (por ejemplo, cada 3 a 6 meses) dependiendo de la severidad del problema en la región.

27.5.2 Los Nemátodes Pequeños en el Estomago y los Intestinos

Existen muchas nemátodes pequeñas que viven en el estómago y los intestinos.

El Ciclo Biológica de Los Nemátodes Pequeñas en el Estomago y los Intestinos

1. La lombriz adulta vive en el estómago o intestinos y pone los huevos.
2. Los huevos son pasados por las heces y en clima caliente revienten.
3. Las larvas son ingeridos cuando un animal come alimento o agua contaminado o chupa una ubre sucia. Animales manejado en condiciones sobre pobladas, sucias, y húmedas se infestan más.
4. Las larvas dentro de los intestinos, se desarrollan al estado adulto y comienzan a poner huevos.

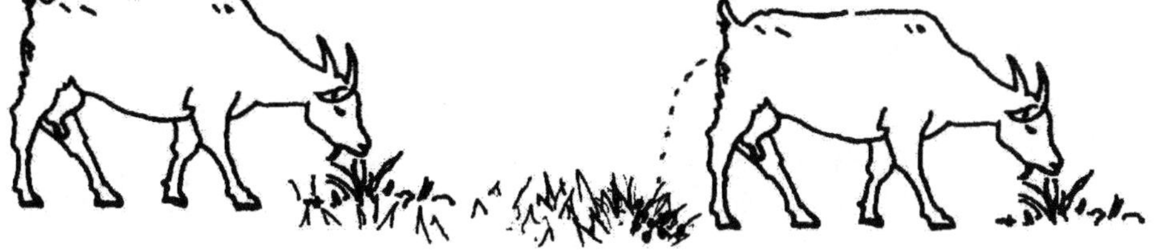

Síntomas:

- La mayoría de los nemátodes chupan sangre causando anemia en un animal infestado (sangre delgada y aguosa). En animales anémicos, el tejido normalmente rosado debajo de los párpados se vuelve blanco. La anemia puede resultar en la acumulación de líquido de bajo de mandíbula inferior llamado a veces cuello de botella. Los nemátodes también pueden provocar diarrea y una reducción en el apetito especialmente en animales menores.

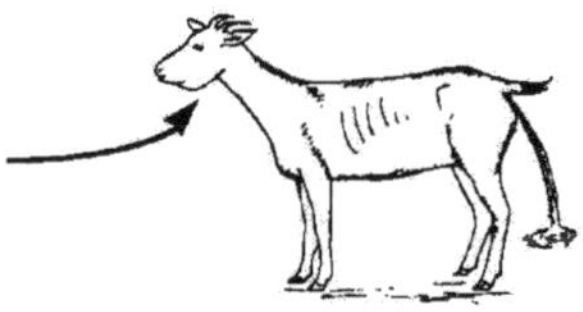

cuello de botella

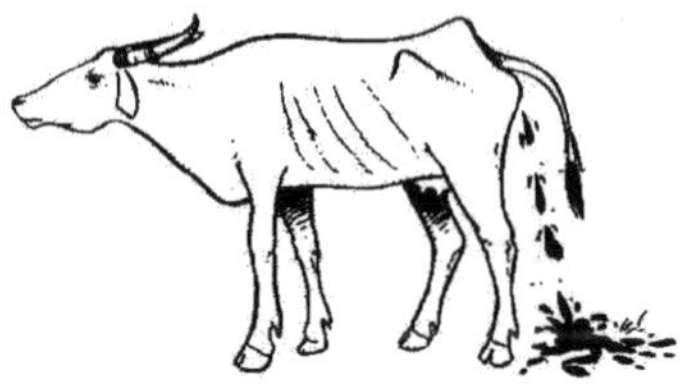

Diarrea

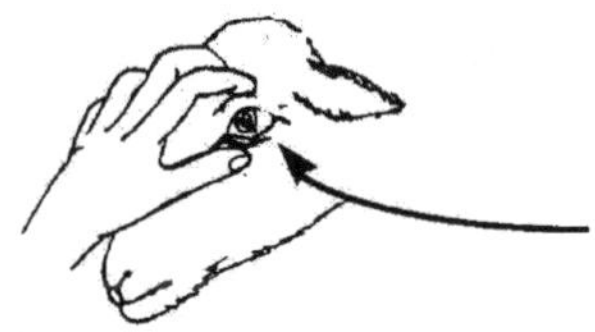

Pálido debajo los párpados (anemia)

Diagnosis:

- *Síntomas:* Normalmente se basa la diagnosis en los síntomas: especialmente anemia y diarrea; en saber que no se ha hecho un tratamiento contra parásitos recientemente; y el conocimiento que las lombrices redondas pequeñas son un problema común en la zona bajo condiciones sucias y húmedas y donde no se practica la rotación de cultivos. La respuesta al tratamiento confirmará la diagnosis.
- *Necropsia:* las nemátodes pequeñas pueden ser encontradas en el sistema digestivo de animales muertos, particularmente si se lava el contenido del estómago en un cedazo.
- *Laboratorio: Utilizando* un microscopio, se pueden encontrar los huevos en las heces.

Tratamiento:

- Probablemente tendrá acceso a varias medicinas que controlan las lombrices redondas pequeñas. Lea la etiqueta y escoja el remedio más económico disponible que se conoce como efectivo en la zona. Generalmente, lo animales deben ser tratados cada seis meses pero la frecuencia puede variar según las condiciones locales, Puede haber una época del año (primavera en la mayoría de los climas templados) cuando los parásitos atacan más y el tratamiento debe ser más frecuente. Los tratamientos repetidos con los mismos productos desarrollan resistencia en las lombrices. Cuando ésto ocurre, se deben utilizar otros productos.

Control:

Se deben controlar los nemátodes pequeños con:

Un buen manejo sanitario

- Mantener el alimento en comederos donde no pueden defecar los animales.
- Dar el agua en bebederos donde tampoco pueden defecar los animales.
- Limpiar las jaulas y corrales muy seguido, dejándolas vacías para secar, preferiblemente puestas al sol.

Rotación de Pasto

- Mudar los animales a una nueva jaula o potrero en forma planificada y dejar las áreas previas vacías por lo menos para tres meses.
- Nota: Es mejor mudar los animales el mismo día de hacer el tratamiento contra los parásitos internos.

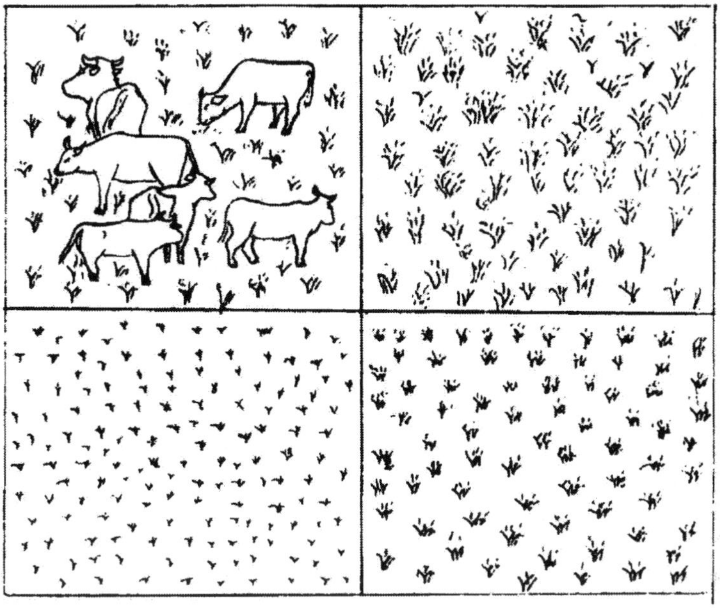

- Los animales pastorean en un potrero por un período (por ejemplo, un mes). Luego se los muda a un segundo potrero mientras que el potero previo "descansa". Luego se las mueve a un tercer y cuarto potrero permitiendo así a todos los potreros a descansar. Durante este período de descanso, los parásitos son expuestos a los rayos solares y al secado y así mueren. Por lo tanto, al volver a pastorear en las áreas descansadas los animales ya no son expuestos a los parásitos.

Ejemplos de Nemátodes Pequeños Comunes

En el estómago
Haemonchus (un nemátode grande del estómago o gusano de alambre) es rojo o de rayos rojos, 1-3 centímetros de largo y fácilmente observados en el estómago de animales muertos. Se presenta en casi todos los rumiantes.

Ostertagia (lombriz mediana o lombriz café del estómago) tiene aproximadamente un centímetro de largo y es de color café.

Trichostrongylus (pequeño nemátode del estomago) es el gusano redondo más pequeño en el estómago (aproximadamente 0.5 centímetros de largo.

En el intestino delgado
Cooperia tiene menos de un centímetro de largo y es difícil de ver.

Ancylostoma, y Bunostomum (anquilostomiasis)
Ancylostoma se presenta en el hombre y animales carnívoros. Bunostomum se presenta en rumiantes. Estas lombrices son fácilmente reconocidas por sus cabezas en forma de gancho.
Las larvas pueden infestar al animal entrando por la piel o la boca. Los adultos viven en el intestino y pueden causar rapidamente, anemia severa.

Ejemplos de Nemátodes Pequeños (continuado)
Nematodirus (nemátode de cuello largo) parece un anquilostomiaisis pero provoca la pérdida de apetito y una diarrea más severa que la provocada por anquilostomiaisis.

En el intestine grueso:
Trichuris (Whipworm) se encuentra en el cecum, y es fácilmente reconocido por su cola larga. Normalmente no es dañino.

Chabertia (lombriz de boca grande) es de 2 centímetros de largo con una boca grande. Destruye la pared del intestino y causa diarrea con sangre.

Oesophagostomum (lombriz nodular) es de color blanco y unos 2 centímetros de largo. Las larvas causan pequeños abscesos en la pared del intestino delgado y grueso. Estos abscesos pueden reventar y provocar infecciones severas y diarrea.

27.5.3 Lombrices pulmonares

Las lombrices pulmonares se presentan como problema principalmente en animales jóvenes. Se desarrollan en las pequeñas vías del pulmón dañando a los tejidos, dando como resultado un pobre crecimiento en el animal. Este daño puede resultar en neumonía también. La siguiente lista indica el nombre científico de varias lombrices del pulmón y los animales que afectan:

Dictyocaulus (bovinos, ovinos y caprinos)
Protostrongylus (ovinos y caprinos)
Meullerius (ovinos y caprinos)
Metastrongylus (porcinos)
Aelurostrongylus (gatos)

El ciclo biológico de las lombrices pulmonares:

1. Aunque el ciclo biológico varia según el tipo de lombriz, en general, la lombriz pulmonar adulta vive en los pulmones y allí pone sus huevos.
2. Los huevos son expulsados y luego tragados cuando el animal tose.
3. En algunas lombrices pulmonares, los huevos revienten a larvas mientras que estén en el intestino y luego pasan por el estiércol, contaminado la tierra o el forraje. Las larvas pasan por varias etapas en el ambiente. Con otros tipos de lombrices pulmonares, los huevos mismos son defecados y revientan afuera entrando a la primera etapa de larva. Luego las larvas son ingeridas por un huésped intermediario como ser lombrices de tierra, babosas o caracoles.
4. Cuando pastorean los animales son infestados al ingerir las larvas de algunos tipos de lombrices pulmonares o cuando comen los huéspedes intermediarios en otros casos.
5. Las larvas ingeridas se trasladan de los intestinos a los pulmones.

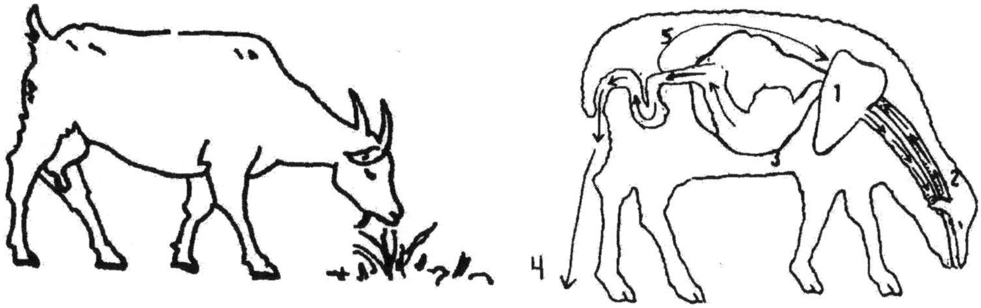

Síntomas:

- Las lombrices pulmonares pueden causar tos, dificultad al respirar y baja ganancia de peso. Estas lombrices también hacen que el animal sea más susceptible a una neumonía causada por otros organismos como son las bacterias y virus.

Diagnosis:

- *Síntomas: Se* puede diagnosticar la presencia de lombrices pulmonares, por los síntomas generales. Conocer que éstas son unos problemas en la zona y hubo una respuesta positiva al tratamiento.
- *Necropsia: En* animales muertos, se pueden observar las lombrices en los pulmones. Estas son blancas y llegan a alcanzar hasta 8centímetros de largo.
- *Laboratorio: Utilizando un microscopio, se pueden observar los huevos en las heces fecales si se prepara la muestra usando una técnica especial llamada "Técnica o método Baerman".*

Tratamiento:

- Medicinas comunes para lombrices redondas como tetramisole, thiabendole and albendazole que son efectivos contra las lombrices pulmonares (consulte la etiqueta). Utilice uno que está disponible, más económico, y se sabe que es efectivo en su zona. Siempre sigua las instrucciones de la etiqueta.

Control:

- Haga un tratamiento contra las lombrices pulmonares cada 6 meses, La frecuencia depende de la severidad del problema en su zona. En algunos países existe una vacuna contra lombrices pulmonares. Se puede conseguir información sobre la misma, del Ministerio de Agricultura. Los animales adultos posiblemente se recuperan sin tratamiento.

27.6 TREMATODOS

27.6.1 Trematodos hepáticos (Fasciolosis)

Los trematodos hepáticos constituyen un problema grave en muchos paises. Las especies más comunes tienen los nombres científicos de "Fasciola hepatica" y "Fasciola gigantica." Pueden ser problemáticos donde existen ciertas especies de caracoles y condiciones húmedas como ser los arrozales. Aún si los animales no pastorean en los arrozales, a veces son alimentados con la paja contaminada con quistes de fasciola llamados "metacercaria". Estos trematodos hepáticos dañan al tejido del hígado y pueden bloquear los conductos hepáticos.

Ciclo biológico de los trematodos hepáticos

1. Los adultos ponen huevos en los conductos biliares. Los huevos pasan al intestino delgado y su ambiente son las heces fecales.
2. En ambientes húmedos, los huevos revienten al estado de larva llamada "miracidium.
3. Estas larvas penetran las caracoles que son huéspedes intermediarios y se desarrollan a formar "cercaría" que es otra etapa larval.
4. Los "cercaria" minan hasta salir del caracol y se adhieren a las hojas de los pastos o paja. Forman una "cáscara" protectora y entran a la etapa "metacercaria" que aproximadamente es del tamaño de un grano de polvo.
5. Los animales comen los "metacercaria" mientras que pastorean. En los intestinos, los "metacercaria" pierden su cáscara, entran a la etapa de trematodos jóvenes y se trasladan al hígado donde llegan a ser adultos. El ciclo normalmente toma dos meses.

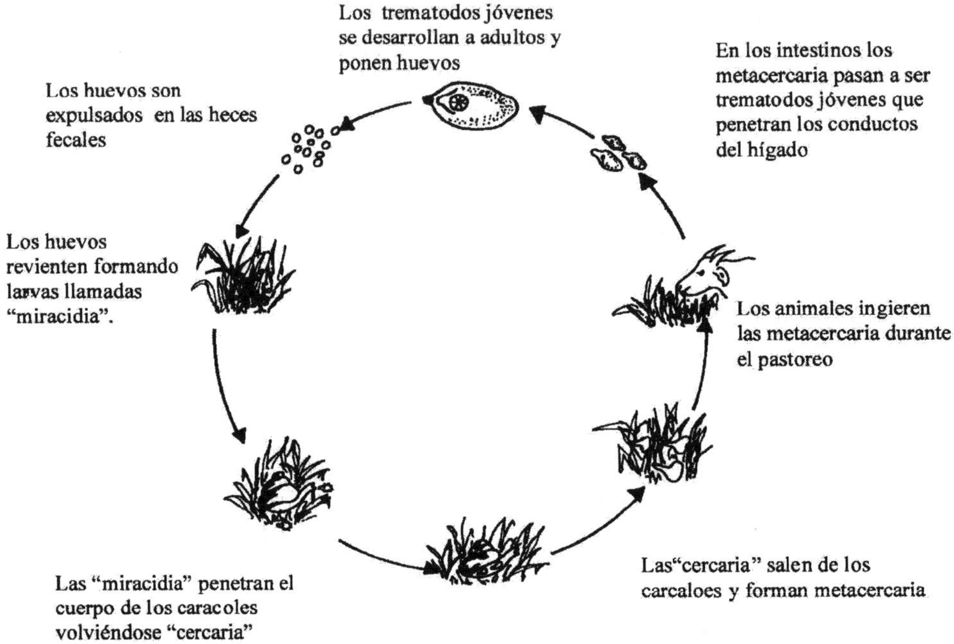

Síntomas de fasciolosis:

- Los síntomas de fasciolosis son la pérdida de apetito, diarrea, condición corporal pobre y anemia. Si la anemia es severa, líquido puede formarse debajo de la mandíbula inferior. Una infestación severa de los trematodos hepáticos dañan al hígado y puede causar ictericia, una condición que hace que el tejido se vuelve amarillo. Es una seña que el animal podría morir pronto. Los síntomas muchas veces se vuelven más severos cuando el alimento escasea, por ejemplo, durante la época seca.

Diagnosis de la fasciolosis –ataque de trematodos hepáticos:

- *Síntomas: Los* trematodos hepáticos pueden ser diagnosticados por los síntomas generales, saber que los trematodos son un problema en su zona y la respuesta al tratamiento.
- *Necropsia: En* animales muertos se puede ver los trematodos en los conductos del hígado. son planos como una hoya y midan hasta 5 centímetros de largo. Los trematodos dañan el tejido del hígado causando una textura dura. Examinar el hígado de animales muertos, es una de las mejores formas de verificar si los trematodos son un problema en su área.

- *Laboratorio:* Al examinar las muestras fecales para descubrir huevos de trematodos ayuda; sin embargo animales infestados pueden dar un resultado negativo (no se encuentran huevos).

Tratamiento de los trematodos hepáticos:

- Existen varios productos buenos para controlar la fasciolosis. Utilice la etiqueta para saber si el producto es efectivo contra los trematodos hepáticos. Utilice el más económico que es efectivo en su área.
- **Precaución:** Los remedios más antiguos, como tetracloruro de carbón y hexachloroetane, son más baratos pero generalmente menos efectivos y pueden tener efectos colaterales negativos particularmente en animales preñadas y débiles. Los autores recomiendan utilizar medicinas como oxyclozanide, y albendazol. Algunas de las medicinas matan no solo a los parásitos adultos sino también las etapas inmaduras y antes que causen daño al hígado.
- Si el animal no está comiendo bien, el tratamiento con estimulantes de apetito como las vitaminas del complejo B, pueden ayudar al animal a recuperarse más rápidamente.

Control:

Los siguientes tres métodos pueden ayudar a controlar trematodos hepáticos:

1. Tratar a los anímales con remedios contra los trematodos hepáticos por lo menos 3 veces al año. La frecuencia puede variar según las condiciones locales y la severidad del problema.
2. Eliminar a los caracoles (el huésped intermediario) pero los métodos utilizados no deben poner en peligro otros animales, ni envenenar las fuentes de agua, o dañar al medio ambiente. Los patos pueden ayudar a reducir la población de caracoles.
3. Si se da la paja de arroz como alimento, asegure que está bien seca ya que el secado matará a algunas metacercaria. Si es posible provea forraje arbóreo dado que es menos probable que esté contaminado con metacercaria.

27.6.2 El trematodo del Rumen (Paramphistomum)

El trematodo del rumen, cuyo nombre científico es "Paramphistomum,puede constituirse en un problema donde existe cierta especie de caracol y condiciones húmedas como son los arrozales. Aunque los animales no pastorean directamente en los arrozales, pueden infestarse si les dan de comer la paja de arroz contaminada con quistes de los trematodos del rumen, llamados "metacercaria".

Ciclo Biológico:

- El ciclo biológico es similar al de los trematodos hepáticos, con la excepción que los trematodos jóvenes que emergen de la metacercarias en los intestinos se trasladan al rumen en ves de a los pulmones.

Síntomas:

- Los trematodos del rumen pueden provocar diarrea, condición corporal pobre, especialmente en animales jóvenes.

Diagnosis:

- *Síntomas:* Se pueden diagnosticar trematodos del rumen, por los síntomas generales, saber si son un problema en la zona y la respuesta al tratamiento
- *Necropsia*: Se pueden ver los adultos fácilmente adheridos a la pared del rumen y se los ve como granos de arroz rojos.

- *Laboratorio:* Examinar muestras fecales para los huevos de trematodos del rumen es útil, sin embargo animales infestados pueden dar resultados negativos (no se encuentra nhuevos).

Tratamiento/Control:

- Matar las larvas del trematodo del rumen, ayudará a parar la diarrea. Matar a los adultos, ayuda a disminuir las contaminación de los potreros y arrozales con huevos nuevos.

- El producto nicolsamide controlará las larvas del trematodo del rumen. Los productos oxiclozanide y albendazole matan a los adultos.

27.7 LA TENIA (CESTODES)

La tenia es una lombriz larga, plana y blanca que vive en el intestino delgado. Estas lombrices tienen un cuerpo segmentado y una cabeza con una boca chupadora.
Las tenias requieren dos animales diferentes para completar su ciclo biológico. La tenia inmadura forma un quiste en un huésped intermediario y puede causar malestar en animales y humanos. La tenia adulta vive en el huésped definitivo y normalmente no causa malestares serios.

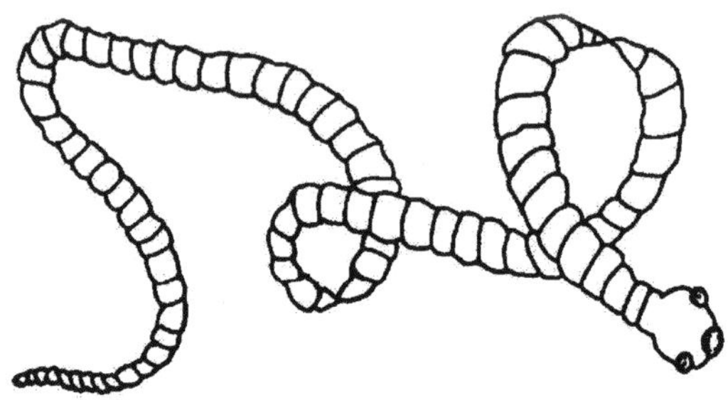

Ciclo Biológico General: Ver páginas 338-40.

1. El animal de huésped definitivo ingiere un quiste al comer carne de un huésped intermediario. En los intestinos, el quiste (tenia inmadura) sale de su cáscara y se desarrolla a la etapa de adulto. El adulto está formado de muchos segmentos, cada uno conteniendo huevos. Los segmentos se separan, salen con las heces, y liberan los huevos.
2. Los huevos son ingeridos por un huésped intermediario y se incuban hasta nacer las larvas. Las larvas se mueven por el cuerpo del huésped intermediario y forman quistes.

Diagnosis:

- *Síntomas:* En el huésped definitivo, existen pocos señas clínicas, a excepción de diarrea en algunos casos. Sin embargo, los segmentos de la tenia, parecidos a granos de arroz, pueden verse en las heces fecales.
- En los huéspedes intermediarios, los quistes pueden provocar varios síntomas dependiendo de la ubicación, pero son difícil diagnosticar si no se hacen estudios de laboratorio especiales.
- *Laboratorio:* Si los segmentos de un huésped definitivo son aplastados, se puede ver los huevos de la tenia bajo un microscopio. Diagnosticar quistes en un huésped intermediario requiere de pruebas especializadas.

Tratamiento:

- En el ganado, el tratamiento de quistes usualmente es difícil o no factible. En la gente, algunos quistes pueden ser removidos con cirugía o tratados con remedios especiales.
- El tratamiento de una tenía adulta consiste en romper el ciclo biológico de la tenia.

Control:

- En forma general, evitar que el huésped definitivo coma carne cruda de un huésped intermediario puede ayudar a romper el ciclo biológico de la mayoría de las tenias.
- La utilización de letrinas por los humanos y cocer la carne de cerdo muy bien antes de comerla, ayuda a controlar la tenia cerdo - humano.

Ejemplos específicos de Tenias -
Sus huéspedes definitivos y huéspedes intermediarios,

En Humanos

Como huéspedes definitivos, los humanos pueden padecer de problemas digestivos de la tenia porcina "Taenia solium" y la tenia bovina "Taenia saginata."

Como huéspedes intermediarios, los humanos pueden enfermarse seriamente de los quistes de la "Taenia solium," y "Ecchinococcus granulosa."

En Bovinos y búfalos

Como huéspedes definitivos, los bovinos y búfalos normalmente sufren efectos de la tenía adulto.

Como huéspedes intermediarios los bovinos pueden enfermarse de los quistes de Echinococcus. Pueden tener quistes de la "Taenia saginata" que pueden dañar su carne.

En Ovinos y caprinos

Como huéspedes definitivos, las ovejas y cabras jóvenes pueden sufrir por causa de la tenia adulta Monezia. Ovejas y cabras adultos normalmente no sufren efectos de las tenias adultas.

Como huéspedes intermediarios, se forman quistes de las especies "Taenia" y "Ecchinococcus" en ovinos y caprinos resultando en "**la enfermedad giratoria o meningoencefalitis?" o "Gid"**

En Cerdos

Como huéspedes definitivos, los cerdos usualmente no son afectados por las tenias adultas.

Como huéspedes intermediarios, en cerdos se presentan los quistes de Ecchinococcus granulosa y Taenia solium que puede dañar la carne, pero no se enferman los cerdos.

En Perros

Como huéspedes definitvos, los perros pueden ser infestados por los adultos de Dipylidium, Ecchinococcus y Taenia species.

Como huéspedes intermediarios, en los perros se puede presentar quistes de Taenia solium y Ecchinococcus, pero no demuestran síntomas.

En Aves de Corral

Como huéspedes definitivos, en las aves de corral se puede presentar diarrea y falta de apetito debido a la tenia adulta Davinia y de otras especies.

Como huéspedes intermediarios, no tienen importancia.

En Caballos

Como huéspedes definitvos, los adultos de Anoplocephala pueden afectar a los caballos. Un número alto de ellos puede provocar diarrea y pérdida de peso.

Como huéspedes intermediarios, no es significante.

27.7.1 "Gid" o "Enfermedad Giratoria"- (meningoencefalitis) - causado por Taenia multiceps o Taenia pisiformis

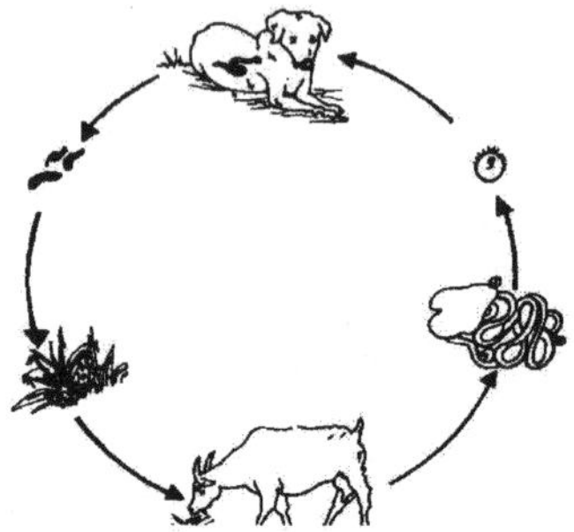

Ciclo Biológico:

1. La tenia adulta vive en el intestino del los perros, lobos, chacales y zorros. Los huevos son expulsados en las heces fecales ingeridos por las ovejas y cabras mientras pastorean.
2. Los huevos revientan a larvas en los intestinos de las ovejas y cabras. Las larvas migran por los tejidos de los animales y forman un quiste, Los quistes que se forman en el cerebro provocan "Gid".

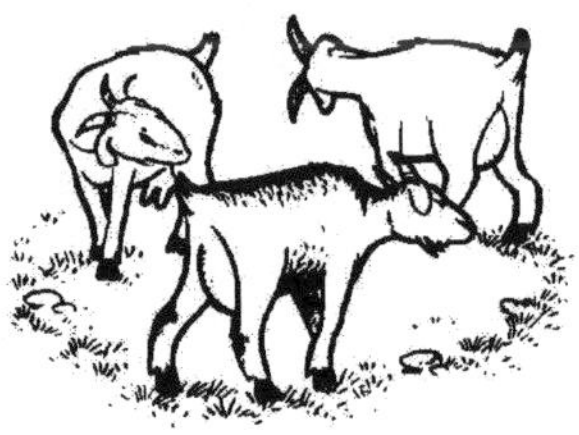

Síntomas:

Cuando los quistes de Taenia multiceps o Taenia pisiformis se forman en el cerebro de las ovejas o cabras, ellos pueden girar en círculo inclinar su cabeza. , perder el apetito, estar cansados, balar o actuar extrañamente. Poco apoco se empeoran y eventualmente mueren.

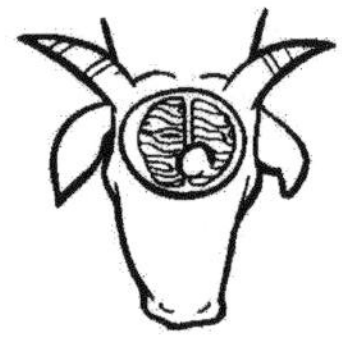

Diagnosis:

El diagnóstico se basa en los síntomas generales y en la necropsia cuando se encuentran quistes en el cerebro.

Tratamiento:

Generalmente, no hay tratamiento y se deben sacrificar los animales afectados. Sin embargo, algunos veterinarios y productores ubican un punto blando hinchado en el cráneo del animal enfermo y lo punzan para aliviar la presión. En algunas oportunidades esto causa mejoría.

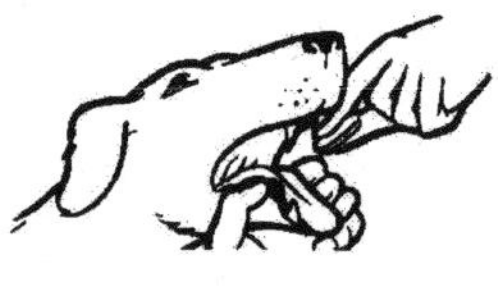

Control:

Se puede romper el ciclo en dos formas:

1. Tratar a todos los perros en la zona con productos contra las tenias.
2. No permitir que los perros coman carne cruda. Queme todos los desechos de los animales carneados.

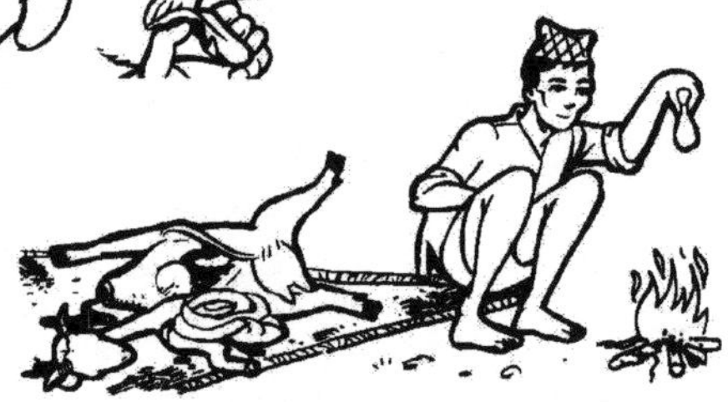

27.7.2 *Monezia*

Monezia es una tenia que vive en el intestino delgado de los rumiantes.

Bovinos y búfalos: *Monezia* normalmente no provoca malestar en bovinos y búfalos. Por lo tanto, no se recomienda tratar los bovinos y búfalos para las tenias. Sin embargo, la presencia de los segmentos de tenias en las heces del ganado bovino y de los búfalos, puede indicar que los animales también son infestados con lombrices redondas y precisan de tratamiento.

Ovinos y caprinos: *Monezia* puede provocar problemas digestivos en los ovinos y caprinos jóvenes, pero raramente en los adultos. Sin embargo, en los adultos, es raro ver los segmentos de la tenia en las heces si no están demostrando síntomas de lombrices redondas.

Ciclo biológico:

1. La tenia adulto vive en el intestino delgado del huésped (ovinos, caprinos, bovinos y búfalos).
2. Los segmentos conteniendo huevos se separan del adulto y pasan al exterior en las heces.
3. Los ácaros comen los huevos que luego revienten y entran en la etapa de "cisticercoides."
4. El huésped come los ácaros. Los cisticercoides son liberados de los ácaros y se desarrollan a adultos en el intestino delgado del huésped.

Síntomas:

- Los ovinos y caprinos jóvenes son delgados y se los ve mal nutridos. Pueden demostrar señas de anemia.

Diagnosis:

- Tal vez se notan los segmentos de la tenia en las heces. Otras señas de la anemia como encías pálidas también pueden presentarse.

Tratamiento:

- Los animales jóvenes con tenias deben ser tratados tanto para la tenia como para las lombrices redondas pequeñas. Los bovinos, búfalos, ovinos y caprinos adultos deben ser tratados sólo para las lombrices redondas.

Control:

- Haga tratamientos regulares contra las lombrices redondas. Practique la rotación de jaulas y potreros. Aplique las medicinas contra los parásitos, el mismo día que se están mudando los animales del potrero o jaula. Limpie las jaulas y deje que sequen por varios días antes de volver a meter animales.

27.7.3 La tenia porcina Taenia solium – cysticercosis

Esta tenia causa problemas de salud pública. El adulto de este parasito vive en los intestinos de los humanos y puede provocar malestar digestivo y diarrea. Sin embargo, más importante es el hecho que la Taenia solium puede formar quistes en los tejidos humanos y causar enfermedades serias dependiendo donde se forman los quistes (por ejemplo, en el cerebro). Taenia solium tambien se desarrolla en la carne de los credos y malogra la carne. La forma quística de esta enfermedad se llama "**cysticercosis.**"

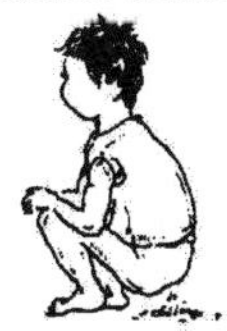

Ciclo biológico

1. Segmentos de la tenia pasan en las heces de una persona infestada y liberan sus huevos.
2. Lo cerdos comen heces infestadas y se infectan ellos. Los huevos llegan a la etapa larval en el intestino del puerco. Las larvas se mudan a varios músculos del cuerpo del cerdo en el cuerpo del cerdo y forman quistes.

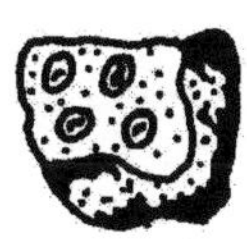

Quistes en la carne

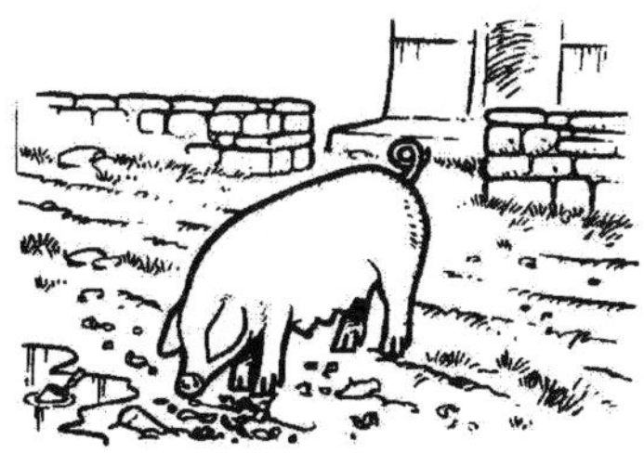

3. Los humanos que comen carne de cerdo sin cocerla bien o ingieren los huevos de Taenia (debido a pobre higiene o al comer algo contaminado con huevos) se infestan.

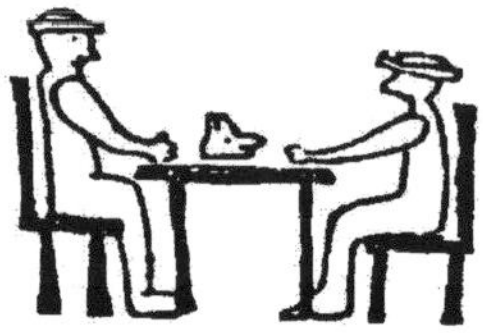

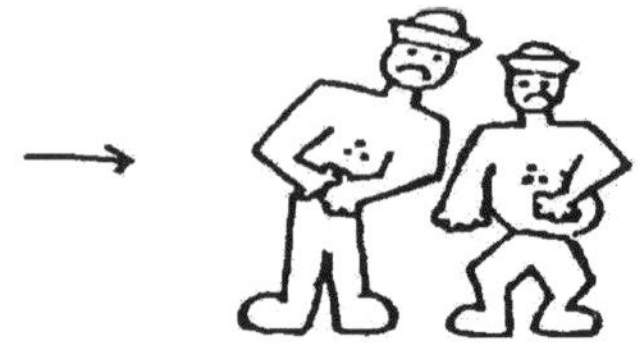

Control:
Se puede controlar Cy sticercosis de dos maneras:

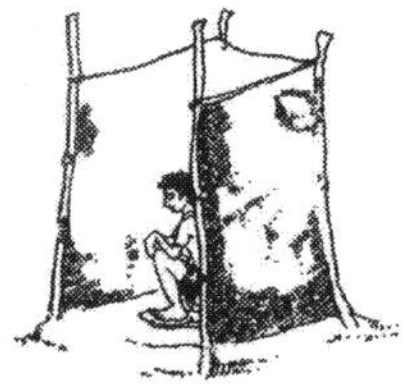

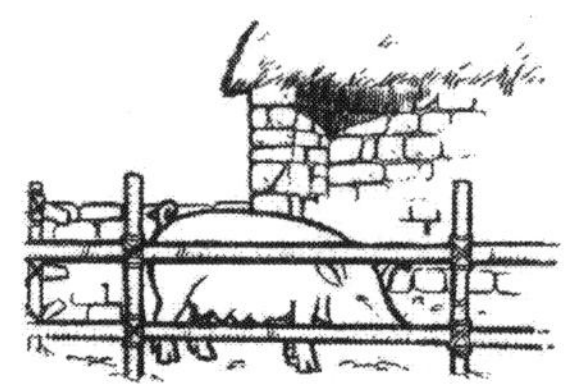

1. No permitir que los cerdos comen las heces humanos. Esto puede ser fácil dado que se requiere que los humanos utilizen letrinas y que los cerdos no anden sueltos.
2. Cocine bien toda carne de cerdo antes de comerla. Los quistes mueren cuando se cuece la carne a temperaturas de o superior a 53 grados centígrados o 120 Fahrenheit por lo menos un minuto. Corte la carne en pedazos pequeños antes de cocerla para asegurar que toda la carne se cuece bien.

27.7.4 La tenia Hydatid hidatídica causada por Echinococcus granulosus - Hidatidosis

Echinococcus granulosus es una tenia de perros que provoca quistes en los humanos, caprinos, cerdos, búfalos y ganado bovino. La forma cística de la enfermedad se llama "hidatidosis."

Ciclo biológico:

1. El adulto de esta tenia vive en los intestinos de los perros y pone huevos que pasan al ambiente en las heces.
2. Los caprinos, cerdos, búfalos, bovinos o humanos (como huéspedes intermediarios) pueden ingerir estos huevos en alimentos o pastos contaminados. Los huevos revientan y forman larvas que luego migran por el cuerpo de la persona o animal forman quistes grandes llamados "quistes hidátidicos. La condición se llama "**hidatidosis".** En algunos lugares, esta enfermedad es un problema de salud pública grave.
3. Un perro come carne cruda contaminada con quistes. En los intestinos de los perros, los quistes liberan larvas, que se desarrollan y formar las tenias adultas.

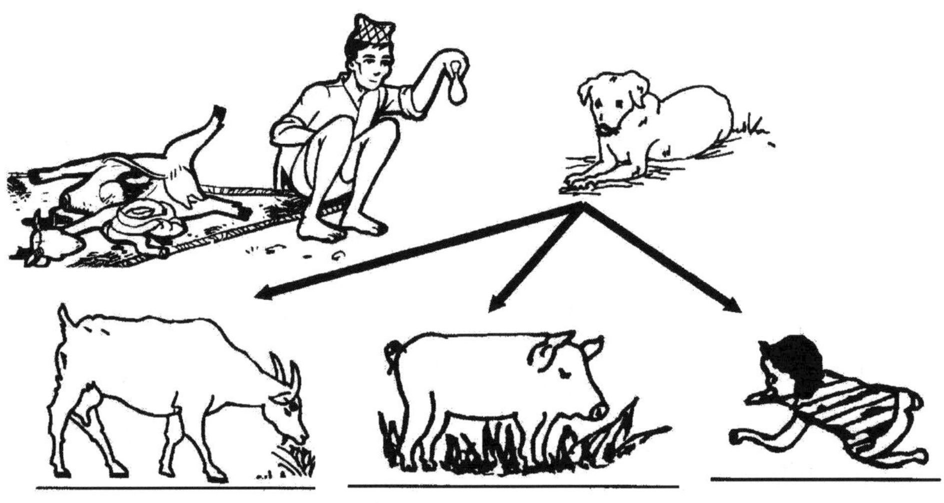

Tratamiento:

No existe un tratamiento factible en el ganado. En los humanos, los quistes son removidos quirúrgicamente y se utilizan algunas medicinas.

Control:

Se puede controlar la enfermedad de estas dos maneras:

1. Dar el remedio contra la tenia en forma regular a los perros. La frecuencia del tratamiento depende de la severidad del problema.
2. Nunca darle carne cruda a los perros. Queme los desechos de los animales sacrificados.

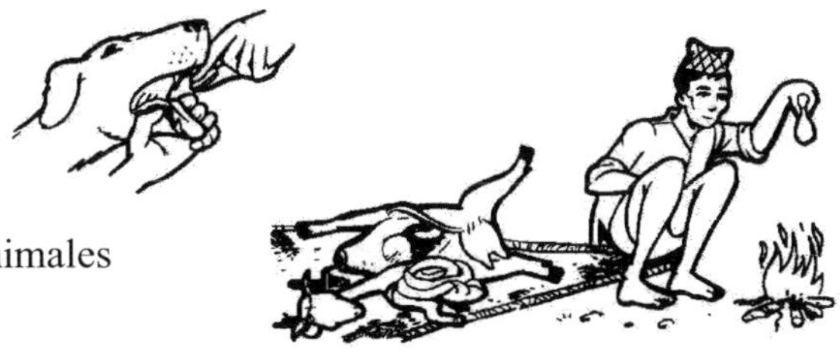

27.8 COCCIDIA

Las Coccidia se constituyen en una importante causa de enfermedades en ganado joven. Las especies más afectadas son los ovinos, caprinos, bovinos, búfalos, porcinos, conejos y aves de corral. Generalmente, cada especie tiene su propio tipo de Coccidia a excepción de los ovinos y caprinos que son susceptibles al mismo tipo. Las Coccidias dañan los tejidos del intestino delgado y grueso. La infección con Coccidia es más probable en condiciones apretadas y de pobre sanidad

Ciclo biológico:

1. La Coccidia adulta vive en el intestino y pone huevos (ooquistes) que son pasados a las heces.
2. Si la humedad y la temperatura es la adecuada, los ooquistes cambian de forma y se vuelven infectivos.
3. Los huevos infectivos son ingeridos y se desarrollan a adultos en los intestinos.

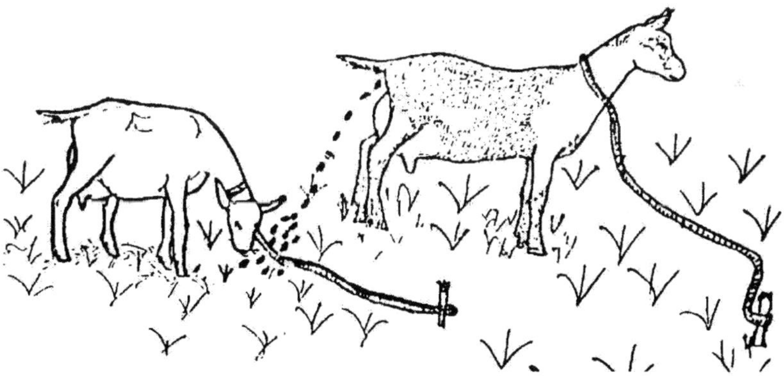

Síntomas:

- La diarrea, muchas veces con sangre, y pérdida de peso son los síntomas más comunes. Los animales que no mueren de los efectos de la diarrea, pueden desarrollar resistencia a esa especie de Coccidia. Sin embargo, la resistencia puede disminuir con el tiempo si el animal no está expuesto de nuevo a las Coccidias. En los conejos las Coccidias atacan al hígado y pueden causar la muerte repentina.

Diagnosis:

- *Síntomas:* La presencia de Coccidia puede ser diagnosticada por los síntomas generales; el saber qué infecciones de Coccidia son un problema en la zona y la respuesta al tratamiento.

- *Necropsia:* Los tejidos de la pared interior del intestino están ensangrentados. En los Conejos se pueden ver puntos blancos en el hígado.

- *Laboratorio:* Utilizando un microscopio, se pueden observar los ooquistes en las heces. Sin embargo, el examen fecal de animales infestados puede ser negativo.

Tratamiento:

- Existen varias drogas conocidas que combaten la Coccidia como "las drogas sulfas" y amprolium. Utilice el más económico, disponible y que se sabe es efectivo en su zona. Sigua las instrucciones de la etiqueta, cuidadosamente.

- Los animales debilitados por la coccidiosis precisan de un lugar limpio, seco y protegido como también acceso al agua limpia y alimento fresco, para recuperar rápido.

Control:

- Los huevos pueden sobrevivir por un largo tiempo en los ambientes sucios y húmedos. Por lo tanto, una buena limpieza es necesaria para el control de las Coccidias.

- *Jaulas*: Las jaulas o corrales para animales jóvenes deben mantenerse limpias y secas, y no deben estar demasiado llenas. Se deben limpiar periódicamente, desinfectando el ambiente y dejando vacíos (preferiblemente en el sol) por varios días. Un desinfectante fuerte y hasta calor extremo (utilizando un soplete) son requeridos para eliminar los huevos de Coccidia en un redil.

- *Potreros:* La práctica de rotación de potreros y evitar el sobre pastoreo pueden ayudar a controlar la Coccidia. Además, los huevos de Coccidia no sobreviven bien si son expuestos al secado y al sol.

- Existen productos como amprolium and monensin que se agreguen al agua para prevenir coccidiosis. Se usa Monensin en el alimento de las gallinas para prevenir coccidiosis (¡sin embargo, es muy tóxico para los caballos!).

Trypanosomes: Ver página 275.

Babesiosis: Ver sistema urinario / Agua Roja, página 245.

28.0 El Uso Seguro y Efectivo de Medicinas

28.1 LAS MEDICINAS POR SI SOLAS NO SON SUFICIENTES

Ninguna medicina actúa sola para combatir una enfermedad. El cuerpo también tiene que poner de su parte y por lo tanto precisa fuerza, y apoyo para pelear contra la enfermedad y reparar tejidos corporales. Esta fortaleza viene de recibir **agua limpia, aire fresco, energía** (alimento) y un **ambiente seco y protegido**. A esto se llama "tratamiento de apoyo". Cada animal enfermo debe recibir un tratamiento de apoyo para reducir su sufrimiento e incrementar las posibilidades de su recuperación.

28.2 MEDICINAS PARA HUMANOS VERSUS MEDICINAS VETERINARIAS

Las medicinas fabricadas para humanos normalmente son muy buenas para animales. Sin embargo, lo opuesto no siempre es cierto:

Una medicina hecha para animales no debe usarse para humanos.

Por ejemplo, no hay problema dar penicilina comprada en una farmacia humana a un animal. Sin embargo, no se debe dar penicilina con etiqueta "para uso veterinario" a un ser humano.

28.3 LA SELECCIÓN DE LA MEDICINA CORRECTA

Refiere también al Capítulo 4. Ver página 61.

El tratamiento escogido depende de varios factores:

- el diagnóstico
- número de animales involucrados
- las medicinas disponibles
- el precio de la medicina
- el valor de los animales
- la probabilidad que los animales sobrevivirán y volverán a ser productivos de nuevo
- la habilidad del dueño o del ASA en usar los remedios correctamente
- la capacidad económica del dueño
- las preferencias del dueño

El agente de salud animal (ASA) tiene que explicar al dueño las opciones de tratamiento: precio, trabajo que involucra y la probabilidad de recuperación. Sólo entonces el dueño puede decidir la mejor opción, tomando en cuenta la situación y el valor de sus animales.

Muchas veces, es imposible dar el mejor o más completo tratamiento. Por ejemplo, el mejor tratamiento puede requerir inyecciones y ésto a veces es imposible para un dueño que vive lejos (a menos que alguien más cercano pueda dar las inyecciones). Tal vez hay que escoger otros remedios. O, el dueño no tiene suficiente dinero para realizar el tratamiento completo. El ASA debe ayudar a decidir qué tratamiento es el más adecuado para cada situación. También pueden haber presiones sobre los ASA. Algunos productores esperan que el ASA aplique inyecciones aún cuando no fuera necesario. **Algunas medicinas, como los antibióticos, pueden perder su efectividad cuando se usa demasiado o sin necesidad,** Además, los remedios cuestan dinero o a veces su oferta es limitada.

28.3.1 La Mantención de Registros y La Preparación de Recetas

Es importante mantener un cuaderno con información relacionada con los animales examinados y los tratamientos hechos. Esta información será de utilidad para compartir con otros ASAs y doctores veterinarios acerca de su trabajo sobre las enfermedades más comunes en su zona. Además, es importante "extender" una receta para asegurar que se utiliza las medicinas en la forma correcta, en el tiempo oportuno, y con el animal indicado. También, cuando se indica a un dueño que debe comprar un producto en el mercado, la receta es necesaria para asegurar la compra del remedio correcto.

Información para incluir en una receta y en el cuaderno de registros:

1. Nombre del dueño
2. Fecha
3. Nombre de la medicina
4. Animal tratado edad, raza, etc.).
5. Enfermedad (indique síntomas principales, temperatura, respiración, etc.).
6. Dosis (cantidad para ser aplicada).
7. Cuantas veces hay que dar la medicina.
8. Por cuantos días se debe dar el remedio.
9. Como aplicar la medicina.
10. Precauciones.
11. Para sus propios registros: anote si el animal recuperó o cualquier otro comentario como ser el costo del remedio, cobros realizados, etc.

Para todos los dueños, aún para los que saben leer y escribir, uno debe presentar la siguiente información. Si tiene dudas sobre si la entienden o no, pídales que repitan la siguiente información a usted: La **dosis** (cantidad para aplicar). **Cuántas veces** se debe darla. Por **cuánto tiempo**. **Cómo** aplicarla. Explicar las precauciones.

28.4 CUIDADO Y ALMACENAMIENTO DE MEDICINAS

Almacene las medicinas en lugares seguros e inaccesibles a los niños y animales.

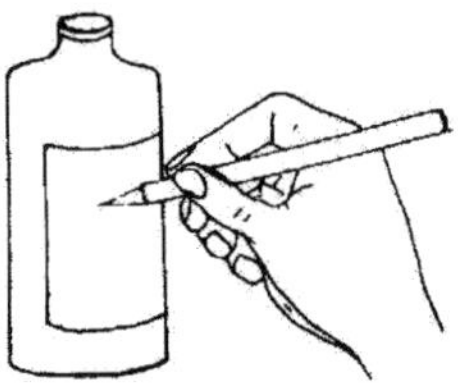

Cada envase de medicina debe tener una etiqueta con el nombre, concentración y fecha de expiración. Si la etiqueta está borrosa o borrada, ponga otra. No utilice remedios sin etiqueta.

Guarde las medicinas en un lugar limpio, seco y fresco. Rayos solares directos o el calor excesivo pueden dañar las medicinas.

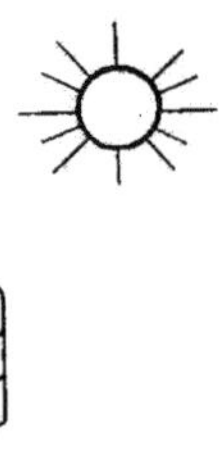

Nunca congele las medicinas salvo que sea recomendado en la etiqueta. Congelar algunos remedios puede dañarlos.

Siempre sigua las indicaciones de la etiqueta en cuanto a cómo utilizar y guardarlo.

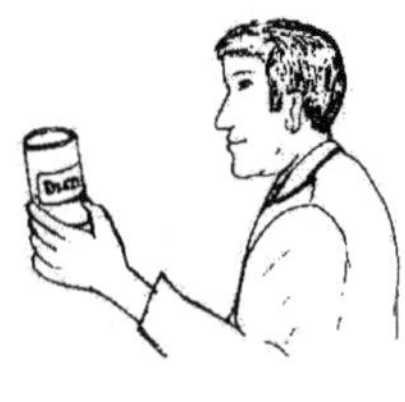

28.5 COMO DESHACERSE DE LAS MEDICINAS

Las medicines, vacunas, jeringas y otros materiales que puedan ser dañinos a los humanos o animales deben ser quemados, enterrados o eliminados de tal manera que las personas o los animales no las pueden encontrar.

Un buen ASA **NUNCA** tira las agujas, navajas u otros instrumentos cortantes al suelo después de su uso. Esto es especialmente importante en lugares donde la gente anda descalzo.

¡No deje sus desechos al salir! Dejar su "basura" es desaliñado, deja una mala impresión, y puede ser peligroso para la comunidad.
¡Llevar envases para la basura como parte de su equipaje! Los ASAs deben llevar un envase para poner los desechos y un frasco cerrado para meter las agujas, navajas u otros ítemes cortantes. Los **ASAs deben llevar los desechos consigo cuando salen y deshacerse de ellos en forma segura.** Si alguien es lastimado por los desechos del ASA, él o la ASA son culpables.

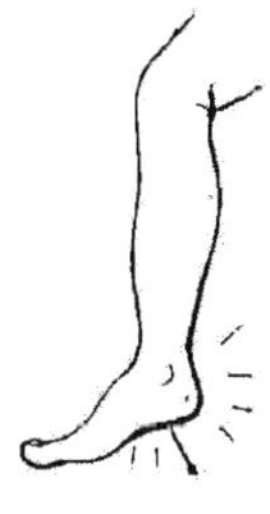

28.6 LAS MEDICINAS - NOMBRES, FORMAS & CONCENTRACIONES

La misma medicina:

¡Puede tener diferentes nombres de marca!

¡Puede venir en distintas presentaciones!

¡Puede tener diferentes concentraciones!

28.6.1 La Misma Medicina – Nombres Diferentes

Nombre genérico versus Nombre de Marca

Los nombres de medicinas a veces nos confunden debido al hecho que pueden existir varios nombres para la misma medicina. En una etiqueta, normalmente hay dos nombres:

- **Nombre Genérico**: El nombre genérico es el nombre químico del producto. Muchas veces es escrito en letras diminutas en la etiqueta. El nombre genérico es reconocido en todo el mundo; es un idioma común. Por ejemplo, un nombre genérico es **levamisol**.
- **Nombre comercial:** El nombre de marca o nombre comercial es el nombre asignado por cada compañía al producto y casi siempre está escrita en letras grandes en la etiqueta. Cada compañía tiene su propio nombre para una droga. Por ejemplo, Levamisole tiene muchos nombres comerciales como ser *Levasole, Citarin, Ripercol, and Tramisol* dependiendo del fabricante y del país donde se fabrique.

La misma droga con diferentes nombres comerciales.

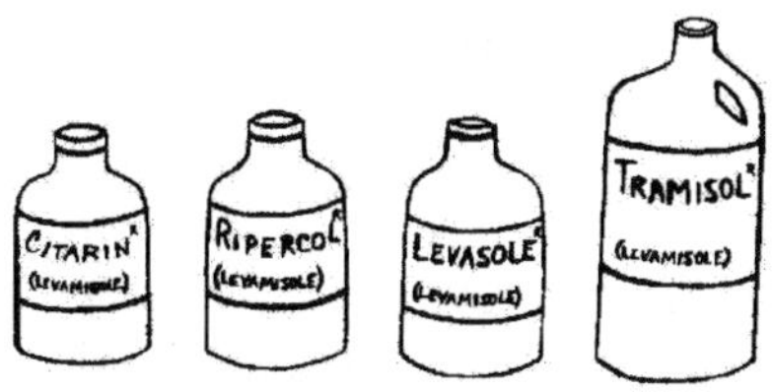

¿Qué importancia tiene esto? Es importante por el hecho que a veces el producto puede estar disponible con otro nombre comercial en el mercado. En este libro generalmente se usan los nombres genéricos pero también se incluyen los nombres comerciales. El nombre comercial se escribe en bastardilla y comienza con una letra mayúscula. Por ejemplo, un nombre comercial común para oxitetraciclina es *Terramicina*

28.6.2 La misma medicina - Diferentes presentaciones

El mismo remedio tiene distintas presentaciones: Por ejemplo, un remedio puede ser:

Un polvo, liquido, capsula o píldora	para dar vía oral
Liquido	para inyectar
Liquido, crema, ungüento, polvo	para aplicar a la piel o a la herida
Ungüento	para colocar en el ojo o dentro la teta

¿Por qué es importante saber ésto? Porque aveces una medicina es más fácil aplicarla o más económica en una forma que otra. Por ejemplo, dar remedios vía oral no requiere jeringas, agujas y a alguien que sepe aplicarlas.

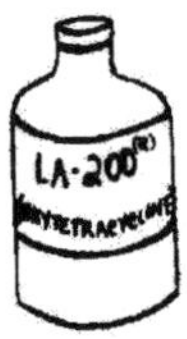

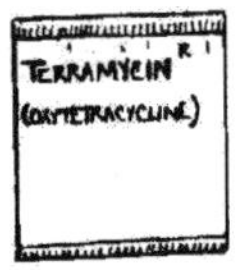

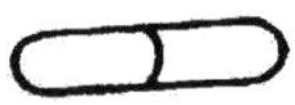

<u>La misma medicina en presentaciones diferentes</u>

líquido *polvo* *cápsula*

28.6.3 La misma medicina - Diferentes concentraciones

La concentración de una medicina, es la cantidad del ingrediente activo en cierto volumen del remedio.

Un centímetro cúbico o "cc" es una medida de volumen. Un cc es igual a un mililitro o "ml."

1 cc = 1 centímetro cúbico = 1 ml = 1 mililitro

La cantidad del ingrediente activo en la medicina, muchas veces se expresa en miligramos o "mg."
Por lo tanto, la concentración de la medicina se expresa como:
"miligramos por mililitros" o "mg/ml" or "mg/cc."
Por ejemplo, 50 mg/ml significa que hay 50 miligramos del ingrediente activo en cada mililitro (o cc) del producto.

¿Por que es importante entenderlas concentraciones? La concentración de la medicina influye en el pecio de la misma y la cantidad de producto a aplicar al animal. Estas capsulas de tetraciclina son de diferentes concentraciones.

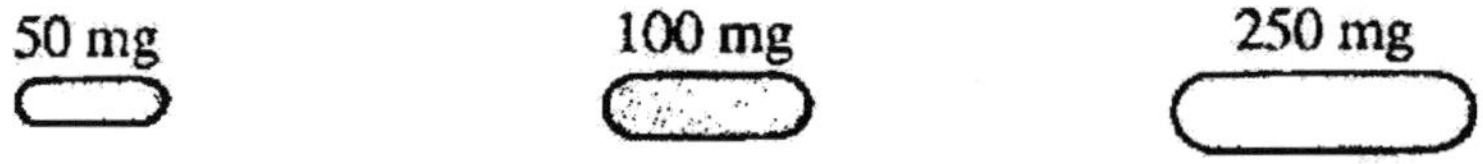

28.7 LAS ETIQUETAS EN LAS MEDICINAS – LEÁLAS CON ATENCION

Después de decidir a comprar una medicina, se debe leer la etiqueta con mucha atención. Dado que hay tantos tipos y tamaños de animales, es muy importante leer la etiqueta de las drogas veterinarias. También es importante siempre poner una etiqueta a una medicina antes de entregarla a los dueños que van a curar sus animales.

Las Medicinas son ÚTILES pero....
también pueden ser PELIGROSOS.

Las medicinas pueden ser peligrosas si no se las utiliza correctamente. Para evitar errores, hay que leer la etiqueta con las siguientes preguntas en mente:

- ¿Es correcto el **nombre génerico**?
- ¿Tiene algún **peligro** para el uso prescrito o **algún animal específico** (por ejemplo, animales preñadas o jóvenes)?
- ¿Presenta algún peligro la medicina para el **ASA** (p.ej. pesticidas, alergias)?
- ¿Se ha expirado la medicina? (Fijarse en la fecha de expiración.)
- ¿Cuál es la dosis correcta? (Consulte a este libro, o a veces está en la etiqueta o en la hoja de indicaciones insertada en la caja del remedio).
- ¿Cuál es la **manera** correcta de aplicar la medicina (inyección, por la boca, en la piel, por la teta)?
- **¿Cuántas veces** se debe aplicar la medicina?

28.7.1 Fecha de Expiración

Pueden haber dos fechas escritas en el envase de la medicina:

1. La **fecha de fabricación (fab)** es la fecha que se hizo el remedio, normal-mente indicado por el mes y año (usando el calendario occidental. Por ejemplo, 1/99 (o En. 99) implica que se fabricó la medicina en enero del 1999.

2. La **fecha de expiración (exp)** indica el último día que se debe usar el remedio. Después de esta fecha, la efectividad de la medicina puede reducirse o cambiar haciendo que no sea seguro su uso.

Algunas medicinas sólo indican la fecha de expiración.

28.7.2 Otros Términos Encontrados en las Etiquetas

Los siguientes términos también pueden encontrarse en las etiquetas:

Dosis Recomendada:
La dosis efectiva y segura para un animal específico.

Dosis Máxima:
La dosis máxima que se debe aplicar sin importar el peso del animal.

Administración:
Como aplicar el remedio. Tal vez se utilizan las siguientes abreviaturas:

IM = intramuscular (en el músculo)
SC o SQ = subcutáneo (debajo e la piel)
IV = intravenoso (en la vena)
Vía Oral, Per Os, PO = en la boca
Tópico o externo = sobre la piel o herida

Frecuencia:
Cuántas veces se debe dar la medicina. Tal vez se utilizan las siguientes abreviaturas:

SID = una vez por día
BID = dos veces por día
TID = tres veces por día
QID = cuatro veces al día
"c" quiere decir "cada", Por ejemplo, c12 quiere decir cada 12 horas.

Protección/Precaución/Advertencia:
Instrucciones especiales para situaciones especiales (p.ej preñez, lactación) o ciertos animales (por ej. animales jóvenes, ciertas especies de animales).

Periodo de Restricción:
El lapso de tiempo requerido para que el cuerpo quede libre de la medicina o residuos de ella. Los períodos de restricción pueden ser estipulados para el sacrificio del animal o para poder utilizar su leche.

> ***Ejemplos de Periodos de Restricción:***
> *Si el período de restricción para la leche es 72 horas, la leche del animal no debe tomarse durante las primeras 72 horas de haber aplicado la medicina dado que la leche puede contener residuos dañinos del remedio. Después de 72 horas, la leche vuelve a ser segura para el consumo humano.*
> *Si el período de restricción para la carne es una semana, el animal no debe ser carneado antes de una semana después del tratamiento con la medicina.*

Especies:
Algunas medicinas son sólo para usar en ciertas especies de animales.

Peso vivo o Peso corporal:
Esto refiere al peso del animal y muchos veces se abrevia como "p.v." o p.c." El término se utiliza cuando se indica las dosis.

La dosis tóxica:
La dosis tóxica normalmente indica la dosis máxima que se puede dar con seguridad, Si se pasa la dosis, el animal puede morir.

28.8 LA ADMINISTRACIÓN DE MEDICINAS

La administración de medicinas en alimentos, inyecciones etc. fue cubierto en el Capítulo 4, Los Principios de Tratamientos. Ver páginas 63 -75.

28.9 LA MEDICIÓN DE MEDICINAS

Las medicinas sólidas y los polvos usualmente se miden en:

- miligramos (mg) o en gramos (gm)
  Acuerde: 1000mg = 1 gm
- IU o U (unidades internacionales o unidades). Esta es la forma que se utiliza muchas veces, para medir la penicilina.

Las medicinas en presentación líquida se miden en:

- mililitros (ml) o en litros (l)
  Acuerde: 1000ml = 1 litro

Si no hay una balanza para pesar o medir las medicinas, encuentre algún envase o cuchara disponible en su zona y mida varias cantidades de medicinas utilizadas en la zona. Luego demuestre a los propietarios cómo utilizar estos envases y cucharas para medir las medicinas sin precisar equipos especiales

Por ejemplo:

- en algunas cucharillas de té caben alrededor de 5 ml de líquido
- en algunas cucharillas soperas caben alrededor de 15 ml de líquido
- en algunas latas "tabaqueras" caben alrededor de 25 gm de sulfato de magnesio

28.10 EL CÁLCULO DE LAS DOSIS DE MEDICINAS

La **dosis** de una medicina refiere a **cuánto, cuán frecuente** y por **cuántos días** se aplica un remedio. Utilice los siguientes pasos para calcular la cantidad de medicina a aplicar.

Paso 1

Determine el peso corporal animal. Ver páginas 36-41.

Paso 2

Averigue la **dosis** de la medicina. Si la dosis se expresa en **mg**/kg (miligramos por kilogramo), use el Paso 3. Si la dosis se expresa en **ml**/kg, salte al paso 4.

Paso 3

Para calcular el **peso** de la medicina requerida para la dosis indicada.

Dosis (mg/kg) X peso (kg) = total de mg de medicina requerida para la dosis.

Por ejemplo: si la dosis es 20 mg/kg, y la cabra pesa 20 kg, entonces:
20 mg/kg X 20 kg = 400 mg del producto es requerido para el tratamiento.

Esto quiere decir que una cabra de 20kg requiere 400 mg de la medicina.

Si la medicina viene en polvo (sólido), su cálculo ha terminado. Simplemente apliqué los 400 mg de medicina (normalmente mezclada en el alimento o agua) a la cabra en la frecuencia y el número de dosis especificado.

Si la medicina es líquida, es necesario hacer un cálculo adicional para saber qué volumen de medicina aplicar. Para esté calculo adicional necesita saber la concentración de la medicina.
Calcule el **volumen** precisado utilizando la siguiente información.

- **peso** (mg) de la medicina requerida
- **concentración** de la medicina. Este dato siempre está anotado en el frasco y usualmente es mg/ml. para incluir la concentración en la fórmula, simplemente invierta la fracción. Por ejemplo, si el frasco de oxitetraciclina indica que tiene una concentración de 100 mg/ml inviértelo a 1 ml/mg cuando se calcula el volumen.

Volumen requerido en ml = (Total de mg requerido) X (concentración en ml/mg)

Por ejemplo: la cabra de 20 Kg. en el ejemplo anterior requirió 400 mg de medicina. Si la concentración de la medicina líquida es 100 mg/ml, el volumen de medicina requerida para el tratamiento es:

400 mg X 1ml/100 mg = 4 ml del producto que se tiene que aplicar

Por lo tanto, se aplica 4ml o 4cc de la medicina a la cabra.

Paso 4
Si la dosis se da en **ml**/kg, lo único que necesita es el peso del animal para calcular el **volumen** de la medicina requerida utilizando la siguiente formula:

Dosis (ml/kg) X peso (kg) = ml de medicina requerida

Por ejemplo, si la dosis es 2 ml/kg y el peso del cerdo es 30 kg, entonces:

2ml/kg X 30kg = 60ml o 60cc del producto requerido para el tratamiento

Aplique 60cc de la medicina al puerco.

Nota: Si es una inyección, debe dividirse en por lo menos tres partes para aplicar en tres diferentes sitios en el puerco. No se debe aplicar más de 20 cc de medicina en un sitio.

28.10.1 Un Ejemplo Real del Cálculo de Dosis

1. Etiqueta en el envase de un remedio en polvo para controlar parásitos
Protección del Consumidor: El animal no debe ser sacrificado dentro de siete días del tratamiento y no se debe usar la leche para consumo humano antes de 24 horas de dar la medicina.
Vía: "Oral en agua" para bovinos, ovinos y caprinos; mezclar con alimento, para cerdos; y mezclar con agua para aves de corral.

Fecha de Fab. : Mayo 94.

Expiación: 48 meses después de la Fecha de Fab.

Dosis recomendada: 45 mg/kg p.v. para bovinos, ovinos, caprinos y cerdos

Para Aves: Disuelve 10 gramos del polvo en 4 litros de agua para 100 aves.

Dosis máxima para bovinos y ovinos: 15 gramos para bovinos; 2 gramos para ovinos y caprinos

Especias: Bovinos, ovinos/caprinos/cerdos/aves

Basada en la información en la etiqueta:
Para una cabra de 30 kg:
45 mg/kg X 30 kg = 1350 mg = 1.35 gm

Para una cabra de 50 kg:
45 mg/kg X 50 kg = 2250 mg = 2.25 gm

¡Sin embargo, la dosis máxima estipulada es 2 gm! Por lo tanto, podemos aplicar solamente 2.0 gramos a la cabra de 50 kg.

2. Para dar una inyección de tetraciclina:

La dosis dada en la etiqueta o en el libro: 4 mg/kg por inyección IM

El peso de un búfalo requiriendo tratamiento: 400kg

Calculo: 4 mg/kg x 400 kg = 1,600 mg de medicina para el búfalo de 400 kg.
Pero la tetraciclina es en forma líquida, por lo tanto se tiene que realizar el siguiente cálculo utilizando la concentración del producto.

Concentración de la tetraciclina (en el frasco): 50 mg/ml

Calculo: 1,600 mg X 1 ml/50 mg = 32 ml para un búfalo de 400 kg

Entonces, apliqué 32 ml de tetraciclina vía IM al búfalo de. 400 kg búfalo

29.0 MEDICAMENTOS COMUNES Y SUS DOSIS

INTRODUCCION

Es muy importante que se maneje los medicamentos correctamente y aplicar las dosis correctas. También es importante que se haga un registro de los tratamientos hechos. Esta información debe incluir la identificación clara del animal tratado, los síntomas mayores, las observaciones clínicas (temperatura, pulso, respiración etc.), el nombre del medicamento aplicado, como se dio el medicamento, el costo del producto, y cualquier comentario en cuanto a si el animal recuperó etc.- para un repaso de esto verla página 344.

29.1 INYECCIONES

29.1.1 Los Antibióticos

- La función de los antibióticos es matar o evitar el crecimiento de la bacteria que causan varias enfermedades. Sin embargo, cada antibiótico trabaja efectivamente solo en contra de ciertos tipos de bacteria. Es la responsabilidad de un AHA elegir el antibiótico correcto para la enfermedad que se está presentando.

- Si no se usa los antibióticos correctamente, la bacteria se hace más y más fuerte hasta que el antibiótico ya no controla esa bacteria. Esto se llama, la "resistencia adquirida," al antibiótico y es un problema cada vez mayor en el mundo. Algunos antibióticos que antes controlaban muy bien a ciertas enfermedades ya no son efectivos.

- En general, **no aplique antibióticos en forma oral a animales forrajeros adultos** dado que los antibióticos matan a los organismos beneficiosos ubicados en el estomago. para ellos es mejor usar antibióticos inyectables. Sin embargo, si no hay nadie que sabe dar una inyección, puede ser necesario dar un antibiótico por vía oral a un animal forrajero adulto (como vacunos, búfalos etc.).

- No utilice un antibiótico para combatir una enfermedad causada por un virus. Una excepción a esto es cuando una enfermedad comienza con un virus y luego una bacteria causa problemas. Por ejemplo, un animal puede tener lesiones en sus pies de la Fiebre Aftosa (un virus). Luego, estas lesiones se infectan (por una bacteria). La penicilina no hace nada contra el virus pero controlará la bacteria que está infectando a las lesiones.

- Hay 5 diferentes grupos de antibióticos en este libro. Cada grupo funciona en forma distinta en el cuerpo y cada uno trabaja distintamente en contra de varios microorganismos. Cada tipo de antibiótico queda en el cuerpo por diferentes periodos de tiempo (tiempo de retención). El tiempo de retención recomendado debe respetarse, o los antibióticos pueden ser dañinos a las personas que comen la carne o toman la leche de los animales que han sido tratados. Ver página 348.

Los 5 grupos de antibióticos son -

El grupo de la penicilina y cefalosporina,
El grupo de las tetraciclinas,
El grupo de las aminoglicósidos,
El grupo de las sulfas
El grupos del cloranfenicol y misceláneos.

El Grupo de la Penicilina y Cefalosporina

Este grupo incluye a la penicilina, amoxicilina, ampicilina, cefalexina, ceftiofur y otros. La penicilina sigue siendo un antibiótico muy útil para muchas infecciones en animales. Es especialmente efectiva en contra de infecciones que producen pus. La penicilina también es muy segura. Una dosis demasiado alta no matara a un animal, pero si se usa demasiado poco, provoca **resistencia antibiótica.**

Algunos animales demuestran alergia a la penicilina y pueden desarrollar picazones rojos en la piel. La reacción alérgica de otros animales puede ser dificultad para respirar. En estos casos el animal puede morir muy rápido. Ver página 85. Se puede contrarrestar a esta reacción con **epinefrina**. Su un animal ha tenido una reacción alérgica a la penicilina, no se debe dar penicilina nunca más a ese animal. (Lo mismo es cierto para cualquier medicamento que ha producido una reacción alérgica – el animal afectado no debe recibir más ninguna forma de ese medicamento o puede morir).

Como demuestra el siguiente cuadro, la penicilina es muy efectiva contra varios tipos de infecciones en animales, especialmente para evitar el tétano cuando un animal tiene una herida profunda. Las penicilinas y cefalosporinas son muchas veces los primeros antibióticos usados si no se sabe cual es la bacteria causante. Trabajan muy bien combinados con drogas del grupo aminoglicósido. No deben combinarse con las tetraciclinas, sulfas o cloranfenicol. Las penicilinas son relativamente económicas pero algunas cefalosporinas son bastante caras.

El Grupo Aminoglicosida

Este grupo incluye la estreptomicina, gentamicina, kanamicina, neomicina y otros. Los aminoglicósidos matan las bacterias al perjudicar la "maquinaria química" dentro de la bacteria. Son muy efectivos contra algunas bacterias comunes pero hay que usarlas con precaución debido a efectos colaterales tóxicos al oído y a los riñones. En general, si las aplica por el sistema digestivo se quedan allí; pero si las inyecta se quedan en los tejidos internos. Muchas veces sirven muy bien para controlar las diarreas en animales bebés. Los aminoglicósidos inyectables tienen periodos de retención muy largos. No se deben combinar los aminoglicósidos con las tetraciclinas, sulfas, o cloranfenicol.

El Grupo de las Tetraciclinas

Este grupo incluye a la tetraciclina, oxitetraciclina, clorotetraciclina y otros. Inhiben al crecimiento normal. Trabajan bien en el hígado, tracto respiratorio y en la piel. Se pueden dar las tetraciclinas oralmente, por inyección o tópicamente (uso externo) en el ojo. *No se debe usar en caballos dado que los caballos pueden morir por una reacción rara a las tetraciclinas.* Son económicos y disponibles en el mercado. No las combine con ningún otro antibiótico.

El Grupo de Las Sulfas

Este grupo incluye muchos antibióticos cuyos nombres comienzan con "sulfa" como ser sulfametazina y sulfadimidina. Esta clase de antibióticos han existido desde los 1930s. Se puede aplicar por vía oral, inyecciones o tópicamente cuando se está curando heridas. No se debe aplicar las sulfas junto con ningún otro tipo de antibiótico.

La decisión de que antibiótico utilizar – Algunos Cuadros Prácticos

- La gran cantidad de enfermedades, y el problema de la resistencia adquirida a los antibióticos hace que la selección del antibiótico correcto sea difícil. Sin embargo, las siguientes reglas ayudarán a escoger un antibiótico efectivo. Si la primera opción no parece funcionar bien después de 3 a 5 días use otro en la lista. Al cambiar a otro antibiótico, probablemente es mejor escoger uno de otro grupo. Por ejemplo, si la penicilina no esta funcionando, es mejor probar cambiar a uno de otro grupo. (Drugs and Their Usage, Publicaciones del CVM).

(Nota: Pen = grupo de penicilina and cefalosporina , Tet = grupo tetraciclina, Amin = grupo aminoglicósido, Sulf – grupo sulfa, Clor = cloranfenicol Genitourinario = condición afectando el sistema reproductivo o urinario)

Cuadro de Antibióticos para Caballos y Asnos

Condición (Problema)	Opción 1	Opción Dos
Neumonía	Pen, Amin	Sulfa
Diarrea	Pen, Amin (oral)	Sulfa
Genitourinario	Pen	Amino
Otros Tejidos Blandos	Pen	Sulfa

Cuadro de Antibióticos para Bovinos y Búfalos

Condición (Problema)	Opción 1	Opción Dos
Neumonía	Pen, Tet	Sulfa, Amin
Diarrea	Amin (oral)	Sulfa
Genitourinario	Pen	Amin, Sulfa
Mastitis	Pen	Tet, Sulfa
Otros Tejidos Blandos	Pen	Tet

Cuadro de Antibióticos para Cerdos

Condición (Problema)	Opción 1	Opción Dos
Neumonía	Pen	Tet
Diarrea	Amin (oral)	Sulfa, Tilosin
Genitourinario	Pen	Tet
Piel	Pen	Amin

Cuadro de Antibióticos para Ovejas y Cabras

Condición (Problema)	Opción 1	Opción Dos
Neumonía	Tet	Sulfa, Tilosin
Diarrea	Amin	Sulfa
Genitourinario	Tet	Pen, Amin, Sulfa
Mastitis	Pen	Amin
Otros Tejidos Blandos	Pen	Tet

Cuadro de Antibióticos para Perros y Gatos

Condición (Problema)	Opción 1	Opción Dos
Neumonía	Pen, Sulfa	Amin, Tet
Diarrea	Pen, Amin (oral)	Sulfa, Cloro
Genitourinario	Pen	Sulfa
Otros Tejidos Blandos	Pen	Sulfa
Piel	Cloro	Eritro, Sulfa

El Uso de Penicilina y Cefalosporinas

Diferentes Tipos de Inyecciones de Penicilina: Algunos tipos de penicilina comienzan a actuar rápidamente pero solo son capaces de matar a las bacterias por un periodo corto de tiempo. Estos son conocidos como penicilinas de corta o media acción. Otros tipos de penicilina tardan más en comenzar a actuar (casi todo un día) pero después actúan por varios días. Estos son conocidos como penicilinas de larga acción.

Resumen: La penicilina es la mejor opción para la mayoría de las infecciones de la piel, músculos y útero. Trabaja muy bien en contra del tétano. Nunca hay que dar penicilina procaína o benzatina por la vena (IV). Siempre aplíquelos IM o SC. Se puede conseguir la penicilina en forma de polvo en un frasquito para luego mezclarla con agua destilada o hervida (y enfriada). O puede ser que ya estupre-mezclada y disponible como un líquido. Después de mezclar el polvo con el agua, el producto pierde su fuerza en 7 días. Pasado este tiempo se debe desecharlo.

PENICILINA G (Benzatina)
Indicaciones: Ver grupo de "penicilina y cefalosporinas" arriba.
La Dosis y Vía:

Caballos - 10,000-40,000 IU/Kg., IM, cada 2-3 días
Bovinos - 40,000 IU/ Kg., IM, cada 2-3 días
Cerdos - 40,000 IU/ Kg., IM, cada 2-3 días
Ovejas - 15,000 IU/ Kg., IM, cada 4-5 días
Perros - 40,000 IU/ Kg., IM, cada 5 días
Gatos - 40,000 IU/ Kg., IM, cada 5 días
Conejos- 40,000 IU/ Kg., IM, cada día por medio

Periodo de Retención: Nota: La dosis efectiva excede notablemente la dosis en la etiqueta, por lo tanto el periodo de retención de la etiqueta tienen que ser más largo que lo requerido. En Bovinos - IM dosis, carne 21 días, leche 13 días, SC dosis, carne 42 días
Precauciones: Esta es una preparación de penicilina de larga acción, tome nota especial del tiempo largo entre aplicaciones.

PENICILINA G (procaína)
Indicaciones: Ver "grupo de penicilina y cefalosporina" arriba.
La Dosis y Vía:

Caballos- 20,000-50,000 IU/ Kg., IM, 2-3 veces diariamente
Bovinos- 20,000-54,000 IU/ Kg., IM, SC 1-2 veces diariamente
Cerdos- 20,000-54,000 IU/ Kg., IM, SC 1-2 veces diariamente
Ovejas- 6-16 MG/ Kg., IM, 1-2 veces diariamente
Llamas- 40,000 IU/ Kg., SC, diariamente
Perros- 20,000 IU/ Kg., IM, SC 1-2 veces diariamente
Gatos- 20,000 IU/ Kg., IM, SC 1-2 veces diariamente
Conejos- 50,000-100,000 IU/ Kg., IM, 2 veces diariamente

Periodo de Retención: Nota: La dosis efectiva excede notablemente la dosis en la etiqueta, por lo tanto el periodo de retención de la etiqueta tienen que ser más largo que lo requerido. Bovinos- IM dosis, carne 21 días; SC dosis, carne 42 días

AMPICILINA (*Pollflex, Albipen*)
Indicaciones: Ver "grupo de penicilina y cefalosporina" arriba.
La Dosis y Vía:

Caballos- 11-22 MG / Kg., IM, IV, 2-3 veces diariamente
Bovinos- 5-12 MG / Kg. IM una vez diariamente
Cerdos- 5-12 MG / Kg. IM una vez diariamente

Llamas- 11 MG / Kg. IV, 3 veces diariamente
Perros- 22 MG / Kg., vía oral, 3 veces diariamente; o
11-22 MG / Kg., SC, IM, 3-4 veces diariamente
Gatos- 22 MG / Kg., vía oral, 3 veces diariamente; o
11-2 MG 2 mg/ Kg., SC, IM, 3-4 veces diariamente
Hurones- 10 MG / Kg. IM, 2 veces diariamente, o
20 MG / Kg. SC, 2 veces diariamente, o
20 MG / Kg. vía oral, 2 veces diariamente

Periodo de Retención: Bovinos- carne 6 días, leche 2 días

CEFALEXINA (*Keflex*)

Indicaciones: Ver "grupo penicilina y cefalosporina" arriba.

La Dosis y Vía:

Caballos- 10-30 MG / Kg. vía oral, 3-4 veces diariamente
Cabras- 30 MG / Kg. SC
Perros- 10-3 MG 0 mg/ Kg. vía oral, 2-4 veces diariamente
Gatos- 10-30 MG / Kg. vía oral, 2-4 veces diariamente
Conejos- 15 MG / Kg., SC, 2 veces diariamente
Conejillas de Indias- 15 MG / Kg., IM, 2 veces diariamente
Gallinas- 55-110 MG / Kg. vía oral, 2 veces diariamente

CLOXACILINA (*Orbenina, Dariclox, Dri-clox*)

Indicaciones: Ver "grupo penicilina y cefalosporina" arriba.

La Dosis y Vía:

Bovinos-500 MG de Cefapirina benzatina; o
200 MG de Cefapirina sódica por infusión intramamaria en cada cuarto
Perros- 10-40 MG /Kg. vía oral o IM 3-4 veces diariamente
Gatos- 10-40 MG /Kg. vía oral o IM 3-4 veces diariamente

Periodo de Retención:

Bovinos - Cefapirina benzatina; carne y leche 30 días,
Cefapirina sódica; carne 10 días, botar la leche por 2 días (2.5 días en el Canadá).

Precauciones: La infusión de benzatina debe usarse solo en vacas secas.

PEN/STREP (Penicilina G Procaína + Dihidroestreptomicina)

Indicaciones: Ver "grupo de penicilina y cefalosporina" arriba.
Normalmente formulado para dar 400,000 IU de Pen G Procaína + 0.5 g Dihidroestreptomicina por cada 2 ml.

La Dosis y Vía:

Caballos- 10-12 ml IM, 1-2 veces diariamente
Potrillos- 1 ml/22 Kg., 1-3 veces diariamente
Bovinos- 10-12 ml IM, 1-2 veces diariamente
Terneros- 1 ml/22 Kg., 1-3 veces diariamente
Cerdos- 1 ml/22 Kg., 1-3 veces diariamente
Ovejas- 1 ml/22 Kg., 1-3veces diariamente

Periodo de retención: - carne 30 días, leche 3 días

El Uso de Aminoglicósidos

GENTAMICINA (*Gentocina, Garamicina*)

Indicaciones: Ver " grupo aminoglicósido" arriba. La Gentamicina es un aminoglicósido que se encuentra fácilmente disponible y es económica. Se la aplica comúnmente por vía oral para la diarrea, en preparaciones oftálmicas para tratamientos de infecciones oculares, y en preparaciones óticas para infecciones del oído en perros y gatos. Tome nota del periodo lardo de retención cuando se la inyecta en vacunos y cerdos. No es absorbido por el tracto digestivo cuando se aplica oralmente.

La Dosis y Vía:

Caballos- 2-4 MG/Kg., IM, SC, IV, 1 vez diariamente
Bovinos- 2.2 MG/Kg., IM, IV, 3 veces diariamente
Cerdos- 5 MG, IM en lechoncillos de1-3 días, o
5 MG vía oral en lechoncillos de 1-3 días o
25 GM/galón de agua potable por 3 días
Llamas- 2 MG/Kg. IM, 3 veces diariamente
Perros- 2 MG/Kg., SC, IM, 3 veces diariamente
Gatos- 2 MG/Kg., SC, IM, 3 veces diariamente
Gallinas- 0.2-1 MG dosis total, SC, 1 vez diariamente
Conejos- 4 MG/Kg., IM, 1vez diariamente
Hurones- 5 MG/Kg., IM, 1vez diariamente
Gerbil- 5 MG/Kg., IM, 1 vez diariamente
Conejillas de Indias- 5 MG/Kg. , IM, 1 vez diariamente
Hámster- 5 MG/Kg., IM, 1 vez diariamente

Periodo de Retención:

Bovinos-carne 180-360 días, leche 5 días
Cerdos-si inyectado, carne 40 días; por vía oral, carne 3-14 días

Precauciones: Puede presentar daños en los riñones si se usa dosis altas por un periodo largo de tiempo. No use en combinación con otros medicamentos del grupo aminoglicósido.

El Uso de Tetraciclinas

Estos también son antibióticos de amplio espectro dado que matan a muchas diferentes tipos de bacterias. Se encuentren en el mercado bajo muchos diferentes nombres como ser *Terramicina, Oxisteclina, Hostaciclina, etc.* En el mercado, viene con diferentes presentaciones como 50mg/ml o 100mg/ml. Generalmente comienzan a trabajar rápidamente pero hay que aplicarlas cada día (diariamente). Existe una tetraciclina de larga acción que a veces se encuentra en el mercado. Algunos productos pueden ser usados IV, pero otros no. Por lo tanto, hay que leer la etiqueta cuidadosamente!

Precauciones: **Nunca debe usarlas en caballos, asnos o mulas** por el hecho que dañan a los microorganismos del ciego. Se debe evitar usarla por vía oral en rumiantes si fuera posible. Se encuentran en presentaciones de tabletas, polvo, líquido, inyecciones, bolos etc. La tetraciclina oral puede ser utilizada en perros y gatos sin ningún problema. Sin embargo, no se debe usar en rumiantes salvo en el caso que no hay nadie disponible para dar una inyección.

OXITETRACICLINA

Indicaciones: Ver "grupo tetraciclina" arriba.

La Dosis y Vía:

Bovinos- 4-11 MG/Kg. IM, IV diariamente; o
10-20 MG/Kg. vía oral, 4 veces diariamente
Bovinos- Inyección de larga actuación (LA-200)

20 MG/Kg. IM una vez
Cedos- 6-11 MG/Kg. IM, IV diariamente; o
10-20 MG/Kg. vía oral, 4 veces diariamente
Cerdos- Inyección de larga actuación (LA-200)
20 MG/Kg. cada 2 días
Ovejas- 10-20 MG/Kg. vía oral, 4 veces diariamente; o
6-11 MG/Kg. IM, IV, 1 vez diariamente
Ovejas- Inyección de larga actuación (LA-200)
20 MG/Kg. cada3 días
Cabras- 10-20 MG/Kg. vía oral, 4 veces diaria; o
6-11 MG/Kg. IM, IV, 1 vez cada día
Cabras- Inyección de larga actuación (LA-200)
20 MG/Kg. cada 3 días
Llamas- 11 MG/Kg. IV, una vez por día
Llamas- Inyección de larga actuación (LA-200)
20 MG/Kg. cada 3 días
Perros- 7-12 MG/Kg. IM, IV 2 veces diariamente; o
22 MG/Kg. vía oral, 3 veces diariamente
Gatos- 7-12 MG/Kg. IM, IV 2 veces diariamente; o
22 MG/Kg. vía oral, 3 veces diariamente

Periodo de Retención: En Bovinos por vía oral- carne 5 días, leche 4 días
Bovinos IM, IV- carne 18 días, leche 3 días
Bovinos Largo Actuación IM- carne 28 días
Cerdos - Carne 21 días
Ovejas -Carne 21 días

Precauciones: No utilizar en caballos. No aplicar con leche, ni con otros antibióticos. Puede provocar malestar estomacal. Si la inyección es de alto volumen dividir en varios sitios.

El Uso de Sulfas

Normalmente se venden estos medicamentos en presentaciones orales pero ocasionalmente en forma inyectable también. Aunque funcionan en forma similar a otros antibióticos, parecen tener menos afectos negativos sobre los microorganismos del rumen. Por lo tanto se usan estos medicamentos muchas veces oralmente para curar infecciones en los rumiantes. Se las usa comúnmente para tratar diarreas, infecciones urinarias y algunos tipos de heridas e infecciones de las pezuñas.

Estas drogas tienen que ser aplicadas con mucha agua. Si el animal no está tomando agua, entonces no use estos medicamentos o pueden dañar a los riñones.

SULFADIAZINA+ TRIMETOPRIMA (*Tribrisen*)

Indicaciones: Ver "grupo sulfa" arriba. Este medicamento es una combinación de sulfametoazol y trimetoprima. Funciona como un antibiótico de amplio espectro *y es menos caro que la* ampicilina.

La Dosis y Vía:
Caballos-30 MG/Kg. vía oral, 2-3 veces por día; o
15 MG/Kg. IV, 2 veces diariamente
Bovinos- 30 MG/Kg. vía oral, una vez al día
Cerdos- 48 MG/Kg. IM diariamente
Ovejas - 75 MG/Kg. Vía oral, diariamente; o
13-20 MG/Kg. IM, SC, IV diariamente
Perros- 15-30 MG/Kg. Vía oral 1-2 veces diariamente

Gatos- 30 MG/Kg. Vía oral 2 veces por día
Periodo de retención: Bovinos- carne 3 días, leche 7 días
Cerdos -carne 10 días
Ovejas - carne 14 días

SULFADIMIDINA (*Sulfamez*)
Indicaciones: Ver "grupo sulfa" arriba.
La Dosis y Vía:
Bovinos- 110 MG/Kg. Vía oral diariamente; o
150 MG/Kg. SC diariamente
Cerdos- 110 MG/Kg. Vía oral diariamente o 150 MG/Kg. SC diariamente
Ovejas- 110 MG/Kg. Vía oral diariamente o 215 MG/Kg. SC diariamente
Cabras- 110 MG/Kg. Vía oral diariamente o 215 MG/Kg. SC diariamente
El Periodo de Retención:
Bovinos- carne 15 días, leche 3 días
Cerdos-carne 15 días
Ovejas-carne 15 días
Cabras-carne 15 días, leche 3 días

SULFAMETAZINA
Indicaciones: Ver "grupo sulfa" arriba.
La Dosis y Vía:
Bovinos - 200 MG/Kg. vía oral por un día, luego
100 MG/Kg. una vez por día
Cerdos- 200 MG/Kg. vía oral por un día, luego
100 MG/Kg. una vez por día
Perros- 50 MG/Kg. vía oral 2 veces por día
Gatos- 50 MG/Kg. vía oral 2 veces por día
Conejos - 2 GM/L en el agua de beber
Gallinas- 1 GM/L en el agua de beber
El Periodo de Retención:
Bovinos- carne 10 días, leche 4 días
Cerdos-carne 14 días

29.1.2 Las Antihistaminas (maleato de feniramine, maleato de Clorfeniramine, Prometazina)

Estos medicamentos son útiles en algunos casos de intoxicación especialmente si partes del cuerpo están hinchadas. También son útiles para picadas y mordeduras de insectos. Las antihistaminas solo son efectivas si son aplicadas al poco tiempo que el animal se enferme. Si el animal fue picado o mordido unos días antes, aplicar estos productos no dará ningún provecho. Ver alergias, Capitulo 5, página 84.

Siga las instrucciones y la dosis en la etiqueta.

Si una inyección no da ningún efecto, no hay por que repetirla. Si hay una mejoría con la primera inyección, se debe dar inyecciones dos veces al día hasta que el animal mejore completamente.

29.1.3 Medicamentos Antiinflamatorios

Una inflamación es la respuesta del cuerpo a una lesión física, química o microbial. La inflamación provoca calor (fiebre), enrojecimiento, hinchazón, dolor y pérdida de funcionalidad. Un buen ejemplo de esto es la reacción del cuerpo a una picada de abeja. En la mayoría de los casos la inflamación es la manera que el cuerpo pelea contra el ataque, lo controla y que comienza a reparar los daños. En algunos casos el proceso inflamatorio puede volverse un problema a largo plazo. En estos casos puede ser de utilidad reducir la inflamación aplicando medicamentos antiinflamatorios. Estos medicamentos vienen en dos grupos generales "esteroides" y los "no-esteroides." Los "esteroides" son similares a hormonas producidos en el cuerpo como la cortisona que en forma natural limita el proceso inflamatorio. Los "No-esteroides" son medicamentos sintéticos como la aspirina que bloque las señales de inflamación. Cada grupo tiene sus ventajas y desventajas. Los "esteroides" reducen la defensa del cuerpo contra enfermedades infecciosas y producen un apetito excesivo, ganancia de peso, mayor consumo de agua, mayor ganas de orinar. Los "No -esteroides" pueden irritar y causar ulceras en el sistema gastrointestinal. La siguiente lista de medicamentos antiinflamatorios incluye los más comunes para uso en animales.

Esteroides

Advertencia:

1. No se debe dar esteroides a animales preñadas salvo en el caso que sea necesario para salvar la vida de la madre. Si las aplica, especialmente en los últimos meses de la preñez, probablemente abortará a la cría 2-4 días después de dar la inyección.
2. Si el animal tiene una herida, no se debe dar nunca una inyección de esteroides sin dar un antibiótico al mismo tiempo, o el animal puede morir de una infección.

DEXAMETASONA

Indicaciones: Dexametasona es un antiinflamatorio esteroide potente de larga actuación. Es recomendable para el tratamiento de artritis, cojera, y lesiones musculares.

La Dosis y Vía:

Caballos- 0.02-0.2 MG/Kg. vía oral, IM, IV, diariamente
Bovinos- 5-10 MG/Kg. IM, IV, diariamente
Cerdos- 1-10 MG IM, IV, diariamente
Perros- 0.25-1.25 MG vía oral, diariamente por 3-5 días; o
0.5-1 MG IM, IV, diariamente por 3-5 días
Gatos- 0.125-0.5 vía oral, IM, IV, diariamente por 3-5 días
Conejos- 2.6-4 MG/Kg. IM, cuando se requiere

Periodo de retención: No definido
Precauciones: Ver advertencia arriba.

PREDNISOLONE

Indicaciones: Prednisolone es un esteroide de mediana duración útil en el tratamiento de artriitis, cojera y lesiones musculares. Es casi idéntico al prednisone.

La Dosis y Vía:

Caballos- 0.25-1.0 MG/Kg. IM diariamente
Bovinos- 0.2-1.0 MG/Kg. IM diariamente
Cerdos- 0.2-1.0 MG/Kg. IM diariamente
Perros- 0.5 MG/Kg. vía oral, cada 1-2 días
Gatos- 1.2 MG/Kg. vía oral, cada 1-2 días

Periodo de Retención: No definido
Precauciones: Ver advertencia arriba.

Los Antiinflamatorios No-Esteroides

ASPIRINA – Ver Medicamentos Orales, 29.2.5 en este Capítulo.

FLUNIXIN MEGLUMINA (*Banamine, Finadyne*)

Indicaciones: Flunixin meglumine es un antiinflamatorio potente (tipo aspirina) que se usa principalmente en caballos y bovinos para tratar la cojera, el cólico y diarrea en terneros.
La Dosis y Vía:

Caballos- 1.1 MG/Kg. Vía oral, IM, IV, 1-3 veces por día
Bovinos- 2.2 MG/Kg. IV cada 12 horas según necesidad hasta 3 aplicaciones
Cerdos- 2.2 MG/Kg. IM inyección profunda cada 12 horas
si es preciso hasta 3 aplicaciones (según etiqueta de producto Australiano)
Llamas- 0.5-1 MG/Kg. IV 1-2 veces diario
Perros- 0.5-1.0 MG/Kg. IV solo dos veces

Periodo de Retención: Bovinos- carne 14 días, leche 4 días
Advertencia: No usar en gatos. Use con precaución en animales preñadas. Las dosis altas por un periodo prolongado **provocarán úlceras** gastrointestinales. Esta droga alivia el dolor tan efectivamente que lo han criticado por tapar la seriedad de algunos cólicos y por ende atrasar el inicio de un tratamiento más efectivo como ser una cirugía. No se debe usar en combinación con cualquier otro medicamento antiinflamatorio.

FENILBUTAZONA (*Bute, Butazolidin*) ver medicamentos orales en este capítulo, 29.2.5.

29.1.4 Los Diuréticos (Furosemida, *Lasix, Ridema):*

Los diuréticos hacen que el cuerpo produzca más orín y expulsar al agua extra y no deseado (edema). A veces después de un parto difícil, una hinchazón alrededor de la vulva puede ser controlada con una inyección de un diurético. Los pezones y ubre hinchados pueden deshincharse bastante después de una inyección de un diurético.
Advertencia: NUNCA SE DE DEBE UTILIZAR UN DIURÉTICO EN UN ANIMAL QUE NO ESTA PRODUCIENDO ORINA. Los diuréticos son caros y pueden ser muy peligrosos. Si los utiliza más de lo que se debe.

La Dosis: Varia según el diurético. Lea la etiqueta.

29.1.5 Suplementos (Vitamínicas y Minerales)

La insuficiencia nutricional es común en países en vías de desarrollo debido a la oferta reducida de alimentos de alta calidad a precios accesibles y las infecciones parasíticas. Las deficiencias de vitaminas y minerales son especialmente comunes. El mejor tratamiento para estas condiciones es mejorar la dieta – **no usar inyecciones caras.** Sin embargo, en algunas situaciones, se aplican inyecciones para ayudar al animal recuperar su apetito y salud rápidamente. Ver página106 para más detalles sobre una buena dieta.

HIERRO DEXTRAN
Indicaciones: Se precisa usar Hierro Dextran más en los lechoncillos recién nacidos. Tal vez se necesita también en animales que han perdido mucha sangre de una herida o de infestaciones muy fuertes de parásitos.
Advertencia: Calcular la dosis cuidadosamente y mantenga lejos del alcance de los niños. La Dosis y Vía:

Caballos- 500-1,000 MG IM (dividido en 2-3 sitios) cada 7 días
Cerdos- 100-200 MG IM, lechoncillos de 1-4 días; o 50-100 mg IM, cada 7 días
Perros- 10-20 MG IM una vez
Gatos- 50 MG IM una vez

Periodo de Retención: No hay

INYECCIONES DE VITAMINA A Y D

Indicaciones: Puede existir una deficiencia de vitamina A y D cuando hay fallas en la calidad de la dieta. La concentración y las indicaciones de su uso de estas inyecciones pueden variar de un país a otro. Las siguientes dosis son una guía de productos de los EEUU que contienen 500,000 IU de vitamina A y 75,000 IU de vitamina D3 por ml.

Precauciones: Esta inyección puede ser bastante dolorida, asegure que el animal esté bien sujetado.

La Dosis y Vía:

Bovinos- Adulto 2-4 ml IM
De año 1-2 ml IM
Terneros 0.5 - 1.0 ml IM
Cerdos- Adultos 1-2 ml IM
En crecimiento 0.5 - 1.0 ml IM
Bebés 0.25-0.5 ml IM
Ovejas- Adulto 1-2 ml IM
Corderos en engorde 0.5-1.0 ml IM
Corderitos 0.25-0.5 ml IM

Nota: Se puede dar por vía oral. Siga las instrucciones en la etiqueta, no exceda la dosis, estas vitaminas pueden ser tóxicos si se toma demasiado tiempo.

Periodo de Retención Carne 60 días

INYECCION DE VITAMINA COMPLEJO B

Indicaciones: Las vitaminas de complejo B son una mezcla de vitaminas B similares más otras vitaminas. La concentración y indicaciones de uso pueden variar de un país a otro.

Precauciones: Protege el producto de la luz, rayos solares, y del calor que pueden destruir estas vitaminas. Estos productos pueden manchar si son derramadas sobre la piel o la ropa. La inyección es bastante dolorida, asegure que el animal esté bien sujetado.

Dosis y Vía: Leer la etiqueta cuidadosamente.

Periodo de Retención: No hay restricción

INYECCIONES DE CALCIO (*Calboral, Mifex,* etc.)

Son requeridas en animales de alta producción que se desploman (por Ej. fiebre de la leche, Ver página 270.) Rara vez es necesaria a excepción de vacas lecheras de alta producción. Animales crónicamente mal nutridos deben ser tratados oralmente. Si es necesario para combatir la fiebre de la leche, leer las instrucciones en la etiqueta cuidadosamente. Nunca aplique el calcio demasiado rápido por vía IV. Hay que darlo, goteando lentamente.

29.1.6 ANTIDOTOS

ATROPINA (Sulfato de Atropina)

Indicaciones: Se usa la atropina como antídoto por la intoxicación con insecticidas órgano fosfatos. Ver página 83. Se da las siguientes dosis como una guía. Hay que dar la atropina en dosis suficiente altos y suficientes veces para controlar los síntomas de la intoxicación de órgano fosfatos.

Advertencia: Las dosis altas pueden excitar al animal, y causar boca seca, vómito, constipación, convulsiones, ritmo cardiaca acelerado y choque nervioso.

La Dosis y Vía:

Caballos- 0.22 MG/Kg. , IM, SC
Bovinos- 0.5 MG/Kg., IM, SC
Cerdos- 0.22 MG/Kg., IM, SC
Ovinos- 0.5 MG/Kg., IM, SC

Cabras- 0.5 MG/Kg., IM, SC
Perros- 0.2-2.0 MG/Kg., IM, SC
Gatos- 0.2-2.0 MG/Kg., IM, SC

Periodo de Retención: No definido

EPINEFRINA (Adrenalina)

Indicaciones: La epinefrina se usa como un medicamento de emergencia para tratar a reacciones alérgicas severas (anafilaxis). Estas reacciones alérgicas repentinas que ponen en riesgo la vida del animal pueden ser provocadas por picadas de insectos, una reacción a una vacuna o haber estado expuesto a la penicilina.

Precauciones: Epinefrina puede provocar miedo, excitación, vómito, incremento y/o irregularidad en el ritmo cardiaco. Los efectos de epinefrina duran solo unos pocos minutos y normalmente no tiene que ser repetido.

La Dosis y Vía: Para la solución 1:1,000 (1mg/ml)

Caballos- 0.3-0.5 ml por 45 Kg. IM, SC
Bovinos- 0.5-1.0 ml por 45 Kg. IM, SC
Cerdos- 0.5-1.0 ml por 45 Kg. IM, SC
Ovinos- 0.5-1.0 ml por 45 Kg. IM, SC
Cabras- 0.5-1.0 ml pe por 45 Kg. IM, SC
Perros- 0.1-0.2 ml por 10 Kg. IV, IM, SC
Gatos- 0.1ml IV, SC

(Para la solución 1:10,000, aplique 10 veces estos volúmenes dado que solo contiene 0.1 MG/ml)

29.1.7 Sedantes, Tranquilizantes, Analgésicos y Anestesias Inyectables

Los tranquilizantes y sedantes ayudan a temporalmente calmar un animal y que reaccione menos a los ruidos, movimientos y dolor.

Los analgésicos alivian el dolor.

Las anestesias se dividen en dos categorías: local y general.

-**Anestesias locales** son inyectados alrededor del área deseada o en un nervio que llega al área. Las anestesias locales evitan que los nervios sientan dolor.

-**Anestesias generales** actúan sobre el cerebro. Un animal bajo una anestesia general parece estar dormido al extremo que no se lo puede despertar. El animal bajo los efectos de una anestesia general no se moverá cunado se le practica un procedimiento doloroso. Se utiliza las anestesias generales principalmente para hacer cirugías mayores. Son potencialmente peligrosos y solo deben ser aplicadas por un doctor veterinario o un ASA que ha recibido una capacitación especial.

El Uso de Tranquilizantes y Sedantes

1. Para calmar un animal nervioso y agresivo para hacer un examen, transportarlo, o para colocar un yeso o tablilla.
2. Se pueden darlos juntamente con anestesias locales para suturar.

Advertencia:

1. Si el animal está deprimido o muy enfermo el tranquilizante puede afectarle más fuertemente. Si el hígado no está funcionando bien, toma más tiempo para que el animal despierte. Se puede dar una dosis menor para mermar los efectos.
2. Si el animal está muy nervioso antes de colocar el tranquilizante, puede volverse más excitado o tal vez no tenga ningún efecto el tranquilizante.

3. Estos productos son potencialmente peligrosos y deben ser colocados solo por una ASA quien ha recibido la capacitación correspondiente.

XILAZINA

Indicaciones: Ver arriba.

Advertencias: No use solo si está trabajando alrededor de las piernas traseras de un caballo.

No utilizar si el animal tiene problemas cardiacos.

No usar en preñez adelantada en vacas, ovejas, o cabras, dado que puede causar abortos.

No utilizar en gatos.

La Dosis Y Vía: Como sedante actúa 10-15 minutos después de aplicación IM, dura 1-2 horas; como analgésico dura 15-30 minutos.

Caballo- Queda parado 0.88-1.1 MG/Kg. IM.

Potrillos- 0.88-1.1 MG/Kg. IM

Vacas- 0.11-0.22 MG/Kg. IM.

Nota: Esta dosis hace que la vaca se eche. Si quiere que quede parada, aplique dosis menores. NO APLIQUE EN ÚLTIMA FASE DE PREÑEZ

Ovejas- 0.1-0.2 MG/Kg. IM.

Nota: Las ovejas son menos sensibles al xilazina que los vacunos.

Cabras- 0.1-0.15 MG/Kg. IM.

Nota: Las cabras son más sensibles a la xilazina que los vacunos.

Cerdos- 2.2 MG/Kg. IM.

Nota: No tiene efectividad garantizada en cerdos

Llamas- 0.1-0.25 MG/Kg. SQ antes de ketamina o sola

Cuis- 5 MG/Kg. IM con ketamina a 20-40 MG/Kg. mezclado en la mismo jeringa. Dura 15-35 minutos.

Conejos- 4.0-5.0 MG/kg. IM.

MALEATO DE ACEPROMAZINA

Comienza a actuar 15-20 minutos después de la inyección, dura 2 horas.

Caballos- 0.044-0.088 MG/Kg. IM

Vacas- 0.01-0.02 MG/Kg. IM

Cabras y Ovejas- si peso menos que 50 Kg., 0.1-0.2 MG/Kg.

Si peso más que 50 Kg., 0.05-0.10 MG/Kg.

Cerdos- 0.11-0.44 MG/Kg. IM, hasta un máximo de 15 mg.

Perros- 0.062-0.25 MG/Kg. IM, o SQ.

Puede dar por vía oral a 1.1-2.2 MG/Kg.

Gatos- 0.062-0.25 MG/Kg. IM, o SQ.

Puede dar por vía oral a 1.1-2.2 mg/kg.

El Uso de Analgésicos (Calmantes del dolor) *(Novalgina*, Paracetamol**)**

Estas son inyecciones útiles cuando un animal tiene mucho dolor. Ayuda a un animal que tiene fiebre aftosa a poder comer y moverse cuando la boca y pies están doloridos. Ayuda a animales después de accidentes o con lesiones graves, como fractura de piernas, sentirse mejor y tener ganas de comer. Se puede usar algunos analgésicos para bajar la fiebre.

La Dosis: Ver la etiqueta para indicaciones especiales.

Advertencia: La aspirina y otros antiinflamatorios no-esteroides pueden provocar úlceras del estomago, especialmente en animales jóvenes

ANALGINA

La Dosis: Aplicar IM. Ver la etiqueta para indicaciones especiales.

ASPIRINA
Ver medicamentos orales, 29.2.5 en este capítulo.

DIPIRONA
Ver página 63. Use según etiqueta para bajar la fiebre.

PARACETAMOL *(Paracetol)*
La Dosis: Aplicar IM. Ver la etiqueta para indicaciones específicas.

FENILBUTAZONA
Ver medicamentos orales.

FLUNIXIN MEGLUMINA
Indicaciones: Sirve bien para calmar el dolor de barriga, bajar la fiebre y a contrarrestar las toxinas de algunas bacterias.

Caballos- 1.1 MG/Kg. IM cada 12 horas
Advertencia: Puede provocar una infección seria en el músculo cunado se aplica IM. Use penicilina si el caballo se infecta en el lugar de la inyección. En potrillos utilice **solo** dado que puede causar úlceras en el estomago.
Vacas- 1.1 MG/Kg. IM. Aplique día por medio.
Nota: Puede causar úlceras en el estomago en terneros jóvenes.
Llamas- 1.1 MG/Kg. IM una vez por día

El Uso de Anestesias Locales (lidocaína, novocaína, lignocaína, y bucaína)

Estos pueden ser utilizados en todos los animales como inyecciones debajo de la piel. Estos productos hacen que en el área inyectada no se sienta dolor. Se usa para inyectar debajo de la piel de una herida que necesita ser suturada.

Estos anestésicos locales normalmente están disponibles en soluciones de aproximadamente 2%. Si la concentración es mayor que esto, hay que diluirlos con agua destilado al 2%.

La Dosis y indicaciones: Ver páginas 217, 218.

El Uso de Anestésicos Generales
Deben ser utilizados solo por un doctor veterinario o un ASA con un entrenamiento especial.

29.1.9 El Tratamiento con Hormonas

ESTRÓGENO
Se utiliza el estrógeno sintético para que un animal entre en celo. Es necesario en animales con infecciones uterinas crónicas (piometra) y en otros animales que nunca entran en celo.
El celo aparece aproximadamente 3 días después de la inyección. Es mejor esperar hasta el próximo celo normal para la monta (en tres semanas).
Advertencia: Las inyecciones de estrógeno provocan abortos y pueden causar ovarios quísticos. Son ilegales en algunos países.
La Dosis: ¡Lea la etiqueta!

OXITOCINA

Causa que el útero se contraiga y que la leche baje en la ubre.
Se usa para expulsar una placenta retenida. Ver página 153.
Se usa para la dístocia en cerdos. Ver página 138.
La Dosis: ¡Lea la etiqueta!

PROSTAGLANDINA

Se usa este medicamento para estimular el celo. Es más seguro que el estrógeno y por lo tanto en algunos países es legal mientras que los estrógenos no lo son. Sin embargo, normalmente es más caro que el Estrógeno.
Advertencia: Este producto también provoca el aborto. Por lo tanto, hay que usarlo cuidadosamente.
La Dosis: ¡Lea la etiqueta!

29.1.9 Antiprotozoales *(Berenil, Babesan)*

Son utilizados para tratar la babesiosis y otras enfermedades causada por protozoo.
La Dosis: Leer la etiqueta cuidadosamente dado que cada uno es diferente. También, estos medicamentos son caros.

29.2 MEDICAMENTOS ORALES

Algunos medicamentos orales requieren combinar varios ingredientes mientras que otros no. Los siguientes productos son medicinas sencillas y pueden ser comprados en el mercado local.

Abreviaciones:

1. Animal: A que animal se da el medicamento.
2. La Dosis: Cuanto dar a una especia específico, y cuantas veces.
3. Como: Como preparar el medicamento, por Ej. con agua, con alimento etc.

29.2.1 Para el Timpanismo

MEZCLAS HERBALES LOCALES (*Timpol)*)

Averigüe en el Mercado local. En el sur de Asia, algunos de estos productos son bastante efectivos y se puede comprar en ventas de medicinas naturales.

Timpol

a. Animal: Búfalo, vaca, buey, cabra, oveja.
b. La Dosis: 100 gramos, cada 2-4 horas, hasta que recupere
c. Como: Mezclar en agua para "drenching" – (tomar oralmente)

ACEITE DE MOSTAZA

a. Animal: Búfalo, vaca, buey, cabra, oveja,
b. Dosis: Bovinos/búfalos .5 litro - 1.0 litro, ovejas/cabra ¼ litro, cada 2-4 horas hasta que recupere
c. Como: Oralmente o tubo estomacal.

ACEITE MINERAL

Es efectivo para limpiar el sistema digestivo en caso de timpanismo. Ver laxantes, a continuación en 29.2.3.

SULFATO DE MAGNESIO (SAL INGLESA)
Es efectivo para vaciar el sistema digestivo en casos de timpanismo. Ver laxantes, en 29.2.3.

29.2.2 Para la Diarrea

SOLUCIONES DE REHIDRITACION ORAL Ver página 268.

a.	Animal:	Un animal que sufra de deshidratación debido a diarrea, etc.
b.	Dosis:	Pequeñas cantidades, dado frecuentemente, cada ½ hora aprox.
c.	Como:	Drenching (oralmente).

KAOLIN

a.	Animal:	Con Diarrea. Para engrosar los heces.
b.	Dosis:	50 gramos (vacunos, búfalos), 2 veces por día hasta recuperar. 1 gramo (ovejas/cabras), 2 veces por día hasta recuperar.
c.	Como:	Mezclar en agua para aplicar por vía oral.

29.2.3 Laxantes

SULFATO DE MAGNESIO (SAL INGLESA)
Disuelve las sales en agua tibia y dar oralmente (drench), o use un tubo estomacal.. El animal tiene que tener suficiente agua para tomar o el sulfato de magnesio no funcionará efectivamente.

a.	Animal: Todos los animales (menos en los últimos 2 meses de preñez).	
b.	Dosis:	Vacunos/búfalos 200-300 gramos. Ovejas/cabras 25-50 gramos.
c.	Frecuencia:	Solo uno o dos veces como máximo.
d.	Como:	Mezcle en agua tibia y dar oralmente. El sulfato de magnesio no funciona sin agua.

ACEITE MINERAL
Indicaciones: El aceite mineral también es conocido como petrolatum blanco, petrolatum líquido, parafina líquida y aceite mineral blanco. Es un líquido aceitoso, insípido, inodoro, y trasparente que es insoluble en agua. Su uso más común s en caballos para curar la constipación, y compactación fecal. También se usa como laxante en otras especies. Algunos humanos también lo utilizan para provocar el aflojamiento de las heces y para sacar un toxico del tracto intestinal como diarrea.
ADVERTENCIA: Se tiene que dar el aceite mineral por un tubo estomacal para evitar que pase a los pulmones y provoca una neumonía.

a.	Animal:	A todos los animales	
b.	Dosis:	Caballos, bovinos, búfalos	1-4 litros
		Ovejas, cabras, cerdos	100-500 ml.
c.	Frec.:	Uno o dos veces máximo.	
d.	Como:	Por tubo estomacal	

29.2.4 El Tratamiento de Intoxicaciones

EL CARBON ACTIVADO
Ver página 81.

AZUL DE METILENO NUEVO
Para el tratamiento de la intoxicación nítrica. Ver página 82.

TIOSULFATO DE SODIO
Para el tratamiento de intoxicación por cianuro. Ver página 81.

29.2.5 Para el Dolor - Calmantes

ASPIRINA

Indicaciones: Se puede utilizar la aspirina para curar inflamaciones, hinchazones, fiebre y dolor.
Advertencia:

- La aspirina puede causar descompostura del estomago y úlceras. Es mejor darla con un alimento. En dosis altas puede causar graves trastornos y hasta la muerte. Use con gran precaución en gatos. No la use en animales preñadas. **¡Mantenga alejada de los niños!**
- No se debe dar a un animal que está deshidratado.
- No se debe dar a un animal que está sangrando o en choque.
- No se debe dar a un animal que va a entrar a cirugía.
- Discontinúe el tratamiento si el animal bota heces negras o tiene sangre en las heces.

Dosis:

Caballos- 15-100 MG/Kg. vía oral, 2-3 veces diario
Bovinos- 15-100 MG/Kg. vía oral, 2-3 veces diario
Cerdos- 10 MG/Kg. vía oral, 4 veces diario
Perros- 10 MG/Kg. vía oral, 2 veces diario para la fiebre; o
25-35 MG/Kg. vía oral, 3 veces diario para el dolor o hinchazón de coyuntura
Gatos- 6 MG/Kg. vía oral, cada 2-3 días para una fiebre; o
10 MG/Kg. vía oral, cada 2 días (48 horas) para el dolor (TOXICO SI SE LA APLICA MÁS FRECUENTEMENTE)

FENILBUTAZONA (*Bute, Butazolidin*)
Indicaciones: Fenilbutazone es un medicamento fuerte similar a la aspirina que se ha usado exitosamente por muchos años. Combate la inflamación, fiebre y dolor. No es efectivo en contra de los dolores del cólico. Se puede requerir varios días de tratamiento para ver su efecto completo.
Advertencia: Las dosis altas por un periodo largo puede provocar la pérdida de apetito y úlceras en la boca. Las dosis excesivas pueden provocar la muerte. NO SE DEBE USAR EN GATOS.
La Dosis y Vía:

Caballos- 2.4-4 MG/Kg. vía oral, 1-2 veces por día
Bovinos- 4-8 MG/Kg. vía oral;
Cerdos- 4-8 MG/Kg. vía oral diariamente
Llamas- 2-4 MG/Kg. vía oral diariamente
Perros- 14 MG/Kg. vía oral, 3veces por día. Dosis máximo 800 MG/día

Periodo de Retención: Bovinos-carne 14 días, leche 5 días

29.2.6 Antibióticos Orales

SULFADIAZINE + TRIMETHOPRIM (*Tribrissen*)es una combinación de sulfametoxazole y trimethoprim. Actúa como un antibiótico de amplio espectro y es más económico que la penicilina.

La Dosis y Vía:

Caballos-30 MG/Kg. vía oral, 2-3veces por día
Bovinos- 30 MG/Kg. vía oral, una vez al día
Ovejas - 75 MG/Kg. vía oral diariamente
Perros- 15-30 MG/Kg. vía oral 1-2 veces por día
Gatos- 30 MG/Kg. vía oral 2 veces por día

Periodo de Retención: Bovinos-carne 3 días, leche 7 días
Cerdos-carne 10 días
Ovejas-carne 14 días

SULFADIMIDINE *(Sulfamez)*

Indicaciones: Ver "grupo sulfa" arriba.

La Dosis y Vía:

Bovinos- 110 MG/Kg vía oral, una vez al día
Cerdos- 110 MG/Kg. vía oral, una vez al día
Ovejas- 110 MG/Kg. vía oral, una vez al día
Cabras- 110 MG/Kg. vía oral, una vez al día

Periodo de Retención Bovino- carne 15 días, leche 3 días
Cerdos-carne 15 días
Ovejas-carne 15 días
Cabras-carne 15 días, leche 3 días

SULFAMETHAZINE

Indicaciones: Ver "grupo sulfa" arriba.

La Dosis y Vía:

Bovinos- 200 MG/Kg. vía oral una vez al día y luego
100 MG/Kg. una vez al día
Cerdos- 200 MG/Kg. vía oral por un día y luego
100 MG/Kg. una vez al día
Ovejas- 30 ml de solución al 12.5% via oral por un día, luego 15 ml diariamente
Perros- 50 MG/Kg. vía oral dos veces al día
Gatos- 50 MG/Kg. vía oral 2 veces al día
Conejos - 2 g/L en agua que toman
Gallinas- 1 g/L en agua que toman

Periodo de Retención: Bovinos- carne 10 días, leche 4 días
Cerdos-carne 14 días

OXITETRACICLINA

Indicaciones: Ver "grupo tetraciclina" arriba.

La Dosis y Vía:

Bovinos- 10-20 MG/Kg. vía oral, 4 veces al día
Cerdos- 10-20 MG/Kg. vía oral, 4 veces al día
Ovejas- 10-20 MG/Kg. vía oral, 4 veces al día
Cabras- 10-20 MG/Kg. vía oral, 4 veces al día
Perros- 22 MG/Kg. vía oral, 3 veces al día
Gatos- 22 MG/Kg. vía oral, 3 veces al día

Periodo de Retención: Bovinos vía oral- carne 5 días; leche 4 días
Cerdos- carne 21 días
Ovejas- carne 21 días

Precauciones: No usar en caballos. No lo aplica con leche o con otros antibióticos. Puede provocar trastornos estomacales. Si la inyección es de volumen grande, divídela en varios sitios.

NITROFURANOS

Es utilizado como antibióticos y para reducir la reproducción de las coccidias. Se encuentra en el mercado en presentaciones de polvo, líquido, ungüento o bolos. Es útil para curar la diarrea la diarrea protozoal sangrienta.

a.	Animal:	No-rumiantes con diarrea.
b.	La Dosis:	Furazolidone 2g/kg de ración por 2-4 semanas Nitrofurazone 10 MG/Kg. peso vivo, vía oral por 3 días.
c.	Frec.:	Una vez al día (para Nitrofurazone)
d.	Como:	Mezclar en el alimento (furazolidone) o "drench".

MEDICAMENTOS ANTIDIARREICOS PARA GALLINAS

Hay muchos tipos de medicamentos (a menudo son sulfas o amprolium) disponibles en el mercado para la diarrea en aves. Use la dosis en la etiqueta o fíjese en este manual para las condiciones específicas de distintas enfermedades.

29.2.7 El Tratamiento de La Toxemia de la Preñez

GLICOL DE PROPILENA

Bovinos – 250 - 500 ml vía oral, una vez al día por 5-10 días.

Ovejas – 60 - 120 ml dos veces al día por 5-10 días.

29.2.8 Diuréticos orales

MEZCLAS HERBALES LOCALES (*Stonil*)

A veces son disponibles. Su efectividad no es muy conocido.

Stonil

a.	Animal:	Grande y pequeño.
b.	Dosis:	50 gramos (bovinos/búfalos) 15 gramos (oveja/cabra)
c.	Frec.:	2 veces al día.
d.	Como:	Con agua por "drench"

29.2.9 Estimulantes Estomacales

TABLETAS, POLVOS Y MEZCLAS LOCALES (*Himalayan Batisa / Herminsa)*

Están disponibles en el mercado. Algunos son efectivos y otros no.

Himalayan Batisa / Herminsa :

a.	Animal:	Rumiante
b.	La Dosis:	Bovinos/búfalos 50 gram Ovejas/cabras 5 gram
c.	Frecuencia:	Cada 6-12 horas.
d.	Como:	"Drench" con agua.

TABLETAS DE VITAMINA B

Hay muchas disponibles. A veces ayudan y otras veces no. Use según la etiqueta.

29.2.10 Medicamentos para Controlar Parásitos Internos (Antihelmínticos)

Algunas personas no usan estos medicamentos inmediatamente después de la monta (primeros dos meses de preñez). Sin embargo, muchas de ellos son seguras y no cusan ningún problema.

Para Coccidia

AMPROLIUM (*Amprol, Corid*)

Indicaciones: Se usa el Amprolium para tratar la coccidiosis.

Advertencia: Las dosis altas por largos periodos puede producir daños a los nervios. Administrar tiamina puede reducir la efectividad de amprolium. No se debe utilizar para más de 12 días en cachorros.

Dosis y Vía:

Bovinos- 5-10 MG/Kg./día vía oral por 5 días
Cerdos- 25-65 MG/Kg. vía oral, 1-2 veces por día para3-4 días, o
100 MG/Kg. /día en el alimento o agua
Ovejas- 55 MG/Kg. vía oral diariamente para 19 días
Cabras- 55 MG/Kg. vía oral diariamente para 19 días
Llamas- 5 MG/Kg. vía oral para 3 semanas
Perros- 100-200 MG/Kg. por día via oral, 7-10 días

Periodo de Retención: Bovinos: 24 horas

Antihelmínticos de Amplio Espectro. (eficaz contra lombrices y trematodos)

Son bastante efectivos pero caros.

ALBENDAZOLE (*Valbazen, Albomar*)

Fácil para trasladar (tabletas livianas); fácil para dar en alimento. Es muy efectivo y se debe darlo en el alimento dos o tres veces al año. Se puede dar con hojas, pan u otros alimentos.

Indicaciones: Albendazole mata a los trematodos del hígado y las tenias, lombrices estomacales, lombrices intestinales y lombrices pulmonares. También se utiliza como antiparásitario general en caballos, perros y gatos.

Advertencia: No aplicar en ganado vacuno en los primeros 45 días de la preñez o 45 días antes de la monta.

La Dosis y Vía:

Caballos- 50 MG/Kg. vía oral por dos días
Bovinos- 10 MG/Kg. vía oral
Cerdos- 5-10 MG/Kg. vía oral
Ovejas- 7.5-15 MG/Kg. vía oral para trematodos del hígado adultos
3 MG/Kg. vía oral por 35 días para evitar infestación con trematodos del hígado
Cabras- 7.5-15 MG/Kg. vía oral para el control de trematodos adultos del hígado
3 MG/Kg. vía oral para 35 días para controlar trematodos del hígado
Llamas- 6.5 MG/Kg. vía oral
Perros- 25-50 MG/Kg. vía oral para 5 días
Gatos- 30 MG/Kg. vía oral para 6 días

Periodo de Retención:

Bovinos- carne 27 días, no utilizar en vacas lecheras.

IVERMECTINA

Indicaciones: Es una pasta que se coloca en la boca, y que el animal come. Es caro pero mata casi todos los parásitos internos y externos. Es seguro. Es aprobado para el uso en más especies animales que cualquier otro antihelmíntico. La única desventaja es su costo.

Advertencia: No le de a la raza collie (Lassie) dosis mayores a 0.006 mg/kg dado que puede provocar una reacción letal. No aplicar a perros con lombrices del corazón.

La Dosis y Vía:

Caballos- 0.2 MG/Kg. vía oral

Bovinos- 0.2 MG/Kg. vía oral o SC

0.5 MG/Kg. pour-on (solo usar producto preparado como "pour-on" para esta vía de aplicación)

Cerdos- 0.3 MG/Kg. SC o IM

Ovejas- 0.2 MG/Kg. vía oral

Cabras- 0.2 MG/Kg. SC

Llamas- 0.2 MG/Kg. vía oral o inyección

Búfalo africano- 0.2 MG/Kg. SC

Camello- 0.2 MG/Kg. SC

Perros- 0.006 MG/Kg. vía oral una vez al mes para lombrices del corazón.

0.05 MG/Kg. vía oral para eliminar microfilaria de la lombriz del corazón.

0.2 MG/Kg. vía oral o inyección para lombrices intestinales

Gatos- 0.2 MG/Kg. por inyección para ácaros del oído

0.3 MG/Kg. vía oral o por inyección para lombrices intestinales

Cuís- 0.2-0.3 MG/Kg. SC

Conejos- 0.2-0.4 vía oral, IM, SC

Periodo de Retención:

Bovinos- Carne 49 días. No usar en vacas lecheras.

Ovejas- Carne 11 días.

Cerdos- Carne18 días.

TETRAMISOLE Y OXICLOZANIDA (*Nilzan*) (Vallchira)

Indicaciones: Para el tratamiento de lombrices y trematodos en bovinos, búfalos, ovejas y cabras. Es muy efectivo pero difícil para transportar. Administrar por "drench" dos o tres veces al año, dependiendo de la zona.

Advertencia:

Dosis y Vía:

Bovinos y Búfalos

Hasta 50 Kg.	16.5 ml
50-100 Kg.	33 ml
150-200 Kg.	66 ml
300 Kg. y más	100 ml

Ovejas y Cabras

Hasta 15 Kg.	5 ml
15-30 Kg.	10 ml
30-45 Kg.	15 ml
45 Kg. y más	20 ml

Periodo de retención: Leer la etiqueta

Antihelmínticos de Amplio Espectro (eficaz contra muchas lombrices)

FENBENDAZOLE (*Panacur, Fencur*)

Indicaciones: Efectivo contra todo tipo de lombrices redondas gastrointestinales, lombrices maduras e inmaduras, elimina las tenias en ovejas. Es uno e los antihelmínticos más populares por su seguridad y efectividad. También está disponible en muchas diferentes presentaciones, incluyendo pastas orales y polvos.

Advertencia: Para ser efectivo el control hay que administrar este producto tres días seguidos en perros, gatos y cerdos.

La Dosis y Vía:

Caballos- 5 MG/Kg. vía oral; o 10 MG/Kg. vía oral para Parascaris equorum, o 50 MG/Kg. via oral para controlar Stongyloides westeri.
Bovinos- 5 MG/Kg. vía oral; o 10 MG/Kg. vía oral para Moniezia and Ostertagia.
Cerdos- 3 MG/Kg. vía oral por 3 días consecutivos; o 5-10 MG/Kg. Vian oral
Ovejas- 5 MG/Kg. vía oral para 3 días
Camellos- 4.5-15 MG/Kg. vía oral
Llamas- 10-15 MG/Kg. vía oral
Cabras- 5 MG/Kg. vía oral para 3 días
Perros- 50 MG/Kg. vía oral diariamente por 3 días
Gatos- 50 MG/Kg. vía oral diariamente para 5 días
Conejos- 10 MG/Kg. vía oral cada 14 días para dos dosis

Periodo de Retención:

Bovinos- carne 14 días, leche 4 días
Ovejas- carne 14 días
Cabras- carne 14 días, leche 1 día

LEVAMISOLE

Indicaciones: Levamisole es uno de los antihelmínticos comunes que ha sido utilizado efectivamente por muchos años. Es un medicamento de amplio espectro que se da comúnmente por vía oral, pero hay formulaciones especiales para inyecciones y “pour on”.
Advertencia: No usar juntamente con el cloranfenicol. Las dosis tóxicas producen síntomas similares a la toxicidad de órgano fosfatos; diarrea, salvación, temblores, y espuma saliendo de la boca. La atropina ayuda bastante contrarrestar a una sobre dosis. La Dosis y Vía:

Caballos- 8 MG/Kg. vía oral
Bovinos- 8 MG/Kg. vía oral
10 MG/Kg. usando presentación para “pour-on”
6 MG/Kg. SC
Cerdos- 8 MG/Kg. en agua o alimento
Ovejas- 8 MG/Kg. vía oral
Cabras- 8 MG/Kg. vía oral
Llamas- 5-8 MG/Kg. vía oral
Camellos- 5-8 MG/Kg. vía oral
Perros- 10 MG/Kg. vía oral diario para 10 días para la microfilaria de la lombriz del corazón; o 7-12 MG/Kg. vía oral diariamente para 3-7 días para lombriz pulmonar
Gatos- 20-40 MG/Kg. vía oral día por medio, por 6 tratamientos

Periodo de Retención:

Bovinos- carne 9 días, no usar en vacas lecheras
Ovejas- carne 3 días
Cerdos- carne 9 días

MEBENDAZOLE (*Benzicare, Equiverm, Telmin*)

Indicaciones: Mebendazole se usa más comúnmente en caballos, perros, gatos y cerdos. Se utiliza para controlar lombrices pulmonares y otras lombrices. Es bastante efectiva.
La Dosis y Vía:

Caballos- 10-15 MG/Kg. vía oral; o
15-20 MG/Kg. vía oral para 5 días para controlar la lombriz pulmonar
Bovinos- 15 MG/Kg. vía oral
Ovejas- 15 MG/Kg. vía oral

Llamas- 22 MG/Kg. vía oral para 3 días
Camellos- 22 MG/Kg. vía oral
Perros- 22 MG/Kg. vía oral para 3 días
Gatos- 22 MG/Kg. vía oral para 3 días
Hurón- 50 MG/Kg. vía oral dos veces al día para dos días

Periodo de Retención: Ovinos- carne 7 días

Precauciones: Mebendazole tiene que ser aplicado diariamente por tres días seguidos para ser efectivo en cerdos, perros y gatos.

THIABENDAZOLE

Indicaciones: Es muy efectivo contra un amplio espectro de lombrices incluyendo lombrices pulmonares.

La Dosis y Vía

Caballos- 50-100 MG/Kg. vía oral
Bovinos- 50-100 MG/Kg. vía oral
Cerdos- 50-75 MG/Kg. vía oral
Ovejas- 50-100 MG/Kg. vía oral
Cabras- 66 MG/Kg. vía oral
Llamas- 50-100 MG/Kg. vía oral diariamente para 1-3 días
Camellos- 66 MG/Kg. vía oral
Perros- 50 MG/Kg. vía oral diariamente para 3 días
Conejos- 100-200 MG/Kg. vía oral

Periodo de Retención: Bovinos- carne 3 días, leche 4 días
Ovejas- carne 30 días
Cabras- carne 30 días

Espectro estrecho (mata solo trematodos)

HEXACHLOROETANE (*Hexathane*) (Vallachira)

Indicaciones: Este medicamento es de sabor amargo pero es barato e efectivo para controlar trematodos en rumiantes. Se lo aplica en forma de "drench" pero tiende a pegarse a las paredes de la botella de dosificación. Es mejor administrar 2 o 3 veces por año, dependiendo de la exigencia de la zona.

Advertencia:

La Dosis y Vía:

Bovinos, Búfalos
Dar de15-100 GM/animal, a razón de 10 GM/50Kg. de peso vivo.
Ovejas, Cabras
Dar 8 – 15 GM por animal, a razón de 2 GM / 10 Kg. de peso vivo.

Periodo de Retención: Ver etiqueta

HEXACHLOROFENE (*Distodin, Flukin*) (Vallachira)

Indicaciones: Este medicamento viene en tabletas de 100 mg o bolos de 1000mg (1 gramo). Es barato y efectivo para trematodos en rumiantes. Se da las tabletas en el alimento o se puede molerlas y darlas en el agua vía oral como "drench". Administrar 2 o 3 veces por año, dependiendo de la exigencia de la zona.

La Dosis y Vía: La dosis general es 10-15 MG/Kg. peso vivo.

Bovinos, Búfalos (use bolo grande), 1 – 2 dependiendo del tamaño del animal
Terneros – ½ bolo
Ovejas, Cabras (use tableta chica),1 - 2 tabletas dependiendo del tamaño del animal
Corderos – ½ tableta

Periodo de Retención: Ver la etiqueta

OXICLOZANIDA

Indicaciones: Oxiclozanida mata a los trematodos adultos en bovinos y ovejas.

Advertencia: Calcule la dosis cuidadosamente dado que la dosis tóxica es solo 4 veces la dosis recomendada.

La Dosis y Vía:

Bovinos - 10-15 MG/Kg. vía oral
Ovejas- 10-15 MG/Kg. vía oral

Periodo de Retención: Bovinos- carne 14 días, leche 0 days

Espectro Estrecho (mata solo algunas lombrices)

NICLOSAMIDE

Indicaciones: Niclosamide mata las tenias en perros, gatos y ovejas.

La Dosis y Vía:

Ovejas- 52 MG/Kg. vía oral
Perros- 150 MG/Kg. vía oral
Gatos- 150 MG/Kg. vía oral
Conejo- 100 MG/Kg. vía oral, repite en una semana

PIPERAZINE

Indicaciones: Piperazine es muy efectivo contra las lombrices redondas en especies de animales pequeños y grandes , y se lo ha usado por muchos años. No es de amplio espectro. En algunas zonas no se recomienda su uso en vacunos, ovejas, y cabras debido a la resistencia de los parásitos en estas especies. Se calcula la dosis basado en la cantidad de la base de piperazine.

Advertencia: Una dosis tóxica puede causar temblores, ataques nerviosos y debilidad. No apliqué a animales con enfermedades del hígado o de los riñones.

La Dosis y Vía:

Terneros de Búfalo-25-300 MG/Kg. repite en 4 semanas
Caballos- 88-110 MG/Kg. de base de piperazine base oralmente
Cerdos- 110 MG/Kg. de base de piperazine oralmente
Perros- 45-65 MG/Kg. de base de piperazine oralmente
Gatos- 45-65 MG/Kg. de base de piperazine oralmente
Jerbo- 2-3 g/L en el agua de tomar por una semana
Cuis, Conejillo de Indias- 2-5 GM/L en el agua de tomar por una semana
Hámster- 10 g/L en el agua de tomar
Conejo- 200 MG/Kg. vía oral
Gallina- 250 MG/Kg. vía oral, o
1 g/L en el agua de tomar para tres días

29.3 MEDICAMENTOS DE USO EXTERNO PARA LA PIEL

JABÓN

- Para limpiar las heridas y para lavar las manos.

CREMA CONTRA LARVAS DE MOSCA

- Usado en todos los animales para evitar infección y la infestación de moscas (larvas).
- Después de limpiar la herida, aplique un poco alrededor de la herida.

VILOLETA DE GENCIANA

- Para todos los animales, use una solución al 2% como un desinfectante. Después de limpiar las heridas, aplique el producto alrededor de las heridas según la necesidad. Use diariamente hasta que sane la herida. Es útil para ayudar secar a las heridas.

YODO

- Se usa como desinfectante de heridas frescas. Puede provocar irritación.

POVIDONE-YODO (*Betadine*)

- Es un desinfectante, use al0.5% - 2% para limpiar las heridas.

TALCO DE SULFA

- Para controlar sarna en todos los animales, mezcle con grasa animal, aceite vegetal o vaselina; una parte sulfa y10 partes grasa animal, grasa vegetal, o vaselina. Sobe el área afectada una vez a la semana para 3 a 6 semanas. (Se debe limpiar las heridas primero).

BENZOATO DE BENCILO

- Para sarna de las orejas de conejos: heridas escamosas, y sangre y pus adentro del oído. Coloque $^1/_2$ cucharilla de té adentro de la oreja y sobe levemente. Aplique una vez a la semana por 4 semanas.

CREMA O UNGUENTOS ANTIBIOTICOS

- Para heridas superficiales en todos los animales.; 2-3 veces por día, después de asear.

POLVO (TALCO) DE MALATIÓN

- Para todos los animales, para parásitos externos. Mezcle el polvo con cenizas: 1 parte Malatión) por 10 partes cenizas. Sobe la mezcla para que penetra el pelo y la piel, por todo el cuerpo. Use una vez a la semana por 3-6 semanas.

TREMENTINA

- Se usa para controlar lombrices (gusanos) de las moscas. Use según necesidad (quema fuertemente).

BOLAS DE NAFTALINA

- Aplaste y mezcle con agua para controlar gusanos de las moscas.

PERMANGANATO DE POTASIO

- Para parar hemorragias (use cristales).
- 1:1000 para lavar heridas

AGUAS OXIGENADA

- Para limpiar las orejas y heridas. Use una concentración débil.

29.4 MEDICAMENTOS PARA USOS ESPECIALES

LAVAJE DE OJOS

- Acido bórico con agua hervida, enfriado a 1:100.

UNGUENTOS OCULARES - OFTALMICOS

- **Se puede usar solo medicamentos especiales en los ojos dado que los ojos son super – sensibles.** Los medicamentos para los ojos normalmente dicen "para los ojos" o "oftálmico" en el envase. (Oftálmico quiere decir "del ojo".)
- Grupo Tetraciclina. para todos los animales. Especialmente fabricados para los ojos y heridas de los ojos. Dosificar según la necesidad: aplique dos veces al día después de limpiar al ojo.
- Ungüento de Penicilina para los ojos: para infecciones de los ojos. Use para 7 - 10 días, después de limpiar el ojo.

Gotas Oftálmicas

- También usados para infecciones en los ojos. Tiene que ser aplicado más frecuentemente que los ungüentos, probablemente 5-10 veces diario. No es práctico para las especies pecuarias. Nunca use ungüentos en base de esteroides en los ojos de un caballo.

UNGUENTO O CREMAS PARA EL OIDO

- Se fabrica algunas cremas especialmente para los oídos. En la etiqueta especifica "Otico" o "para uso en el oído". Aplique en el oído después de lavarlo.

PRODUCTOS INTRA-MAMARIOS

- Usado para enfermedades mamarias (mastitis). Use 1 tubo diario para 3-5 días por el pezón. Leer la etiqueta para instrucciones específicas. Ver página 157 para uso correcto.
- (*Pendistrin, Mastalone,* etc). No use esteroides en vacas preñadas! Vea el tubo primero.

PRODUCTOS INTRA-UTERINOS

- Sulfadimidine – para todos los animales. Después de sacar la placenta o feto muerto, lave el útero y coloque el producto lo más adentro del útero posible.
  10 gramos para bovinos/búfalos
  2.5 gramos para ovejas/cabras
- Bolos de Tetraciclina – Para todos los animales. Use 1-2 bolos después de lavar el útero.
- Nitrofurazone - Use según instrucciones en la etiqueta.

29.5 VACUNAS

Para una explicación completa de enfermedades infecciosas, resistencia, inmunidad, y la prevención y control de las enfermedades, ver Capítulo 6, página 87. El manejo correcto de las vacunas también es explicado en el Capítulo 6.

Se usa diferentes métodos para producir vacunas alrededor del mundo. Por lo tanto, hay que usar cada vacuna con cuidado según las instrucciones que acompaña la vacuna. Este libro no entrará a estos detalles. Más bien recomendamos que busque, el consejo sobre las vacunas disponibles en su zona. Use las vacunas disponibles en la zona según las instrucciones de los oficiales veterinarios y los fabricantes de vacunas.

29.5.1 Lineamientos Generales Para la Aplicación de vacunas

- Para muchas vacunas, es necesario mantener la cadena de frío cuidadosamente o la vacuna pierde su efectividad. Ver página 91.
- El periodo de retención normalmente es de 21 días, pero algunos requieren 60 días. Lea la etiqueta.

- No desinfecte las agujas y jeringas químicamente ya que los residuos químicos podrían anular la efectividad de la vacuna.
- Vacune los animales preñadas 2-4 semanas antes de la fecha de parto esperada.
- Vacune solo a los animales sanos.
- LEA LAS INSTRUCCIONES EN LA ETIQUETA COMPLETAMENTE ANTES DE USAR.

29.5.2 La Lista de Posibles Vacunas para Enfermedades Cubiertas en este Libro

La lista a continuación es de las vacunas utilizadas para prevenir enfermedades cubiertas en este libro. Tal vez no todas estas vacunas están disponibles en su área. .

Vacunas aviares (Vacunas para Aves)

ENFERMEDAD CRONICA RESPIRATORIA (Mycoplasma gallisepticum)
COCCIDIOSIS (Eimeria species)
COLERA AVIAR(Pasturella multocida)
VIRUELA AVIAR (Pox virus)
ENFERMEDAD INFECCIOSA BURSAL (Gumboro Disease)
NEWCASTLE (Avian pneumoencephalitis)

Vacunas Bovinas (Vacunas para Bovinos y Búfalos)

ANTRAX (Bacillus anthracis, Fiebre del Bazo, Charbon, Milzbrand)
PIERNA NEGRA (Clostridium chauvoei)
BRUCELOSIS (Brucella abortus, Bang's Disease, Aborto contagioso)
FIEBRE AFTOSA
SEPTICEMIA HEMORRAGICA(Fiebre de Embarque, Pasturella hemolytica), Pasturella multocida)
LEPTOSPIROSIS (Leptospira pomona, etc).
LA RABIA (Rabies virus)
RINDERPEST (peste bovina)
TÉTANO (Clostridium tetani)
VERRUGAS (Papilloma virus)

Vacunas Caninas (Vacunas para Perros)

VIRUS DEL DESTEMPER o MOQUILLA
LEPTOSPIROSIS (Leptospira canicola, etc).
LA RABIA

Vacunas Caprinas (Vacunas para Cabras)

PIERNA NEGRA (Cuartonegro, Clostridium chauvoei)
ENTEROTOXEMIA (Overeating Disease, Pulpy Kidney Disease, Clostridium perfringens)
VIRUELA (Viruela de Ovinos y caprinos))
BOCADOLORIDA (Contagious Ectima)
TÉTANO (Lockjaw, Clostridium tetani)

Vacunas Equinas (Vaccines for Horses)

ANTRAX (Bacillus anthracis)
AHOGA O ESTRANGULA (Distemper, Streptococcus equi)

Vacunas Felinas (Vacunas para Gatos)

LA RABIA

Vacunas para Llamas

ENTEROTOXEMIA (Clostridium perfringens)
LA RABIA
BOCADOLORIDA (Ectima)
TÉTANO (Clostridium tetani)

Vacunas Ovinas (Vacunas para Ovejas)

ANTRAX (Bacillus anthracis)
PIERNA NEGRA (Clostridium chauvoei, Big head)
SEPTICEMIA HEMORRAGICA (Fiebre de Embarque, Pasturella hemolytica and multoci
VIRUELA
LA RABIA
RINDERPEST
BOCADOLORIDA (Ectima)
TÉTANO (Clostridium tetani)

Vacunas Porcinas (Vacunas para Cerdos)

ANTRAX (Bacillus anthracis)
RINITIS ATROFICO (Pasturella multocida)
COLERA PORCINA
LEPTOSPIROSIS (Leptospira canicola, etc.)
TÉTANO (Clostridium tetani)

29.6 ANTISEPTICOS Y DESINFECTANTES

Por definición, un **desinfectante** mata microorganismos.
Por definición, un **antiséptico** reduce o para el crecimiento de organismos pero no los mata.

Se utiliza los antisépticos y desinfectantes para limpiar heridas y para matar microorganismos en el ambiente. Algunos desinfectantes irritan y realmente dañan a los tejidos vivos cuando se las aplica a las heridas. Por lo tanto, es muy importante clasificar los desinfectantes y antisépticos en cuanto a si son "irritantes" o "no-irritantes".

A continuación hay una lista de algunos desinfectantes y antisépticos comunes; su uso y la concentración utilizada.

Desinfectantes Comunes

ACRIFLAVINE
Un desinfectante no-irritante usado para limpiar heridas en una concentración de 1:1000.

ALCOHOL
Se puede usar el alcohol en la piel o en los equipos, pero no se debe usar en heridas abiertas. Remoje los instrumentos, sutura y algodón en el alcohol etileno al 70% para 20 minutos.

CLORHEXIDINA (*Nolvasan, Virosan*)
Clorhexidina es un de los antisépticos mas seguro y efectivo disponible. Actúa muy bien contra las bacterias, mohos, levaduras, y agentes virales. Trabaja muy velozmente. Está disponible como una solución simple y en una solución de aseo. La solución de aseo contiene un detergente y debe ser enjuagada después de ser usado. La solución simple es muy útil para enjuagar y remojar heridas.

Preparación para Cirugía- 2.0-4.0%

Heridas Abiertas- 0.05%

Desinfectar- 0.5-2.0%

No utilice las soluciones fuertes en heridas abiertas.

LEJIA DE CLORO (Hipoclorito de Sodio)

La lejía de cloro es fácilmente disponible y es efectivo en matar organismos virales y bacterianos. Se puede usar en su concentración plena para desinfectar o diluirlo para usar en heridas, pero puede dañar tejido vivos.

Heridas Abiertas- 0.125% (1/4 del estado puro)

Desinfección- 0.5% (estado puro)

No utilizar sobre tejidos vivos si hay mejores productos disponibles. Ten cuidado cuando esté manejando la solución por el hecho que descolora telas y otros materiales. No lo mezcle con amonio u otros agentes de limpieza o desinfectantes, dado que puede producir gases tóxicos.

CRESOL

Los compuestos de cresol son efectivos en matar bacterias pero tienen menos efecto sobre las esporas de bacterias, los virus y hongos. Se los usa principalmente para desinfectar superficies inertes.

Use según sus indicaciones para desinfectar superficies inertes (no-vivos).

El Cresol tiene un mal olor. No lo use ni lo guarde alrededor de alimentos humanos. Es tóxico y debe manejarse con cuidado.

DESECANTES

Estos son productos que secan a otros materiales y es una manera muy efectiva para matar a algunas bacterias y especialmente las etapas inmaduras de los parásitos. Los huevos de algunos lombrices pueden vivir mucho tiempo (varios años) en lugares húmedas y oscuras. Sin embargo, pueden vivir solo un corto tiempo si se sacan los heces y se seca al área.

FORMALINA

Esto es un desinfectante irritante comprador en el Mercado como una solución al 40%. Se lo puede utilizar como un baño de las pezuñas para la pudrición del pie a una concentración del 2%. También se usa como un preservativo de tejidos en una solución al 10%. La siguiente mezcla puede ser utilizado para limpiar galpones de gallinas y parrilleros: 35 ml de 40% formalina; 17.5 GM Permanganato de potasio para desinfectar 100 pies cúbicos.

VIOLETA GENCIANA

Un desinfectante "no-irritante" que se usa para limpiar heridas en una solución al 0.5 - 2% (5 - 20 GM por litro de agua). Sirve muy bien para aplicar a heridas que necesitan secarse. Después de limpiar la herida, aplicar según las exigencias del caso.

AGUA OXIGENADA

El agua oxigenada es un producto fácilmente disponible normalmente preparado en una solución al 3%. Espumea cuando se lo vierte en una herida abierta. El agua oxigenada es muy buena para enjuagar los huecos dejados por abscesos. Es tóxico para tejidos animales y solo debe utilizarse para las limpiezas iniciales y para enjuagar heridas y abscesos sucios. El uso repetido puede retrasar el proceso de sanar.

Use la solución plena al 3% en las heridas y abscesos.

YODO

La tintura de yodo disponible comúnmente en las farmacias es una solución al 2% que se pinta directamente sobre pequeñas raspaduras y cortaduras. A veces para fines veterinarios se usa una solución mas fuerte de 7% yodo como un cáustico para tratar a los cordones umbilicales de los recién nacidos.

Pequeñas cortes y raspaduras- 2% yodo

Cordones Umbilicales - 7% yodo

No confunda las dos soluciones diferentes de yodo. La preparación al 7% es cáustica y no debe usarse en quemaduras y heridas profundas. Mantenga ambas soluciones lejos de los ojos y de las llamas.

FENOL

Un desinfectante irritante, aun en soluciones al 0.2%. Su usa especialmente para la limpieza del ambiente a 1:32 - 1:150.

PERMANGANATO DE POTASIO

Puede ser irritante en concentraciones de 1:100. Sin embargo, no es irritante, en concentraciones de 1:1000 o 1:5000. Se puede utilizar en soluciones mas diluidos para lavar heridas; también se lo puede usar en soluciones concentradas para desinfectar el ambiente

SAVLON

Esto es un desinfectante no-írritante utilizado para limpiar heridas y para esterilizar instrumentos. Prepare una solución de 1:200 para lavar heridas. Prepare 1:100 con agua para desinfectar instrumentos. Nunca remoje los instrumentos por más de 30 minutos dado que puede causar oxidación y daños. Para desinfectar para guardar los instrumentos para un largo tiempo, use la siguiente preparación: 4 GM nitrato de sodio; 1 litro de agua; y 10 ml de Savlon.

RAYOS ULTRAVIOLETAS (del sol)

Se usa estos rayos para tratar al cáncer. Los rayos ultravioletas ayudan a matar a los microorganismos en el ambiente, especialmente en un ambiente seco. Los rayos del sol más sacar las heces etc., es una manera excelente para esterilizar un ambiente (por Ej. la rotación de potreros).

AGUA HERVIDA

Se usa para esterilizar equipos; también se usar agua hervida, enfriada para lavar las heridas.

Antisépticos Comunes:

ALUM

Un antiséptico no-irritante utilizado para limpiar heridas (especialmente la boca para lesiones de la fiebre aftosa). Se lava la boca con agua-alum a muy bajas concentraciones solución al 1%.

BORAX

Un antiséptico no irritante usado para compresas calientes en una concentración de 2 - 3%.

CAL

Usado para la limpieza del ambiente; y para la putrefacción de animales muertos.

ACIDO BÓRICO

Un antiséptico no irritante utilizado para lavar heridas. Especialmente seguro para lavar los ojos en una concentración de 1:100. Se puede usar para hacer un ungüento para heridas con vaselina en una concentración de 1:40.

29.7 PESTICIDAS Y MANERAS DE APLICARLOS

Estos son nombres de posibles pesticidas. Contacte al agente de extensión más cercano para lograr detalles en cuanto a las pesticidas más baratos y efectivos en su área. Después de identificar el producto, siga las instrucciones para su preparación y aplicación cuidadosamente.

PLAGAS	Para Fumigar	Polvos/ Bolsas de Polvos (Dust Bags)	Dispositivos para frotar	Aretes para las Orejas	Aplicación Directa	Pour - on	Inmersiónes (Dips)	Inyecciones
Garrapatas	Coumafos, Malatión, Amitraz, Tetra-chlorvinfos, Stirofos + Dichlorvos, Permetrina	Coumafos (ear ticks) Malatión		Cipermetrina, Diazinon, Stirofos/tetra-dichlorvinfos,			Cumafos	
Pulgas	Malatión, Permetrina, Stirofos, Carbaril (*Sevin*),	Malatión, Permetrina, Stirofos, Carbaril (*Sevin*)						
Piojos	Coumaphos, Malatión, Methoxiclor, Amitraz, Stirofos Stirofos + dichlorvos, Fosmet, Permetrain	Cumafos[1], Malatión, Methoxiclor, Stirofos, Fosmet, Permetrina	Methoxiclor[2]	Cipermetrina,			Cumafos	
Acaros	Amitraz, Fosmet, Permetrina	Malatión Cythión			Polvo de sulfa mezclado 1:10 en acetie vegetal o aceite de motor quemado.	Ivermectina	Cumafos	Ivermectina

[1]Bolsas de Polvos: Por ejemplo, se puede usar un polvo de 1-% Cumafos. Aplique 4 a 10 libras en bolsas de arpillera dobladas. Cuelgue las bolsas donde los animales se frotan todos los días, como se cerca a los saleros o donde salen de la sala de ordeña. Las bolsas deben colgar 4 a 6 pulgadas para que descansan en la espalada del animal cuando pasa por debajo. Protege las bolsas del tiempo. No cuelgue las bolsas encima de comederos, saleros o bebederos.

[2]Aceite para dispositivo: Por ejemplo, mezcle 1 litro de 24% EC in 4 litros de diesel. Aplique 4 litros por 20 pies de cable regularmente.

PLAGAS	Para Fumigar	Polvos/ Bolsas de Polvos (Dust Bags)	Dispositivos para frotar	Aretes para las Orejas	Aplicación Directa	Pour - on	Inmersiónes (Dips)	Inyecciones
					Aceite quemado			
Moscas negras, mosquitos,	Piretrinas, Dichlorvos, Permetrina					Permetrina		
Mosca del Cuerno	Cumafos, Malatión, Pirethrinas Methoxyclor, Dichlorvos	Cumafos 1%, Malatión 4 or 5% Methoxiclor Stirofos, Permetrina	Cumafos, Malatión[3]	Cipermetrina, Diazinon, Muchos otros		Ivermectian, Fentión,		Cumafos
Moscas caseras	Piretrinas Dichlorvos, Permitrina			Cipermetrina Diazinon, Muchos otros		Permetrina		
Moscas del Establo	Piretrinas Dichlorvos Permethrin			Cypermetrina, Diazinon, Muchos otros		Permetrina		
Mosca de Caballo	Piretrinas, Dichlorvos Permetrina					Permetrina		
Mosca Tsetese	Hablar con extensionista local sobre detalles de hacer trampas							
Gusanos de Moscas	La prevención es importante. Aplique insecticidas alrededor de las heridas para evitar infestación de gusanos. Para tratamiento, apliqué producto local para matar a los gusanos. Sáquelas. Limpie completamente. Ver texto para detalles.							
Boro (warble)	Cumafos							

[3] 165 ml de 57% EC in 4 litros de diesel. Empape el dispositivo en esta solución.

Vocabulario

A

Abdomen- La parte del cuerpo que contiene el estómago, riñones hígado e intestinos.

Aborto- Muerte del bebé en el útero.

Absceso- Una acumulación localizada de pus.

Absorción- El paso de sustancias dentro o através de tejidos como la piel, intestino y tubos renales.

Agudo- Algo repentino y pasajero. Una enfermedad aguda que comienza de un momento a otro y dura muy poco tiempo.

Alergia (reacción alérgica)- Un problema como picazón, sarpullido, ronchas, estornudos, y a veces una respiración laboriosa o un choque nervioso que afecta a ciertos animales cuando agentes específicos entran al cuerpo por la respiración, por inyecciones, por la boca o por contacto físico. Algunos medicamentos como la penicilina pueden causar alergia.

Analgésico- Un medicamento para calmar el dolor.

Anatomía- La ciencia de la estructura del cuerpo animal

Anemia- Un enfermedad en la cual la sangre se adelgaza por la falta de células rojas. Los síntomas incluyen cansancio, piel pálida, falta de energía y una hinchazón debajo de la mandíbula.

Antibiótico- Una sustancia química que inhibe el crecimiento o mata bacterias. Los antibióticos no son efectivos contra los virus.

Antihelmíntico- Una sustancia química que destruye lombrices

Antihistamina- Un medicamento usado para combatir las alergias.

Antiparasitario- Un producto que destruye a los parásitos.

Antiséptico- Una sustancia química que para o reduce el crecimiento de microorganismos.

Arteria- Un vaso que lleva sangre desde el corazón al cuerpo. Las arterias tienen pulso. Las venas que llevan la sangre de vuelta al corazón, no tienen pulso.

B

Bacteria- Microorganismos unicelulares que se pueden ver sólo con un microscopio. Algunas bacterias causan enfermedades, otros no.

Bocio (coto)- Un hinchazón del cuello bajo anterior (agrandamiento de la glándula tiroides) causado por la falta de yodo.

Bolos- Una tableta muy grande hecha para ser tragado por caballos, bovinos, ovejas y cabras.

C

Cálculos Renales (o de la vejiga)- Piedras pequeñas que se forman en los riñones y que bajan por el uréter a la vejiga y sale afuera por la uretra. Pueden bloquear el uréter o la uretra y hace que orinar sea dolorido o imposible.

Calostro- La primera leche de la madre. Se ve acuosa pero es rica en proteína y ayuda a proteger a las crías de infecciones

Cáncer- El crecimiento de un número anormal de células que se difunden localmente y/o a otras partes del cuerpo por medio de la sangre o del sistema linfático. El desarrollo normal del proceso de este crecimiento muchas veces es fatal.

Carbohidratos- Alimentos energéticos como el maíz, trigo, arroz, yuca, papas y calabaza.

Centígrado (C.)- Una escala para medir el calor o el frío.

Centímetro cúbico (CC.)- Una unidad de volumen en el sistema métrico igual a un mililitro (ml).

Cerviz- La abertura en el cuello del útero al fondo de la vagina.

Circulación- El flujo de la sangre por las venas y arterias impulsado por el bombeo del corazón.

Circunferencia Torácica- La medida alrededor el cuerpo detrás las piernas delanteras. Lo usa para la estimación del peso.

Cólico- Dolores agudos abdominales causado por espasmos o contracciones de las tripas.

Conjuntiva- Una capa delgada protectiva, que cubre la parte blanca del ojo y el lado interior de los párpados.

Constipación- Condición de heces secas y duras que tardan mucho en salir.

Contracciones- El endurecimiento o acortamiento de los músculos. Las contracciones del útero ocurren cuando la madre está en trabajo de parto para ayudar a expulsar la cría de éste.

Contraindicación- Una situación o condición cuando un medicamento específico no debe tomarse. (Muchos medicamentos son una contraindicación durante la preñez.

Cordón umbilical- El cordón que conecta el feto a la placenta de su madre dentro del útero

Crónica- De largo plazo o que se presenta seguido. Una enfermedad crónica es una enfermedad que dura un largo tiempo.

Cucharada (de mesa)- Una medida que contiene 3 cucharillas de té o 15 ml.

Cucharada o cucharilla de té- Una medida que contiene 5 ml.

D

Deficiencia- No tener suficiente de algo; una falla.

Descarga- La liberación o flujo de un líquido, moco, sangre o pus del cuerpo.

Deshidratación- Una condición en que el cuerpo pierde más líquido de lo que ingiere. Esta falta de agua es especialmente peligros en animales jóvenes.

Desinfectante- Un químico que libera a objetos de microorganismos infecciosos. Normalmente usados sobre objetos inertes (no vivos).

Diarrea- Pasar heces blandas o frecuentemente. La diarrea muchas veces resulta en deshidratación.

Dieta- Los tipos y cantidades de alimentos que un animal debe o no debe comer.

Drench- Una mezcla líquida de medicamentos que se aplica por vía oral vertiéndola en el fondo de la boca del animal.

Droga o medicamento- Cualquier compuesto químico que se puede utilizar o administrar para ayudar en la diagnosis, tratamiento, o prevención de condiciones anormales, para aliviar dolor o sufrimiento o para controlar o mejorar cualquier condición de enfermedad.

E

Ectoparásito- Un parásito que vive en la parte externa del cuerpo de su huésped.

Edema- La acumulación de un exceso de líquido en los tejidos subcutáneos.

Efectos colaterales- Problemas causado por tomar un medicamento.

Embrión- Las etapas iniciales de un animal no nacido cuando está muy pequeño.

Endoparásito- Un parásito que vive en la parte interior del animal huésped.

Enfermedad contagiosa- Una enfermedad que puede propagarse fácilmente de un animal a otro.

Enfermedad infecciosa- Causada por organismos vivos como las bacterias, virus y parásitos. Los organismos entran al cuerpo por aperturas en la piel o un orificio del cuerpo y provocan daño.

Enfermedad no infecciosa- una enfermedad que no se difunde de un animal a otro (por Ej. malnutrición, cáncer de la vesícula, timpanismo etc.)

Epidemia- La presencia de una enfermedad que afecta a muchos animales en una comunidad o zona al mismo tiempo.

Escroto- La bolsa entre las pierna del macho que contiene sus testículos o bolas.

Esterilización- (1) para matar microorganismos sobre los instrumentos, frascos y otros materiales hirviéndolos o calentándolos en un horno. (2)También, una intervención para dejar un macho o una hembra sin la capacidad de reproducir. .

Estetoscopio- Instrumento usado para escuchar a sonidos del cuerpo como el latido del corazón.

F

Fahrenheit (F.)- Una medida o escala par medir el frío o calor. El agua congela a 32 grados F, y hierve a 212 grados F.

Fecha de expiración (vencimiento) - El mes y año marcado en un medicamento que indica hasta qué fecha es seguro usarlo. Hay que botar la mayoría de los productos después de esta fecha.

Feto – La etapa del desarrollo de una cría adentro del útero.

Fiebre- Una temperatura corporal más alta que la normal.

Fractura- Hueso roto.

G

Garrapata- Insecto rastrero-que penetra la piel con su cabeza y chupa sangre

Gérmenes- Organismos muy pequeños que crecen en el cuerpo y causan algunas enfermedades infecciosas (microorganismos).

Gramo (GM.)- Una unidad métrica de peso. Aproximadamente 454 gramos hacen una libra. Hay 1000 gramos en un kilogramo.

Golpe Nervioso o "shock"- Una condición peligrosa que se presenta como una debilidad severa o coma, frío, sudor, y con un pulso lento o rápido según la causa. Es provocado por la deshidratación, hemorragia, lesiones, quemaduras o una enfermedad muy severa.

H

Hemorragia- Perdida de sangre severa o peligrosa.

Hereditaria- Algo pasado de un progenitor a su cría.

Hernia (ruptura)- Una apertura o desgarrón en los músculos cubriendo el abdomen que permite un pedazo del intestino pase por la apertura para formar una bola o bulto debajo de la piel.

Hernia umbilical- Bulto grande externo del ombligo provocado por un pedazo de intestino que ha penetrado el músculo que sostiene la barriga.

Hígado- Organo grande en la cavidad abdominal. Juega un papel importante en la digestión.

Hilo o material de sutura- Hilo especial para suturar desgarrones. El hilo "gut" se absorbe lentamente (desaparece) evitando así que los puntos tengan que ser sacados.

Historia- Una anotación de la información relacionada con un animal. Incluye a la raza, edad, sexo, enfermedades previas, vacunas recibidas, manejo, alimentación y síntomas principales de la enfermedad actual.

Hormonas- Químicos producidos en diferentes partes del cuerpo para cumplir una función específica. Por ejemplo, el estrógeno y progesterona son hormonas que regulan el celo y preñez. .

Hongo- Un microorganismo parasítico que provoca enfermedades como el empeine.

Huesos dislocados – Huesos que han salido de su lugar o coyuntura.

I

Ictericia- La piel y los ojos toman un color amarillento. Es una seña de enfermedad en el hígado, vesícula o sangre.

Inflamación- Una respuesta local protectora del cuerpo provocado por una lesión o muerte de tejidos. Es caracterizada en la forma aguda por 1. Dolor 2. Calor 3. Enrojecimiento 4. Hinchazón.

Inmunidad- Condición cuando un animal ha desarrollado su propia protección contra un organismo específico. Las células sanguíneas blancas protegen el cuerpo del ataque de sustancias invasores (anfígenos) enfrentando y matando a estos organismos infecciosos.

Inmunizaciones (vacunas)- Medicamentos que proveen protección contra enfermedades específicas, por ejemplo, contra la rabia.

Infección- Una enfermedad causada por bacterias u otros gérmenes. Las infecciones pueden afectar sola una parte del cuerpo (como ser un pie infectada) o todo el cuerpo.

Insecticida- Veneno que mata a los insectos.

Intramamaria- Dentro de la glándula mamaria.

Intestinos- Las tripas o tubo del tracto alimenticio que lleva alimento y agua, luego los desechos del estómago al recto.

Intramuscular- En el músculo.

Intravenoso- En la vena

Inyección Intramuscular (IM) – Una inyección colocada en el músculo (usualmente en el cuello o músculo de la pierna).

K

Kilogramo (kg)- Mil gramos. Un kilogramo es igual a un poco más que dos libras.

L

Larva – La etapa "gusano" de muchos insectos y parásitos que nacen de los huevos. Deja de ser larva cuando se transforma en la etapa adulta.

Laxante- Un medicamento utilizado para superar la constipación. Provoca que las heces se ablanden y que salgan más frecuentemente.

Litro (l.)- Una medida métrica de volumen más o menos igual a un cuarto de galón. Un litro de agua pesa un kilogramo.

Lubricante- Un aceite o jabón utilizado para hacer una superficie más resbalosa.

M

Malnutrición- Problema de salud causado por una deficiencia en los nutrientes que precisa el animal.

Marca comercial- El nombre que el fabricante da a su producto. Un medicamento de marca comercial es vendido bajo un nombre especial y muchas veces es más caro que el mismo remedio en forma genérica.

Mastitis- Infección de la ubre que muchas veces se presenta en las primeras semanas o meses después del parto. Provoca que la ubre se vuelva caliente, hinchada y rojiza.

Matriz – Ver Útero

Microorganismo- Organismo diminuto que no se puede ver sin la ayuda del microscopio. Los que nos interesan son bacterias, hongos, virus, y protozoo.

Microscopio- Un instrumento con lentes de aumento que hacen que objetos diminutos se van más grandes.

Miligramo (MG)- Unidad de peso del sistema métrico; es la milésima parte de un gramo.

Milliliter (ml.)- Unidad métrica de volumen, la milésima parte de un litro.

Minerales- Metales sencillos u otros elementos que necesita el cuerpo, como hierro, calcio, yodo y fósforo.

Moco- Liquido espeso y resbaloso que humedece y protege la nariz, garganta, estomago, tripas y el tracto reproductivo de la hembra.

N

Necropsia- Examen del cuerpo después de la muerte.

Nervios- Hilos delgados que van del cerebro a todas partes del cuerpo llevando mensajes de sentimientos y movimientos.

Nódulos o glándulas linfáticos- Pequeñas perturbaciones debajo de la piel ubicadas en diferentes partes del cuerpo, incluyendo el cuello, entre las piernas, el pecho y el abdomen. Estas glándulas actúan como trampa de los gérmenes. Cuando se infectan se vuelven doloridos e hinchados.

Nombre genérico- El nombre científico de un medicamento a diferencia del nombre comercial que le dan los diferentes fabricantes que los producen.

Normal- Usual, natural, o promedio. Algo que se encuentra normal no tiene ningún problema.

Nutritivo-. Los alimentos nutritivos son aquellos que contienen elementos que el cuerpo necesita para crecer, estar sano y resistir a las enfermedades.

O

Obstrucción- La condición de estar bloqueado o obstruido. Un intestino con obstrucción es una emergencia médica.

Ombligo- el lugar en el medio del abdomen donde el cordón umbilical estuvo adherido.

Onza- Una medida de peso que es igual a aproximadamente 28 gramos. Hay 16 onzas en una libra.

Oftálmico- Relativo al ojo.

Oral- Por la boca

Orina- Líquido o desecho acuoso del cuerpo; producido por los riñones.

Órgano- Una parte del cuerpo que es más o menos definido en sí mismo y que cumple una función específica. Por ejemplo, los pulmones se utilizan para respirar.

Ótico- Relacionado con el oído

P

Parálisis- la pérdida de la habilidad de mover una parte o todo el cuerpo.

Parásitos- Gusanos y pequeños organismos que viven en, o sobre otros animales o personas causándoles daño o molestia. Las pulgas, lombrices intestinales y protozoo son ejemplos de parásitos.

Parenteral- No por la boca sino por inyección.

Pastuerización- El proceso de calendar la leche u otros líquidos a cierta temperatura (60 grados C) por aproximadamente 30 minutos con el fin de matar las bacterias dañinas.

Pelvis- Huesos de la cadera

Período de Retención- El lapso de tiempo necesario para la desaparición de un medicamento del cuerpo y luego permitir el consumo seguro de carne, leche, y huevos producidos por el animal tratado.

Pesticida- Un veneno que mata a pestes como las garrapatas e insectos.

Parafina suave, petrolatum o vaselina – Una mezcla grasosa blanda de hidrocarburos usado en la preparación de ungüentos para la piel.

Placenta – El revestimiento oscuro y esponjoso del lado interior del útero donde el feto se adhiere al cuerpo de la madre. La placenta normalmente sale al rededor de varias horas después del parto.

Planta medicinal- Una planta especialmente valorada por sus calidades medicinales o curativas.

Presentación de Nalgas-Cuando la cría se presenta a nacer con la cola primera. El asa tiene que corregir para que la cría saliera con las piernas y cola juntas.

Prevención- Las acciones que se toman para evitar una enfermedad antes que comience.

Primeros auxilios- Cuidado de emergencia para un animal (o humano) que está enfermo o herido.

Prolapso- La salida de una parte del cuerpo de su posición normal; por ejemplo, en un prolapso de útero o recto ellos cuelgan afuera del cuerpo.

Proteínas- Elementos nutritivos necesarios para un crecimiento y fortaleza corporal normal.

Protozoo- Microorganismos que pueden provocar enfermedades (por Ej. coccidia).

Pulso- La expansión rítmica de una arteria que se puede sentir con un dedo y que corresponde a cada latido del corazón. La medida del pulso refiere al número de pulsaciones de una arteria en un minuto.

Pupila- La apertura redonda y negra en el centro del iris del ojo. Se achica en la luz brillante y se agranda en la oscuridad.

Pus- Producto líquido espeso que resulta de una infección compuesta por células y líquidos corporales.

R

Recto- El extremo del intestino grueso cerca al ano (salida del cuerpo).

Refuerzo- Repetición de una vacuna para reforzar sus efectos a vacunas anteriores.

Resistencia- La capacidad de algo para defenderse contra algo que normalmente le causará algún daño o lo matará. Muchas bacterias llegan a desarrollar resistencia a los efectos de ciertos antibióticos.

Respiración- El hecho de respirar. El sistema respiratorio incluye los bronquios, pulmones y otros órganos utilizados. La tasa de respiración es el número de respiraciones por minuto.

Riñones- Órganos grandes de forma de frijol ubicados en el abdomen que producen orina.

S

Saneamiento público- El aseo público que involucra esfuerzos comunitarios para evitar enfermedades, promover higiene y mantener los lugares públicos libres de basura.

Sedante- Un agente químico que disminuye el nerviosismo.

Seroma- Una acumulación en los tejidos de suero y sangre.

Solución de Rehidratación Oral - Una solución para corregir la deshidratación; se puede hacer con agua hervida, azúcar, sal y carbonato de sodio. También se la puede hacer con harina de arroz en vez de azúcar.

Subcutáneo (SQ o SC)- Por debajo de la piel.

Síntomas- Los sentimientos o condiciones relacionados con la presencia de una enfermedad.

T

Temperatura- El grado de calor en un cuerpo viviendo.

Termómetro- Un instrumento utilizado para medir el calor de un cuerpo.

Tópico- Para la piel. Un medicamento tópico es para poner sobre la piel.

Toxemia- Una enfermedad que resulta de ciertos venenos (toxinas) en el cuerpo.

Toxico- Venenoso

Toxicidad- La característica de ser venenosa.

Toxina- Sustancia que es altamente venenosa para los animales.

Tracto Urinario- El sistema de órganos involucrados en la formación y expulsión de orina como los riñones, vejiga y tubos urinarios.

Transmitir- Pasar, transferir o permitir pasar de un animal a otro.

Trematodos- Lombrices planas que infectan al hígado, sangre, u otras partes del cuerpo y provocan diferentes enfermedades.

Tumor- Una masa anormal de tejidos. Algunos tumores son el resultado de un cáncer.

U

Úlcera- Un hueco en la piel que puede ser superficial o profundo. Un vaso reventado puede provocarlas. Las úlceras profundas pueden llegar a ser crónicas y tardar mucho en sanar.

Ungüento- Una crema o loción para usar sobre la piel.

Uretra- Canal o tubo orinario Es el tubo que va desde la vejiga hasta la vagina o pene.

Urticaria- Puntos duros, elevados sobre la piel que da una picazón fuerte, Puede aparecer y desaparecer de un momento a otro o moverse de un lado a otro. Es una forma de reacción alérgica.

Útero- Matriz. La bolsa adentro del cuerpo de la hembra donde se forma y crece la cría.

V

Vacuna-Ver *Inmunizaciones.*

Vagina- El tubo o canal en las hembras que conecta la cerviz a la parte externo del cuerpo.

Vasos- Tubos. Los vasos sanguíneos son las venas y arterias que transportan la sangre en el cuerpo.

Virus- Organismos muy pequeños que provocan enfermedades. No son controlados por antibióticos.

Vitaminas- Elementos protectores que el cuerpo necesita para funcionar óptimamente.

Vómito- Expulsar el contenido del estómago por la boca.

Índice General

Los temas cubiertos en este libro están anotados en orden alfabético

A B C D E F G H I J K L M N O P Q R S T U V W X Y Z

Los Autores

Peter N. Quesenberry

BS	1976 University of California, Davis
DVM	1978 University of California, Davis
MPVM (Salud Pública)	1991 University of California, Davis

Después de graduarse como veterinario, el Dr. Quesenberry se unió al Grupo Veterinario Chino Valley, y practicando allí como veterinario de lechería 2 años antes de que él y su Señora Mary fueran a Nepal en 1980, con la Misión Veterinaria Cristiana/ World Concern. En Nepal, trabajó con la Misión Unida a Nepal ayudando a consolidar una clínica y un programa de capacitación de salud animal para los productores. Adicionalmente, ayudó a capacitar técnicos veterinarios para el gobierno de Nepal y escribió currícula y textos. En 1990 Dr. Quesenberry volvió a los EEUU y completó su Maestría antes de volver al Asia en 1991. Desde entonces ha trabajado en Laos, Nepal y Tailandia. Actualmente el Dr. Quesenberry está sirviendo como asesor a la "Mekong Minority Foundation" y vive en el norte de Tailandia, en Chiang Rai.

Peter y su esposa Mary tienen 3 hijos. Nat y Cheri que nacieron en Nepal, y Wynn quien nació en Tailandia. Toda la familia participó activamente en el proyecto de "Donde No Hay Doctor Para Animales" y piden con mucho fervor a Dios que el libro impacte positivamente las vidas de muchas personas.

Maureen Birmingham

BS 1981	University of Illinois, Urbana
DVM 1983	University of Illinois, Urbana
MPH 1990	Harvard University, Boston
Prev Med Res	U.S. Centers for Disease Control and Prevention, Atlanta

La Dra. Birmingham trabajó como veterinaria de animales mayores durante dos y medio años en la "Práctica Veterinaria Paradise," zona norte del estado de Nueva York. Luego con Misión Veterinaria Cristiana/ World Concern en Haití aproximadamente 4 años, con una ONG indígena para desarrollar un programa de capacitación en salud y manejo animal para productores y técnicos pecuarios. También fue enviado al Instituto de Cooperación Internacional en Agricultura, para unirse al esfuerzo de erradicar la Fiebre Porcina Africana. Posteriormente trabajó en Bolivia hacer alrededor de tres años con una ONG indígena capasitando agentes de salud animal. Después de estudios de postgrado en salud pública, epidemiología y una residencia en medicina preventiva, trabajó con el Centro de Los EEUU para el Control y la Prevención de Enfermedades ésto en la Organización Mundial de Salud (OMS) en Ginebra, Suiza desde 1993-2004 (erradicación de polio y vigilancia de enfermedades evitables por vacunación.) Luego trabajó para la OMS en la región sureste de Asia con enfermedades emergentes. Actualmente, es la representante para la OMS en Tailandia.

Maureen y su esposo Dan tienen 3 hijos: Erika, Evelyn y Zoe.

Referencias

Animal Health Improvement Program, **How to Make Livestock Healthy**, the UMN, Kathmandu, Nepal, 1989.

Bell, John C., Palmer, Stephen R., Payne, Jack M., **The Zoonoses**, Edward Arnold, A Division of Hodder and Stoughton, London, 1988.

Bruner, D.W., Gillespie, J.H., **Hagan's Infectious Diseases of Domestic Animals**, Comstock Publishing Associates, Cornell University Press, Ithaca NY, 1973.

Carlson, James, **Raising Healthy Cattle Under Primitive Conditions**, CVM, World Concern, Seattle, WA.

Craven, Alison, **Animal Health**, Animal Health Improvement Program, UMN.

Dunn, Angus M., **Veterinary Helminthology**, William Heinemann Medical Books LTD, London, 1969.

Goodman, Earl, **Raising Healthy Pigs Under Primitive Conditions**, CVM, World Concern, 1990.

Grimley, Will; Lynn, Randy; Robinson, Beth, **Drugs and Their Usage,** CVM, World Concern, 1998.

Hart, B. and Mitchell, G.L., **Aus.Vet.Journal,** 41,305.

Hendersen, Judy, **Auxiliary Health Workers Teaching Manual,** Karnali Technical School. **Laboratory Aids to Clinical Diagnosis**, 36 Gordon Square, London, WCI

Leman, Glock, et al, **Diseases of Swine**, 5th Edition, The Iowa State University Press, Ames, Iowa, USA, Philippine Copyright, 1982.

Manual for Animal Health Auxiliary Personnel, Food and Agriculture Organization of the United Nations, 1983.

Manual of Veterinary Parasitological Laboratory Techniques, London, Her Majesty's Stationery Office

Merck Veterinary Manual, 4th and 6th Editions, Merck and Co., Inc., Rahway, NJ, USA, 1973, 1986

Oehme, Frederick W., Prier, James E., 1980, **Text book of Large Animal Surgery**, Williams and Wilkins, Baltimore, 1974.

Prasad, B., **Veterinary Pharmaceuticals**, Satish Kumar Jain, College Book Store, 1701, Nai Sarak, Delhi 10006

Quesenberry, P.N., **Raising Healthy Pigs in the Hills of Nepal**, the UMN. Quesenberry, P.N., **The JTA Handbook on Animal Health,** the UMN.

Roberts, Stephen J., **Veterinary Obstetrics and Genital Diseases**, Published by the author, Ithaca, New York, 1971.

Schwartz, L. Dwight, **Pennsylvania Poultry Health Handbook**, Pennsylvania State University, College of Agriculture, University Park, Pennsylvania. Slowinski, Annette, Class notes on Animal Health, 1990.

Soulsby, E.J.L., **Helminths, Arthropods & Protozoa of Domesticated Animals**, Williams and Wilkins Company, Baltimore, 1976.

South Carolina **Agriculture Chemical Handbook** published by Clemson University.

University of Georgia Agriculture Extension Service: various publications on parasitology. Vallachira, Aravindan, **Veterinarians Drug Index**, Third Edition, Jaypee Brothers Medical Publishers, New Delhi, India, 1995.

Werner, David, **Where There is No Doctor**, Hesperian Health Guides, Berkeley, CA, 1977, 2019.

Made in the USA
Monee, IL
10 September 2026

62770826R00236